科学出版社"十四五"普通高等教育本科规划教材

中药学系列教材

中药药理学

Pharmacology of Chinese Medicines

刘中秋　寇俊萍　主编

科学出版社

北京

内 容 简 介

中药药理学是以中医药基本理论为指导，运用现代科学方法，研究中药和机体相互作用及规律的一门学科，是中药学、药学相关专业的一门专业课，也是中医相关专业的专业基础课。本书包括总论及各论，总论重点介绍基本概念、学科任务、发展简史、中药药性理论及药理研究、中药药效学、中药药动学、中药毒理学、影响中药药理作用的因素及中药药理、新药研发研究思路与方法等。各论按照中药功效分类，每章分三节，包括概述、常用中药和常用方剂。概述部分注重总结各类药的共性规律。常用中药和方剂部分，总结了与药效相关的主要药理作用、现代应用、药动学、不良反应与安全性评价等。学生通过各论各章的学习，能够了解各类中药的作用特点和规律。各论各章中常用中药与方剂的功能主治主要以《中华人民共和国药典》(2020年版)为参考标准，结合《中药学》《方剂学》教材，突出"中药味"。

本教材供中药学、药学、中医学等相关专业用。

图书在版编目(CIP)数据

中药药理学 / 刘中秋，寇俊萍主编. —北京：科学出版社，2022.7

科学出版社"十四五"普通高等教育本科规划教材. 中药学系列教材

ISBN 978-7-03-072242-3

Ⅰ. ①中… Ⅱ. ①刘… ②寇… Ⅲ. ①中药学—药理学—高等学校—教材 Ⅳ. ①R285

中国版本图书馆CIP数据核字(2022)第079002号

责任编辑：周　倩 / 责任校对：谭宏宇
责任印制：黄晓鸣 / 封面设计：殷　靓

科学出版社 出版
北京东黄城根北街16号
邮政编码：100717
http://www.sciencep.com
南京展望文化发展有限公司排版
广东虎彩云印刷有限公司印刷
科学出版社发行　各地新华书店经销

*

2022年7月第　一　版　开本：889×1194 1/16
2024年1月第二次印刷　印张：21 1/4
字数：598 000

定价：88.00元

(如有印装质量问题，我社负责调换)

科学出版社“十四五”普通高等教育本科规划教材

中药学系列教材

顾问委员会

（以姓氏笔画为序）

王　伟　教授
王　琦　中国工程院院士
王广基　中国工程院院士
孔令义　教授
仝小林　中国科学院院士
刘　良　中国工程院院士
肖　伟　中国工程院院士
陈凯先　中国科学院院士
谭仁祥　教授
禤国维　教授

科学出版社"十四五"普通高等教育本科规划教材
中药学系列教材
专家指导委员会

何蓉蓉　暨南大学
汪　宁　安徽中医药大学
张　玲　安徽中医药大学
张　荣　广州中医药大学
张金莲　江西中医药大学
张学兰　山东中医药大学
张智华　湖北中医药大学
陈丽霞　沈阳药科大学
邵　晶　甘肃中医药大学
季旭明　浙江中医药大学
周　华　澳门科技大学
周小江　湖南中医药大学
周玫瑶　广州中医药大学
孟　江　广东药科大学
赵　敏　河南中医药大学
赵钟祥　广州中医药大学
禹志领　香港浸会大学
俞　捷　云南中医药大学
姜　海　黑龙江中医药大学
都广礼　上海中医药大学
桂双英　安徽中医药大学
贾晓斌　中国药科大学
贾景明　沈阳药科大学
夏　荃　广州中医药大学
夏永刚　黑龙江中医药大学
晁　志　南方医科大学
钱海兵　贵州中医药大学
徐文芬　贵州中医药大学
唐中华　东北林业大学
姬生国　广东药科大学
黄海波　广州中医药大学
寇俊萍　中国药科大学
董志颖　上海中医药大学
蒋桂华　成都中医药大学
韩　彬　广东药科大学
童巧珍　湖南中医药大学
曾元儿　广州中医药大学
熊　阳　浙江中医药大学

《中药药理学》编委会

主 编

刘中秋　寇俊萍

副主编

何　新　钱海兵　周玖瑶　汪　宁　张　荣　周　华

编辑委员会

（以姓氏笔画为序）

王建伟	重庆医科大学	文　莉	湖北中医药大学
方晓艳	河南中医药大学	任守忠	海南医学院
刘　姣	河北中医学院	刘　康	中国药科大学
刘中秋	广州中医药大学	刘俊珊	南方医科大学
刘继平	陕西中医药大学	杜　可	湖南中医药大学
李　刚	内蒙古医科大学	李昌煜	浙江中医药大学
杨　柯	广西中医药大学	吴鸿飞	安徽中医药大学
何　新	广东药科大学	汪　宁	安徽中医药大学
沈云辉	上海中医药大学	张　荣	广州中医药大学
张　晗	天津中医药大学	张　阔	沈阳药科大学
陈　怡	西南大学	陈艳芬	广东药科大学
周　华	澳门科技大学	周　游	哈尔滨商业大学
周玖瑶	广州中医药大学	赵　晖	首都医科大学
南丽红	福建中医药大学	姜　丽	江西中医药大学
洪　敏	南京中医药大学	姚　蓝	新疆医科大学
袁　玲	宁夏医科大学	钱海兵	贵州中医药大学
徐世军	成都中医药大学	黄　芳	中国药科大学
黄莉莉	黑龙江中医药大学	寇俊萍	中国药科大学
董世芬	北京中医药大学	操红缨	广州中医药大学

学术秘书

周玖瑶（兼）

序

教材建设是教学改革的重要组成部分，是提高高等院校教学质量的重要保证。中医药事业的不断发展，对中医药人才的培养质量、知识结构、专业能力、综合素质提出了新的更高的要求，改进和完善中医药类本科教材成为中医药事业发展的重要基础性工程。为进一步贯彻落实《教育部关于加快建设高水平本科教育全面提高人才培养能力的意见》(教高〔2018〕2号)、《教育部关于一流本科课程建设的实施意见》(教高〔2019〕8号)、《中共中央 国务院关于促进中医药传承创新发展的意见》(2019年)等文件精神，更好地服务于普通高等院校全面深化教育改革、加强一流本科专业和一流本科课程的高水平教材建设，由广州中医药大学和科学出版社上海分社共同策划、组织、启动了"科学出版社'十四五'普通高等教育本科规划教材·中药学系列教材"，并成立了"科学出版社'十四五'普通高等教育本科规划教材·中药学系列教材"专家指导委员会。

本系列教材第一期囊括《中药药理学》《中药炮制学》《中药分析学》《中药学》《方剂学》《中药化学》《中药药剂学》《中药鉴定学》《药用植物学》《中药资源学》十门中药学专业核心课程，采用了"以中医药院校为主导，跨校、跨区域合作，出版社协助"的模式，邀请了全国50多所院校中药学专业的330多名教学名师、优秀学科带头人及教学一线的老师共同参与。本系列教材坚持内容简单新颖、文字精练、图文并茂、经典实用的编写指导思想，对课程经典内容和学科最新进展进行合理的取舍，对文字叙述反复斟酌和提炼，根据实际需要安排图表，力争既能包含经典理论与知识，又能全面、准确、合理地反映本学科最新进展，使学生能较为系统地掌握中药学的理论知识。

本系列教材分纸质与数字内容两部分，具有以下创新：① 纸质内容中融入案例以引导教学，大部分教材还融入思维导图以帮助学生梳理知识架构。② 数字内容为每章配套授课课件，供老师教学使用；大部分还配有视频，以便学生随时、反复学习；建设数字题库，方便课后学习与教学考核；增加知识拓展以帮助学生开拓思维和视野。

本系列教材在组织过程中得到了由王琦院士、王广基院士、仝小林院士、刘良院士、肖伟院士、陈凯先院士、王伟教授、孔令义教授、谭仁祥教授及国医大师禤国维教授组成的顾问委员会的倾力指导；在教材的主编遴选、编委会的成立及审定稿等过程中，得到了全国各高等中医药院校的大力支持。在此致以衷心的感谢！

尽管所有编写人员竭心尽智，精益求精，但本系列教材仍有提升空间。敬请各位专家、老师、同学在使用本系列教材的过程中多提宝贵意见，以便我们在再版时进一步提高教材的质量，为广大师生提供更优质的教学资源。

刘中秋

2022年1月

刘良序

作为中医药知识传播的重要载体，高等中医药院校的教材在中医药高等教育的改革发展中发挥着重要作用。《中药药理学》是中药学学科中的一门重要专业课程，对于中医药学术创新和中药产业化发展具有重要意义。随着中药药理学研究的快速发展，为适应教学需求，有必要及时补充中药药理学学科的新理论和新进展，也有必要完善中药药理学的知识体系。

本教材的编写在分析了现有《中药药理学》教材优势与不足的基础上，凝练了近年来学科的新进展，将传统中医药特色优势与现代研究成果相结合，充分展现了传承性、前瞻性的特点。同时，本教材进一步加强了中药药理与临床用药的关系，有助于学生将来运用中药药理学知识从事临床和中药研究工作。教材章节的编排独具匠心，图文并茂，言之有据，既注重基本知识的传授，又注重实践创新能力的培养。本教材的出版将有助于进一步提高我国高等中医药人才的培养能力和水平，也为中医药传承和创新发展、助推中医药现代化和国际化提供了更新的知识体系。

乐于为序。

中国工程院院士　刘　良

2021年12月于广州

前言

中药药理学是以中医药基本理论为指导，运用现代科学方法，研究中药和机体相互作用及规律的一门学科。同时，中药药理学也是中医临床和药理学的桥梁学科，是中西医结合的产物，在促进中药现代化和指导中药临床合理用药中发挥着重要作用。

本教材根据全国普通高等院校中药学类专业人才培养目标和岗位需求，按照本系列教材的编写指导思想和原则要求，结合本课程的教学大纲和课程特点编写而成。本教材主要供中药学、药学及中医学等专业本科教学使用。在体例上，设置了案例、知识拓展和思维导图模块，同时也提供了数字化教学资源，从而更好地满足信息化教学的需求。在编写内容上，本教材力求规范和精炼，提出的新进展和新成果力求客观和正确。教材着重于突出重点，提高实用性和前瞻性，融入课程思政元素，强化对学生思想道德、职业能力和创新能力等综合能力的培养。

本教材按照中药功效分类，全书共25章，总论7章，各论18章。总论重点介绍基本概念、学科任务、发展简史、中药药性理论及药理研究、中药药效学、中药药动学、中药毒理学、影响中药药理作用的因素及中药药理学在中药新药研发中的应用等。各论每章分三节，包括概述、常用中药和常用方剂。概述部分注重总结各类药的共性规律；常用中药和方剂部分总结了与功效相关的主要药理作用、现代应用、药动学、不良反应与安全性评价等。希望通过各论各章的学习，使学生能够了解各类中药的作用特点和规律。全书共撰写单味中药93味，常用方剂27首。各论章节中常用中药与方剂的功能主治主要以《中华人民共和国药典》(2020年版)为参考标准，并参考《中药学》《方剂学》教材，突出“中药味”。

本教材凝聚了编委们的集体智慧，编写人员均为从事该专业教学、科研的一线教师和科研工作者，编写分工如下：第一章由寇俊萍、刘中秋编写，第二章由钱海兵、刘中秋编写，第三章由何新、陈艳芬、周华编写，第四章由张荣、王立萍、刘中秋编写，第五章由汪宁编写，第六章由周玖瑶编写，第七章由周华、刘中秋编写，第八章由徐世军、沈云辉编写，第九章由张荣、董世分、沈云辉、周游编写，第十章由刘姣编写，第十一章由方晓艳编写，第十二章由张阔编写，第十三章由杨柯编写，第十四章由王建伟编写，第十五章由吴鸿飞编写，第十六章由任守忠编写，第十七章由黄芳编写，第十八章由赵晖、陈怡、文莉、姚蓝编写，第十九章由陈艳芬、南丽红编写，第二十章由黄莉莉编写，第二十一章由李刚编写，第二十二章由张晗编写，第二十三章由寇俊萍、李昌煜、洪敏、袁玲、刘继平、刘康编写，第二十四章由操红缨编写，第二十五章由操红缨、姜丽、周玖瑶编写，统稿工作由刘康、邓迪完成。上述编委共同完成了与本教材相配套的数字资源的编写工作。另外，刘中秋、寇俊萍、周华、周玖瑶等老师审阅和校对了所有教材内容；邓迪、安琳等老师协助完成了数字资源的统稿和校对工作。

本教材的编写得到了各参编单位的大力支持，在此深表谢意。本教材引用了许多专家和学者的最新研究成果，限于体例未逐一标注，在此一并致谢。

由于水平和时间有限，书中难免有错漏和不足之处，恳请诸位同仁和读者批评指正。

《中药药理学》编委会

2022年5月

目录

上篇 总论

下篇 各论

第十五章 理气药

第十六章 消食药

第十七章 止血药

第十八章 活血化瘀药

第十九章 化痰止咳平喘药

第二十章 安神药

第二十一章 平肝息风药

第二十二章 开窍药

第二十三章　补虚药

第二十四章　收涩药

第二十五章　其他中药

主要参考文献

上篇

总　论

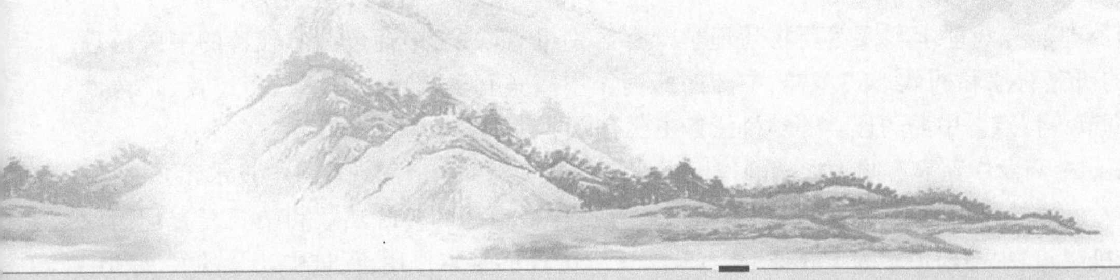

第一章 绪 论

—•笔记栏•—

第一章授课视频及习题

中药药理学是中药学的主干学科之一，是中医学、中西医结合医学的基础学科，是沟通中西医、联系中西药、衔接基础与临床的桥梁学科，也是促进中药现代化产业发展的应用基础学科，对中医药理论传承与创新、中医临床合理用药与疗效提高和中药现代产业发展，均具有重要意义。

第一节 中药药理学的基本概念和学科任务

一、基本概念

中药药理学(pharmacology of Chinese medicines)是在中医药理论指导下，应用现代科学技术和方法，研究中药与有机体相互作用及作用规律的学科。中药是指在中医基础理论指导下用以治疗预防、诊断、治疗应用的物质，包括中药材、中药饮片、中药提取物、中药配方颗粒和中药制剂等多种形式。有机体主要指人体、动物体及病原体，包括生物体、器官、组织、细胞等不同层次。

中药药理学的研究内容主要包括两个方面，一是研究中药对有机体的作用、作用环节与效应，以及产生作用和效应的物质及机制，简称中药药效学(pharmacodynamics of Chinese medicines)；二是研究中药在体内吸收、分布、代谢、排泄的动态变化过程及特点，定量揭示中药在体内的量-时-效的关系，简称中药药动学(pharmacokinefics of Chinese medicines)。

二、主要学科任务

中药药理学与药理学和天然药物药理学既有区别也有联系，中药蕴含着独特的中医药理论，中药的研究对象和药效形式多样，中药的药理作用多具有多靶点、多环节、多途径、整合调节、双向调节等特点。中药药理学的学科任务主要有以下几点：

1. 阐明中药及中药复方防治疾病的作用原理和分子机制　应用现代科学技术和方法，阐释中药防治疾病的作用原理及分子机制和体内过程。诠释中药的传统功效和中药复方配伍原理及整合机制，是中药药理学的重要任务，有利于认识中药的基本作用，促进中药学的发展和中药现代化及国际化。例如，通过中药药理研究，证实麻黄的解表作用，与其具有发汗、平喘、解热、抗炎、抗病原微生物等活性相关，麻黄的平喘机制与其激活 β_2 受体等有关。又如，中国科学家在分子水平上揭示复方黄黛片改善急性白血病的“君臣佐使”配伍原理的科学内涵。

2. 阐释中医药理论的科学内涵　中医药学是中国人民长期与疾病做斗争过程中反复验证不断完善形成的医药理论体系，中医“治未病”，中医藏象理论、经络学说、药性理论、清热解毒和活血化瘀等治则均蕴含着丰富的科学内涵，但限于条件的限制，尚有许多科学问题未解决，仍有待通过中药药理的研究去阐释和发展。例如，阐释中药“四气”与神经系统、内分泌系统和代谢功能等变化的关联，揭示中药药性理论的科学内涵；通过活血化瘀的作用机制研究探讨血瘀证的生物学基础等，都是中医药理论现代化的重要研究内容，有利于促进中医药理论的传承发展。

3. 指导中医临床合理、安全、精准用药　中药药理研究可揭示中药新的药效及其作用机制或不良反应，可为临床合理用药、增强疗效、减少不良反应提供参考依据。例如，证实小檗碱具有抗炎、抗感染作用，可用于肠道感染；深入研究又发现其具有降血糖、抗心律失常等作用，为其临床用于糖尿病、心血管疾病治疗提供参考依据。又如，证实马兜铃酸具有肾毒性，临床含有该类成分的药材如细辛等在应用时需注意剂量及患者的肝、肾功能。另外，临床上中、西医双重诊断日益增多，中药药理的研究信息资料，将为临床选方用药提供重要的参考依据，指导辨证论治和辨病论证的有机结合。随着各种组学技术的广泛应用，中药及复方的作用特点及机制得以深入阐释，中药临床精准用药将成为可能。

4. 建立有中医药特点、可被国际科学界认可的研究方法和手段　　中医药具有整体观、辨证论治的特点，应用现代科学技术构建具有中医药特点的证候模型或病证结合动物模型，并探讨其病理机制，有助于科学评价中药，尤其是复方的作用特点，并可被国际科学界所认可，也是中药药理研究的重要研究内容与任务。例如，针对冠心病"瘀毒互结"的病理机制的认识，建立整体、组织和细胞的3个层次的系列模型：采用冠脉结扎致大鼠"因瘀致毒"模型，通过 $ApoE^{-/-}$ 小鼠模型模拟"毒、瘀致易损斑块、瘀毒致变"模型，氧化低密度脂蛋白诱导人脐静脉内皮细胞损伤模型模拟"瘀毒互结"模型等；并在该细胞模型上，采用基因芯片技术揭示动脉粥样硬化相关基因涉及细胞凋亡、氧化应激、黏附因子等，观察到理气药和活血药配伍调节上述功能基因的不同作用，为开展方证关联研究及探讨中药作用机制提供可参考的实验模型。

5. 参与中药新药研发和创制　　中医药凝聚着中华民族的发明创造，是原创的科技资源。基于葛洪《肘后备急方》发现的抗疟药青蒿素，基于中医"以毒攻毒"理论发现的抗急性白血病药三氧化二砷，根据芳香开窍古方安宫牛黄丸衍化而来的治疗热病神志异常的清开灵制剂等，都是典型的源于中药的新药例证。随着我国新药审批办法和中药新药注册办法的颁布实施和修订，中药药理研究可为中药新药的配伍、工艺、剂型、有效部位等研究及寻找新药材资源提供必要的技术资料，也成为中药新药创制和注册申报不可或缺的重要内容。

第二节　中药药理学发展简史

中药药理学是中华民族在长期与疾病做斗争的实践和现代药理研究中不断形成的知识和技术体系，蕴含着独特的中医药理论、用药经验和中药防病、治病的基本原理。其发展历经有古人对中药作用和作用原理的探索、中药药理的现代研究和发展两个重要阶段。

一、古人对中药作用和作用原理的探索

远古时期，祖先在进行生产劳动时发现某些自然界中的天然物质可以治疗疾病，如麻黄平喘、大黄泻下、黄连治痢等。"神农尝百草，一日而遇七十毒……"，反映了古代劳动人民发现药物、积累经验的艰苦过程，也是通过口尝身受筛选药物的雏形。随着文字的产生与朝代的更替，许多民间及官方的用药经验得以记载，一些代表性的人物及书籍如图1－1所示。

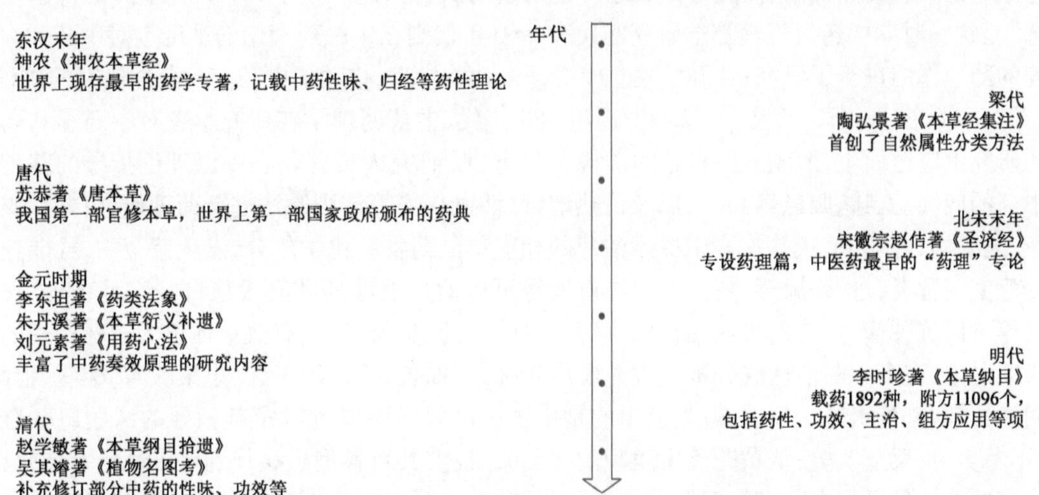

图1－1　古人对中药作用及作用机制探索的部分代表性记载

—•笔记栏•—

古代的医药名家在用药治病的实践中总结中药的功效和作用规律,对中药的作用机制进行有益的探索,也出现了实验药理和临床药理的萌芽,如图 1-2 所示。上述古人的实验思想及探索给中药药理学的发展以重要启迪。

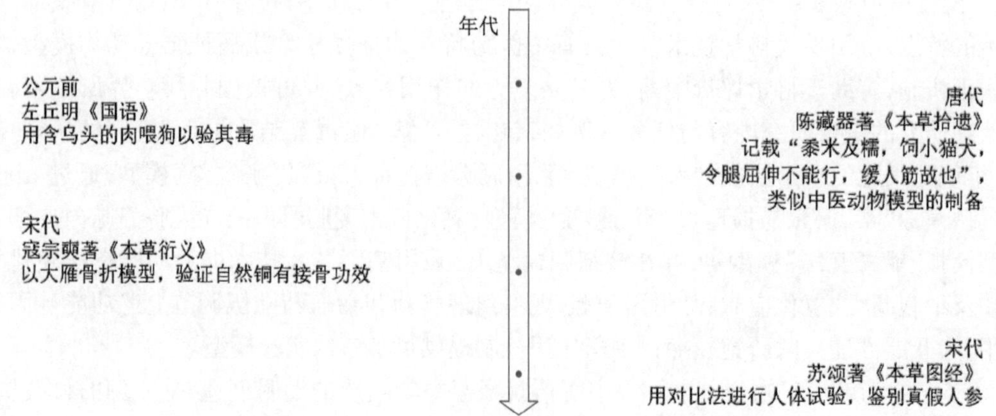

年代
公元前
左丘明《国语》
用含乌头的肉喂狗以验其毒
唐代
陈藏器著《本草拾遗》
记载"黍米及糯，饲小猫犬，
令腿屈伸不能行，缓人筋故也"，
类似中医动物模型的制备
宋代
寇宗奭著《本草衍义》
以大雁骨折模型，验证自然铜有接骨功效
宋代
苏颂著《本草图经》
用对比法进行人体试验，鉴别真假人参

图 1-2 古人对中药实验药理探索的部分代表性记载

二、中药药理学的现代研究与发展

随着西医自然科学逐步发展,人们开始用离体或在体动物实验研究药物的作用,逐渐产生一门新的学科,称为实验药理学。19 世纪中叶,西方医学传入我国,中医和西医两大医学体系发生碰撞和渗透,我国医药学家吸收现代药理学理论和实验药理学技术等现代科学方法,对中药的功效和作用机制进行研究,进而开启了中药药理学的现代研究,中药药理学在中国学者的努力实践中不断地发展。

1. 20 世纪 20~40 年代　20 世纪 20~40 年代兴起阶段,我国学者陈克恢等率先对麻黄的药理作用进行了相关研究,发现其有利尿、兴奋平滑肌等作用;随后,对麻黄进行实验研究时发现麻黄碱是麻黄的有效成分,具有拟肾上腺素样作用,并于 1924 年在国际期刊 *J Pharmaol Exp Ther* 发表实验论文,这一研究引发国内外的强烈反响和广泛关注,拉开了中药药理现代研究的序幕。

2. 20 世纪 50~60 年代　20 世纪 50~60 年代发展阶段,在药理学家朱恒璧、刘绍光、张昌绍、周金黄等前辈带领下,大量科研工作者投入到对中药的药理学研究工作中,中药药理学的研究进入蓬勃发展的阶段。50 年代主要的研究方向为单味药化学成分和药效筛选,尤其是在强心、降压、镇痛、驱虫、抗菌、消炎等方面进行了大量的药物筛选。其中,"545 种中药的抗菌作用筛选"是这一时期中药大规模筛选研究的代表。60 年代则在中医药理论的基础上对中药和中药方剂的药理作用进行了研究;并开始建立中医证候动物模型,推动了中药实验药理研究的进程。

3. 20 世纪 70~80 年代　20 世纪 70~80 年代,中药药理学在研究学者对中药学和药理学的研究中应运而生,形成一门崭新的学科。70 年代,研究人员开始在中医理论指导的基础上对中药的四气、五味、归经等药性,以及清热解毒、活血化瘀等治则治法进行药理研究;并从支气管炎、冠心病、肿瘤、疟疾等疾病中探索治疗的相应单品药物和化学成分,发现紫金牛、杜鹃花可以治疗支气管炎,丹参、川芎、复方丹参注射液等可以治疗冠心病和心绞痛,白术、薏苡仁、长春新碱等可以抗肿瘤,黄花蒿可以治疗疟疾等。单味中药、有效部位、有效单体仍为中药药理的主要研究对象,许多中药活性成分被发现并应用于临床,如长春碱、靛玉红、小檗碱、葛根素、棉酚、延胡索乙素、斑蝥素等。其中,最为突出的是中国中医科学院屠呦呦及其领导的课题组联合攻关,不懈努力,反复实验,从黄花蒿中发现的青蒿素,证实其对各型疟疾特别是抗性疟有特效,挽救了全球尤其是发展中国家数百万人的生命,屠呦呦教授也因此于 2015 年 10 月获得诺贝尔生理学或医学奖。

20 世纪 70 年代末至 80 年代，中药药理学研究开启了一个新的阶段，对中药药理学的研究方向开始注重中医药理论的研究，开展中药药性理论和中医治则的探索，并偏向于对中药复方的研究，特别是对心血管及消化系统作用的相关传统方剂的研究，如生脉散、六味地黄丸、参附汤等，其中生脉散的系统研究得到国家 65 攻关项目的支持。这一时期还对一些古方进行精简药味的研究，如在苏合合香丸 15 味药物筛选基础上研制冠心苏合香、苏冰滴丸等。1985 年，国家颁布《药品管理法》及与之配套的《新药审批办法》，中药药理研究开始一个新阶段，从基础研究转向研制新药相关的应用研究，参与研制新药的重任。经过规范的中药药效和毒理研究，促进大量临床有效的中药新药获批上市，也促进了中药材的人工制成品如人工麝香、人工牛黄等研究。中药临床前药效、毒理的研究，有力地保障用药的有效性、安全性，为保障人类健康发挥重要作用。1985 年 10 月，中国药理学会的中药药理专业委员会正式成立，创刊《中药药理与临床》，确立中药药理研究的方向；同年国家卫生部组织编写，王筠默主编了第一版高等医药院校试用教材《中药药理学》，标志着中药药理学科正式形成。1989 年，中国药科大学首批设立中药药理专业并招收本科生，开始中药药理学本科人才的培养，随后国内多所中医药院校先后设立中药药理学本科专业及硕士点、博士点，进一步推动了中药药理学科发展。

4. 20 世纪末　20 世纪末，在中药药效和安全性评价的研究中，注重将中药单味和复方药的药理研究与中药传统理论的药性、功效、主治联系起来，对复方配伍规律和药效物质基础进行研究。随着现代科学技术的发展和中药研究水平的提高，中药血清药理学、中药药理动物模型及现代分子生物学等方法技术的应用，中药药理学的研究水平从整体水平深入到组织器官、细胞、分子及基因水平。

5. 21 世纪以来　21 世纪以来，许多新方法和新技术如蛋白质组学、基因组学、代谢组学、网络药理学、系统生物学等研究方法和流式细胞术、免疫印迹、高效液相色谱分析技术、激光扫描共聚焦等实验技术不断在中药药理学中运用，中药药理的研究进入迅速发展的时期。如应用蛋白质组学技术探讨了四物汤、生脉注射液、补阳还五汤、芪参益气方、复方丹参方等多个复方改善心血管疾病的整合保护作用机制；利用代谢组学技术评价中医阳虚模型的能量代谢、脂肪和蛋白质代谢异常，并广泛应用于中药四气五味、升降浮沉等药性理论、中药作用机制与毒性研究中；网络药理学在阐释中医证候的生物学基础、中药药理机制、中药毒性机制、中药新药研发等各个领域应用日益广泛。与此同时，在中医理论的指导下，不断发展完善的中药药理病证结合动物模型方法、中药血清药理方法、中药脑脊液药理方法、中药毒理评价方法、中药复方药代动力学等符合中药药理学研究特点的新方法。近年来，在中药药理学的基础上，有学者提出中药整合药理学、病证结合药理学等多学科交叉研究的新思路、新方法。

虽然中药药理学发展迅速，但目前仍有很多问题有待解决，如中医证候的病理模型构建，中医方证的生物学基础、中药复方药代动力学研究方法学、中药实验药理研究规范化等问题，仍需要不断完善发展。中药药理学的研究任重而道远，需进一步加强与中药化学、制剂学和临床等相关学科的交叉合作，共同促进中药现代化的发展，为人类健康做出更大贡献。

第二章　中药药性理论及药理研究

—•笔记栏•—

第二章授课视频及习题

中药药性又称中药性能，是中药基本作用的基本性质和特征的高度概括，是中医药理论体系的重要组成部分，是中药理论的核心，也是中医治病用药规律的总结。通常所说的中药药性一般指四气、五味、归经、升降浮沉、有毒无毒等。中药药性是中药区别于植物药、天然药物的明显特征，是中医与中药之间的桥梁和纽带。

第一节　四气理论及药理研究

四气，又称四性，是指中药寒、热、温、凉四种不同的药性，为中药最主要的性能。药性反映了中药在影响人体阴阳盛衰、寒热变化方面的作用倾向。除四性之外，还有平性，指药物寒热偏性不明显，性质平和、作用较缓和，但实际上仍略有微寒、微温的差异，其性平是相对而言，仍未超出四性的范围。中药四性实际上可以看作是寒（凉）、热（温）二性。温热与寒凉属于两类不同的性质，温次于热，凉次于寒，认为是在共性中有程度上的差异。

药性的寒、热、温、凉是从药物作用于人体所发生的反应概括而来，与所治疗疾病的寒热性质相对应。一般而言，能够减轻或消除热证的药物，即具有清热、凉血、泻火、滋阴、清虚热等功效的药物，其药性属于寒性或凉性；能够减轻或消除寒证的药物，即具有祛寒、温里、助阳等功效的药物，其药性属于热性或温性。

在中药四气的研究中，中药药理通常将中药按照药性分为寒凉、温热两大类进行。在研究中医临床寒热病证的表现与机体各系统功能活动变化关系的基础上，发现同类药性的中药对中枢神经系统、自主神经系统、内分泌系统、能量代谢等方面的影响具有一定规律性。

一、中药四气与中枢神经系统

寒证或热证患者临床上常表现出中枢神经系统功能兴奋或抑制的症状。热证患者常表现出精神振奋、语声高亢、高热惊厥、情绪激动等中枢神经系统兴奋症状；寒证患者常表现出精神倦怠、安静、语音低微等中枢神经系统抑制症状。多数寒凉药对中枢神经系统呈现抑制性作用，如金银花、板蓝根、钩藤、羚羊角、黄芩等；多数温热药则呈现中枢兴奋作用，如麻黄、麝香、马钱子等。热证患者经寒凉药物治疗或寒证患者经温热药物治疗后，中枢神经系统症状可获得显著改善，说明药物药性的寒热能够影响中枢神经系统的功能。药理研究也发现，使用寒凉药或温热药制备寒证或热证动物模型，可见类似寒证或热证患者的中枢神经系统功能的异常变化。寒证模型动物（大鼠灌服龙胆草、黄连、黄柏、金银花、连翘、生石膏造模）可见痛阈值和惊厥阈值升高，说明动物中枢神经系统处于抑制状态；模型动物脑内神经递质含量也发生相应变化，如用寒凉药（知母、石膏）制备虚寒证模型大鼠，可使其脑内多巴胺β-羟化酶活性降低、兴奋性神经递质去甲肾上腺素（noradrenaline, NA）和多巴胺（dopamine, DA）含量降低，表现出中枢抑制状态。热证模型动物（大鼠灌服附子、干姜、肉桂造模）痛阈值和惊厥阈值降低，说明动物中枢神经系统处于兴奋状态；使用附子、干姜、肉桂等制备的热证模型动物，脑内酪氨酸羟化酶、多巴胺β-羟化酶等活性显著增高，兴奋性神经递质NA、DA含量增加，表现出中枢兴奋状态。

二、中药四气与自主神经系统

寒证或热证患者临床上常有自主神经功能紊乱的症状。寒证患者的主要症状有形寒肢冷、口不渴、小便清长、大便稀溏、咯痰稀薄等；热证患者主要症状有面红目赤、口渴喜饮、小便短赤、大便秘结等。患者自主神经平衡指数（唾液分泌量、心率、体温、呼吸频率、收缩压和舒张压六项指标）可反映交感神经-肾上腺系统功能状态。寒证患者自主神经平衡指数降低（唾液分泌量多、心率减慢、基础体温偏低、血压偏低、呼吸频率减慢），即交感神经-肾上腺系统功能偏低；相反，热证患者自主神经平衡指数增高，即交感神经-肾上腺系统功能偏高。对热证或寒证患者分别应用寒凉药或温热药为主的方药进行治疗，随着临床症状的好转，其自主神经系统平衡指数也逐渐恢复正常，表现为寒凉药可抑制儿茶酚胺类合成，降低交感神经活性，并抑制肾上腺皮质功能和代谢功能；温热药对交感神经、肾上腺髓质、皮质功能、代谢功能等有一定增强作用。

动物实验研究也表现为与临床研究相似结果。长期给动物灌服寒凉药可使寒证动物模型心电活动减弱、体温降低、体重增加率减少、儿茶酚胺含量降低；温热药物制备热证大鼠模型可使模型动物心电活动增强、自主活动增加、体温升高、体重增加率降低、儿茶酚胺含量升高。用寒凉药（知母、生石膏、黄连、黄芩、龙胆草）连续给大鼠灌服，可使大鼠心率减慢，尿中儿茶酚胺排出量减少，血浆中和肾上腺内多巴胺β-羟化酶活性降低，组织耗氧量减少，尿中17-羟皮质类固醇（17-hydroxycorticosteroid, 17-OHCS）排出减少。用温热性的温肾助阳方药（熟附子、肉苁蓉、菟丝子、淫羊藿、巴戟天等）治疗后，可以纠正甲状腺功能低下阳虚证模型动物的体温、心率及昼夜节律变化的异常。

此外，中药四气对自主神经的递质、受体及环核苷酸水平也有明显影响。温热药能通过提高正常大鼠脑组织腺苷酸环化酶（adenylate cyclase, AC）mRNA 表达，增强 AC 的活性从而引起 cAMP 合成增加；寒凉药则相反，它能降低 AC mRNA 表达，抑制 AC 的活性而引起 cAMP 的合成减少。临床研究发现，寒证、阳虚证患者副交感-M 受体-cGMP 系统功能偏亢，尿中 cGMP 的排出量明显高于正常人。给寒证、阳虚证患者分别服用温热药和助阳药物后，可以提高细胞内 cAMP 含量，使失常的 cAMP/cGMP 比值恢复正常。相反，热证、阴虚证患者交感神经-β受体-cAMP 系统功能偏亢，尿中 cAMP 含量明显高于正常人。给热证、阴虚证患者分别服用寒凉药或滋阴药后，能够提高细胞内 cGMP 水平，使失常的 cAMP/cGMP 比值恢复正常。

由此可见，多数寒凉药能降低交感神经活性、抑制肾上腺皮质功能、升高细胞内 cGMP 水平；相反，多数温热药能提高交感神经活性、增强肾上腺皮质功能、升高细胞内 cAMP 水平。

三、中药四气与内分泌系统

寒凉药与温热药对内分泌系统具有明显影响。一般而言，温热药对内分泌系统具有促进作用，寒凉药具有抑制作用。中药对内分泌系统的影响主要通过影响下丘脑-垂体-肾上腺皮质、下丘脑-垂体-甲状腺及下丘脑-垂体-性腺内分泌轴的功能实现。长期给予温热药，其甲状腺、肾上腺皮质、卵巢等内分泌系统功能增强；相反，寒凉药可抑制这些内分泌系统功能。如长期使用温热药可兴奋下丘脑-垂体-肾上腺皮质轴，使血液中促肾上腺皮质激素（adrenocorticotropic hormone, ACTH）、皮质醇含量升高；可兴奋下丘脑-垂体-甲状腺轴作用，使血液中促甲状腺激素（thyroid-stimulating hormone, TSH）水平升高；可兴奋下丘脑-垂体-性腺内分泌轴，使血液中的性激素水平上升。使用寒凉药物制寒证动物模型，动物则表现为肾上腺皮质对 ACTH 反应迟缓，注射 ACTH 后其尿液中17-OHCS 含量达峰时间与正常对照组比较出现延迟；注射黄体生成素（luteinizing hormone, LH）释放激素后，血液中黄体酮含量达峰时间也出现延迟；经温热药复方治疗后，反应速度加快，达峰时间提前，其尿中17-OHCS 及血液黄体酮含量的变化接近正常对照组。使用地塞米松制备下丘脑-垂体-肾上腺皮质轴抑制模型大鼠，动物血浆皮质酮及子宫雌激素受体含量均降低；使用温阳方药（附子、肉桂、肉苁蓉、补骨脂、淫羊藿、鹿角片）治疗后，动物血浆皮质酮和 PGE_2 含量明显增高，子宫雌激素受体含量增加，接近正常水平，雌二醇与雌激素受体亲和力也提高。

—•笔记栏•—

四、中药四气与能量代谢

中药四气既是中药性质和作用属性的高度概括，也是影响机体能量代谢的重要反映。寒证或阳虚证患者表现为基础代谢偏低，热证或阴虚证患者表现为基础代谢偏高。中药通过对机体神经内分泌系统的广泛作用，进而影响机体的能量代谢过程。一般而言，多数温热药可增强能量代谢，多数寒凉药可抑制能量代谢。

实验研究表明，热性药麻黄、桂枝、干姜、肉桂、附子等药物及中药复方麻黄附子细辛汤等均能提高实验大鼠、小鼠的耗氧量；寒凉药如生石膏、龙胆草、知母、黄柏等组成的复方则明显降低大鼠耗氧量。给予寒性药黄连后，动物的"趋热性"增强，动物的宏观行为学表现为在高温区停留比例显著增加，同时体内腺苷三磷酸酶（adenosine triphosphatase，ATPase，简称 ATP 酶）活性、机体耗氧量显著下降，即机体能量代谢能力下降，动物代偿性地趋向高温区，以补偿机体偏"寒"的感知，反映出黄连的"寒性"特征。温热药鹿茸能提高大鼠脑、肝、肾组织耗氧量，促进糖原分解。寒性方药黄连解毒汤使大鼠肛温降低，寒冷环境中仍使其体温下降，而温热药则能延迟寒冷环境中小鸡、大鼠的死亡时间，延缓体温下降。麻黄汤可下调体虚小鼠的高温趋向性，缓解动物的"虚寒"症状，体现出辛温解表的特点，同时肝组织三磷酸腺苷（adenosine triphosphate，ATP）、人山梨醇脱氢酶（sorbitol dehydrogenase，SDH）、超氧化物歧化酶（superoxide dismutase，SOD）活性增加；麻杏石甘汤则可上调体盛小鼠的高温趋向性，缓解动物的"热证"症状，体现出其辛凉解表的特点，肝组织 ATP 酶、SDH、SOD 的活性降低。

中药四气影响能量代谢的作用主要与调节下丘脑-垂体-甲状腺轴功能、Na^+，K^+-ATP 酶（钠钾泵）活性有关。寒凉药具有抑制红细胞膜 Na^+，K^+-ATP 酶活性的作用。黄连等寒性中药可能通过降低肝脏线粒体 SDH 的活性从而减少 ATP 的生成，降低肝脏 Na^+，K^+-ATP 酶、钙 ATP 酶（Ca^{2+}-ATP 酶）的活性从而减少 ATP 的消耗。温热药能显著地升高小鼠红细胞膜 Na^+，K^+-ATP 酶的活性。吴茱萸等热性中药可通过促进肌糖原的分解、增加 SDH 的活性，产生更多 ATP，通过增加 Na^+，K^+-ATP 酶和 Ca^{2+}-ATP 酶活性而增加 ATP 的消耗，从而增加产热。临床肾阳虚患者的红细胞膜 Na^+，K^+-ATP 酶的活性显著低于正常人，其 ATP 分解减少，表现出一系列虚寒症状。对肾阳虚患者使用温阳方药（附子片、淫羊藿、菟丝子、肉苁蓉等）治疗后，其红细胞膜 Na^+，K^+-ATP 酶活性有明显提高，接近于正常人水平。

五、中药四气与中药化学物质

中药四气取决于药物所含的化学成分，开展物质基础的研究，有助于揭示中药药性的科学内涵。对药性与成分的关联性进行分析表明，凡含有挥发油、生物碱类的中药，其性多温热；对药物主要药效相关化学成分进行的研究认为，温热药如附子、乌头等均含有的有效成分——去甲乌药碱可能是多种温热药性的物质基础。含有皂苷、蒽苷等苷类成分及薄荷脑的中药，其性多寒凉，含黄芩碱、小檗碱等成分中药也不同程度地表现为寒凉药性，因而认为这些成分为中药寒凉属性的物质基础。中药的寒热属性与总蛋白含量有一定相关性，热性中药的总蛋白含量要明显高于寒性中药的总蛋白含量。对药物所含微量元素的研究也发现，温热药锰含量显著高于寒凉药，但铁含量显著低于寒凉药；寒凉药和温热药钾含量均显著高于平性药。

总之，中药四气是复杂的理论体系，其现代研究既要立足于四气本源，以传统药性理论为指导，也要结合相关学科如物理化学、植物学、生物学、遗传学、统计学等，多维度、多层次、多学科交叉进行研究，建立既符合药性基本理论又符合现代科学认知规律的中药四气理论的研究方法与体系。

第二节　五味理论及药理研究

中药五味是药性理论的重要组成部分。《素问·藏气法时论》中论述了"辛散、酸收、甘缓、苦坚、咸软”等作用特点，这是对中药五味作用最早的概括。五味的本义是指辛、甘、酸、苦、咸五种由口尝而直接感知的真实滋味，如甘草的甘味、山楂的酸味等。但中药五味又不仅是味觉反应，部分是根据药物临床功效的归类确定，是药物味道与功效的统一。

现代研究揭示，不同的化学成分是中药五味的物质基础，中药通过与五味相关的基本物质作用于疾病部位，产生药理作用，从而调节人体阴阳，扶正祛邪，消除疾病。

一、中药辛味研究

辛能散、能行，具有发散、行气、活血、健胃、化湿、开窍等功效。芳香化湿药、开窍药、温里药、解表药、祛风湿药及理气药辛味居多。现代研究表明辛味药具有扩张血管、改善微循环、发汗、解热、抗炎、抗病原体、调节肠道平滑肌运动等药理作用。理气药辛味，主要通过挥发油对胃肠运动的兴奋或抑制作用而产生理气和胃的功效，如青皮、厚朴、木香、砂仁等抑制胃肠道平滑肌，降低肠管紧张性，缓解痉挛而止痛；枳实、大腹皮、乌药、佛手等则兴奋胃肠道平滑肌，使紧张性提高，胃肠蠕动增强而排出肠胃积气。大多解表辛味药，通过芳香刺激性的挥发性成分，兴奋中枢神经系统，扩张皮肤血管，促进微循环及兴奋汗腺使汗液分泌增加，从而起到发汗、解热作用。

辛味药主要含挥发油，其次为苷类、生物碱等，挥发油是其作用的主要物质基础。例如，常用的芳香化湿药均为辛味药，其共同的特点是都含有芳香性挥发油。常用的开窍药均为辛味药，除蟾蜍外也主要含有挥发油。从微量元素的均值来看，辛味药的锌含量显著低于咸味药，钙含量显著低于苦味药。因此，低锌、低钙可能是辛味药潜在的元素谱征。

二、中药甘味研究

甘能补、能缓、能和，具有补虚、缓急止痛、缓和药性或调和药味等功效。补虚药、消食药、安神药和利水渗湿药甘味居多。甘味补益药能补五脏气、血、阴、阳之不足，具有强壮机体、调节机体免疫系统功能、提高抗病能力的作用。甘味药还能缓和拘急疼痛、调和药性、缓解胃肠平滑肌痉挛及解毒等作用，如甘草所含的甘草酸和多种黄酮类成分即可以缓解平滑肌痉挛、缓急止痛。

甘味药的化学成分以糖类、蛋白质、氨基酸、苷类等机体代谢所需的营养成分为主，这些化学成分被认为是甘味药作用的物质基础。甘味药无机元素总平均值列五味中的第二位，镁含量较高。

三、中药酸味研究

酸能收、能涩，具有敛肺、止汗、涩肠、止血、固精、止泻的功效。收涩药和止血药酸味居多。酸味药具有收敛、止泻、止血、消炎、抗菌等药理作用。酸涩药如诃子、石榴皮、五倍子等含鞣质较高，通过与组织蛋白结合，使后者凝固于黏膜表面形成保护层，从而减少有害物质对肠黏膜的刺激，起到收敛止泻的作用；若鞣质与出血创面接触，由于蛋白质和血液凝固，堵塞创面小血管，或使局部血管收缩，可起到止血、减少渗出的作用。马齿苋、乌梅等通过抑杀病原微生物发挥收敛作用，且乌梅的抑菌作用与其制剂呈酸性有一定关系，如将其制剂调至中性，对金黄色葡萄球菌的抑制强度则减弱一半。

单酸味药主要含有机酸类成分，常见中药中的有机酸包括脂肪族的二元多脂羧酸、芳香族有机酸、萜类有机酸等；单涩味药主要含鞣质，酸涩味药也含有大量的鞣质。酸味药的无机元素的总平均值最低，其中钠、铁、磷、铜、锰、镁含量均低于咸、甘、辛、苦味药，尤以铁含量最低。

四、中药苦味研究

苦能坚阴，能泄、能燥，具有清热、祛湿、降逆、泻下等功效。涌吐药、泻下药、理气药、清热

—•笔记栏•—

药、活血药和祛风湿药苦味居多。苦味药具有抗菌、抗炎、杀虫、平喘止咳、致泻、止吐等药理作用。如清热药中的苦寒药黄连、黄芩、黄柏、北豆根、苦参等均主要含生物碱，具有抗菌、抗炎、解热等作用；栀子、知母等主要含苷类成分，具有抗菌、解热、利胆等作用。

苦味药物主要含生物碱和苷类成分，其次为挥发油、黄酮、鞣质等。苦味药无机元素总平均值居五味中第四位，钙含量高于辛味药，锂含量高于咸味药，因此，高锂、高钙可能是苦味药功效的物质基础。

五、中药咸味研究

咸能软、能下，具有软坚散结或泻下等功效。咸味药数量较少，主要分布在化痰药和温肾壮阳药中，多为矿物类和动物类药材。现代研究表明，咸味药具有抗肿瘤、抗炎、抗菌、止泻、影响免疫系统等药理作用。芒硝因含有大量硫酸钠，具有容积性泻下作用。昆布、海藻因含有碘，故用于治疗单纯性甲状腺肿。温肾壮阳药中咸味药占有相当比例，如鹿茸、海马、蛤蚧等。

咸味药主要含有碘、钠、钾、钙、镁等无机盐成分。咸味药的咸味主要来源于碘和中性盐所显示的味，除氯化钠外，还有氯化钾、氯化镁和硫酸镁等，如昆布、海藻含碘，芒硝含硫酸钠等。研究表明，富含无机元素是咸味药的突出特征，而高铁、高锌、高钠、低锂是咸味药的元素谱征或本质属性，因此，咸味药的高铁、高锌、高钠是其功效的物质基础。

由此可见，五味—功效—化学成分—药理作用四者之间存在一定规律性。不同的化学成分是中药辛、甘、酸、苦、咸五味的物质基础。中药五味是前人在长期临床实践中总结出来的一种用药理论，重在指导临床用药。由于历史条件的限制，这种理论不可避免地存在某些不足，今后研究中应重视学科交叉，以功能为核心、以药效为依据来探讨五味的实质或是重要研究方向。

第三节　中药归经理论及药理研究

归经学说是中药药性理论的重要组成部分。“归”是指药物的归属，可指药物作用的部位；“经”是指经络及其所属脏腑。归经是药物对机体作用及适应范围的归纳，是中药对机体脏腑经络选择性的作用或影响。中医理论认为药物能够治疗某一脏腑经络的病证，就意味着该药入某经，可以选择性地作用于特定的经络脏腑。例如，治疗阳痿滑精的淫羊藿、鹿茸入肾经；治疗咳嗽气喘的桔梗、款冬花归肺经。可见中药的归经是以药物功效为基础，以疗效标准总结而来的，是药物的作用及效应的定向与定位特征。许多中药可以同时入两经或数经，说明该药对机体具有广泛的影响。

中药归经理论的现代研究主要从中药药理效应、化学成分分布、微量元素、受体学说、载体学说及对环核苷酸的影响等方面进行。

一、中药归经与靶器官药理作用

中医学脏腑经络学说认为，各种病证都是脏腑或经络发病的表现，不同中药相对主要治疗某些脏腑经络的病证。因此，中药归经与其药理作用存在一定相关性。对429种常用中药药理活性、归经频数的关联分析，发现两者之间存在符合传统中医理论的相关性。如具有抗惊厥作用的钩藤、天麻、全蝎、蜈蚣等22种中药均入肝经，入肝经率达100%，与不具有抗惊厥作用的中药入肝经率有显著差异，与中医“肝主筋”“诸风掉眩，皆属于肝”的病机相吻合；具有泻下作用的大黄、芒硝、芦荟等18种中药入大肠经率也为100%，明显高于其他中药的入大肠经率，这与“大肠为传导之腑”的中医理论相一致；具有止血作用的仙鹤草、白及、大蓟等21种中药入肝经率为85.3%，符合“肝藏血”的认识；具有止咳作用的杏仁、百部、贝母等18种药，具平喘作用的麻黄、地龙、款冬花等13种药，具有祛痰作用的桔梗、前胡、远志等23种药，入肺经率分别为100%、95.5%和100%，符合“肺主呼吸”“肺为贮痰之器”的论述。对单味药的归经和药理作用

—•笔记栏•—

关系进行分析研究认为，当归对血液循环系统、子宫平滑肌、机体免疫功能的作用，与当归入心、肝、脾经的关系密切；红花入心、肝经与其对血液循环系统和子宫的作用密切相关；鹿茸、淫羊藿、补骨脂等53味壮阳中药全部入肾经，符合"肾主生殖"的理论。

二、中药归经与化学成分的体内过程

分析归经与中药有效成分在体内的分布情况，也是中药归经理论现代研究的重要方面。对23种中药的有效成分在体内的分布与中药归经之间的联系进行分析，发现多数中药归经所属的脏腑与其有效成分分布最多的脏腑基本一致。从中药归经及其在体内代谢过程的关系看，无论是药物代谢动力学的总体情况，还是吸收、分布、代谢、排泄各个环节，均与该药的归经密切相关。对^3H-川芎嗪（何首乌总苷、芍药苷、贝母素、淫羊藿苷、栀子苷、柴胡皂苷、毛冬青甲素等）在体内的吸收、分布、代谢和排泄等进行定性、定位和定量的动态观察，显示其与相应药物归经的脏腑基本相符合。由此得出，中药有效成分在体内选择性分布是中药归经的作用基础。

三、中药归经与微量元素

微量元素的"归经"假说认为，微量元素是中药的有效成分之一，中药微量元素在体内的迁移、选择性富集、微量元素结合物对疾病部位的特异性亲和是中药归经的重要基础。研究发现，归肝经的中药富含铁、铜、锰、锌，是药物发挥造血、保肝、保护视力作用的物质基础之一；补肾中药补骨脂、肉苁蓉、熟地黄、菟丝子等含有较高的锌、锰络合物，锌、锰等微量元素与人类的生殖发育具有密切关系，并在性腺、肾上腺、甲状腺等部位富集，而机体缺少锌、锰可以引起蛋白质、核酸代谢障碍，因此认为富含锌、锰是补肾中药归肾经的物质基础。

四、中药归经与受体学说

中药归经与受体学说有许多相似之处，均强调药物在机体内的选择性。受体学说认为，药物分子只能与特定受体结合而表现出相应的药理作用。中药归经极有可能是与其作用于某种或某几种受体有关。中药的有效成分或有效部位与相应受体具有较强的亲和力，这种亲和力的存在是中药归经理论的基础。研究表明，细辛归心经，其所含的消旋去甲乌药碱具有兴奋心肌β_1受体的作用，所含的去甲猪毛菜碱具有兴奋α、β受体的作用；附子中的消旋去甲乌药碱对α、β受体都有兴奋作用，能兴奋心脏、加快心率、升高血压；麻黄平喘归肺经，与麻黄中麻黄碱兴奋支气管平滑肌中的β_2受体而松弛支气管平滑肌有关，这些研究结果支持附子归心经、麻黄归肺经。

五、中药归经与细胞代谢

cAMP、cGMP是调节细胞代谢的重要物质，两者相互拮抗、相互制约，cAMP/cGMP保持一定的比例，维持机体功能的正常。若其比例偏高或偏低都会引起机体功能失调而导致疾病。通过将五味子、鱼腥草、麻黄、延胡索等10种中药的水煎剂分别给动物灌胃，测定动物脑、心脏、肺脏、肝脏、肾脏等10种组织器官中cAMP与cGMP水平。结果发现，cAMP、cGMP浓度变化及cAMP/cGMP比值变化显著的脏器，与各药物归经的关系非常密切。麻黄、丹参、葛根、大黄连续灌服大鼠，发现每种药物对动物不同组织脏器中环核苷酸水平的影响不同。为探讨揭示中药归经理论的实质，利用环核苷酸水平变化观测法，制备并应用肾阳虚动物模型，对淫羊藿、肉桂的归经问题进行了研究，以动物肾等组织中微量活性物质丙二醛（malondialdehyde，MDA）含量变化为指标，观察了淫羊藿、肉桂对病理状态下组织脏器的选择性影响。实验结果显示，与模型对照组比较，淫羊藿组、肉桂组动物肾组织中MDA含量均有明显变化，与中药学对两药归肾经的认识具有较大相近性。通过分析组织中环核苷酸的含量和比例变化，在一定程度上可以反映对某些组织器官的选择性作用。

—•笔记栏•—

目前中药归经的实验研究显然取得了一定进展，但仍存在诸多问题。如应注意归经理论中所指的脏腑是中医学中特有的定位概念，与解剖学器官组织有较大区别，二者关系复杂，既有重叠也有不同，研究中将两者等同不利于诠释归经的现代内涵。因此对于药物归经的理解，应结合系统的药效学及药代动力学研究结果、化学成分和药物产生作用的部位，多途径阐释药物归经理论，逐步建立既符合中医药基本理论又符合现代科学认知规律的中药归经表征体系。

除归经之外，中医药理论中尚有“引经”之说，也是对药物作用范围、作用趋势及配伍关系的概括，特别是在复方配伍中，结合药物靶向性、体内过程、作用机制、药效作用的相互关系的研究，补充和完善了中医药的“归经”理论。

第四节　中药升降浮沉理论及药理研究

中药的升降浮沉反映药物性能在人体内呈现的一种走向和趋势。向上向外的作用称为升浮，向下向内的作用称为沉降。一般来说，具有解表、透疹、祛风湿、升阳举陷、开窍醒神、温阳补火、行气解郁及涌吐等功效的药物，其作用趋向主要是升浮的；具有清热、泻火、利湿、安神、止呕、平抑肝阳、息风止痉、止咳平喘、收敛固涩及止血等功效的药物，其作用趋向主要是沉降的。张仲景所创经方中，很重视中药升降浮沉之性，复方四逆散中柴胡主升，疏肝气之郁结，枳实主降，导胃气之壅滞；半夏泻心汤辛开苦降并用，调理脾胃之升降，这些药物配伍充分反映了药物升降浮沉的药性。

目前对中药升降沉浮理论的实验研究较少，主要是结合方药的药理作用进行观察。例如，补中益气汤可以选择性地提高在体及离体动物子宫平滑肌的张力，加入升麻、柴胡的制剂作用明显；如果去掉升麻、柴胡则作用减弱且不持久，单用升麻、柴胡则无作用。此外，中药升降浮沉理论的现代研究除不断丰富和发展原有的经典理论外，还集中研究了升降浮沉与中药药理作用的关系。有些中药具有升浮和沉降的双向作用趋向，如麻黄发汗、解表具有升浮的特性，又能止咳平喘、利尿消肿而具有沉降的特性；白芍上行头目祛风止痛，具有升浮的特性，又能下行血海以活血通经，又具有沉降的特点；黄芪既能补气升阳、托毒生肌，具有升浮的特性，又能利水消肿、固表止汗，具有沉降的特点。

第五节　中药有毒无毒的药理研究

中药有毒无毒也是中药药性理论的组成部分。一般认为，中药的毒性有广义和狭义之分。对中药毒性的认识，可追溯到远古时代。如《淮南子·修务训》记载神农尝百草“一日而遇七十毒”，描述的是古代劳动人民在寻找食物过程中，发现了一些植物对人体疾病有治疗作用，因而把植物作为临床治疗药物，视为毒物，这是对药物治疗作用和毒性的最初认识。《周礼》记载“医师掌医之政令”，聚“毒物以供医事”。可见很早以前，就认为毒性就是中药药性，是其临床应用的基础。简而言之，广义的“毒”一为药物的总称；二为药物的偏性，也就是说药物之所以能治病，就在于其某种偏性，这种偏性就是“毒”。狭义的“毒”，就是指药物对机体的损害作用，在中医的本草学著作中，也常以“大毒”“小毒”标注其毒性的强弱。

现代药理研究十分关注的中药毒性，主要是狭义的毒性。但毒性在一定条件下，也恰恰是中药药效的体现。对于列入《毒性药品管理品种目录》的中药，虽明确有毒，但临床应用并不少见，且部分有毒中药的毒性成分也是治疗某些疾病的有效成分，如砒霜、雄黄中的 As_2O_3，为治疗急性早幼粒细胞白血病的有效药物。同时中药还可以通过炮制、配伍等方式减轻毒性，如朱砂水飞可以降低可溶性汞的含量，使朱砂毒性减小，附子高温炮制可以使毒性成分乌头碱水解为毒性较小的原乌头碱，降低毒性；附子与甘草配伍，附子生物碱与甘草有效部位配伍，能明显降低毒性。如何确定药物有毒无毒，主要与含不含有毒成分、整体是否有毒、药物之间的配伍、用量用法及疗程是否恰当及炮制是否适宜等有关。对于中药毒性的研究,一方面应重视毒性对机体的损伤;另一方面也要根据临床应用实际进行毒性研究,使研究结果更符合临床实际且更能指导临床应用。

第六节　中药配伍禁忌的药理研究

中药配伍是中医临床用药的基本形式,是指根据病情的需要和药物作用特点,将两味或两味以上的功效不同的药物进行合理组合。中药配伍体现了中医药辨证施治的特色和优势,合理的配伍不仅可以增强药物的疗效、降低毒副作用,还可以扩大药物的临床应用范围。中药配伍主要是指七情配伍,包括单行、相须、相使、相畏、相杀、相恶、相反七种配伍关系。中药配伍禁忌,是指处方用药时,会发生不良反应的中药配伍。目前,医药界共同认可的配伍禁忌有"十八反"和"十九畏"。"十八反""十九畏"是中医药配伍禁忌的核心内容,是中药合理用药的重要内容,相当于中药说明书中的不良反应、禁忌及注意事项,也是中医师临证用药的重要参考依据。

一、"十八反"的现代研究

"十八反"是指药性相反,配伍使用会引起不良反应或毒性增加。"十八反"即指"乌头反半夏、瓜蒌、贝母、白蔹、白及;甘草反甘遂、大戟、芫花、海藻;藜芦反五参(人参、丹参、玄参、沙参、苦参)、细辛、芍药"。

1. "十八反"与化学成分　化学成分是产生配伍禁忌的基础,相反的药物在配伍时,毒性成分的增加、出现新的有毒物质或是活性成分毒效相互抵消等引起毒性增加或是药效下降。高效液相色谱法测定发现,乌头、附子与半夏、瓜蒌、贝母、白蔹、白芨配伍,其毒性成分乌头碱溶出率增加而导致毒性增加;甘草与甘遂合并煎煮后甘草酸能与甘遂甾萜形成分子复合物,这种分子复合物增加了甘遂的毒性成分甾萜类物质的溶出,使煎液的毒性成分增加;芫花、京大戟、甘遂与甘草合煎,随着甘草的比例增高,二萜类成分转移溶出率明显提高,且二萜类毒性成分的体内代谢消除过程被抑制,进而蓄积毒性增加;人参、苦参能增加藜芦生物碱的溶出;丹参和藜芦配伍,藜芦定的含量增加。以上研究结果,即反药配伍前后化学成分量的变化及代谢过程的变化,为阐释"十八反"的科学内涵提供了物质基础的研究依据。

2. "十八反"与药理效应　配伍禁忌在药理效应上的表现与包括毒性反应在内的不良反应的增加或是药效的降低有关。有研究表明,反药配伍后对实验大鼠的循环系统、消化系统及神经系统产生不同程度的损害,肝功能及心肌酶出现异常变化,心、肝、肾组织形态出现病理变化。丹参在配伍藜芦后,肝肾保护作用减弱,甚至能诱发肾脏损害;附子与瓜蒌合用时心脏毒性略有提高;大戟、甘遂、芫花、海藻与甘草合用后导致机体代谢平衡失调,甘草的盐皮质激素样作用产生保钾排钠,形成水钠潴留等水盐代谢失调;芫花、京大戟及甘遂均有利尿作用,与甘草合用后明显拮抗其利尿作用;乌头与贝母反药组合对肺心病模型大鼠具有改善肺指数的作用,但增加右心肥大的趋势,心肌病变显著增加,导致心功能下降,心脏毒性增加;藜芦可降低或抵消人参的扶正功效,且强度和作用随配伍比例不同而改变。以上研究表明,反药配伍毒性增加或药效的拮抗是阐释"十八反"的药效学依据之一。

3. "十八反"与药物代谢　细胞色素 P450(cytochrome P450, CYP450)酶作为重要的Ⅰ相药物代谢酶系统,对药物的代谢和药物之间的相互作用有重要的影响。采用紫外分光光度测定大鼠肝微粒体 CYP450 与细胞色素 b_5 含量的研究发现,瓜蒌、白芨、半夏、贝母与乌头配伍后,由于 CYP3A 和 CYPA2 的抑制作用减缓了毒性成分乌头碱的代谢速率并提高其血药浓度,产生了心脏毒性和神经系统毒性;甘遂甘草配伍使用时,甘草对 CYP2E1 活性的诱导能力增强,可促进甘遂所含前致癌物质和前毒物转化成为致癌物和毒物的过程,并导致对机体毒性作用的增强；大戟与甘草配伍，肝功能、肝微粒体中 CYP3A2 mRNA 和蛋白质表达、酶活性方面下降，使代谢减慢，毒素在体内蓄积从而中毒。以上研究表明，CYP450 酶系统代谢能力的改变，是从药物代谢方面阐释药物“十八反”的药理学基础依据之一。

二、“十九畏”的现代研究

“十九畏”也是中药的配伍禁忌范畴，即指“硫磺畏朴硝，水银畏砒霜，狼毒畏密陀僧，巴豆畏牵牛，丁香畏郁金，川乌、草乌畏犀角，牙硝畏三棱，官桂畏赤石脂，人参畏五灵脂”。

1. “十九畏”与化学成分　在“十九畏”的研究中发现，有些配伍中出现了有毒成分变化或是有效成分的改变。水银、砒霜中含有剧毒成分汞和砷酸根离子与亚砷酸根离子，如果两者合用会增强毒性；狼毒含甾醇、三萜类等有毒的高分子有机酸，与密陀僧所含的氧化铅、二氧化铅发生反应，产生有毒的氧化铅沉淀。人参中的人参烯会被五灵脂中的尿素酸破坏；采用气相层析法研究丁香、郁金配伍后，三棱挥发油的主要组分溶出量明显降低；赤石脂的吸附作用及酸性可导致肉桂有效成分在煎剂中的含量降低。以上研究表明，从化学成分的变化探索“十九畏”的科学内涵具有一定的科学依据。

2. “十九畏”与药理效应　作为临床应用“不宜同用”的范畴，药物效应的改变是“十九畏”配伍时表现的重要表现。研究表明，硫黄与芒硝合用，两药的镇痛作用及泻下通便作用有所减弱，脾指数下降，炎症疾病的肿胀率上升；巴豆与牵牛子同用，对胃黏膜的损伤加重，泻下作用增强，免疫力减弱，对外界各种有害刺激的反应性降低，实验动物的体重减轻并出现死亡；郁金与丁香合煎，丁香酚含量升高，胃黏膜充血明显，胃液的分泌增加，肠道蠕动加快，消化功能受到一定的影响；三棱单用具有镇痛、促进肠蠕动的作用，配伍芒硝后，此作用减弱；芒硝能升高红细胞数量，与三棱合用后，红细胞生成数量减少，二者配伍后免疫指数下降，抗炎作用降低。以上研究说明，以药物效应为基础，阐释“十九畏”的科学内涵，具有一定的临床指导意义。

“十八反”“十九畏”是中药临床应用的主要禁忌范畴，鉴于中药的配伍多样性、成分复杂性、药性可变性的特点，对于其实质内涵及具体含义仍存在分歧。“十八反”“十九畏”的科学研究是一个系统工程，应广泛结合研究的客观条件如药材基源、炮制规范、临床实用，结合物质基础、药效与代谢及循证医学等进行系统研究，才可能揭示其科学内涵，完善中药配伍禁忌理论，为临床有效安全应用提供科学依据。

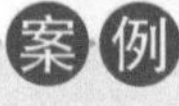

引经药是中医方剂中常常出现的药物，认为可以引导方剂药效在某一脏腑经络发挥更好的作用，如常用的载药下行的牛膝、载药上行的桔梗，桔梗在血府逐瘀汤中，可引药上行，祛除胸中瘀血。根据中药药性的现代研究进展，结合中医临床中中药引经药的认识，对于全面理解中医传统治法治则有重要意义。

问题：

1. 如何设计药理研究方案，探讨桔梗载药上行作用的科学依据？
2. 参照归经理论的现代研究，请列举引经药现代药理研究的思路。

第三章 中药药效学

第一节 中药药效学的概念及基本作用

—•笔记栏•—

第三章授课视频及习题

中药药效学是指在中医药理论指导下，运用现代科学方法，研究和揭示中药药理作用产生的机制及物质基础的科学，是中药药理学的重要研究内容之一，是研究中药药效的方法学。中药药效学研究用现代科学技术方法和理论阐明了传统中药功效的作用机制和有效成分，既促进了中药学的发展，为临床合理用药提供依据，同时也是中药新药临床前有效性评价的重要环节。

中医治病的基本原则是辨证施治，调整机体阴阳偏盛偏衰的失衡状态使其恢复到阴阳相对平衡的状态。因此，中药的基本作用是扶正、祛邪、调节平衡。

一、扶正

扶正，即中药具有增强机体防病和抗病能力的作用。作用主要包括增强机体免疫功能、增强机体的抗应激能力、增强损伤机体的自我修复能力、调整脏腑功能等。如补益药通过增强机体免疫功能和神经内分泌功能、改善消化吸收能力、补充物质及能量不足等增强机体的抗病能力。人参具有抗疲劳、提高机体抗应激能力的作用，人参、党参、冬虫夏草具有提高机体免疫功能作用，附子、干姜具有提高机体耐寒冷作用，丹参具有促进组织修复的作用。

二、祛邪

祛邪，即祛除体内的致病因子。中医的"邪"泛指各种致病因素及其病理产物。中药的抗菌、抗病毒、抗炎、抗血栓、祛痰、利尿等作用均属于祛邪作用。中药可以直接对抗病原微生物或肿瘤细胞各种致病因素，还可以调节机体的功能（扶正）而达到祛"邪"的目的。例如，解表药麻黄，清热药黄连、青蒿，化湿药藿香等，具有一定抗菌或抗病毒、抗寄生虫作用，很多清热解毒药还有抗肿瘤作用。

三、调节平衡

中医防治疾病的原则是调整阴阳，恢复平衡状态，促进阴平阳秘。这种调节作用可以表现为正向调节、反向调节或双向调节。例如，温热药附子、干姜、鹿茸等能增强寒证患者低下的交感神经-肾上腺系统和神经内分泌功能的功能，促进物质代谢，增加产热量，提高基础代谢率。寒凉药知母、石膏、龟甲等能抑制交感神经功能和神经内分泌功能，使体内甲状腺素的含量减少，产热减少，耗氧量降低。有些中药还可以针对疾病的不同状态，表现出完全相反的药理作用，即双向调节。例如，人参对血压有双向调节作用，既可使偏高的血压有所降低，又可使低血压或休克患者血压回升。

第二节 中药药理作用特点及与中药功效的关系

中药是以中医药理论为基础，用来预防或治疗疾病的物质。因此，虽然采用的是现代药理实验方法和科学技术进行研究，中药药理作用仍具有自身的一些特点。

一、中药药理作用的特点

1. 多效性与多靶点　中药成分复杂，一味中药通常就含有多种成分，复方药味多，成分更

—•笔记栏•—

加复杂。例如，人参含有皂苷、蛋白质、肽类、氨基酸、脂类、糖类、挥发油、维生素及微量元素等多种成分，其药理作用十分广泛，可增强学习记忆功能、改善免疫功能、增强肾上腺皮质和性腺功能、抗心肌缺血、强心、抗休克，还能调节血脂和血糖、抗肿瘤等，涉及对中枢神经系统、免疫系统、内分泌系统、心血管系统、消化系统、造血功能、物质代谢等各方面的影响。人参主要有效成分是人参皂苷，也分为多种皂苷成分，人参益智作用主要与皂苷类成分有关，作用机制有保护神经细胞、促进神经细胞发育和提高突触可塑性、扩张脑血管、增加脑血流量、促进脑内神经递质乙酰胆碱(acetylcholine, ACh)的合成和释放、促进脑内RNA和蛋白质的合成等。不同的物质作用于不同靶点，是中药药理作用多效性和多靶点的主要原因。

2. 作用相对缓和　与西药相比，多数中药作用相对缓和，起效较慢。例如，酸枣仁的镇静催眠作用，党参的增强免疫功能、提高应激能力等作用，在动物身上需连续多次给药后才见生物效应。人参、党参虽能增强心肌收缩力，但与西药强心苷类药相比，产生的效应相对较弱。

3. 双向调节性　中药的双向调节性是其整体调节作用的体现，指的是某些中药既可正向调节机体低下的功能又可反向调节机体亢进的功能，调节截然相反的两种病理状态，称为双向调节作用。如党参既可促进蠕动过缓的胃肠运动，又可抑制过于亢进的胃肠收缩频率和幅度，因而既能治疗脾虚食少、消化不良，又可治疗泻痢。开窍药麝香对中枢既有兴奋作用又有抑制作用，对苯丙胺引起的中枢兴奋有抑制作用，又可拮抗巴比妥类的中枢抑制作用。

4. 时-效关系的复杂性　药物在体内的吸收、分布、代谢及排泄是一个连续变化的动态过程，一般而言，药物在体内浓度的变化规律与药物作用开始的快慢、持续的时间密切相关，这种时-效关系在西药比较明显。但是中药和复方的时-效关系由于很难以单一成分在体内浓度的变化去体现，所以中药的体内过程比较复杂。

5. 非线性的量-效关系　药物量-效关系的一般规律是在一定剂量范围内，药物剂量的大小与浓度高低成正比，也与药效的强弱有关，这种剂量与效应的线性关系就是通常所说的量-效曲线。但目前研究表明，有些中药在一定条件下可表现这种量效关系，但有些中药及复方量-效关系不太规则，具有复杂性、非线性的特点。例如，麝香对中枢神经系统的影响与其给药剂量及机体的功能状态均相关，一般情况下，小剂量时兴奋中枢神经系统，大剂量则抑制中枢神经系统。中药化学成分的复杂性是其量效关系相对不规则的重要原因。因为不同的药物成分作用于不同靶点或系统，呈现的效应在一定的范围内可能会互相协同，超出一定范围又可能互相制约。

二、中药药理作用与中药功效的关系

中药根据四气(寒、热、温、凉)、五味(辛、甘、酸、苦、咸和淡、涩)及不同的脏腑归经，分为不同类型，有不同的功效。通过现代药理研究，发现中药药理作用与功效大部分密切相关，但也存在一些不一致性。

1. 中药药理作用与功效的相关性　中药药理作用与功效的相关性是指现代研究所揭示的中药药理作用与传统中药的功效描述相吻合。例如，黄芩、黄连、金银花、连翘等具有清热解毒功效的中药，大多具有抗病原微生物(如抗菌、抗病毒)、解热、抗炎等作用。利水渗湿药如茯苓、猪苓、泽泻、海金沙、金钱草、茵陈等，具有利尿、消除结石、抗病原体、利胆保肝等作用，与利水渗湿药利水消肿、利尿通淋、利湿退黄等功效相关。桔梗、半夏、浙贝母、川贝母等具有化痰止咳平喘功效的中药，具有镇咳、祛痰、平喘等作用。补虚药如人参、党参、黄芪、冬虫夏草、鹿茸等，具有调节机体免疫功能，改善中枢神经系统功能，调节器官和系统的功能、抗衰老等作用，与补虚药补充机体气血阴阳不足、延年益寿等功效密切相关。

2. 部分中药药理作用与功效的不一致性　是指某些中药的药理作用在古代医籍中并无明确的相关记载，或古代医籍中记载的某些中药的功效目前未能被药理实验所证实。如解表药葛根，根据《神农本草经》记载“主消渴、身大热、呕吐……解诸毒”，其传统功效有解肌退热、生津止渴、透疹、升阳止泻、解毒。现代药理研究结果表明，葛根对多种实验性发热动物模型呈现解热作用，葛根煎剂及葛根素具有明显的降血糖作用，还能改善微循环而减轻糖尿病并发症，葛根的黄酮类成分有解痉作用，这些都与古籍本草描述其具有的退热、生津、主消渴功效相符。然而，葛根"解诸毒"的功效目前未能得到现代药理实验的证实，但近代药理研究发现葛根还具有扩张冠脉、改善心功能、改善脑循环、降低血压等药理作用，这些作用却未见历代本草有相关的描述。

中药药理作用研究还丰富了对中药功效的认识。中药药理学的任务不仅是运用现代科学技术对中药的功效与作用机制加以证实和阐述，更重要的是不断探索和发现中药的新作用、新用途，丰富中药功效的内容，也纠正对传统功效的不当描述。例如，药理研究表明，枳实（枳壳）具有调节胃肠平滑肌运动、抗溃疡、调节子宫平滑肌等药理作用，与其破气消积、化痰散痞功效相符合，但是新发现枳实注射液具有明显的收缩血管和升高血压、加强心肌收缩力作用，因此注射液可用于治疗休克，丰富了对枳实（枳壳）功效的认识。研究发现，银杏叶能增加脑和周围血管的血流量、改善组织血液循环、改善记忆等，因而被开发成用于治疗血瘀引起的胸痹、卒中、半身不遂、记忆力减退等疾病的新药。中药药理学发展的历史也说明，中药药理研究发现了许多中药的新作用，发掘了新用途，丰富了中药的相关功效，促进了中医药的现代发展。

第三节　中药复方药理研究思路与方法

中药复方是指由两味或两味以上中药按照"君、臣、佐、使"配伍原则组成，针对相对确定的病证而设的方剂，是中医临床用药的主要形式，因此在中药药理研究中有特别重要的地位，是中药现代化研究的重点和热点。

针对不同的研究目的有多种研究思路和方法，但目前中药复方药理研究的基本思路是确定的，即必须重视以中医药理论为指导，用现代科学技术及方法研究中药复方的作用机制及物质基础。由于方剂药味的复杂性，中药复方药理的研究主要探讨药物间的相互关系，中药复方的组方规律，阐明中医基本理论和用药经验，具体可分为整方研究、拆方研究及药物相互作用研究方法等。

一、整方研究

整方研究是相对"拆方"研究而言，即遵循原方配伍和剂量配比，将复方药物作为一个整体用于实验的研究方法。这是中药复方药理研究的一种重要研究思路和方法，基本符合文献记载及临床应用情况，适用于阐明复方整体的药理作用及作用机制。具体药效研究可根据主治（病或证），参照其功效，针对性地选择两种或多种试验方法。例如，四君子汤是中医益气健脾的代表方，主治脾胃气虚、胃纳不佳之证，症见面色萎白、语音低微、气短乏力、食少便溏、舌淡苔白、脉虚弱。对四君子汤的现代药理研究表明，该方能调整胃肠运动，促进消化和吸收，抗胃肠黏膜损伤，能改善利血平、大黄等多种方法所致脾虚模型的症状，可提高大黄脾虚小鼠模型的腹腔巨噬细胞的吞噬功能。在整方研究中，要注意合理选择动物模型。辨证论治是中药复方治疗疾病的核心思想，而中医的"证"是一个复杂概念，因此，复方药理研究要尽量应用中医证候动物模型才能更贴切地反映其整体作用和药效特点。为确保整方研究结果的重现性，需要对中药复方的制备方法和质量标准进行规范研究，使得复方提取物或制剂能够得到重现，并通过质量标准充分表征其化学属性，在此基础上根据复方的功能主治开展系统的药效评价和机制研究，并尽可能对其化学属性与药效之间的关联进行阐释。另外，将药理学研究结果进一步应用到临床研究中，并在临床研究中丰富和发展，是揭示中药复方药理作用机制不可缺少的环节。

这种研究方法的优点是设计相对简单，可以整体了解中药的疗效和机制，一定程度上阐明中药治疗疾病的科学内涵，但并未解决复杂化学成分与相应的药理活性之间的关系，无法说明

—•笔记栏•—

中药复方配伍关系,也没有真正解决中药复方治疗疾病过程中的药效物质基础和作用机制,也难以对中药复方进行优化。因此,在整体研究的基础上,常常需要进一步通过配伍研究,阐明各中药及其组分在复方发挥药效中的地位和作用,阐明配伍理论,解释中药复方的作用机制,并据此优化复方,提高药效。

中药复方有的药味较多,开展配伍关系和物质基础研究有一定困难。因此,整方研究还可选择药对入手。药对是指临床用药中相对固定的两味药物的配伍形式,是复方最小的组方单位,却又具备复方配伍的基本特点,具有复方的基本主治功能。而且药对理论是历代医家在长期的医疗实践中根据四气、五味、升降浮沉及中药七情配伍理论建立起来的,因此,研究药对有利于从最简单的配伍入手,揭示复方配伍规律。

常用的研究药对配伍的主要方法有配伍前后药效、成分比较研究和剂量配比研究,前者是药对研究最常用的方法。如有学者观察了附子和甘草配伍前后减毒增效的效果,不仅从配伍甘草后对附子原有抗炎、镇痛等药理作用方面进行了比较,而且从化学成分的相互作用(包括影响附子毒性成分的溶出)、与毒性成分形成沉淀或复合物、影响毒性成分在体内的吸收、分布、代谢、排泄等药代动力学过程几个方面阐释了附子、甘草配伍减毒增效的作用机制,有利于阐明中医减毒增效的配伍原理和价值。剂量配比研究法则可以揭示药对发挥最佳作用的剂量配比,如黄连和吴茱萸不同比例配伍(如黄连、吴茱萸分别按6∶1、1∶1、1∶6搭配比例)的实验研究,证实了不同的剂量配比,药理作用和化学成分都有明显差别,不同配比的黄连和吴茱萸组方对胃溃疡、溃疡性结肠炎的治疗效果及解热、镇痛、止泻等作用效应均有所差别。通过这种剂量配比研究,既可探索方剂配伍规律,也为临床寻找合适的配伍比例发挥作用。

二、拆方研究

中医临床多用复方,而且中药复方大多由三味以上中药遵守"君臣佐使"的配伍原则组成,药味多、成分多、功效多,配伍关系复杂,要分析方中各药的作用、相互间的配伍关系,必须进行合理的拆方研究。目前,在拆方研究中根据研究目的不同所采用的拆方方法很多,有的是为了研究组方原理和配伍规律,明确中药复方中各药的关系,有的是为了针对某种药效寻找最佳组合,对中药复方进行改进、提升疗效,一般有以下几种方法。

1. 单味研究法　单味研究法是把中药复方的所有组成药物拆至单味药,进行每一味中药与整方药理作用的比较研究,以利于确定主药及各单味药在复方中的地位。例如,麻黄细辛附子汤的拆方研究,将实验设计为对照组、全方组、麻黄组、细辛组、附子组等,结果提示辛附的配伍或者细辛、附子单用可通过降低诱导Th2型免疫反应的关键转录因子表达水平而发挥免疫调节作用,而全方、麻附、麻辛配伍则相反。这种方法可说明方中各药的作用,但如果仅仅是单味药拆方研究,难以分析方中各药之间相互作用和配伍规律。

2. 药物组间关系研究法　药物组间关系研究法是按功效、性味、君臣佐使等关系将中药复方的组成药物分成不同药组,以探讨药物组与组之间的关系及组方理论,阐明中药配伍机制和药性理论。例如,六味地黄汤是中医补益类名方,具有滋补肝肾的传统功效。从方剂组成来说,六味中药可以分为"三补"(熟地黄、山茱萸、山药)和"三泻"(茯苓、泽泻、牡丹皮)两组,因此可拆成两组分别与整方进行药效学比较研究,以此说明各组药物在整方中的作用与价值,以及组方和治疗原则是否合理。

3. 撤药分析法　撤药分析法是在整方研究的基础上,撤出一味或一组药物后进行研究,用以判断撤出的药味对原方功效影响的研究方法,这种方法比较适合中药复方的精简化研究。例如,黄芩汤由黄芩、芍药、甘草、大枣组成,具有清热止痢、和中止痛、治伤寒、太阳与少阳合病、身热口苦、腹痛下利。采用撤药分析法对黄芩汤进行拆方研究,逐一撤去方中君药黄芩、臣药芍药、佐药甘草和使药大枣,并与整方进行药效比较,结果显示君药黄芩撤除后对大鼠回肠平滑肌的解痉药效降低最显著,而分别减去芍药、甘草和大枣后作用变化不明显,由此证明了黄芩在方中的主导作用。现代药理研究表明，黄芩汤还有抗肿瘤作用，在联合索拉非尼对肝癌进行治疗时，能增加索拉非尼的疗效。索拉非尼对接种肝癌细胞株 HepG2 的 NCR 裸鼠的肿瘤组织的体积增长具有一定的抑制作用，黄芩汤则没有明显的抑制作用，而索拉非尼在联用黄芩汤后，肿瘤体积增长几乎完全被抑制。使用撤药分析法进一步对黄芩汤进行拆方研究，即制备四种缺某一味中药的缺样黄芩汤后，再与索拉非尼进行联合用药研究，结果发现君药黄芩或臣药白芍撤出后，黄芩汤与索拉非尼联用抗肝癌的协同作用几乎消失，这说明君药和臣药对于黄芩汤增强索拉非尼的抗肿瘤活性是至关重要的，这也反映出中药复方配伍的价值。

4. 结合统计学方法的拆方研究法　　由于中药复方配伍复杂，有些方剂药味很多，因此适当结合现代统计学方法进行拆方研究，有利于分析复方的组方规律。

(1) 聚类分析法：聚类分析法是以方中药物的性味归经为特征，运用现代统计学中的聚类分析法，对复方中作用不同的药物进行分类，通过建立多元回归方程来揭示同类功效中药复方组方规律，以此探索同种药物的配伍关系和剂量规律。例如，采用聚类分析法研究安神中药在治疗心悸病复方中的地位，发现安神中药在心悸治疗的古方配伍中处于君药或臣药地位。

(2) 正交设计法：正交设计法是目前中药复方研究中较为常用的方法之一，该法将某一方剂中的药物、剂量等因素按正交设计表设置。一般将方中每味药物作为一个因子，以是否给药或给不同剂量药物作为该因子的不同水平，构成不同因子(药味)、不同水平(剂量)组合的多种复方，比较多种复方药效的差异，分析各药在整方中的地位与最佳剂量，以最少的实验次数，得到尽可能最佳的实验结果。例如，用正交设计法进行中药复方天麻钩藤饮的优化处方研究，将每一味中药作为一个因素，每个因素设“有”和“无”两个水平(即有此药和无此药)，选择 $L_{12}(2^{11})$ 正交表设计配方，共得 12 个配方。最终通过实验找出了最佳的天麻钩藤饮优化处方(包括药物配伍和剂量)，为指导临床应用和中药复方的二次开发奠定基础。

(3) 均匀设计法：均匀设计法是将数论和多元统计相结合的设计方法，舍弃了正交设计的整齐可比的特点，按一定的均匀设计表设置，试验的结果可通过计算机进行多元统计处理，经回归方程分析各因素对试验结果的影响，定量预测优化条件，适用于多因素、多水平的研究。例如，对二陈汤采用均匀设计法进行了优选和分析，组方中四味药物、剂量分为 4 个因素、11 个水平，按表 $U4(4^{11})$ 组成 11 个配比处方，结果显示二陈汤方中半夏与陈皮对于各药理指标，是影响药效的主要因素，而茯苓与甘草体现出一定的辅助增强药效的作用，证明了二陈汤组方的科学性。

(4) 析因分析法：析因分析法是将复方按治法或君、臣、佐、使配伍关系，或按药物性味不同，或按药对关系进行拆方研究的方法。例如，将半夏泻心汤的配伍特点与性味相结合拆方，分为辛味药组(半夏、干姜)、苦味药组(黄芩、黄连)、甘味药组(人参、甘草、大枣)，采用 2×3 析因分析设计法研究，为半夏泻心汤“辛开苦降甘调”的配伍效应提供了实验依据。还有将正交设计和析因分析法互相结合的研究方法，如采用正交设计析因分析法对当归芍药散治疗慢性盆腔炎模型大鼠进行了组方优化研究，结果发现原六味药物组成的当归芍药散经过优化后，由芍药、茯苓、泽泻、川芎、白术组成可用于慢性盆腔炎的治疗。

三、联合用药的药物相互作用研究方法

中医将药物之间的关系总结为“七情”配伍，即单行、相须、相使、相恶、相反、相畏、相杀，体现出中医药对于药物相互作用的深刻理解。整体而言，药物联用的目的在于增效、减毒，虽然传统中医药对其在临床应用方面有着比较深刻的认知，但对其机制了解甚少。为阐释这些相互作用的科学内涵并加以发挥利用，借用药物相互作用的研究方法进行中药药理学研究很有必要。

药物联用后，与原来各单一药物的效应相比较，可能发生协同作用(synergism，即 $1+1\geqslant 2$)或拮抗作用(antagonism，即 $1+1<2$)，其中协同作用可进一步分为增强作用(potentiation 或 supra-

—•笔记栏•—

additivity, 1+1>2)及加和作用(相加作用,additivism 或 summation, 1+1=2)。由于药物的量效反应呈非线性关系,且效应会饱和,因此两种药物联用后的相互作用属于哪种类型,不能简单通过联用后效应大于任何一个药物单用就判断为协同作用,而是要采用专门的药物联用评价方法,如代数和相加法、Loewe 等效线法(Loewe's isobole)、等效线图分析法(isobologram analysis method)、Webb 分数乘积法(Webb's fractional product method);Finney 调和平均数法(Finney harmonic mean method)、中效原理法(median effect method)等。这里介绍等效线图分析法和中效原理法及其在两个药物的相互作用研究中的应用,这些方法也适用于多药联用,具体可参见各法的专门介绍。

1. 等效线图分析法　　等效线图分析法由 Loewe 于 1953 年在等效线法的基础上提出的,其后经过漫长的模型调整,目前该方法已逐步完善,并成为广泛应用于药理实验和临床实践中药物联用的评价分析方法。药物等效线图如图 3-1A 所示,图中的横、纵坐标分别代表药物 A 及 B 所使用的剂量,所有的坐标(x, y)均代表在达到相同药物效应时,所使用的 A 药剂量(x, mg/kg)及 B 药剂量(y, mg/kg)。图中的 3 条直线分别表示:① 药物 A 与 B 产生相反性质的效应;② 药物 A 与药物 B 的效应无关;③ 药物 A 与药物 B 产生相同性质的效应。

进行等效图分析(图 3-1B)的一般步骤为:① 确定药物 A 与药物 B 单独使用时达到某一效应(通常为 IC_{50} 或 ED_{50})的剂量 a 及 b,在坐标系中标记坐标(a, 0)和(0, b)并相连,得药物 A 与药物 B 的效应相加线;② 对药物 A 和药物 B 进行联用,计算效应值(如 ED_{50}),并将该效应下对应的药物 A 与药物 B 用量 a_n 及 b_n 作为坐标(a_n, b_n)置入已建立好的等效线图中;③ 判断坐标(a_n, b_n)在等效线图中的位置,若位于药物 A、B 效应相加线上方(如 O 点),则药物 A 和药物 B 发生拮抗作用;若落入药物 A、B 效应相加线的 95%置信区间内(如 P 点),则药物 A 和药物 B 发生加和作用;若位于药物 A、B 效应相加线下方,则药物 A 和药物 B 发生协同作用(如 Q 点)。例如,有学者采用等效线图分析法研究雷公藤甲素与吉非替尼序贯应用对人肺腺癌细胞 H1975 存活及凋亡通路的影响,结果发现雷公藤甲素序贯吉非替尼组主要表示为协同作用或接近强相加作用,雷公藤甲素联合吉非替尼主要表示为相加作用,而吉非替尼序贯雷公藤甲素主要表示为弱相加或拮抗作用。

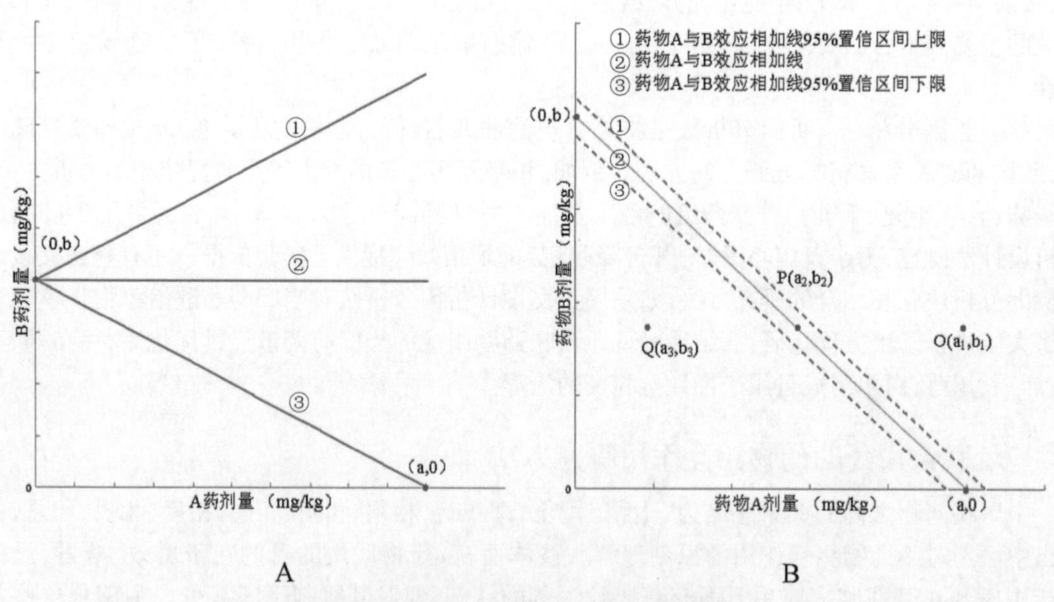

图 3-1　两个药物相互作用的药物等效线图

2. 中效原理法　　中效原理法最初由 Ting-Chao Chou 于 1983 年提出,该方法较等效线图分析法等方法具有适用范围广、所受检测限制较少等优势,目前应用较多。在使用该方法时,仅需对待评估的药物 A 与药物 B 单独进行药效测定,再对其联用后的药效进行测定,再计算其组合指数(combination index, *CI*),进行评估联用效果即可。当 *CI*<1 时,药物 A 与药物 B 产生协同作用;当 *CI*=1 时,药物 A 与药物 B 产生加和作用;当 *CI*>1 时,药物 A 与药物 B 产生拮抗作用。

例如,在复方黄黛片的拆方研究中就采用了中效原理法评估中药相互作用的类型,在确定了来自君药雄黄的四硫化四砷(A)、来自青黛的靛玉红(I)及来自丹参的丹参酮ⅡA(T)在体外对人急性髓细胞性白血病细胞株 NB4 细胞及 NB4-R2 细胞的单独作用后,对其进行组合研究,结果发现在这两个细胞系中,当药物浓度为 0.25~1.0 mol/L 时,AT、AI、ATI 三种药物组合的 *CI* 值均小于 1,表明了在复方黄黛片中,A 代表的雄黄在与 I 代表的青黛和 T 代表的丹参的使药进行联用时,产生了协同作用,进一步证明了其配伍的科学内涵。

四、组分配伍研究

单味中药或中药复方均含有多种成分,这些成分可以在治疗疾病的过程发挥不同程度和类型的相互作用,从而增强中药和复方的药效,研究这些组分之间的相互关系,既有助于阐明中药配伍理论的科学原理,也可据此研发新型复方中药制剂。对于此类研究,可以通过传统的植物化学方法或超高效色谱分离得到其不同部位,对其进行药效评价,找到最为有效的活性成分或活性部位,随后再将该成分或部位与其他成分或部位进行配伍,寻找可与其协同增效的成分,进一步解析其两者相互作用的类型和机制。例如,黄连为毛茛科小檗属常用中药,具有清热燥湿的功效,现代研究表明具有广谱的抗菌作用,其主要成分为小檗碱。该成分已获批准为治疗药物在临床应用多年,主要治疗肠道细菌性感染,对革兰氏阳性菌、革兰氏阴性菌和真菌都有显著抑制活性,但近年来也产生了耐药现象。有学者在 2000 年研究发现,对小檗碱产生耐药的菌株对其来源植物的粗提物并无耐药性,进一步研究显示耐药菌株可通过多药耐药泵将小檗碱排出细菌体内,从而产生抗药性。通过对小檗属植物提取物进行成分分析,发现其中含有植物次生代谢物 5′-甲氧基次大风子素,它虽然没有抗菌活性,却是多药耐药泵的阻断剂,可以关闭多药耐药泵,从而使耐药细菌丧失将进入其体内的小檗碱排出体外的能力,进而重新使耐药细胞恢复对小檗碱杀菌作用的敏感性。因此,这提示即便是单味中药所含的多种成分,也可在发挥功效的过程中产生协同作用,发挥优于单一化学成分的药效。

同样地,来自中药复方中不同药物所含的成分,在中药通过多成分、多环节、多层次、多靶点模式发挥药效过程中更是起着重要作用,亦可按类似研究思路进行分析,发现可能协同的成分及其协同机制。例如,清肺消炎丸由麻黄、羚羊角、地龙、牛蒡子、葶苈子、人工牛黄、苦杏仁及石膏八味中药组成,其中麻黄为君药,其他为臣及佐使药,全方能剂量依赖性地显著缓解豚鼠哮喘模型的窒息性惊厥。为探索其药效物质基础和作用机制,进一步采用超高效液相色谱/四极杆飞行时间质谱技术,将清肺消炎丸分离成 60 个馏分,同步进行在线定性成分鉴别和离线 β_2 受体/cAMP 活性分析,结果仅发现馏分 4 具有活性,但当把馏分 4 与其他馏分进行组合,则发现馏分 27、33、41、47 显著协同了馏分 4 的活性。结构鉴定显示 5 个馏分所含的成分分别为麻黄碱(4)、牛蒡子苷(27)、牛蒡子苷元(33)、南葶苈苷(41)及南葶苈内酯 B(47)。其中牛蒡子苷对麻黄碱的活性协同作用最高,故对两者协同作用继续进行研究,结果显示牛蒡子苷元可以抑制人支气管平滑肌细胞 Ca^{2+} 内流,从而与 β_2 受体/cAMP 共同发挥精心调控支气管平滑肌张力的协同作用,产生良好的抗哮喘等方面的药理作用。由此证明,麻黄作为君药在清肺消炎丸的药理作用中占主要地位,方中其他药物如牛蒡子,能与麻黄发生协同作用,增强全方的药理作用。

五、其他研究方法

1. 血清、血浆与脑脊液药理学　　中药药理学发展迅速,近年来国内外学者探索了许多新的中药复方药理研究思路和方法,如中药血清药理学和血浆药理学、脑脊液药理学。血清药理学最早于 20 世纪 80 年代由日本学者田代真一首次提出,是指将中药或复方给动物灌服一定时间后,采集动物的血清进行体外实验的一种方法。这种方法一定程度上解决了中药复方及粗提

—•笔记栏•—

物直接应用于体外实验的困难,条件可控性强,可以减少各种干扰因素的影响,比较接近药物体内环境中产生药理作用的过程,而且结合血清化学的研究能较清楚地发现药物活性成分或活性部位,因此在中药复方药理研究领域尤其是在体外实验中应用较多。近年来我国学者提出并倡导采用中药血浆药理学法(含药血浆的制备方法:动物给药后取血,在新鲜血液样品中加入抗凝剂,吸取上清液,即为含药血浆)。血清和血浆药理学采用动物的含药血清/血浆进行半体外实验,构建了中药研究的新方法,前者血清的制备具有凝血过程,可能受凝血过程系列反应影响,后者血浆的制备需要加入抗凝剂,也可能会对实验结果产生影响,二者各有优缺点,在中药复方的研究中,可根据组方特点的不同选择血清药理学或血浆药理学。由于中枢神经系统血脑屏障的存在,使得神经细胞的微观生存环境和屏障以外的其他体细胞对药物的反应有很多区别,因此,近年来在血清药理学基础上还产生了中药脑脊液药理学,即用含药脑脊液代替含药血清进行中药体外神经药理学实验。分子生物学技术的飞速发展,通过引进现代化的基因芯片技术、蛋白质组学、代谢组学技术等都有利于揭示中药复方的作用靶点及活性成分。

2. 网络药理学与整合药理学　网络药理学是近年发展起来的一门新兴学科,广泛应用于中药复方药理的机制分析与预测。该方法主要是基于系统生物学的理论和计算机科学技术,强调从系统层次和生物网络的整体角度出发,解析药物和治疗对象之间的分子关联规律,被广泛应用于药物和中药活性化合物的发现、整体作用机制的阐释、药物组合和方剂配伍规律的解析等方面,为中药复杂体系研究提供了新思路。整合药理学也是近年来提出的新概念和研究思路,是研究多成分药物与机体相互作用及其整合规律和作用原理的一门学科,是药理学研究的新领域,中药方剂中的药效物质与机体生命活动交互作用规律是整合药理学研究的关键科学问题之一,是中药学、中药化学、药物动力学、药理学、信息科学等多学科融合的交叉学科,是具有中药特色的药理学评价体系和研究方法。

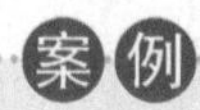

六味地黄丸是中医经典名方,始于宋代医学家钱乙的《小儿药证直诀》,由汉代张仲景《金匮要略》中的肾气丸去辛温之桂枝、附子,易干地黄为熟地黄而成。六味地黄丸"三补三泻"的配伍理论被历代医家奉为经典,现代对其拆方进行了多方面的药理作用研究。有学者研究比较六味地黄丸(汤)及其拆方对注射外源性皮质酮致小鼠下丘脑-垂体-卵巢轴(HPO轴)功能紊乱模型的调节作用,结果显示,六味地黄丸(汤)能明显改善HPO轴功能紊乱,而单独使用三补药物或三泻药物作用不如六味地黄丸(汤),存在产生不良反应的可能性。研究六味地黄丸(汤)及其不同组分对快速老化小鼠(SAMP8)神经内分泌免疫调节网络的影响,发现六味地黄丸(汤)及其各组分可不同程度地调节神经内分泌免疫网络紊乱,三补的作用可能在于调节T细胞、B细胞的数量和功能,三泻则可能着重于调节T细胞亚群的比例;它们作用的差异可能与六味地黄丸(汤)的配伍规律密切相关;而六味地黄丸(汤)改善SAMP8低下的T细胞、B细胞功能,纠正脾脏CD^{4+}/CD^{8+}细胞亚群比例失衡程度,均优于单独应用三补和三泻。

问题:

1. 六味地黄丸的功效和药理作用相关性如何?
2. 除了按照药物组间关系拆方研究六味地黄丸外,还可以怎样拆方研究?

第四节　中药药效学的研究方法

中药药效学研究内容,是中药新药研发的重要环节,同时也为临床合理用药提供依据,丰富和发展中医药理论。目前研究方法多借用药理学的实验方法和技术，遵循重复、随机、对照的药理实验原则，采用整体实验研究法、离体实验研究法、虚拟研究法、多组学研究法等多种方法互相结合进行研究，揭示中药及复方多环节多途径多靶点的药理作用。近年来，随着科学技术的不断发展，涌现出许多中药药效评价的新技术和新方法，丰富了中药药效学研究手段，加快了中药新药研发的进程。

一、整体实验研究法

整体实验研究法是直接采用动物进行中药药效学研究和评价的方法，动物整体给药后对其各项药理指标进行检测分析，从而评价中药在动物机体内的药理作用。实验对象可以是大鼠、小鼠、豚鼠、家兔、蟾蜍、猪、犬和猴等，体内研究模型的特点是能够准确反映药物对机体的作用及在体内的代谢过程，缺点是有个体差异、药物用量大、成本高、实验周期长。目前还提倡用一些模式生物来代替动物用于药物筛选，降低成本。常用于药物筛选的模式生物有果蝇、斑马鱼、噬菌体、大肠埃希菌、酵母、线虫等，因为具有用药量少、周期较短、整体作用、成本较低、操作简便等优点，各有应用前景。

1. 正常动物模型　整体实验所采用的动物模型主要包括正常动物模型和病理动物模型。采用正常动物模型可做一般药效学评价，如研究中药对正常小鼠或大鼠胃肠运动的影响，研究中药对正常动物出血或凝血时间的影响。

2. 病理动物模型　在中药药效学研究中应用更多的是病理动物模型，病理动物模型是按照现代医学的发病机制复制的人类疾病动物模型（包括化学物质诱导、基因突变、基因敲除或转基因动物模型）和根据中医“证”的特点复制的中医证候动物模型。前者模型复制方法比较成熟，结果可靠，但缺乏中医辨证论治的特色，与中药的临床应用脱节。后者比较符合中医理论的特点，但因为中医“证”的病理生理基础尚不清楚，其规范化研究相对不足，造模的方法有限，模型重复性有时候不高。如在抗关节炎中药复方制剂青藤关节舒的药效研究中，研究者根据药物的临床适应证为类风湿性关节炎，选择实验性关节炎为主要药效模型，并根据关节炎过程伴随出现的急性炎症反应和疼痛，在大鼠和小鼠体内，采用角叉莱胶、花生四烯酸和佛波酯诱导的急性炎症模型，辐射热刺激诱导的中枢痛觉模型及乙酸诱导的小鼠内脏痛觉模型，弗氏完全佐剂和Ⅱ型胶原诱导的关节炎模型，观察口服给予不同剂量的药物后动物的关节炎症状、炎症反应、疼痛反应的变化，并与相应的阳性药物进行比较，最后确认该药物可剂量依赖性地抑制实验性关节炎的发生、发展和疾病程度，也可以抑制急性炎症反应的不同阶段和不同类型的疼痛反应，比较全面地阐明该方的药理作用。

3. 模式生物　模式生物是可用于研究与揭示生命体某种具有普遍规律的生物现象的一类生物，如果蝇、斑马鱼、线虫等，各自有特点，但共同特点是其生理特征能够代表生物界的某一大类群，且比较容易获得和在实验室内饲养繁殖。例如，果蝇具有繁殖速度快、生命周期短、生理结构简单、繁殖量大、培养费用较低等特点，且与哺乳动物在生理学、生物学和神经系统机能等方面比较相似。近年来，在衰老、神经退行性疾病、代谢紊乱及糖尿病、睡眠障碍、肠道免疫、生殖、肿瘤、心脏功能等疾病的中药活性评价研究中有不少应用。斑马鱼具有超强的繁殖能力，是目前唯一可以进行大规模随机诱变筛选隐性突变体的脊椎动物，能够全面地检测、评估中药的活性和毒性，进而实现高通量筛选，在中药毒性、活性物质筛选和中药代谢方面均有应用。酵母菌是真核生物而且基因组已全部测序，细胞繁殖快，易于培养，与哺乳动物细胞有许多共同的生化机制，存在许多与人类疾病相关的基因，因此也被拓展和延伸到中药领域。

二、离体实验研究法

离体实验是采用动物或人的器官、组织、细胞等在体外环境中进行实验的研究方法。离体器官或组织可用心脏、胃组织或肠管、气管、子宫、神经、肝组织等。离体细胞有心肌细胞、胃肠

—•笔记栏•—

细胞、神经细胞、胶原细胞及各种肿瘤细胞等。采用不同生物活性评价方法或分子生物技术对器官和组织的反应水平、细胞的数量与活性、功能或结构蛋白的基因和蛋白质表达种类与水平、酶反应能力或活性、离子通道的开关、受体表达与活化水平等进行检测,并研究小分子与生物大分子直接的相互作用等,可系统地评价及研究中药及其活性成分的药理作用和分子机制。例如,从中药甘松提取分离得到的新骨架化合物 Nardochinoid C,有研究者采用脂多糖(lipopolysaccharide, LPS)活化巨噬细胞的体外炎症模型对其抗炎作用和机制进行了研究。首先采用与细胞共培养的方式和 MTT 法检测了药物的无毒剂量,随后在此剂量下开展了药物对 LPS 诱导巨噬细胞活化时的炎症反应和相关信号通路的影响研究,采用酶联免疫吸附试验对代表性炎症介质前列腺素 E_2(prostaglandin E_2, PGE_2)和一氧化氮(nitric oxide, NO)水平及主要的炎症细胞因子 TNF-α、IL-6 进行检测,采用蛋白质印迹和共聚焦显微免疫荧光成像技术等对炎症反应的关键酶诱导型一氧化氮合酶(inducible nitric oxide synthase, iNOS)、环氧合酶-2(cyclooxygenase-2, COX-2)和信号通路核转录因子红系 2 相关因子 2(nuclear factor-erythroid 2-related factor 2, Nrf2)/抗氧化蛋白血红素加氧酶-1(heme oxygenase, HO-1)进行分析,采用流式细胞技术对巨噬细胞极化进行分析,结果表明 Nardochinoid C 可以通过激活 Nrf2 信号通路,而促进增加 HO-1 水平从而显著抑制 LPS 诱导的巨噬细胞活化,降低炎症反应水平,减少 M1 型巨噬细胞,抑制活性氧的生成,这些作用被 *Nrf2* 基因沉默和 HO-1 抑制剂消除,这些发现表明该化合物可能是一种新的 Nrf2 激活剂,可用于研发治疗和预防与炎症和氧化应激相关的疾病。

离体实验是药理学研究常用的方法,优点是药物用量少、节省动物、成本低,能够按照实验需求控制实验条件,筛选出有明确作用靶标的中药及其有效成分,阐明中药的作用机制,特别适合高通量筛选。但也有缺点,体外实验不能反映药物对机体的内环境和神经体液的调控作用,缺少药物体内代谢的过程;而且中药化学成分复杂,尤其是粗提物在体外实验时易受中药中的 pH、鞣酸及离子等成分的干扰,产生假阳性结果,针对这个不足,还可以采用血清药理学或血浆药理学的研究方法。相比而言,整体动物实验保持了机体的完整性,尤其是可以体现中医药整体调节的优势,因此在研究中药药理作用及其机制时,尽可能采用体内和体外筛选模型相结合的方法,并选择多个不同模型进行筛选。

三、虚拟研究法

虚拟研究法是指通过计算机模拟的方式,对小分子与蛋白质的结合、蛋白质与蛋白质相互作用的网络关系进行预测分析,包括分子对接及网络药理学分析等方法,具有速度快、通量高、成本低的特点。它可快速预测小分子调控蛋白质或蛋白质网络发挥疾病预防和治疗作用的可能性和机制,非常适合中药复方通过多成分、多环节、多层次、多靶点防治疾病模式的研究,有助从众多的中药分子和药物靶点中快速预测可能的活性成分和关键靶点及调控网络,近年来在中药药理研究中得到了广泛的应用。不过,现有的虚拟研究方法还难以对复杂的生命过程进行全面、细致的模拟,其研究结果仅仅是对可能性的预测,还必须使用传统药理学研究方法加以验证确认。

1. 分子对接　生物体内的功能蛋白(受体)通过结合天然的配体(大分子或小分子)发挥其生物学功能,这些天然配体的结合位点很可能就是其抑制剂或激动剂的结合位点,寻找能与这些位点结合的小分子已经成为理性药物设计的重要方法,且在药物研究中发挥了巨大价值。分子对接(molecular docking)就是依据其结合原理,针对蛋白质的结合口袋(受体活性位点区域),根据空间结构互补和能量最小化原则,利用计算机软件评价小分子配体是否能与受体产生相互作用,找到它们之间最佳的结合模式,这已经成为药物设计中的一种主流的模拟方法,也是常用的虚拟筛选(virtual screening)策略。

分子对接一般分为刚性对接、半柔性对接、柔性对接三类。刚性对接指在对接的过程中研究体系的构象不发生变化，其原理和计算较为简单，主要是考虑构象之间的契合程度，适合考察比较大的体系，如蛋白质和蛋白质、蛋白质和核酸之间的相互作用；半柔性对接是指在对接过程中研究体系尤其是配体的构象允许在一定的范围内变化，适合于处理小分子和大分子之间的对接，小分子的构象一般是可以变化的，但大分子则是刚性的，在保持一定对接准确性的基础上，计算效率仍然较高；柔性对接是指在对接过程中，研究体系的构象基本上是可以自由变化的，一般用于精确考察分子之间的识别情况，在提高了对接准确性的同时却需要耗费较长的计算时间。常见的分子对接软件有 Kuntza 开发的 Dock、Olson 开发的 AutoDock、BioSolveIT GmbH 开发的 FlexX、Biovia 公司研发的 Discovery Studio、Schrödinger 公司开发的 Glide 等软件，可通过软件的开源情况、模拟侧重点等选择适当的软件进行预测和分析。

对于中药及其复方治疗有效的病证，可选择其关键病理调控蛋白，利用分子对接技术，对其所含的海量中药小分子进行预测，能快速找到并验证相关的活性成分和靶点，这可成为研究中药药效物质基础和作用机制的有效手段，亦可在此基础上找到可治疗疾病的先导药物。反之，亦可针对已知药理活性的中药成分，选择与相关疾病的蛋白质进行对接，寻找结合最佳的蛋白质，作为潜在药物靶点进行验证和研究，既可阐明药物的作用机制，也有可能发现新的疾病或药物靶点。

2. 网络药理学　网络药理学由 Hopkins 于 2007 年提出，认为药物是作用于多个靶点，并通过多靶点间的相互作用产生增效减毒的效果，它强调从系统层次和生物网络的整体角度出发，通过开展单药物对多靶点、多药物对单靶点或多药物对多靶点的交叉分析，解析药物及治疗对象之间的分子关联规律，有助于由多基因、多靶点引起的复杂疾病的药物研发，这尤其适宜中药复杂体系研究，为中药活性化合物发现、整体作用机制阐释、药物组合和方剂配伍规律解析等方面研究提供了强有力的技术手段，在中药药理研究已经被广泛使用。

网络药理学一般通过以下步骤进行：① 通过对中药复方或单味中药分析，或在线中药化学成分数据库（如 TCMSP 数据库、TCMID 数据库、BATMAN - TCM 数据库等）获取化学成分；② 通过公共数据库（如 PharmMapper 数据库、SwissTargetPrediction 数据库等）或高通量测序/组学的数据对各成分可能的蛋白靶点进行预测；③ 通过疾病数据库（OMIM 数据库、Genecards 数据库、DrugBank 数据库等）或者 TCGA/GEO 获取疾病的靶点，将中药各成分对应的靶点和疾病对应的靶点进行网络分析获得潜在作用靶点；④ 采用 Cytoscape 构建成分—靶点、靶点—相关互作蛋白的网络进行网络拓扑分析，利用生物信息学软件将潜在作用靶点进行 GO、KEGG 富集分析，初步揭示中药复方/单味中药/中药单体的作用机制；⑤ 利用细胞或动物实验对活性成分和对应的靶点进行验证。例如，对瓜蒌薤白白酒汤治疗缺血性心脏病进行网络药理学研究，用 UHPLC - Q/TOF - MS 获得了处方可入血成分，用 PharmaMapper 对这些成分的作用靶点进行了预测，用 DrugBank 和 TTD 获得了疾病治疗靶点，用 MAS 3.0 对药物作用靶点和治疗靶点进行网络构建，发现芹菜素和 25S -薤白苷 P 可能是方中主要活性成分，分别作用于 ESR1 和 MAPK14 两个靶点，最终采用缺氧/复氧（H/R）处理的大鼠心肌细胞 H9C2 细胞模型进行了验证，且发现这两个分别来自方中瓜蒌和薤白的成分具有协同作用，阐明了瓜蒌薤白白酒汤治疗胸痹的药理学依据。

由于网络药理学主要利用已知的信息通过网络分析得出有意义的新信息，其信息的准确性和网络分析的可靠性对结果的可信度就显得非常重要，为此需要对数据收集、网络分析、结果验证的可靠性、规范性与合理性进行综合评价。

四、多组学研究法

多组学（multi-omics）研究法是指对机体生命活动过程中产生的全部基因（基因组学）、基因表达的广泛变化（表观遗传组学）、核糖核酸（转录组学）和蛋白质（蛋白质组学）及下游小分子代谢产物（代谢组学、糖组学、脂组学）进行检测，以揭示分子间的相互作用网络，从较高的深度

—•笔记栏•—

与广度研究生命活动和疾病及其治疗过程。中药及其复方具有多成分作用于多个系统、多个层次、多个通路、多个靶点产生整合调节作用的特点，采用单靶点、单机制的传统药理研究方案难以有效阐明其疗效机制和药效物质基础，而多组学研究方法对中医药深入研究提供了新的思路和手段，可以全面、系统地分析中药及复方多成分多靶点治疗疾病的分子机制。多组学研究方法可在传统药理模型的基础上，采用基因组学、表观遗传组学、转录组学、蛋白质组学、代谢组学、本草组学的技术对获得的生物样品进行分析，建立相关数据库，并以系统生物学和生物信息学的手段集成整合分析，根据模型组与正常组、中药治疗组与模型组之间表型差异及组学数据的关联，获取关键药效靶点或靶网络及活性成分，在验证后可对中药的药性、功效、配伍理论的科学内涵做出系统的阐释。

例如，中药活性成分大黄素存在于何首乌、大黄等中药，具有明显的肝、肾毒性。通过收集55份人类肝脏和肾脏样本，进行代谢组学和转录组学分析，整合数据分析发现尿苷葡萄糖醛酸转移酶2B7（uridine diphosphate-glucuronosyltransferase2B7，UGT2B7）是大黄素葡萄糖醛酸化的主要酶，全基因组关联分析（genome wide association study，GWAS）发现位于UGT2B转录物约50 kb内的rs11726899，其显著影响了大黄素的代谢，进一步的研究表明长期使用大黄素会降低UGT2B7的活性，导致大黄素的积累，而大黄素处理男性肝脏中多药耐药蛋白2（multidrug resistance protein 2，MRP2）表达的增加又可以减轻大黄素的肝毒性，推测UGT2B7和MRP2是大黄素潜在的性别差异肝毒性的关键蛋白，研究结果有助于解释中药毒性产生的机制，也可促进中药的安全用药。

五、中医证候动物模型或病证结合动物模型研究法

中医证候动物模型是在中医整体观念及辨证论治思想指导下，运用藏象、经络学说和中医病因、病机理论，依据人类疾病原型进行模型构建，且具有与人体疾病症状和病理改变相同或相似证候的动物模型。证候动物模型是中医药实验研究的主要载体，因为在临床上中药及复方由医生根据中医辨证论治原则进行使用，因此，制备符合中医“证”或“病证结合”的病理模型对于中药药效筛选具有重要意义。

“证”的动物模型建立，应根据中医证候的病因病机和现代病理生化变化，采用合适的方法制备动物模型，同时建立中医相应证候指标和现代病理指标，证候指标尽可能用现代科学方法进行量化。例如，脾气虚证临床以纳少腹胀、不思饮食、大便溏薄、精神不振、形体消瘦、肢体倦怠为主要证候，选用模型动物饮食量、粪便、自主活动、体重等分别表述纳少腹胀、大便溏薄、精神不振、形体消瘦等症状。在研究四君子汤等治疗脾虚证的中药及复方时，充分应用脾虚证候模型或病证结合模型进行研究，更能反映中药及复方本身的作用特点，这也是中药药效研究的主要研究思路和方法。目前更为常用的是病证结合动物模型，一般先建立疾病模型，再根据所需的中医证候施予干预因素，以获得病证结合模型。例如，冠心病是临床一种常见病，中医证候表现很多，根据不同要求建立了不同的病证结合动物模型：痰瘀互结、寒凝血瘀、痰浊血瘀、心脾阳虚、心气虚、气虚血瘀等冠心病动物模型，从而使冠心病中医证候动物模型更符合中医病因病机特点，符合中医临床特点。在研究瓜蒌薤白半夏汤等治疗冠心病痰瘀互结证的中药及复方时，可充分应用痰瘀互结证冠心病模型进行研究，也更能反映中药及复方本身的作用特点。

细胞膜色谱法

第四章　中药药动学

中药药理学既研究中药对机体的作用规律，又研究机体对中药的处置规律，前者称为中药效应动力学，简称中药药效学，后者称为中药药物动力学（简称中药药动学，pharmacokinetics of Chinese medicines）。

—·笔记栏·—

第四章授课视频及习题

第一节　中药药动学基本概念与任务

中药药动学是在中医药理论指导下，借助动力学的基本理论和方法，研究中药药效成分、组分、单方和复方在体内吸收、分布、代谢和排泄的特征及动态变化规律（"时-量-效"关系），并用数学方程和药动学参数加以定量描述，即研究给药后机体对中药的作用及规律的一门学科。中药药动学不仅要研究中药药效成分体内的动态过程，同时要将中药药效成分的体内过程与中药起效的物质基础和作用机制统一起来，以阐明中医药治疗疾病的内涵和科学意义。

中药药动学研究的主要任务是研究中药在体内的动态变化规律及中药在体内的时量-时效关系。通过中药药动学研究，结合药效学评价，揭示中药的药效物质及作用方式，阐明中药复方配伍的科学性；结合中药药动学特点，优化中药给药方案，确保中药的安全性和有效性；为筛选优良的中药剂型提供理论依据，促进中药新药的研制和中药剂型的改进。相比于化学药物，中药是在中医药理论指导下的复杂体系。中药化学成分的复杂性、中药药效的多样性、中医临床应用的辨证论治及复方配伍（君、臣、佐、使）等中医药特色，使得中药药动学研究面临着挑战和困难。

一、中药药动学的基本概念

中药活性成分在体内的吸收、分布、代谢、排泄使其在不同器官、组织、体液间的浓度不断发生变化，且随时间处于一个动态变化过程。为了准确描述这种动态变化，中药药动学通过绘制药物浓度-时间曲线图，建立一定的模型和数学方程，计算药动学参数，从而定量反映中药活性成分在体内变化的动态过程。

（一）房室模型

房室模型（compartment model）是药动学研究中常用的一种数学模型，也适用于中药药动学。该模型把机体看成是一个系统，根据药物在体内转运的速度不同，划分成若干个独立的房室，包括单室模型、双室模型和多室模型。房室的划分具有抽象性、相对性和客观性。

1. 单室模型　该模型假定机体由一个单元组成，即给药后药物进入血液循环并迅速均匀分布到全身各个部位，瞬时达到动态平衡，并以一定速率从中消除，此时的机体可以看作一个房室。

2. 双室模型　该模型把机体看成由药物分布速度不同的两个房室单元组成，其中一个称为中央室，由血流丰富的组织器官（如心和肺等）组成，药物在中央室迅速达到分布平衡；另一室为周边室，由血液供应不丰富的组织器官（如肌肉和皮肤等）组成，药物在周边室分布较慢。

3. 多室模型　若周边室中又有一部分组织、器官或细胞内药物的分布特别慢，还可以从中划分出房室，称为多室模型。

4. 非房室模型　经典房室模型广泛应用于药动学研究，但并不适用于所有药物。例如，

—•笔记栏•—

分布非常缓慢的药物、某些缓释制剂等的体内复杂过程，若按照房室模型进行拟合，所得的理论值与实测值吻合度不够高，此时可应用非房室模型进行描述和解析。

（二）中药活性成分转运的速度过程

中药活性成分即药物进入体内后，药物量和浓度随时间的推移不断变化，研究该变化就涉及速度过程，用于描述速率过程变化快慢的参数称为速率常数。通常将中药活性成分体内转运的速度过程分为以下三类。

1. 一级速率过程　即中药活性成分在体内某部位的转运速率与该部位的药量或血药浓度的一次方成正比的速率方程。

2. 零级速率过程　指中药活性成分的转运速率在任何时间都是恒定的，与药物量或浓度无关。

3. 受酶活性限制的速率过程　指中药活性成分浓度较高而出现的酶活性饱和时的速率过程，也称为"Michaelis - Menten 型速度过程"或"米氏动力学过程"。米氏动力学过程可以用米氏方程表示。

$$V = \frac{V_{max} \times [S]}{K_m + [S]} \tag{式 4-1}$$

式中，V 是药物反应速率，$[S]$ 为底物浓度，V_{max} 是酶被底物饱和时的反应速度，K_m 是米氏常数。由公式可知，K_m 是达到 $1/2V_{max}$ 时的底物浓度，只由酶的性质决定，与酶的浓度无关。

（三）中药药动学基本参数

1. 药峰浓度和达峰时间　中药活性成分即药物经血管外给药吸收后出现的血药浓度最大值称为药峰浓度，常以 C_{max} 表示；达到药峰浓度所需的时间为达峰时间，常以 T_{max} 表示。

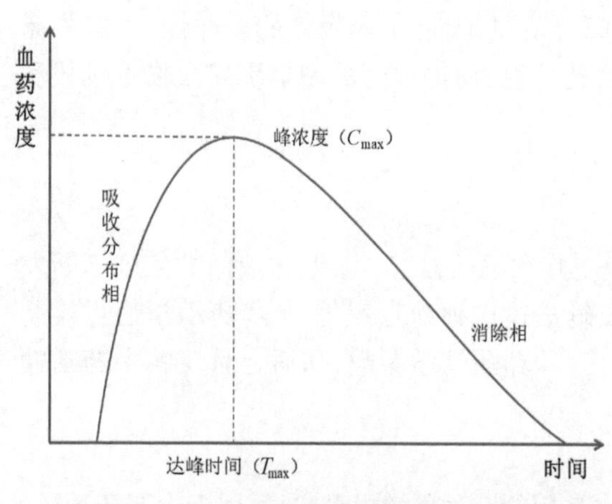

图 4-1　单次血管外给药的药-时曲线图

2. 药-时曲线下面积　给药后机体内某一中药活性成分的总药量及各部位药物的量或浓度随着时间的推移而处于动态变化之中。以血药浓度为纵坐标，以时间为横坐标绘出的曲线图，称为血药浓度-时间曲线（concentration-time curve，简称药-时曲线）图。图 4-1 是血管外单次用药后的药-时曲线图。在给药初期，药物吸收大于消除，形成曲线的上升部分，称为药物的吸收分布相；当药物吸收与消除的速度相等时，达到峰浓度；之后药物的吸收小于消除，形成曲线的下降部分，称为药物的消除相。

由药-时曲线和时间轴围成的面积称为药-时曲线下面积（area under the curve, *AUC*）。*AUC* 表示一段时间内中药活性成分吸收入血的累积量，是重要的中药药动学参数之一。*AUC* 也可作为评价中药制剂生物利用度，即中药制剂被机体吸收利用的程度和速度的重要指标。

3. 生物半衰期　指药物在体内的量或血药浓度下降一半所需的时间，以 $t_{1/2}$ 表示。

4. 表观分布容积　是指体内药量与血药浓度间相互关系的一个比例常数，以 V_d 表示。

$$V_d = \frac{X}{C} \tag{式 4-2}$$

式中，X 和 C 分别表示体内药量和血药浓度。其可设想为体内药量按血药浓度均匀分布时所需要的体液的容积，不具有直接的生理意义，在多数情况下与真实体积无关。

V_d 数值的大小能反映药物的分布特性。一般水溶性或极性大的药物不易进入细胞内或脂肪组织中，血药浓度较高，表观分布容积小；而亲脂性药物通常在血液中的浓度较低，表观分布容积较大，往往超过体液总体积。

5. 清除率　指机体或消除器官在单位时间内能清除掉相当于多少体积的血液中的药物。单位时间所清除的药物量等于清除率与血药浓度的乘积。

二、中药药动学的基本任务

(一) 阐明中药药效物质基础及体内过程

中药药效物质是中药及其复方进入体内后发挥药效的化学成分，也是阐明中药作用机制的关键。由于中药作用的整体性、中药成分和作用机制的复杂性，使得中药药效物质基础研究较为困难。通常，中药经口服给药后，有的直接以原形形式入血到达靶器官，有的则被代谢为代谢产物。与此同时，中药原形成分及其代谢物在肠道菌群及各种药物代谢酶的作用下，又会引起自身及机体内源性小分子的改变，最终体现为中药药效的发挥。中药药动学通过研究中药在体内的暴露形式，建立符合中药多成分、多靶点特点的中药整体药动学评价体系，再结合药效学研究，可更准确地确定中药作用的物质基础，同时，也可阐明中药药效物质的体内过程。

(二) 辅助设计中药临床合理用药方案

中药临床合理用药方案设计的目的，是最充分地发挥中药的治疗作用，尽可能地避免不良反应的发生。研究中药的体内处置规律，对于中药的临床合理用药具有指导意义。中药药动学通过妥善设计给药方法，计算首次剂量、维持剂量、给药间隔时间和给药途径等，可以使药效成分选择性作用于靶器官，从而提高药效并减少不良反应的发生。

(三) 促进新药开发和剂型改革

中药药动学研究对促进中药新药研发具有重要意义。由于组成成分复杂，一般的中药新药进行药动学研究较为困难，但 1 类新药有效成分的含量已达到 90%以上，必须进行临床前药动学研究和后续的Ⅰ期临床药动学研究。通过中药药动学研究，可以为中药新药Ⅱ期临床研究确定合适的剂量，为制订给药间隔和给药方案提供依据。因此，它是中药新药临床研究中必不可少的第一步试验。此外，中药药动学研究计算得到的药动学参数和生物利用度，可作为中药剂型选择和给药途径选择的依据。例如，对于半衰期短、给药频繁的药物，可以考虑制成缓释制剂；对于治疗指数窄的药物，可以制成控释制剂；对于在胃肠道中不稳定或肝脏首过效应大的药物，可制成注射剂或其他非口服制剂。

(四) 助推中药现代化和国际化

面对现代医学的日新月异，传统的中药必须实现现代化才能适应时代的步伐，走向世界。由于传统中医药与西方现代医学体系之间存在着较大差异，中药复方成分复杂、作用机制不清、量-效关系缺乏科学的数据支持，故许多国家不允许中药作为药品进入主流医疗市场。中药产品要走出国门进入国际市场，必须按照国际规范进行现代化临床前和临床研究，从而保证中药疗效的稳定性和可靠性。作为新药临床前和临床研究的重要内容之一，药动学研究对促进中药现代化和国际化具有重要意义。

第二节　中药体内过程与调控机制

一、中药活性成分的体内过程

中药活性成分进入人体后的体内过程包括吸收(absorption, A)、分布(distribution, D)、代谢(metabolism, M)和排泄(excretion, E)，简称 ADME(图 4-2)。其中，药物的吸收、分布和排泄过程统称为药物的转运；分布、代谢和排泄过程统称为药物的处置；代谢和排泄过程统称为药

—•笔记栏•—

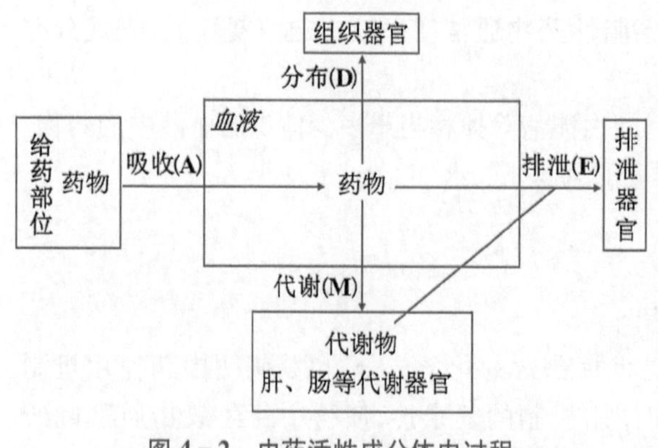

图 4-2 中药活性成分体内过程

物的消除。药物从给药部位吸收进入血液循环(静脉注射直接入血除外),经血液循环分布到各个组织器官,大多数药物经肝脏代谢和肾脏排泄从体内消除。药物发挥药效的基础是药物从给药部位吸收并分布到作用部位,药物的代谢和排泄特性会影响药物的治疗效果。中药及中药复方由于成分繁多或有效成分不明,且多种成分之间存在着相互作用,使得中药的体内过程也较为复杂。

(一) 吸收

吸收是指中药活性成分(即药物)从用药部位进入体循环的过程,是药物进入体内面临的第一道生理屏障。最常用的给药方式是口服给药,药物口服后在胃肠道黏膜上皮细胞上被吸收。口服药物有多种跨膜吸收机制,主要包括被动转运、主动转运和膜动转运三大类。

(1) 被动转运:是指药物在细胞膜两侧存在浓度差或电位差时,以电化学势能差为驱动力将药物从高浓度侧转运到低浓度侧。被动转运包括需要载体蛋白介导的促进扩散和不需要载体蛋白介导的简单扩散。

(2) 主动转运:是指药物在载体蛋白的介导下,逆浓度梯度或逆电化学梯度差,从低浓度侧转运到高浓度侧的过程。

(3) 膜动转运:是指药物可利用细胞膜的流动性被摄入细胞内或从细胞内释放到细胞外,其中向内摄入称为入胞作用,向外释放称为出胞作用。

中药常以口服形式给药,其所含成分主要经胃肠道吸收。中药在口服吸收过程中具有如下特点。

(1) 中药含有多种成分,吸收机制具有多样性。有些成分以简单扩散方式吸收,有些成分则可能需要药物转运体介导。如丹参中隐丹参酮在肠道吸收过程中需要 P-糖蛋白(P-glycoprotein, P-gp)参与。

(2) 许多临床有效的中药,其所含的有效成分原形吸收比较困难,生物利用度较低。

(3) 许多中药成分在胃肠道中易被代谢。例如,甘草中的甘草酸可经肠菌的酶水解成甘草次酸,主要以甘草次酸形式吸收进入体内。

(4) 影响中药口服吸收的因素众多。除中药成分的理化性质(如脂溶性、分子大小等)、制剂因素(如崩解因素等)外,还有机体因素(如胃排空速度、胃肠道功能状态及胃肠血流动力学状况等)。中药多种成分之间复杂的相互作用也会影响其吸收。中医方剂常需辨证用药,证候因素也会影响药物的吸收。

(二) 分布

分布是指药物吸收后进入血液循环,到达组织、脏器的过程。多数药物的分布过程属于被动转运,少数为主动转运。由于药物的理化性质及机体生理因素的差异,药物在机体内的分布是不均匀的,不同的药物具有不同的分布特性,即随时间呈现动态变化。药物在全身分布的规律决定着药物在靶器官的浓度,从而决定着其药理作用的强度及持续时间。理想的制剂和给药方法应使药物有选择性地进入欲发挥作用的靶器官,在一段时间内维持必要的血药浓度,充分发挥作用后,迅速排出体外,使药物尽量少地向其他不必要的组织器官分布,以保证高度的有效性和安全性。

影响分布的因素包括:① 药物的物理化学性质(分子大小、脂溶性、解离度、酸碱性、药物与组织的亲和力及稳定性等);② 局部组织器官血流量;③ 与血浆蛋白的结合;④ 屏障环境(如血脑屏障和胎盘屏障);⑤ 药物与组织亲和力的影响;⑥ 机体的病理状况及合并用药等。

中药的分布除了受以上因素影响外,还具有以下特点。

(1) 中药多成分之间往往可相互作用,这些相互作用可能通过转运体或血浆蛋白结合等环节影响中药成分的分布,使其在靶组织器官的浓度发生改变,进而影响药效的发挥。

(2) 中药的一些特性与中药成分的分布特点相关。例如,冰片能促进中药有效成分在靶器官的分布,说明了它的引药作用及"佐使则有功"的中药理论,某些归经药与其有效成分在脏器的分布有关。又如,麝香归心经,其"通窍醒脑"的功效与麝香的有效成分麝香酮易透过血脑屏障,并在脑中分布时间长有关。

(三) 代谢

代谢,又称为生物转化(biotransformation),是指药物吸收进入机体后,可在体内各种酶类或体液环境作用下,发生化学结构的改变,包括Ⅰ相代谢反应(氧化、还原、分解等)和Ⅱ相代谢反应(结合)。药物经过代谢后可转变为无活性或极性更大的代谢物,加速从体内排出;也可转化为活性增强或具有不同药理活性及毒性的代谢产物,对机体产生影响。药物的代谢过程主要发生在肝脏,其次为胃肠道、肺、肾等器官,主要由分布在各器官上的Ⅰ相和Ⅱ相代谢酶催化完成。参与Ⅰ相代谢反应的酶主要是 CYP,参与Ⅱ相代谢反应的酶主要包括 UGT、硫酸基转移酶(sulfotransferase, SULT)等。

中药代谢的特点主要包括以下几方面。

(1) 除肝脏代谢外,肠道菌群代谢是中药代谢的一个突出特点。肠道菌群是一个复杂的微生态系统,可以产生多种代谢酶,如水解酶、氧化还原酶、裂解酶和转移酶等。其中,β-糖苷酶是研究较多的一种水解酶,可以将外源性的β-糖苷类转化为相应的苷元和糖。中药成分经肠道细菌代谢后的产物极性降低、脂溶性增强,往往伴有代谢产物的药理和毒理活性增强,目前已经发现多种中药成分经肠道菌群代谢后,产生具有较强药理活性的代谢产物。例如,柴胡皂苷在大鼠体内必须经肠道菌转化成代谢产物后才能被吸收,并发挥其药理作用。

(2) 中药的代谢产物体系复杂,不仅存在多成分经转化生成的多种代谢产物,中药成分之间还可发生相互转化。例如,积雪草苷经大鼠肠道菌群代谢后呈阶梯式转化,糖基逐个被水解,直至全部转化为积雪草酸(苷元)。

(3) 中药成分在体内可能会通过影响代谢酶而引起复杂的代谢性相互作用。如中药"十八反"配伍禁忌中的甘草及其与海藻、大戟、甘遂、芫花配伍均对 CYP3A 的 mRNA 表达和酶活性产生了诱导作用,特别是海藻、大戟及芫花与甘草合用。丹参、苦参、人参与藜芦合用后,可不同程度地抑制 CYP 的含量和活性,可能正是由于此抑制作用,使剧毒中药藜芦中相关物质的代谢减缓,使毒性增加,产生了中药相互作用。

(四) 排泄

排泄是指吸收进入机体的药物,经过分布、代谢后,以原形或代谢产物的形式排到体外的过程。由于药物及其代谢物的理化性质不同,排泄途径也有所差异。药物的排泄途径包括肾排泄、胆汁排泄、乳汁排泄、唾液排泄、肺排泄等。其中,肾排泄和胆汁排泄是主要途径。

(1) 肾排泄:大多数药物及其代谢产物经肾小球滤过作用和肾小管分泌作用被排入肾小管腔内,经肾小管重吸收作用,返回血液中。

(2) 胆汁排泄:药物在肝细胞内经过一系列代谢反应后,胆管侧膜上的药物转运体将最终产物排入胆汁,最后经胆汁排入肠道。

中药及其代谢物的排泄具有如下特点。

(1) 肾小球滤过的原尿液中,原形药物成分经被动扩散等方式被肾小管重吸收,而极性高的代谢物一般不会被重吸收。尿液 pH 可影响药物的解离度,改变原尿液中药物被重吸收的量。中药多成分可能会改变尿液的 pH 而影响排泄。

(2) 肾脏表达的多种药物转运体参与药物的排泄过程,如有机阳离子转运蛋白 2(organic cation transporter 2, OCT2)和多药及毒性化合物外排转运体 1(multidrug and toxin extrusion

—•笔记栏•—

protein 1, MATE1)共同介导小檗碱的肾脏排泄过程。此外,中药某些成分可能通过影响转运体功能而影响其他成分排泄。例如,葛根素可抑制有机阴离子转运体(organic anion transporter, OAT),与甲氨蝶呤合用,可使甲氨蝶呤的肾脏清除率下降,肾排泄被抑制。

(3) 除经肾脏排泄外,部分中药成分及其代谢物易随胆汁经胆管系统排入十二指肠。进入肠腔的中药成分及其代谢物随粪便排出体外或被肠细胞重吸收。例如,汉黄芩素经胆汁排至小肠,被肠内微生物水解成苷元,再次被肠吸收,形成明显的肠肝循环。一些含有碱性成分的中药,有相当部分可经偏酸性的乳汁排泄,哺乳期妇女用药时须注意。

二、中药活性成分体内过程的调控机制

随着药动学理论与技术的发展,转运体与药物代谢酶的协同作用对药物体内处置和药动学特征的影响逐渐得到深刻认识。核受体,如孕烷 X 受体(pregnane X receptor, PXR)、组成型雄甾烷受体(constitutive androstane receptor, CAR)、过氧化物酶体增殖物激活受体(peroxisome proliferator activated receptor, PPAR)等,可调控药物代谢酶及转运体的表达和活性,从而影响药物在体内的处置过程。

(一) 转运体与药物代谢酶的协同调控作用

转运体是存在于体内几乎所有器官上的有转运功能的蛋白,参与了药物在体内的转运过程。对药物体内处置影响较为显著的转运体主要包括 P-gp、MRP、乳腺癌耐药蛋白(breast cancer resistance protein, BCRP)、有机阴离子转运肽(organic anion transporter polypeptide, OATP)等。

研究表明,药物转运体与代谢酶之间存在协作关系。例如,肠道代谢酶 CYP3A 和 P-gp 分别负责外源性物质的代谢和将外源性物质泵出肠上皮细胞。可见,P-gp 和 CYP3A 通过协同作用限制外源物质的吸收。在肝脏中,药物经摄取型转运体介导进入肝细胞后才可被代谢,药物或其代谢产物又需外排型转运体介导才能排出肝细胞。

(二) 核受体对代谢酶和转运蛋白的调控作用

核受体是一种脂溶性配体依赖转录因子,通过内源性或外源性物质激活调控靶基因的转录过程,在个体发育中参与多种生理功能的调节。核受体在体内分布广泛,调控的靶基因涉及众多药物代谢酶及转运体,可对药物在体内的处置过程产生重要影响。

1. 孕烷X受体 孕烷 X 受体(pregnane X receptor, PXR)是配体活化转录因子超家族中的一员,主要表达于肝、肾、小肠、结肠、脑等组织。CYP3A、UGT、SULT 等代谢酶的表达被证实受 PXR 调控。CYP3A4 参与多数药物的Ⅰ相代谢,PXR 是调控 CYP3A4 的主要转录因子。PXR 调控 CYP3A4 的机制如图 4-3 所示。首先,配体与 PXR 结合活化形成复合物,然后与视黄醛 X 受体(retinoid X receptor, RXR)形成异二聚体,最后作用在 *CYP3A4* 基因启动子上的反应组件,促进其转录。此外,PXR 的激活也可调节 P-gp、MRP 和 BCRP 等外排转运体的表达。

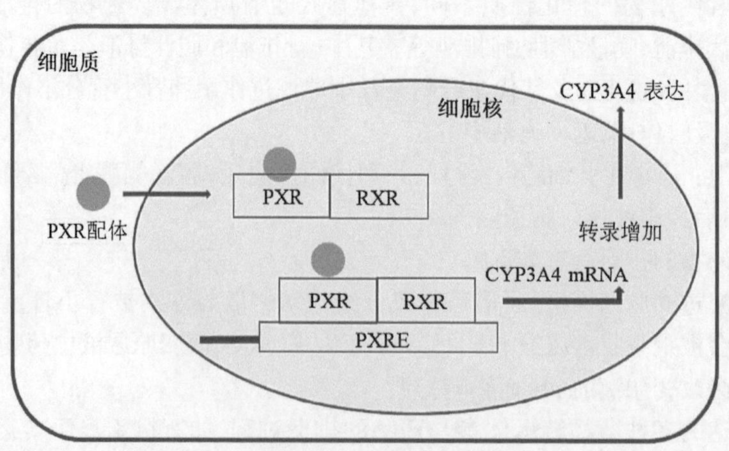

图 4-3 PXR 调控 CYP3A4 表达的机制

2. 组成型雄甾烷受体 组成型雄甾烷受体(constitutive androstane receptor, CAR)主要表达于肝组织。CAR 和 PXR 可共同调节多个代谢酶,如 CYP3A、CYP2B、CYP2C 和 UGT 等。CAR 对 P-gp、MRP2、MRP3 等转运体的表达也具有明显的调控作用。

3. 氧化物酶体增殖物激活受体 过氧化物酶体增殖物激活受体(peroxisome proliferator-activated receptor, PPAR)主要包括 PPARα、PPARβ 和 PPARγ 3 种亚型,各亚型在体内的分布存在一定差异。研究表明,PPAR 主要参与调节 CYP4A、UGT1A 和一些转运体的表达和活性。

(三) 肝肠循环调控机制

肝肠循环(hepato-enteral circulation)是指经胆汁或部分经胆汁排入肠道的药物,部分在肠道中被重吸收,经门静脉又返回肝脏的现象。中药活性成分如黄酮类,在肝细胞中易被 UGT 代谢为葡萄糖醛酸苷结合物,然后从肝脏随胆汁进入肠腔,随后被肠道细菌分泌的 β-葡萄糖醛酸苷水解酶重新水解成苷元,进而被小肠上皮细胞重吸收,形成肝肠循环。肝肠循环通常会使中药活性成分的药-时曲线出现双峰现象。

第三节 中药药动学研究思路与方法

通常,中药单体成分可采用化学合成药物的研究方法开展药动学研究。但中药组分、有效部位、单味中药及中药复方,由于成分繁多、有效成分不明或缺乏定量检测手段等原因,使得中药成分的药动学研究难度增大。

一、中药单体成分药动学研究

(一) 整体动力学研究

开展整体动力学研究,即将单体成分给予整体动物,测定系列时间的血药(或尿药)浓度,用药动学软件进行动力学分析,拟合药动学参数。

(二) 体内过程特征研究

可采用多种体内和体外模型研究中药单体成分的体内过程特征。

1. 吸收研究 中药大多经口服给药,胃肠道是主要的吸收途径。研究胃肠道吸收特性的方法有多种,包括离体法(肠襻法、外翻肠囊法、Caco-2 细胞模型等)、在体肠灌流法和体内吸收试验等。

2. 分布研究 动物(通常为大鼠)给药后,在吸收相、平衡相、分布相和消除相采集动物主要组织脏器,运用生物样品测定方法,测定给药后组织中的药物浓度,了解中药成分在体内分布、浓集或蓄积的主要组织器官及在药效或毒性靶器官的分布情况。若需进一步阐明药物组织分布的机制,可采用组织切片、转染细胞等方法。

3. 代谢研究 中药单体给药后,可对动物的血、尿、粪或胆汁等体液或组织进行代谢物分析,还可采用肝肠微粒体模型、肝细胞模型、重组代谢酶、肠菌代谢模型、肝切片法研究代谢过程(包括代谢稳定性、代谢部位、代谢产物、代谢途径、代谢动力学)和对代谢酶的影响。

4. 排泄研究 动物(通常为大鼠)给予中药后,收集一段时间(5~7 个半衰期)的尿、粪和胆汁,测定样品中的中药成分浓度,计算药物排泄速率,阐明排泄途径和排泄动力学特征等。

5. 跨膜转运研究 采用计算机模拟、单层细胞模型(如 MDCK、Caco-2 细胞)、转运体转染细胞模型、转运体表达膜囊等手段,研究药物的跨膜转运机制。

二、单味中药提取物药动学研究

单味中药提取物,可采用有效成分浓度测定的方法进行药动学研究。

(一) 中药体内成分群的研究

采用现代分析方法,如高效液相色谱(high pressure chromatography, HPLC)、液相色谱联用

—•笔记栏•—

质谱等技术,通过标准对照品分析或高分辨质谱分析空白生物样品与给药后生物样品,与已知中药的相应谱图进行比较,明确中药的体内成分群。对于筛查出的代谢产物,可与已报道代谢产物的相应谱图进行比较确认,分离纯化后经紫外、核磁共振等进行结构鉴定。

(二) 中药体内多成分浓度测定方法

在开展药动学研究过程中,采用现代分析技术测定血药浓度,必须建立可靠的生物样品成分浓度测定方法。

1. 定量分析方法　在中药药动学研究中,生物样品定量分析方法学的要求与化学合成药物相似,应尽可能采用内标法。方法学考察包括专属性、线性、定量限、批内与批间精密度、准确度、回收率、基质效应、稳定性、稀释方法学及交叉干扰等。但中药须同时测定多种成分,各成分的结构和含量差异较大,面临着较化学药物更多的困难和问题。应注意: ① 需结合待测成分的结构特点、生物基质特性选择合适的前处理方法、内标及检测方法;② 根据体内各成分水平高低确定相应成分的浓度范围和质控样品浓度;③ 注意考察多成分间的相互影响。

2. 半定量分析方法　中药药动学研究中经常会遇到没有对照品或者对照品难以获得的情况,此时无法对目标成分进行绝对定量,则可尝试进行半定量分析。目前,对半定量分析比较公认的方法是利用高效液相色谱-紫外检测法(high pressure chromatography-ultraviolet, HPLC-UV),根据同类结构成分紫外吸收相近的性质,通过已有的结构相近的同类成分的标准曲线,对无对照品的成分(或代谢产物)进行半定量分析。此外,还可以利用液质色谱-质谱法(liquid chromatography-mass spectroscopy, LC-MS),根据同类结构成分的一级质谱或二级质谱行为相似的性质,对同类成分进行半定量分析。

(三) 中药体内多成分动力学规律研究

动物或人体给予中药后,选择一定的时间间隔采集血样,运用前述的多成分浓度测定方法测定中药给药后多成分的浓度动态变化,绘制 C-T 曲线。选择合适的动力学模型,运用计算机软件进行动力学分析,计算多成分的动力学参数,定量描述多成分在体内的动态变化规律。

(四) 中药多成分体内过程特征研究

选择中药中的多种单体化学成分,利用前述的体内外模型对这些多种成分共存时的吸收、分布、代谢、排泄过程和药物跨膜转运特征进行研究,阐明这些多成分共存时的体内过程特征。

(五) 药动学相互作用研究

研究包括: ① 比较单味中药与相应单体成分的整体药动学特征,阐明单味中药中的共存成分对药效成分药动学的影响;② 利用前述的体内过程研究模型,研究药动学相互作用的机制;③ 考察单味中药对代谢酶/转运体的影响,以及与化学药品的药动学相互作用。

三、中药复方药动学研究

(一) 复方体内成分群及多成分动力学规律研究

在单味中药药动学研究的基础上,对中药复方吸收进入体内的成分群及代谢产物进行分析和鉴定,测定体内多成分浓度的动态变化,绘制出多成分 C-T 曲线,获得动力学参数,阐明复方中有效成分的药动学规律。

(二) 复方配伍药动学相互作用研究

1. 进行复方与相应的单味药、药对配伍及单体的药动学比较研究　比较不同组之间成分药动学参数的差异,阐明复方配伍药动学相互作用的规律。通常,采用 *AUC* 进行评价。为了真实反映药动学相互作用,应注意比较不同配伍组的 *AUC* 时,需剂量标准化校正,即各组均除以给药剂量。

2. 分析配伍对药效成分体内过程的影响　采用体内外模型,研究复方配伍的多成分体内过程特征及变化规律,从药动学方面阐明复方配伍的机制。

3. 中药与化学药品的药动学相互作用研究　临床上常有中药和化学药物联合使用的现

象。由于一些中药活性成分对转运体、代谢酶具有诱导或抑制作用，可影响合用药物的吸收、分布、代谢和排泄过程，进而改变其药动学规律。例如，胃肠道 CYP3A4 和 P－gp 介导的药物代谢和外排是引起首过效应的主要因素，也是中西药合用发生药动学相互作用最常见的原因。五味子和当归等常用中药被报道对 CYP3A4 有抑制或诱导作用，黄芩和贯叶连翘等对 P－gp 有抑制或诱导作用。这些中药口服后，可在肠腔内达到较高的浓度，进而调节肠 CYP3A4 和 P－gp 的表达，影响合用药物的体内处置及临床用药安全性。

四、基于药动学的药物相互作用

中药药动学相互作用主要由代谢酶和转运体介导，正确认识中药相互作用的药动学基础，探讨并预测中药相互作用，对指导其临床合理应用具有重要意义。

（一）代谢性相互作用研究

代谢性相互作用通常可使药物或代谢物在血液（或组织）中的浓度发生一个数量级或以上的降低或升高，同时可包括毒性代谢物的生成或毒性原形成分暴露水平的升高。目前，代谢性相互作用的研究方法主要包括体外法和体内法。

1. 体外法

（1）肝（肠）微粒体温孵法：肝（肠）微粒体法是由制备的肝（肠）微粒体，在模拟生理温度及生理环境条件下进行生化反应的体系。采用肝（肠）微粒体温孵体系可以考察药物的肝（肠）代谢情况，还可以利用不同探针底物来评价中药对不同酶亚型代谢活性的影响。微粒体的制备一般采用差速离心法。

（2）原代肝细胞培养法：即采用人原代肝细胞模型，开展中药对酶活性诱导和抑制的研究。

（3）分子生物学法：如用免疫印迹法测定酶的蛋白质含量变化，分析中药对药酶的作用。

2. 体内法　在获得体外相互作用的数据后，应进一步采用体内试验方法，通过测定特异性底物血药浓度的变化，计算药动学参数，评价中药的代谢性相互作用。

（二）转运体介导的相互作用研究

转运体介导的相互作用可以发生在吸收、分布、代谢、排泄等多个环节。

1. 体外细胞模型

（1）不含重组转运体的细胞系：如来源于人直肠癌的 Caco－2 细胞，它含有与小肠刷状缘上皮相关的酶系，与人小肠上皮细胞在形态上相似，也表达大量的代谢酶和转运体。采用 Caco－2 细胞模型，可以观察转运体抑制剂对中药活性成分跨膜转运的影响或中药活性成分对转运体底物跨膜转运的影响，阐明吸收环节可能的相互作用。

（2）原代细胞：如采用原代肝细胞，观察摄取/外排转运体抑制剂对中药成分摄取/外排的影响，阐明肝脏摄取/外排环节可能的相互作用。

（3）转染细胞：将重组转运体基因转染于不同细胞系，用于确认转运体介导的相互作用。

2. 离体器官模型　如肝、肾切片模型用于观察肝、肾摄取转运体介导的相互作用；外翻肠囊模型观察转运体介导的吸收环节的相互作用。

3. 在体模型　例如，体肠灌流、肝灌流等模型用于观察转运体介导的肠、肝转运环节的相互作用。

4. 体内模型　采用整体动物模型或人体观察中药对转运体底物，或转运体抑制剂对中药成分体内血（尿）药动力学行为的影响，分析药动学参数的差异。还可考察中药对体内转运体表达的影响。

药物转运体影响药物体内过程的各环节，采用上述方法进行药物相互作用研究时，需综合考虑各方面因素对结果的影响，多种方法联合应用，综合分析及验证以保证结果的可靠性，为临床合理用药提供更全面科学的依据。

—•笔记栏•—

五、生物效应法的中药药动学研究

单味中药及中药复方有效成分不明或缺乏定量检测手段时，难以通过测定浓度进行药动学研究。由于效应的变化取决于体内药量的变化，可以通过测定生物效应（药效或毒性）的经时过程来反映体内药量的动态变化。

生物效应法是基于中医药基础理论，结合临床试验而来的一种药动学方法，更适用于有效成分不明的中药及其复方制剂的药动学研究，主要包括药理效应法、毒理效应法和微生物指标法。

（一）药理效应法（Smolen 法）

以中药的药理效应为指标，其基本思想是就大多数药物而言，药物的效应强度与血药浓度之间存在一定的相关关系。假定药物在作用部位的浓度在一定范围内与效应强度呈正相关，先分别求出该中药的量-效（dose-effect，D－E）关系和时-效（time-effect，T－E）关系，再根据 D－E 关系将 T－E 中的 E 转化成与效应相关的量，从而求出时-量（T－D）关系。求得的 T－D 关系，即可按药动学方法绘制 T－D 曲线、进行动力学模型分析和计算药动学参数。该方法的优点是可反映中药或复方的整体药效动力学过程，对不清楚药效成分的中药或复方具有应用价值，所得参数对临床用药也具有一定的指导意义。但有些中药或复方以不同药理效应为指标测定的药动学参数有时存在很大差异。因此，选择合适的药理效应指标是运用该方法的关键。原则上指标应能反映该药的主要作用、与临床适应证一致，并且所要测定的指标应直观、灵敏、可量化，具有良好的量-效关系。此外，药效与药物浓度之间有时会出现滞后效应，这时所得到的效应-浓度之间的对应关系也就会出现偏差。

（二）毒理效应法（急性累计死亡率法）

与药理效应法相似，同属于生物效应法，只是观察目标为药物的毒性作用。该法将动物累计死亡率测定药物蓄积的方法与药动学中血药浓度多点动态检测的原理相结合，以估测药动学参数。以急性累计死亡率为指标测定毒效-剂量关系，再测定第二次给药后不同时间的死亡率，根据毒效-剂量关系与时间-毒效关系，得出时间-体存量（T－D）关系，计算其毒效动力学参数。

毒理效应法适合于急性毒性较大但毒性成分不明或不单一的药物，用该方法测定的结果能在一定程度上反映药物在动物体内整体毒效动力学的过程。缺点是当毒性成分与药效成分不一致时，通过该法求得的药动学参数并不能代表药效动力学参数。

（三）药动学-药效动力学结合法

在实际研究中发现，有些中药或复方的药理效应与其血药浓度不一定是同步的，即两者没有直接的关系。鉴于此，研究人员提出了药动学-药效动力学（PK－PD）模型。将血药浓度及效应的动力学研究同步进行，有助于了解受试中药或复方的主要有效成分与药理效应的关系。为阐明中药的药效物质基础及作用机制提供科学依据。

由于 PK－PD 结合法将药物的体内浓度、效应和时间结合起来，故利用该法能更加准确地评价药物在体内动力学过程的动态变化。该法选择测定的生物效应指标应能反映受试药的功效和主治，具有灵敏、可定量的特点，否则得出的动力学参数可能会偏离临床的实际情况。

（四）其他方法

新理论、新方法是一个学科发展的基础，对于复杂的中药药动学的研究更需要新理论、新方法才能有所突破。近年来，国内学者围绕中药药动学的研究提出了一些有益的方法和理论。

1. 证治药动学　证治药动学包括辨证药动学和复方效应成分动力学。辨证药动学是指同一药物在不同证型的动物或人体内的药动学参数经统计处理后有显著差异，这种差异会影响药效和毒副作用，经辨证施治后这种差异会减小或消失。复方效应成分动力学则是认为中药复方的君、臣、佐、使可明显影响彼此化学成分在体内的药动学行为，表现为吸收快慢、血药浓度的增减及毒副反应等。

2. 血清药理学　血清药理学是指中药经口服给药一段时间后采血,将血清分离出来用含有药物成分的血清进行体外实验。血清药理学可以较好地反映中药复方的疗效,多用于阐述中药的作用机制以更好地反映药效成分与药效之间的关系。

3. 中药特征图谱药动学　中药特征图谱药动学是指在体外建立血浆中药物的特征图谱,然后通过药物被实验动物或人体吸收后的相应特征图谱的变化求得药动学参数。

4. 中药多组分整合药动学　中药多组分整合药动学研究是为了定量表征中药的整体药动学行为,获得相应的整体药动学参数而提出的。该技术包含3个重要内容:① 标志性成分的确定,综合评价中药所含成分的药效作用与药动学特性,选择其中具有确切药效作用和适宜药动学特征的成分作为标志性成分;② 多组分药动学研究,在建立高灵敏度同步定量分析技术的基础上,开展多组分药动学研究,获得各成分的C-T曲线;③ 模型整合,根据各成分对整体药效学和药动学的权重贡献,选择合适的建模方法,对各成分的药时数据进行模型整合,获得能够最大程度表征中药整体动力学特征的参数。

5. 中药胃肠药动学　该方法对中药方剂的有效成分在胃肠道的吸收、崩解、溶出及代谢进行观察,阐明有效成分在胃肠道内药动学与药效学之间的相互关系,揭示各个有效成分之间的协同和拮抗规律。

第四节　中药复方药动学研究

一、中药复方药动学发展概况

中药及其复方的药动学研究在阐释中药作用机制、设计新药、优化给药方案和指导临床用药等方面发挥着重要作用。但由于中药复方化学成分的复杂性、中药药效的多效性和中医临床应用的辨证施治和复方配伍等中医药特色,使得中药复方的药动学研究较为困难,尚需进一步探索、完善和提高。我国中药药动学研究始于20世纪50年代,我国学者对中药大黄体内过程的研究。目前,中药药动学的发展大致经历了四个阶段:第一阶段(1949~1970年),主要研究了中药单一活性成分的体内过程,未进行药动学分析。第二阶段(1970~1990年),随着药动学理论和现代分析仪器的普遍应用,关于中药药效成分的药动学研究成为热点。第三阶段(1990~2000年),中药复方药动学研究逐渐成为重点,出现了一些新理论与新方法,如PK-PD模型、证治药动学等。第四阶段(2000年至今),液相色谱联用技术、液相色谱电解质效应技术等不断发展,极大促进了对中药药动学的研究。

随着中药多组分整合药动学研究、药物代谢动力学与代谢组学的整合研究等新方法的应用,使中药复方药动学的发展取得了新的突破。目前已取得的进展主要有以下几方面。

1. 阐明了许多药效成分的体内处置特征及机制　采用多种体内外模型考察或预测了中药及其复方有效成分在体内处置的特征,深入评价了药物代谢酶和外排转运体对中药生物利用度和药物间相互作用的影响,从而为改善中药生物利用度和阐释中药复方的配伍机制提供了理论依据。

2. 为中药复方的临床合理应用提供依据　通过开展中药药动学研究,拟合有效成分在体内的药动学参数,为中药复方的临床合理应用和制订个体化给药方案提供了依据。

3. 为优选中药复方制剂工艺或剂型提供依据　以药动学参数和生物利用度为指标,药动学研究可以为优选中药复方制剂工艺或剂型提供重要参考。

二、中药复方药动学研究的热点与难点

1. 中药复方药动学研究的方法　整体观是中药复方药动学研究的关键和应遵循的指导思想,故中药复方的药动学研究方法也应体现复方整体性的特点。全面反映复方整体动态变化

—•笔记栏•—

规律的方法还需不断探索。

2. 中药复方药动学检测指标的选择　复方是一个复杂的系统，成分众多。复方中不同成分往往发挥着不同的药理效应，且可能存在复杂的交互作用。因此，选择何种成分作为指标以代表整方开展药动学研究显得尤为关键。通常情况下，所选择的指标应尽量与药效密切相关，使测定的药动学参数与复方功能主治及临床用药目的一致。不过，以药效相关成分及其代谢产物作为监测指标，也并非最佳选择，代表性尚值得探究。

3. 中药复方配伍的组方因素　中药复方的组分非常复杂，配伍从本质上讲就是中药间的相互作用。中药复方的组方配伍的多因素性可明显影响中药化学成分在体内的药动学性质。因此，同一种中药成分在不同复方中的药动学参数和潜在的药物相互作用明显不同，进一步增加了药动学研究的复杂性。

三、中药活性成分的药动学研究概况

中药活性成分，包括黄酮类、生物碱类、蒽醌类、三萜类、糖苷类和内酯类等。大多数中药活性成分的口服生物利用度较低，与溶解度差和广泛的代谢与外排有关。目前，关于中药活性成分的药动学研究集中在单体成分研究。当单味或复方中药给药后，体内存在多种原形成分和代谢产物。通常中药成分的药-时曲线呈现坡形(血管内给药)或峰形曲线(血管外给药)。但由于中药成分在体内可相互转化或受明显的肝肠循环影响，使血药浓度的变化呈现多样性，药-时曲线下降段的衰减不明显，表现为平坦甚至多峰。有些活性成分，如苯丙素类，其化学结构复杂，故药动学特征具有很大的多样性。多糖类成分具有结构特殊、代谢复杂的特点，导致定性定量检测难度大。因此，开发高灵敏度的定量、定性检测方法对于中药药动学的研究十分关键。

"肝肠三循环"理论

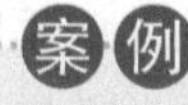

中药-化学药物相互作用

华法林为香豆素类口服抗凝药，临床用于预防和治疗血栓栓塞性疾病，而该类疾病的患者常伴有抑郁症，存在同时服用抗抑郁药和华法林的可能性。圣约翰草(*Hypericum perforatum*)即贯叶金丝桃，又称为贯叶连翘，是用于缓解轻度和中度抑郁的一种中草药，其主要有效成分包括金丝桃素、贯叶金丝桃素和金丝桃苷等。金丝桃素和贯叶金丝桃素等对个别 CYP 亚酶具有较强的诱导作用，从而加速华法林的代谢，减弱其抗凝作用。

问题：

圣约翰草主要诱导哪些 CYP 亚酶，从而减弱华法林的抗凝作用？

第五章　中药毒理学

第一节　中药毒理学概述

—•笔记栏•—

第五章授课视频及习题

一、中药毒理学的基本概念与研究内容

药物毒理学是根据药物的理化特性，运用毒理学原理和方法，对药物进行系统的安全性评价，并阐明其毒性作用机制，降低药物对机体危害的一门学科。中药毒理学（toxicology of Chinese medicines）是指在中医药理论（四气五味、升降浮沉、归经等）指导下，研究中药对机体有害作用及其机制，并对中药安全性进行系统评价的一门学科，对降低中药不良反应、指导临床合理用药的意义重大。

中药毒理学主要研究有毒中药与机体的相互作用，即研究有毒中药作用于机体后的毒性表现、毒性机制、毒性成分、毒性靶器官、毒代动力学和减毒方法及临床安全合理用药。

二、对中药毒性的认识

毒性是药物对机体所产生的严重不良影响及损害性，是反映药物安全性的一种性能。中药毒性存在广义和狭义两方面的含义。广义的毒性认为毒就是药，把毒物看作是一切药物的总称。"药以治病，因毒为能。所谓毒者，是以气味之有偏也"（《本草正》明. 张景岳），把毒性视为是药物的偏性，"以毒纠偏"，是药物治病的基本原理。根据"以偏纠偏""以毒攻毒"的原则，古代医家利用某些有毒药物治疗恶疮、疥癣、麻风、瘰疬、瘿瘤等方面积累了大量的经验，获得了肯定的疗效。狭义的"毒"或"有毒"指药物对人体的毒害性，是药物对机体所产生的严重不良影响及损害，包括毒性、副作用。历代本草书籍在具体药物的性味项下，标明剧毒、大毒、有毒、小毒、无毒等，就是指这些药物所具有程度不等的毒性或副作用，根据危害性的程度不同，一般可以分为大毒、有毒、小毒这 3 种程度。在《医疗用毒性药品管理办法》中对毒性药品有这样的定义：毒性药品系指毒性剧烈，治疗剂量与中毒剂量相近，使用不当会致人中毒或死亡的药物。反之，无毒的药品剂量范围较大，安全性高，一般对机体无明显的损害作用。《中华人民共和国药典》（以下简称《中国药典》）、《毒性药品管理品种目录》等规定的有毒中药，也是指这种狭义的有毒中药。

第二节　中药毒理学的基本特点

相对于现代药物毒理学，由于自身的特殊性，中药毒理学有毒性成分复杂、毒性表现多样等特点。

一、中药毒性成分复杂

中药不仅种类复杂、品种众多，毒性物质的种类也多种多样，既包括生物碱类、糖苷类、二萜类等传统有毒中药含有的有机类毒性物质和马兜铃酸、吡咯里西啶生物碱、蒽醌等现代有毒中药含有的有机类毒性物质，还包括砷、汞、铅等无机类毒性物质。由于中药成分的复杂与多样，有些成分的潜在毒性，尚无充分了解。不同品种产地，不同采收季节及储存条件，不同加工炮制，不同配伍，不同提取精制工艺，不同溶媒、防腐剂、增溶剂及辅料等均可产生不同的毒性作用。

—•笔记栏•—

二、中药毒性表现多样

相对于化学药多为单体,成分单一,中毒作用的靶器官亦较专一,中药及复方具有多种成分,有毒中药毒性物质主要为生物碱类、苷类、毒性蛋白质类、萜类与内酯类等,中毒作用复杂,范围广泛,靶器官不专一,作用于人体不同的系统与组织如神经系统、心血管系统、呼吸系统、消化系统等,而表现出不同毒性症状。有毒中药使用不当造成的毒性表现见表5-1。

表5-1 中药毒性在各系统的临床症状表现

系统	临床中毒表现
神经系统	口唇、肢体或者全身肌肉麻木等。伴有头痛、眩晕等现象。对于光反应表现得相对迟钝,严重者出现心情焦虑、神情呆滞、语言出现障碍及意识较为模糊等
心血管系统	心悸、胸闷、面色苍白、心律不齐及血压出现升高或者降低等
呼吸系统	呼吸急促、咳嗽带血、呼吸不畅、急性肺水肿及呼吸衰竭等
消化系统	口干舌燥、恶心反胃、食欲下降、腹部肿胀及疼痛,伴有肝部位疼痛及肝大等症状,严重者甚至危及患者生命
泌尿系统	排尿量减少,尿频伴有尿毒症、急性肾功能衰竭等
血液系统	白细胞含量降低,粒细胞缺乏,并伴有过敏症状,严重者则会危及患者生命

三、控制毒性的多种途径与方法

中医药在长期的临床应用和生产实践过程中,积累并形成了大量减毒增效或控毒增效的方法,包括选用正品药材、依法炮制、对证用药、合理配伍与使用等。

(一)依法应用

临床应用中药,首先应依法合理使用,按照国家基本药物、国家医疗保险工伤保险生育保险药物、处方与非处方药物、医疗机构中药制剂管理的要求,合理使用。尤其是有毒中药中大毒类中药,必须按照《医疗用毒性药品管理办法》的要求管理和使用。

(二)选用正品药材

由于历史原因,中药的品种繁多,同名异物、同物异名现象普遍。一种中药来源不同,不仅所含化学成分及药效有差异,而且毒性强弱也不相同。如同一味中药木通,有川木通和关木通之分,前者为毛茛科植物小木通或绣球藤的干燥藤茎,主产于四川、贵州和湖南等地,不良反应很小。而后者为马兜铃科植物,主产于东北三省,其内含有马兜铃酸A、B、D及其衍生物,可损伤肾小管及间质,长期服用甚至可致肾功能衰竭而死亡。

(三)依法炮制

中药炮制的目的之一是消除或降低药物的毒性,突出药物的治疗作用,若不如法炮制,则往往容易引起毒性反应。例如,巴豆含巴豆油等毒蛋白,是峻泻的毒性成分,经过去油制霜后,降低了其毒性成分的含量。

(四)辨证用药

辨证施治是中医药的灵魂,药证相符,才能起到治疗作用。药证不符,轻则与病无益,重则可能出现不良反应。通过四诊合参,辨明病因、病机,然后确定治则、方药,以减少药不对证所致的毒副作用,如阴虚内热而误用生麻黄辛温发汗,则可能因药不对证而造成大汗亡阴,反而加重病情。

(五)合理配伍

中药配伍是指有目的按病情需要和药性特点,选择两味或两味以上的中药配合应用,以增强疗效、调节偏性、减低毒性或副作用的方法。中药配伍应用是中医用药的主要形式。中药的

—•笔记栏•—

使用讲究君、臣、佐、使的配伍原则。配伍得当,可使其相互协调、增强疗效、降低毒性。历代医药学家在实践中对中药的毒副作用已有认识,将中药毒性归为"小毒、有毒、大毒、极毒",总结出"十八反""十九畏"等禁忌和"相须""相使""相畏""相杀""相反"等中药配伍理论来减少毒性,增强疗效。合理配伍是保证中药临床安全高效安全应用的重要环节。《神农本草经》记载,"有单行者,有相须者,有相使者,有相畏者,有相恶者,有相反者,有相杀者。凡此七情,合和视之"。临床应用有毒中药时,就是要利用药物之间存在"相畏""相杀"的配伍关系,降低毒性。如陶弘景《本草经集注》云:"俗方每用附子,皆须甘草、人参、生姜相配者,正制其毒故也",如二陈汤中以生姜制半夏之毒。甘草、人参、生姜等与附子同用,可使附子的毒性大大降低。

(六) 用法恰当

中药的临床应用方法十分广泛,尤其是煎药方式、服药方法、给药途径与应用形式等都将直接影响药物的疗效和毒性。

1. 正确的煎煮方法　　汤剂是中药临床最常用的剂型,通过不同的煎药方法如先煎、后下、溶化(烊化)、另炖或另煎、冲服等,达到增强中药的疗效、减轻中药毒副作用的目的。如生川乌、生附子毒性极强,延长煎煮时间,促进乌头碱水解,使毒性减低到原来的1/2 000倍。又如细辛煎30 min,其毒性成分黄樟醚挥发98%,毒性明显降低。

2. 合适的剂量、疗程　　一般来说,药物的剂量和其毒副反应的程度有直接关系,"中病即止"是前人保证用药安全的重要原则。中药毒性的大小是相对的,主要取决于用药剂量和时间。中药临床的用药剂量和时间,应因证而定、因方而别、因人而异,因地因时制宜,并根据病情的变化随时调整剂量和疗程,中病即止。若用量过大或用药时间过长,都会出现毒性。例如,山豆根含苦参碱,量大可引起痉挛,超量会导致死亡。苦杏仁在常量下使用,其所含的苦杏仁苷,被苦杏仁酶分解后产生微量剧毒物质氢氰酸,能抑制咳嗽中枢而起镇咳平喘作用,过量则中毒。肉桂过量会发生血尿;巴豆常用量可通便去积,过量使用则水泻不止,有生命危险。又如,含铅、汞、砷的矿物类中药,长期服用,可因蓄积而引起毒性反应。

3. 剂型和给药途径　　中药的剂型有传统口服剂型(汤剂、丸剂、散剂、酒剂、膏滋剂、露剂)、皮肤外用剂型(软膏剂、硬膏剂、丹剂、涂擦剂、浸洗剂、熏剂)、新剂型(注射剂、胶囊剂、冲剂、气雾剂、膜剂)等。其传统的给药途径主要是口服和皮肤给药,此外,还有吸入、舌下给药、直肠给药、鼻腔给药、阴道给药等多种途径,随着科技的进步,新剂型还将不断涌现。不同的给药途径,药物的吸收、分布、代谢与排泄的差异明显,直接影响药物的疗效和毒性。中药在不同的剂型(如汤、丸、散、酊、注射剂等)中,所显示的总体毒性也有所不同。故《神农本草经》指出:"药性有宜丸者,宜散者,宜水煮者、宜酒渍者,宜膏煎者,亦有一物兼备者,亦有不可入汤、酒者,并随药性,不得违越"。《苏沈良方》也有"无毒者宜汤,小毒者宜散,大毒者宜丸"的论述。

4. 正确的服药方法　　有毒中药处方用量合理,一般不会引起中毒反应,但患者求治心切,过量服用也会引起中毒。服药时间不同,对药物的毒性亦有影响。例如,饱腹状态服药,由于药物被稀释,出现中毒的时间较迟,症状较轻;而空腹状态时服药,毒物很快被消化吸收,则迅速出现中毒症状。服用对胃有刺激性的药物,如远志、桔梗,均应在饭后服用,否则极易出现胃肠的不适反应;辛热、大寒的药在服药温度上应有所讲究,前者宜冷服,后者宜热服。服药时的饮食禁忌也是不容忽视的方面,服用有毒中药后必须注意食物宜忌,以免药物与食物之间产生相互作用影响疗效甚至产生不良反应,如本草文献记载的荆芥忌鱼鳖、薄荷忌蟹肉等。

5. 避免中西药不合理联用　　中西药合理的联合应用,可起协同作用,提高疗效,或减轻和消除药物的毒副作用;但若配伍不当,则可降低药效,产生不良反应,甚至产生有害物质及增毒作用。很多情况下,单独应用某一中药或西药可能不产生毒副反应,但如盲目将中西药混合使用,毒性增加。例如,朱砂、朱砂安神丸等均有镇静安神作用,西药溴化钠、溴化钾、三溴合剂也有镇静安神作用,但若同时服用,朱砂中的硫化汞与溴化物反应,产生刺激性的溴化汞,可导致药源性肠炎,出现腰痛、腹泻、赤痢样大便等。

—•笔记栏•—

（七）毒理机制研究预防毒性反应发生

通过加强对中药毒性机制的研究，为临床合理、安全用药，减少毒性反应提供保证。何首乌是千百年来广泛应用且被认为是“无毒”的补益类中药，但近年来其肝损伤事件时有发生。我国科学家系统证实了何首乌肝损伤为免疫特异质型，首次发现 *HLA－B＊35：01* 等位基因是何首乌肝损伤发生的特异性生物标志物，证实个体易感性是导致何首乌肝损伤的关键风险因素，科学破解了何首乌肝损伤之谜，清晰地表明并非何首乌不安全，而是对极少数特异质人群有肝损伤的风险，这为科学合理制定何首乌及其相关制剂肝损伤风险综合防控对策奠定了坚实基础。

第三节　中药的不良反应

中药“毒性”的含义广泛，不同时代“毒性”内涵亦有差异。古籍本草所指中药“毒性”既包含中药的毒性作用，也包括因使用中药不当对机体组织器官的损伤导致的不良反应，如副作用、变态反应等。中药不良反应主要有以下类型。

一、副作用

副作用是指治疗量中药产生的与治疗目的无关的作用，副作用多与治疗作用同时发生，可给患者带来不适与痛苦，但一般危害不大，大多可自行恢复。其原因是药物作用比较广泛，选择性低。例如，麻黄止咳平喘治疗哮喘，但患者用药过程中会出现失眠，这是因其能兴奋中枢神经系统引起；大黄泻热通便治疗热结便秘，而活血祛瘀所导致的妇女月经过多就成为大黄的副作用等。

二、毒性反应

毒性反应是剂量过大或用药时间过长所引起的机体生理、生化功能和结构的病理变化，一般后果比较严重，有时难以恢复。毒性反应一般比较严重，应该尽量避免。

1．急性毒性反应　　急性毒性，多损害循环、呼吸和神经系统，因各种原因引起中药急性中毒的发生率日益增多，致死病例也不鲜见。例如，正常机体用少量洋金花即可发生口干舌燥等反应，而过量应用时会出现抽搐、躁狂、谵语、幻觉、幻视、幻听等毒副作用，甚至死亡；苦楝子内服致恶心、呕吐、腹泻等急性毒性反应；苦杏仁服用后致恶心、呕吐、腹泻、头昏、心悸、呼吸困难等急性中毒。

2．慢性毒性反应　　中药长期服用或重复多次用药所出现的不良反应，称为慢性毒性或长期毒性。现代医学临床发现有些中药或中成药反复应用或长期服用对机体可产生慢性毒性，其表现涉及面广。例如，牛黄抱龙丸反复应用可致腹泻；大活络丸连服数日致上消化道出血；黄花夹竹桃等含有强心苷类中药长期应用可导致洋地黄样心脏中毒；云南白药连续服用可致血小板减少、皮肤瘀斑、牙龈出血或鼻衄等。

3．致畸、致癌、致突变　　致畸胎、致癌、致突变三致反应属于中药慢性毒性中的特殊毒性反应。某些中药长期应用可产生致畸、致癌、致突变的作用。例如，雷公藤甲素能诱发 NIH 小鼠骨髓细胞染色体畸变。天花粉蛋白对胎鼠早期器官形成有致畸作用，头、躯干和四肢可发生畸形，体节数目及轴长减少。

三、变态反应

变态反应是少数人对某些中药产生的病理性免疫反应，以过敏反应最常见，是指机体受到中药或中药成分的抗原或半抗原刺激后，体内产生了抗体，当该药再次进入机体时，发生抗原抗体结合反应，造成损伤。中药成分复杂、品种繁多，其中不少具有抗原性，如动物药中的蛋白质、植物药中的多糖及小分子物质、黄柏等中药中的小檗碱，金银花中的绿原酸，茶叶中的茶碱，颠

—•笔记栏•—

茄中的莨菪碱等,均可诱发不同类型的过敏反应。例如,当归、丹参、穿心莲等引起荨麻疹;虎杖、两面针等引起猩红热样药疹;蟾蜍、蓖麻子、苍耳子等引起剥脱性皮炎;槐花、南沙参等引起丘状皮疹;天花粉、紫珠等引起湿疹皮炎样药疹;牡蛎、瓦楞子等可引起过敏性腹泻。

四、后遗效应

后遗效应是指停药后血药浓度已降至最低有效浓度以下时残存的药物效应。例如,服用洋金花可致次日口干、视物模糊;长期大量服用甘草,停药后可发生低血钾、高血压、水肿、乏力等。

五、依赖性

依赖性是指反复或长期应用某些中药,患者产生心理或生理依赖,一旦停药,就出现戒断症状(兴奋、失眠、出汗、呕吐、震颤,甚至虚脱、意识丧失等),若给予适量该药物,症状立即消失,这种现象称为依赖性。例如,长期服用牛黄解毒片、应用风油精等出现精神依赖;罂粟壳、麻黄等出现生理依赖。

第四节　中药成分的毒性

中药化学成分是中药药效和毒性的物质基础,特别是有毒中药的药效成分和毒性成分存在复杂的辩证关系,在不同的病理(病证)状态下,毒性物质与药效物质基础的角色可以发生转换。有毒中药品种多,成分复杂,毒性物质基础多样,根据其来源和化学结构的不同,主要有生物碱类、有机酸类、苷类、毒蛋白类、重金属类等。

一、中药生物碱类成分的毒性

生物碱类可分为乌头碱类、莨菪碱类、番木鳖碱类、秋水仙碱类、雷公碱类等。生物碱具有强烈的药理与毒理作用,其中毒潜伏期较短。毒性成分大多侵害中枢神经系统及自主神经系统,中毒的临场表现多与中枢神经系统及自主神经系统的功能紊乱有关,也有一些生物碱具有典型的肝脏毒性。

1. 乌头碱类　主要有川乌、草乌、附子、雪上一枝蒿等,其毒性主要表现为作用于中枢神经系统及周围神经系统的症状,中毒机制是过量的乌头碱先兴奋后麻痹各种神经末梢,刺激迷走神经中枢,甚至麻痹运动中枢、呼吸中枢,产生心源性休克、呼吸衰竭而致死。

2. 莨菪碱类　白花曼陀罗、莨菪、小天仙子等含莨菪碱、东莨菪碱和阿托品生物碱,此类生物碱皆为胆碱能 M 受体拮抗剂,其中毒机制主要为抗胆碱能 M 受体反应,对周围神经的作用表现为抑制交感神经机能,对中枢神经系统则表现为兴奋作用,严重者转入中枢抑制致嗜睡、昏迷。

3. 番木鳖碱类　马钱子、海南马钱等种子均含士的宁、马钱子碱,中毒量的士的宁可通过兴奋中枢呈特有的强直性痉挛。严重者可因呼吸肌强直性收缩而引起窒息。士的宁还能加强阻止胆碱酯酶破坏 ACh 的作用,使肠蠕动加强,导致腹痛、腹泻。

4. 秋水仙碱类　光慈菇和山慈菇等均含秋水仙碱,秋水仙碱在体内有积蓄作用,当其在体内被氧化成二秋水仙碱时则有剧毒,对呼吸中枢、胃肠道及肾产生刺激性毒性反应,中毒后可产生水电解质紊乱、酸中毒、肾缺血等,肾缺血可导致肾小管坏死而发生急性肾功能衰竭。

5. 雷公藤碱类　雷公藤、昆明山海棠等含雷公藤碱,对中枢神经系统的损害可引起视丘、中脑、延脑、脊髓的病理改变,肝脏、肾脏、心脏可发生出血坏死,中毒剂量可引起肾小管细胞变性坏死,肾曲管上皮轻度脂肪变性,而稍小剂量的致死多以肾功能衰竭为主。

二、中药苷类成分的毒性

含苷类成分的中药主要有:强心苷类、氰苷类、皂苷类、黄酮苷类。

—•笔记栏•—

1. 强心苷类 夹竹桃、罗布麻、万年青、杠柳、八角枫等均含强心苷,强心苷是一类对心肌有显著兴奋作用的苷类,强心苷类的中毒,毒性及中毒症状与洋地黄中毒相似。中毒主要表现在胃肠道方面,严重时可出现传导阻滞、心动过缓、异位节律等,最后因心室纤颤,循环衰竭而致死。夹竹桃全株及树液均有毒,中毒后主要症状为食后2~5 h发生恶心、呕吐、剧烈的腹痛、腹泻、便血、头昏头疼、四肢麻木、肢冷汗出、神昏谵语、瞳孔散大、体温及血压下降、心室纤颤、昏迷、休克等。

2. 皂苷类 木通、商陆、土牛膝、黄药子等含有皂苷类成分,其毒性主要是对局部有强烈刺激作用,并能抑制呼吸、损害心脏,尚有溶血作用。木通皂苷水解后的常春藤皂苷元能损害肾小管,导致其上皮细胞坏死,严重者可导致肾功能衰竭。三萜皂苷是商陆主要活性成分,其中商陆皂苷甲为主要三萜皂苷成分。商陆急性中毒的患者有不同程度交感神经兴奋和胃肠道刺激症状,常见烦躁、乏力、头晕、头痛、恶心、呕吐、视物模糊、膝反射亢进、精神恍惚、言语不清,心电图显示窦性心动过速。严重者可血压下降、抽搐、昏迷、瞳孔散大、休克、心跳或呼吸停止而死亡。

3. 氰苷类 杏仁、桃仁、枇杷仁、郁李仁、白果、木薯等均含氰苷(苦杏仁苷)等有毒成分,苦杏仁苷在水中溶解度较大、不稳定,易被同存于种仁中的苦杏仁酶水解,苷元水解后可产生有毒的氢氰酸,能迅速与细胞线粒体中氧化型细胞色素酶的三价铁结合,阻止细胞的氧化反应,引起组织缺氧,并损害中枢神经。中毒后主要表现为中枢神经系统症状,如呼吸困难、发绀、心悸、头痛、头昏、抽搐等,严重者多因窒息及呼吸中枢麻痹死亡。

4. 黄酮苷类 芫花、广豆根等含黄酮苷,其毒性作用多为刺激胃肠道和对肝脏的损害,引起恶心、呕吐、黄疸等症状。

三、中药马兜铃酸类成分的毒性

马兜铃酸除在马兜铃中含有外,还有几十种中药如关木通、细辛、天仙藤、广防己、青木香等均存在。马兜铃酸是一类具有肾毒性和致癌性的物质。对肾损害的主要特点是肾间质纤维化,致肾小管间质性病变,引起急性肾衰竭和慢性肾衰竭,其中以慢性肾衰竭最为多见。

四、中药萜类和内酯类成分的毒性

本类中药主要有川楝子、大戟、马桑叶、艾叶、苦楝子等,其所含有的萜类及内酯类成分能引起肝损伤。例如,如苦楝全株有毒,而以果实毒性剧烈,作用于消化道和肝脏,也可引起心血管障碍,甚至发生休克及周围神经炎等。川楝子的毒性成分川楝素(四环三萜),可引起急性中毒性肝炎,出现转氨酶升高、黄疸、肝大叩痛,病理检查出现肝细胞变形、胞质透明、胞核缩小、染色质融合成片、肝窦极狭窄、肝细胞索离散、胞核消失或变性。

五、中药毒性蛋白类成分的毒性

含毒性蛋白类成分的中药主要有巴豆、相思子、苍耳子、蓖麻子、望江南子等。毒蛋白主要是对胃肠黏膜有强烈的刺激和腐蚀作用,能引起广泛性的内脏出血。苍耳子的毒蛋白能损害心、肝、肾等内脏甚至引起脑水肿,尤以肝损害为甚;蓖麻毒蛋白是一种细胞原浆毒,易使肝肾等实质细胞发生损害,易使肝、肾发生损害,碳水化合物代谢出现紊乱,并有凝集和溶解红细胞及麻痹呼吸中枢、血管运动中枢的作用;巴豆毒蛋白能溶解红细胞使局部细胞坏死,内服使消化道腐蚀出血,并损坏肾脏而尿血;相思子毒蛋白可使红细胞发生凝集和溶血反应,对黏膜有强烈的刺激性,对其他细胞也能产生毒害。

六、动物类中药的毒性

动物类中药中引起中毒的主要有蟾酥、全蝎、斑蝥、红娘子等药物。蟾酥含有蟾酥毒素类成分,如蟾毒、蟾毒配基脂肪酸酯、蟾毒配基硫酸酯等。蟾蜍中毒症状出现时间多在30~60 min之后,首先有上腹部不适,继而恶心、呕吐、口唇青紫、心悸,甚至昏迷以致休克,多数患者有心动过缓伴心律不齐及不同程度的房室或窦房传导阻滞。斑蝥主要含有斑蝥素等成分，斑蝥的中毒表现为消化系统、泌尿系统和中枢神经系统的症状，如口腔灼烧感、口渴、吞咽困难、舌肿胀起泡、气喘、多涎、恶心、呕吐、呕血、胃出血、肠绞痛、尿频、尿急、蛋白尿、血尿、排尿困难，以及头痛、头晕、高热、休克等。

七、矿物类中药的毒性

矿物类中药的中毒主要来自含有砷、汞、铅类的中药，如砒石、砒霜、雄黄、朱砂、硫黄、红丹（铅丹）、轻粉、红粉等。

1. 含砷类成分的中药　　含砷成分的中药主要包括砒石（砒霜，红砒）、雄黄和雌黄、毒砂。砷类成分可由呼吸、消化道进入体内，急性中毒者有口腔、胃肠道黏膜水肿、出血、坏死等。砷剂还能使肝脏变形坏死，心、肝、肾、肠充血及上皮细胞坏死，并有三致（致癌、致畸、致突变）作用，对皮肤、黏膜等有强刺激作用。砷类成分对蛋白质的巯基有非常强的亲和力，可抑制在代谢过程中起重要作用的多数巯基的酶，使其失去活性，阻碍细胞氧化和呼吸，损害神经细胞，使神经系统发生各种病变。还能直接损害小动脉和毛细血管壁。砷化物主要经肾脏排泄，无机砷在排出前于体内呈甲基化，可加重肾损害。

2. 含铅类成分的中药　　含铅类成分的中药主要有铅丹、铅粉、铅霜、黄丹、密陀僧、黑锡丹、二味黑锡丹等。铅作用于全身多系统和器官（血液、神经、消化、心血管系统及肾脏），主要损害神经、血液、消化和心血管系统。铅进入细胞后可与酶的巯基结合，抑制酶的功能，同时对中枢神经系统损害特别明显，可干扰合成血红蛋白的酶，引起卟啉代谢异常，阻碍血红蛋白合成，且可直接破坏红细胞和抑制骨髓造血功能，导致贫血、溶血，可引起胃肠炎性改变，并通过神经反射引起平滑肌和血管痉挛而致肠绞痛。含铅类成分的中药引起的中毒有急性铅中毒和慢性铅中毒两种，前者多见于短时间过量服药，以消化道症状为主；后者为长期持续服药所致，其代谢产物主要沉积于骨组织内，由肾与肠道排出。对肾血管有损害作用，因而引起少尿或无尿、血尿、管型尿、肝肾功能损害。

3. 含汞类成分的中药　　含汞类成分的中药主要有朱砂、轻粉、升汞等。汞类成分中毒机制是进入人体的汞离子与酶蛋白的巯基结合，使酶失去活性，阻碍了细胞的呼吸和正常代谢，高浓度时可透过血脑屏障，直接损害中枢神经，出现汞毒性震颤，可能与小脑或纹状体发生病变有关。内服汞盐所引起的急性汞中毒主要表现为消化道黏膜的刺激、腐蚀或坏死，并引起肾损害。这与汞的排出途径主要是肾（约 70%）、消化道（约 20%）、唾液腺和乳腺（少量）有关。汞所引起的病理变化主要为肾退行性病变、肝细胞浊肿和肝小叶坏死及心肌变性等。

第五节　中药毒理学的研究

中药毒理学研究是中药新药研发重要的组成内容，通过临床前毒理学试验，对中药的毒性反应进行定性或定量研究，判断受试中药在通过动物实验时所出现毒性反应的症状、程度，了解其毒性剂量、确定安全剂量范围、寻找毒性靶器官、了解毒性反应的可逆程度，预测上市中药新药对人体健康的危害程度，预测向人体过渡时药物剂量的制定及为中药中毒后的解毒提供科学依据，保证临床用药安全。

中药毒理学研究的内容主要包括急性毒性、长期毒性、一般药理学、局部毒性、三致（致畸、致癌、致突变）毒性等试验。

一、中药毒理学的研究内容及要求

（一）急性毒理试验

急性毒性是指动物 1 次或 24 h 内多次接受一定剂量的受试中药，在一定时间内出现的毒性

—•笔记栏•—

反应。其目的和意义在于初步了解受试药物毒性反应的表现特征及强度、可能的毒性靶器官、损害的可逆程度及安全剂量,为临床毒性反应的监测提供参考依据,为其他毒性试验如长期毒性和特殊毒性试验的剂量设计提供参考。中药的作用相对温和,中药复方制剂、经典方或临床经验来源制剂毒性相对较轻,且有一定的临床应用基础,但随着大量的新技术、新方法的应用,与传统中药相比,现代中药所具有的物质基础、给药方式与途径可能有明显改变,特别是所含成分变化较大,药理作用变化明显,毒性反应也可能随之增大。因此,进行中药急性毒性试验十分必要。根据中药毒性的大小及受试中药剂量的限制,中药急性毒性实验方法常用的主要包括半数致死量(median lethal dose, LD_{50})法、最大耐受剂量(maximum tolerated dose, MTD)法和最大给药量法等。

1. 半数致死量法　LD_{50} 是反映有毒中药引起半数动物死亡的中药剂量,LD_{50} 法适合于毒性大的中药,是标志动物急性毒性反应程度的重要指标。LD_{50} 法常选用健康成年啮齿类哺乳动物大鼠、小鼠作为研究对象。给药途径强调与临床拟给药途径相同,若临床给药途径无法在动物身上进行时,应特殊说明,并选用与临床途径尽量接近的其他给药途径。动物试验一般采用灌服和注射两种给药途径。

2. 最大耐受剂量法　MTD 是指动物能够耐受的而不引起动物死亡的最高剂量。MTD 是不引起受试动物死亡的最高剂量,超过该剂量,会出现受试动物的死亡情况。MTD 法适合于无法测出 LD_{50} 值的中药的安全性评估,通常采用 1 次或 1 日内多次给予动物受试物,观察动物是否出现中毒症状及其他病理变化,但应注意,应用该法若动物未出现毒性,则仅说明在该条件下未能测出 LD_{50},不代表受试物无任何毒性

3. 最大给药量法　最大给药量指单次或 24 h 内多次(2~3 次)给药所采用的最大给药剂量。最大给药量法是指在合理的给药浓度及合理的给药容量的条件下,以允许的最大剂量给予实验动物,观察动物出现的反应。适用于受试中药的毒性很低,因中药药物浓度或给药体积的限制而无法测出 LD_{50} 或 MTD 的中药急性毒性研究方法。

(二)长期毒性试验

中药的长期毒性试验又称重复给药毒性试验,是指反复多次、连续给予实验动物受试中药(一般大于 14 天)后,观察动物是否发生毒性反应、毒性反应的性质与程度及毒性反应的可逆性,是中药新药非临床安全性评价研究的核心内容,是中药从药学研究进入临床试验的重要环节。长期毒性试验研究的最终目的是为临床试验和临床用药安全服务。

1. 实验动物　长期毒性试验一般需采用两种动物进行,即啮齿类(常用大鼠)和非啮齿类(常用比格犬或猴),一般大鼠和犬在口服给药和注射给药长期毒性试验中常用,相对于大鼠,犬更昂贵,但其生理结构与人类更接近,其长期毒性试验结果更具参考价值;但相对于犬,猴与人类的血缘关系最近,其长期毒性试验结果最具有说服力。家兔和豚鼠常用于皮肤外用药长期毒性试验的研究,两种动物的皮肤对受试药物的敏感性均强,但豚鼠较家兔经济。

2. 受试药物　所用的中药材要经过生药学鉴定,确定中药品种、产地及药用部位。加工炮制品种,炮制方法应明确。受试中药的提取工艺应基本稳定。一般选用制备工艺稳定、符合临床试用质量标准规定的中试样品,并注明受试物的名称、来源、批号、含量(或规格)、保存条件及配制方法等。

3. 受试药物的分组与给药　长期毒性试验一般至少应设 3 个剂量组和对照组(赋形剂或空白对照组)。受试物高剂量组原则上应使动物产生明显的毒性反应,甚至可引起少量动物死亡(对于毒性较小的中药,可尽量采用最大给药量),中剂量使动物出现轻微的或中等程度的毒性反应且其剂量在高、低剂量之间并与二者成倍数关系,低剂量应高于药效学试验的最佳有效剂量且动物不出现毒性反应的原则。受试药的给药途径一般要求与临床拟用药途径一致,当临床给药途径在动物身上难以达到或根本无法达到时,可允许用别的给药途径,但应与临床的给药途径尽量接近并充分保证受试物给药剂量的准确性和药物的稳定性。

—•笔记栏•—

4. 观察及检测的指标 长期毒性试验的主要观察及检测的指标包括一般状况观察、血液学指标、血液生化学指标、尿液分析指标、脏器系数测定、组织或器官病理学检查和体温、眼科检查、心电图检查、系统尸解,具体项目见表5-2。

表5-2 长期毒性试验的主要观察及检测指标

项目类别	观察及检测指标
一般状况观察	外观体征、行为活动、腺体分泌、呼吸、摄食量、体重、粪便形状、给药局部反应、死亡
血液学指标	红细胞计数(RB)、血红蛋白(Hb)、红细胞容积(CV)、平均红细胞容积(MCV)、平均红细胞血红蛋白(MCH)、平均红细胞血红蛋白浓度(MCHC)、网织红细胞计数(REC)、白细胞计数(WBC)、血小板计数(PC)、白细胞计数分类(DC)、凝血酶原时间(PT)
血液生化学指标	天冬氨酸氨基转移酶(AST)、丙氨酸氨基转移酶(ALT)、γ-谷氨酰转移酶(γ-GT)、碱性磷酸酶(ALP)、尿素氮(BUN)、肌酐(CREA)、总蛋白(TP)、白蛋白(Alb)、血糖(Glu)、总胆红素(TB)、总胆固醇(TC)、甘油三酯(TG)、肌酸磷酸肌酶(CK)、钠离子(Na^+)浓度、钾离子(K^+)浓度、氯离子(Cl^-)浓度
尿液分析指标	尿液外观、比重(SG)、pH、糖(Glu)、蛋白质(PRO)、胆红素(BIL)、胆原(URO)、酮体(KET)、白细胞(WBC)、隐血(BLD)
脏器系数测定	脑、心脏、肝脏、脾脏、肺脏、肾脏、肾上腺、胸腺、睾丸、附睾、子宫、卵巢
(非)啮齿类动物组织或器官病理学检查	脑(大脑、小脑、脑干)、脊髓(颈、胸、腰段)、垂体、胸腺、食管、唾液腺、胃、小肠和大肠、肝脏、胆囊(非)、肾脏、肾上腺、脾脏、胰腺、气管、肺脏、主动脉、心脏、雄性动物附睾、雄性动物睾丸、雌性动物卵巢、雌性动物子宫、雄性动物前列腺、雌性动物乳腺、坐骨神经、膀胱、眼(眼科检查发现异常时)(非)、视神经、给药局部、骨髓、淋巴结(包括给药局部淋巴结、肠系膜淋巴结)
其他	体温、眼科检查、心电图检查、系统尸解

中药、天然药物复方制剂,成分复杂,靶点多,效应广泛,理论上应尽可能多地进行组织病理学的检查,以寻找可能的毒性作用靶器官、靶组织。但是,由于中药复方制剂有中医药理论的指导,对其毒性反应有一定的临床认识,天然药物复方制剂的组分也可能有一定的临床认识,如有合理的理由说明所申报的中药、天然药物复方制剂有一定的安全性,所检查的脏器和组织可减少为:心、肝、脾、肺、肾、脑、胃、小肠、大肠、垂体、脊髓、骨髓、淋巴结、膀胱、睾丸、附睾、子宫、卵巢、胸腺、肾上腺及给药局部组织等。

对于中药制剂的长期毒性试验,根据所含中药的性、味、功效、主治等不同情况,可能需增加相应的组织病理学检查。例如,方药中组成大多是大苦大寒者,根据中药“苦寒败胃”的理论,应特别注意对胃肠进行组织病理学检查;活血化瘀药根据近代研究大多具有抑制血小板聚集作用,长期毒性试验应注意检查凝血时间有无变化;祛风湿药,现代研究发现大多有免疫抑制作用,应注意胸腺、脾脏的组织病理学检查,必要时还应适当增加一些免疫学指标;含雷公藤、昆明山海棠等中药要注意性腺和肝、肾毒性检查。

5. 观察指标的时间 应根据试验期限的长短和受试物的特点确定实验期间观察指标的时间和次数,原则上应尽早、及时发现出现的毒性反应。试验前,啮齿类动物至少应进行适应性观察5天,非啮齿类至少应驯养观察1~2周,应对实验动物进行外观体征、行为活动、摄食量和体重检查,非啮齿类动物还至少应进行2次体温、心电图、有关血液学和血液生化学指标的检测。

6. 结果与分析 试验报告应全面客观反映整个试验过程收集的原始资料和信息,应详细描述毒性的主要表现、大体解剖检查和/或病理组织学检查结果等,并说明数据处理的统计学方法,如用计算机处理数据,应说明所用软件。结果应以清楚、准确的方式来表示。

(三)其他毒理试验

根据实验的目的,尚有中药的一般药理学试验,中药的局部毒性试验等。

1. 中药的一般药理学试验 中药的一般药理学研究是指受试药物(中药、复方、中药或

—•笔记栏•—

复方的提取物、中成药）主要药效作用之外的其他的药理作用研究。我国《新药药理、毒理研究的技术要求》中对中药新药进行一般药理研究的内容做出明确的规定：观察新药对神经系统、心血管系统和呼吸系统的作用。

2. 中药局部毒性试验　是指观察受试药物（包括中药、复方、中药或复方的提取物、中成药）是否对机体局部产生刺激性、溶血性、过敏性、光敏性等毒性。中药局部毒性试验主要包括刺激性试验、皮肤过敏性试验、溶血性试验、过敏性试验、光敏性试验等方面。

二、中药毒理学的研究思路与方法

中药毒理学是评价中药安全性的主要手段，由于中药多成分等特点，中药毒理学研究有着其独特之处。借鉴毒理学等现代科学理论和方法，无疑是研究中药安全性的主要有效手段，由此发展出的中药毒理学研究进展较快，研究报道逐年增多。除了技术手段外，一些毒理学的新理论，对评价中药的毒性也很有启迪。

1. 代谢组学在中药毒理学研究中的应用　代谢组学（metabolomics）所具有的整体性、动态性、非靶向等特点都决定它适于研究中药及其复方，适于研究中药毒性反应的动态过程。近几年代谢组学在中药毒理学研究中得到了广泛的应用，具有反映整体观念的代谢组学技术可以弥补中药毒理学研究方法的不足。

采用代谢组学研究中药安全性就是将受试物作用于动物（细胞、组织或器官）后，收集所需的代谢物，采用各种分析平台（包括 NMR、GC－MS、LC－MS 等）得到内源性代谢物指纹图谱，再用生物信息学的手段分析处理所获得数据，从谱图差异中得到某些中药对特定靶部位的损伤信息，研究中药产生毒副作用的机制，进而对毒性未知的候选新药的毒性靶部位和毒性机制进行预测。通过代谢组学，开展了中药毒性作用机制（如蟾酥、商陆的肾毒性及山豆根肝毒性）研究、确定毒性作用的靶器官（如关木通的肾脏的毒性、蛇床子的肝脏和肾脏毒性）、确定毒性作用的生物标志物（如藜芦、黑顺片、黄药子、苍耳子）、含重金属矿物类中药（如朱砂、雄黄）的毒理学研究、中药配伍（如广防己配伍黄芪、朱砂安神丸）的毒理学研究、中药毒性成分（如吡咯里西啶类生物碱、马兜铃酸、雷公藤甲素、次乌头碱）的研究等。

2. 网络毒理学在中药毒理学研究中的应用　网络毒理学（network toxicology）是由网络药理学发展而来的用于生物医药研究的重要方法。通过构建特定的网络模型，描绘研究对象的毒理学性质，应用网络剖析和预测药物的毒性，从而了解药物对机体的毒副作用并预测药物的毒性成分。网络毒理学通过分析“毒性-基因-靶向-药物”间的相互作用，推测和判断复杂中药成分的毒副作用，发现药物的毒性，为药物安全性评价提供理论依据和技术支持。可用于预测与分析单味中药或方剂中的毒性成分；阐述毒性中药或有毒方剂的致毒机制；诠释中药配伍禁忌理论的科学内涵；解释中药与西药之间的相互作用等。网络毒理学的研究流程包括：① 从文献与实验数据库中提取基因、蛋白质、毒性、副作用等多种因素；② 以基因、蛋白质、毒性等为网络中的节点，通过计算节点之间的相互关系，构建网络模型；③ 在此基础上推测基因、蛋白质、毒性、副作用间的相互关系，从而研究药物的毒理学性质及药物有关毒性机制。网络毒理学的发展与网络药理学、基因组学、蛋白质组学等系统生物学技术息息相关。网络毒理学在中药（如黄药子、千里光、何首乌等）肝毒性、中药肾毒性成分、中药（如生草乌、雷公藤、夹竹桃、全蝎等）心脏毒性成分与急性毒性成分预测中的具体应用，对揭示中药毒效物质基础与毒理机制起到了积极的作用。由于中药化学成分和分子机制的复杂性，网络毒理学方法的适用度也存在一定的限制，如何将网络毒理学预测模型与中药成分的化学结构特点相结合，建立起适合的中药毒性预测系统是进一步研究的重点。

3. 病证毒理学在中药毒理学研究中的应用　病证毒理学（disease-syndrome-based toxicology）是指以临床真实世界和“拟临床”的病证模型为评价载体，采用系统毒理学、预测毒理学等评价方法，对比研究药物在不同机体状态（正常、疾病、特异质）模型上的毒性敏感性与耐受

—•笔记栏•—

性差异规律，从而科学评价和预测中药安全性的研究模式和方法。该研究模式包括两个部分：一是基于病证或疾病模型动物，与正常动物平行对比阐明药物的“证（病）-量-毒-效”关系，发现其适宜的病证和可能的“治疗窗”范围，为临床精准辨证（病）用药提供参考，主要适用于有毒或药性峻猛中药；二是基于易感性和特异质模型评价药物的安全性，评价药物应用于不同特异质患者的安全性风险，揭示易感因素、机制和生物标志物，为临床筛查易感人群和精准用药提供参考，主要适用于传统无毒中药。病证毒理学理念为中药安全性评价提供了重要的原创思维，对科学地认知和精准评价中药毒性的相对性、易感性及可控性提供可借鉴的新思维和新思路。例如，基于病理毒理学的大黄的证（病）-量-毒-效关系研究，采用正常和疾病动物（肝炎、肾炎模型），比较和综合阐明大黄证（病）-量-毒-效关系及其影响因素，以期为大黄合理利用提供科学依据，同时为中药证（病）-量-毒-效关系及治疗窗研究提供实例参考。在一定剂量范围内大黄对有故（肝损伤）机体，正确辨病（证）施治，能够达到无殒的目的，科学澄清大黄既有肝肾毒性报道又可用于肝肾疾患治疗的双重性。以中医药辨证用药减毒、有故无殒等传统理论为指导，融合系统毒理学、预测毒理学和精准医学思想和方法，提出中药病证毒理学，构建关联临床病证的中药安全性评价新策略和方法，将对科学认知和精准评价中药毒性的相对性、易感性和可控性提供可资借鉴的新视角和新思路。

4. “系统中药”理论在中药毒理学研究中的应用　国内有学者应用复杂系统科学研究的思路，结合中药学的特点，提出“多维评价”是“系统中药”研究的优选方法，认为中药毒理学研究应在“系统中药”思想的指导下，遵循“多维评价”的思维原理。该理论体系包括“毒性物质基础-毒作用机制-控毒方法体系”的有毒中药安全性评价模式、“方病证、药病证、有效部位与病证、有效成分与病证”的中药创新药物发现模式等。上述理论在探讨有毒中药毒作用机制与影响因素、开展减毒增效或控毒增效的理论与方法学研究、指导中药的合理应用等方面都具有重要意义。通过建立病证动物模型，采用现代毒理学研究理论和方法，从整体、器官、细胞和分子水平，探讨中药毒作用靶点、机制、物质基础、生物效应及毒效相关性特征，揭示中药毒性的现代科学内涵；从药材品种、产地加工、依法炮制、合理配伍（药对）、准确辨证、优化剂量和煎煮方法等方面，探讨有毒中药毒作用的影响因素，开展减毒增效或控毒增效的理论与方法学研究。利用现代分析仪器设备、采用体内和体外毒代动力学模型和方法，运用体内药物浓度、生物效应等方法和手段，开展中药多剂量及长期毒性中的相伴毒代动力学、中药的毒物效应动力学和毒物代谢动力学相结合的相关性研究。

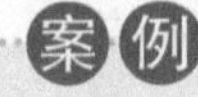

如何正确认识曾经发生在欧洲的“马兜铃酸中毒事件”（比利时等欧洲国家女性服用含有马兜铃酸的减肥草药导致肾损害）和发生在日本的“小柴胡颗粒事件”（日本自厚生省认可小柴胡汤治疗肝病功效以来的两年内，有88名慢性肝炎患者因服用小柴胡汤而致间质性肺炎，更有10例死亡）等不良反应事件？

问题：

1. 结合以上事件，查阅相关文献，谈谈如何认识中药的不良反应？
2. 通过列举事例，说明影响中药不良反应的因素有哪些？

砒霜

第六章　影响中药药理作用的因素

—·笔记栏·—

第六章授课视频及习题

中药在机体内产生的效应是中药与机体相互作用的结果，具有多环节、多靶点的作用特点，其最终作用的发挥受到诸多方面的影响。主要影响因素包括3个方面：中药因素、机体因素、环境因素。

第一节　中药因素

一、中药品种

中药材品种繁多，其中以植物药为主，从最早的本草著作《神农本草经》记载的365种，到《本草纲目》载有的1 892种，最后发展到《中国药典》（2020年版）一部收载中药已达到2 711种。由于地域、语言、风俗、用药习惯等差异，使得中药材品种混乱现象严重，主要表现为同名异物、同物异名、一药多名等。例如，不同品种的大黄泻下作用不同，大黄致泻主要成分是结合型蒽醌，在《中国药典》（2020年版）所载正品掌叶大黄、唐古特大黄中含量高，泻下作用好，而其他非正品大黄如华北大黄、天山大黄中含量低，泻下作用差。可见，中药品种对中药药理作用有着重要影响。

二、中药产地

我国地域广阔，有着丰富的自然环境。不同地域的日照、气候、水质、土壤等自然环境条件，对植物及药用动物的生长有着不同程度的影响，进而影响到其药理作用。古人早已注意到药材与产地的联系。唐代《新修本草》有云："离其本土，则质同而效异"，说明产地与药理作用息息相关。故而逐渐形成"道地药材"的概念，即历史悠久、产地适宜、品种优良、产量宏丰、炮制考究、疗效突出、带有地域特点的药材。例如，浙八味：浙贝母、杭菊花、杭麦冬、白术、白芍、玄参、延胡索、温郁金；四大怀药：怀地黄、怀山药、怀牛膝、怀菊花。同一植物，产地不同，所含成分不完全相同，药理作用就有所差异，如东北各省与朝鲜和日本的人参，其人参皂苷含量不同，皂苷单体的含量及种类也不一样，所表现出的主要药理作用也不一样。

三、中药采收季节和药用部位

中药的药理作用，与采收时间有着密切的关系。《千金翼方》指出："凡药，皆须采之有时日，阴干、暴干，则有气力。若不依时采之，则与凡草不别，徒弃功用，终无益也"，这充分说明了中药适时采收的重要性。不同植物的根、茎、叶、花、果、种子或全草都有一定的生长和成熟期，不同时期其有效成分含量有明显差异。如8月采收的人参，其人参皂苷含量为1月采收的3倍以上；青蒿在盛蕾期全株采收或盛花期去除老茎采收最为适宜，挥发油含量最高；金银花采收从5月上旬持续到9月下旬，其中在花蕾期5月采收，品质最佳。不同入药部位在不同生长期所含有效成分的种类和含量各不相同，主要表现在：① 根及根茎类药材，在深秋或初冬地上部分枯萎后或初春发芽前采收为好，此时植物的养分多贮藏在根或根茎，有效成分含量高，质量好，如何首乌、党参、天麻等。② 全草、叶类药材，一般在植物光合作用旺盛期，花前叶盛或正当花朵盛开时采收最好，如益母草、佩兰等，少数药材宜在秋、冬时节采收，如桑叶等。③ 花类药材，多在含苞待放或初开时采收为好，花瓣不易脱落，香味浓，如槐花、金银花、菊花等则宜在开放时采收，红花则要求由黄变红时采收。④ 果实、种子类药材，果实类药材多在近成熟或自然成熟时采摘，此时浆汁足，易干不烂，如乌梅、吴茱萸、桑葚子等，少数如枳壳、青皮等则在果实未成熟时采收；种子类药材则须在果实充分成熟时采集，如牛蒡子、车前子等。⑤ 茎木类药材，一般在秋、冬两季采收，如大血藤、鸡血藤等，有些木类药材全年均可采收，如苏木、降香等。⑥ 树皮类药材，一般在春末或夏初，树木生长旺盛时采收，这时树皮养分及浆汁充足，质量最佳，树皮易剥落，如杜仲、黄柏、厚朴、桂皮等。⑦ 动物类药材，传统上一般根据生长习性和活动规律来捕捉，如鹿茸在清明后45~60天锯取，成茸比例高，角质化少；桑螵蛸须在三月中旬前采收，并用沸水烫，过时则孵化成虫。

四、贮藏条件

中药材的质量不仅与自身成分性质有关，与外界环境的影响也有极为密切的关系，贮藏条件的好坏很大程度决定了中药质量和临床疗效。中药大都含有淀粉、糖类、蛋白质、脂肪油、纤维素、鞣质等成分，易受温度、湿度、空气、光照、仓虫、微生物等外部条件的影响而发生霉变、变色、走油、虫蛀等变质现象导致药材成分改变，使中药疗效降低。如当归、川芎、薄荷等在贮存过程中应避免日光照射，以防其所含挥发油散失；苦杏仁苷在贮存过程中因温度、湿度等因素影响，易被苦杏仁酶分解，使其有效成分苦杏仁苷的含量下降10%以上。

五、中药炮制

中药炮制是指根据中医药理论，依照辨证施治用药需要和药物自身性质，以及调剂、制剂的不同要求，所采取的一项制药技术。清代《修事指南》的作者张仲岩指出："炮制不明，药性不确，而汤方无准，病症不验也"。这段话反映了炮制与药性、临床疗效的关系。中药炮制可以从以下几个方面影响药理作用。

1. 降低或消除药物的毒性和副作用　例如，浸漂、煎煮乌头，能促使其中含有的剧毒双酯型乌头碱转变为单酯型乌头碱，充分发挥减毒作用；甘遂生品具有皮肤刺激及促进肿瘤发生和峻泻作用，体外能够激活EB病毒早期抗原（EBV－EA）。而甘遂经醋制、甘草制后上述作用显著减弱。

2. 增强药物疗效　例如，炉甘石的有效成分是锌元素，经高温煅烧水飞，炉甘石部分分解为ZnO，颗粒变小，可溶性杂质减少，ZnO含量增加，抑菌活性增强；槐米炭的鞣质含量高于生槐米，能显著增强槐米的止血作用。

3. 改变或缓和药物的性能　例如，天南星药性温和，通过胆汁炮制以后药性转为寒凉，多用于清化热痰；白术经炮制后苍术酮转化为白术内酯Ⅰ、Ⅱ、Ⅲ等内酯类成分，苍术酮的含量降低，燥性缓和，白术内酯类含量增加，健脾作用增强。

4. 改变药物作用的趋向　例如，酒制大黄，能促使蒽醌苷转变为蒽醌苷元，不但缓和泻下能力，且能引药上行，在咽肿、目赤、齿龈肿痛等症状治疗中效果显著，由峻烈泻下药转变为治疗上焦疾病。

5. 利于贮藏保管　许多中药有效成分为苷类，同时药材中含有分解苷的酶，若不经炮制处理，苷类将会被分解从而失效，如通过炒制，可以使芥子中的芥子苷避免被水解，保持药效稳定；桑螵蛸通过蒸制，可以杀死虫卵，更有利于贮藏保管。

六、中药剂型和剂量

1. 剂型　《神农本草经·序录》有云："药性有宜丸者，宜散者，宜水煮者，宜酒渍者，宜膏煎者，亦有一物兼宜者，亦有不可入汤酒者，并随药性，不得违越。"这一论述精辟地概括了中药剂型选择必须遵循中药药性的根本原则。不同的剂型有其适应证，临床要结合患者的病情缓急、药物的毒性和挥发性等特性，来选用合适剂型从而最大限度地发挥疗效。例如，巴豆、朱砂、麝香只能入丸散，而不能入煎剂；临床应用雷丸作驱虫剂时必须研末冲服。此外，中药剂型在物

—•笔记栏•—

质基础方面有时与化学药物完全不同,甚至具有本质差异。中药方剂的疗效保障源自群药相并,调和所宜,同一方剂的不同剂型之间,不仅作用强度,而且作用性质也可能完全不同。例如,青皮制作而成的口服型药剂,可以提供胃肠机体营养及补充胃实,增强患者胃肠道吸收能力及消化功能;而青皮制作的一系列注射型药剂则完全没有保护胃肠道吸收及消化功能的作用,其往往是用来提高患者的血压,并不会给机体的消化系统带来任何的影响。

2. 剂量　"中药不传之秘在于量",说明剂量是中药发挥疗效的关键因素。一般说来,中药剂量的大小,决定疗效的大小及显效与否,量小则效力小,量大则效力大。例如,活血化瘀类药,量小则行气活血,量大则活血化瘀,甚或破血逐瘀。然而,还有许多中药因剂量不同而表现出不同甚至相反的作用,这是中药量效关系中最大特点。例如,人参皂苷小剂量对中枢有兴奋作用,大剂量则抑制中枢。

七、中药配伍和禁忌

中药的配伍应用是中医用药的主要形式,合理配伍也是保障用药安全高效的重要环节。中药配伍是指根据病情、治法及药物性质,按照一定的组合原则,有目的、有选择地将两味及以上的药物配合应用,以增加药物作用,提高临床疗效,调节药物偏性,减少毒副反应。中药配伍的基本内容是:

1. 相须　相须指两种性能相近的药配合应用,能增强其原有疗效。例如,附子和干姜,同属大辛大热之品,是温中回阳最常用的相须药对,干姜长于温中散寒,主要作用于脾胃,效力强劲而持久,附子则长于回阳救逆,可作用于全身,尤其是心肾,效力显著而迅速,但不持久。附子配伍干姜,可增强回阳之力,使效力持久;干姜配伍附子,可助长散寒之功,显效更速。

2. 相使　两种性能有某些共性的药同用,其中以一药为主,以另一药为辅,辅药能增强主药的功效。例如,茯苓可加强黄芪补气利水的作用;丹参,苦、微寒,以活血祛瘀见长;葛根味辛,具有发散、行气活血的功效,协同丹参以利血液运行。

3. 相畏和相杀　相畏和相杀是同一种配伍关系的两种提法。相畏就是指两药同用,一药的毒副作用能被另一药降低或消除;两药同用,一药能降低或消除另一药的毒副作用称为相杀。例如,半夏配生姜,生姜可降低半夏对腹腔刺激性;显著抑制生半夏所致动物毛细血管通透性增加及炎症组织 PGE_2 的含量,降低足肿胀程度;增加动物胃液中 PGE_2 含量,保护胃黏膜,在体内表现出拮抗半夏毒性的作用。

4. 相恶　相恶指两药同用,一药的作用能被另一药抑制或减弱。例如,人参恶莱菔子,人参加入莱菔子共煎后,溶液中人参皂苷总量明显降低,三醇型人参皂苷 Re、Rg_1 和 Rf 的含量随莱菔子加入量的增加而降低,人参皂苷的溶出受到抑制;又如,李时珍在《本草纲目》中认为"玄参恶黄芪",现代研究表明,玄参与黄芪合用后,前者的抗炎、镇痛、增加白细胞数和胸腺指数等作用的确有不同程度的降低。

5. 相反　相反指两药同用,能产生或增强毒副作用。例如,大戟与甘草配伍对异甘草素、甘草酸单铵盐和甘草次酸的含量影响极显著,甘草酸单铵盐的含量提高,异甘草素和甘草次酸的含量降低;又如,乌头、半夏配伍合煎后,体内代谢肝药酶 CYP1A2、CYP3A1 酶的活性均被抑制,毒性化学成分乌头碱、次乌头碱含量明显增加,毒性也显著增强。

第二节　机体因素

机体的生理、心理和病理情况的差异,也是影响中药药理作用的重要因素。

一、生理因素

1. 年龄因素　儿童与老年人对中药的反应与一般成年人有区别,儿童处在生长发育时

—•笔记栏•—

期，许多脏器发育尚不完善，肝、肾的解毒和排泄功能及血脑屏障的作用均不健全，对许多中药的代谢、排泄和耐受性差，使用不当轻则影响疗效、延误病情，重则引起药物中毒、造成严重后果。而老年人的肝肾器官系统及代偿适应能力逐渐减退，都会影响药物有效成分的吸收、代谢和排泄，对药物的耐受性差，用量应相对减少。中医学认为老年人体质多虚弱，祛邪攻泻之品，不宜多用，而幼儿稚阳之体，不可峻补，如人参、鹿茸等滋补药不宜多用。

2. 性别因素　男性和女性除生殖系统的差异外，还存在诸多差异，从而影响中药体内过程、安全性和有效性。女性在月经、怀孕、分娩、哺乳等时期，对药物的敏感性不同。例如，月经期不宜使用活血化瘀中药及峻下逐水药等，避免导致月经过多或崩漏不止，莪术、姜黄等能影响孕激素水平；红花、牛膝、麝香等能兴奋子宫，甚至引起子宫痉挛等，故上述药物女性应慎用或禁用。

3. 遗传因素　某些人由于对药物的作用非常敏感而产生特异质反应，而另一些人由于遗传特征的不同而对药物具有很强的耐药性。在环境因素一致条件下，不同个体对药物反应的差异主要取决于遗传因素。例如，中药黄酮及黄酮衍生物对代谢酶 CYP3A4 因种属或个体因素差异而表现诱导或抑制作用。

4. 肠道微生态环境　肠道内不同的细菌自身代谢酶系丰富，可产生不同的酶，催化不同类型的药物代谢反应。肠道菌群对中药成分的结构修饰反应类型多样，以水解、氧化和还原反应为主，同时存在异构化、氧氮转化、聚合及脱酰基化等特征性反应。经过肠道菌群的生物转化后，中药化学成分结构发生改变，药理活性及毒性也随之变化，如番泻叶有泻下作用，但其主要成分番泻苷并无泻下活性，只有被肠道菌群转化为其代谢产物大黄酸后才表现出泻下的药理活性。

二、心理因素

情志、精神状态等对药物作用的发挥也具有影响作用。中医提出“七情五志”学说，认为喜、怒、忧、思、悲、恐、惊等精神活动和脏腑功能、气血津液盈亏息息相关。心理上的失衡，可导致大脑皮层功能调节失常，影响药效的发挥；情绪的好坏直接影响到胃肠道的蠕动、排空和吸收功能。抑郁者的胃排空时间延迟，焦虑、兴奋时胃肠道蠕动加快，排空时间缩短，而胃排空时间的长短也直接影响着中药的吸收和血浆浓度。因此，乐观的患者可以增加对疾病的抗病能力，有利于疾病的治愈和恢复；相反，忧郁、悲观、消极的患者不配合治疗，中药疗效不佳。所以在中药新药临床评价时，为了排除心理作用，往往使用安慰剂对照和双盲法试验。

三、病理因素

中医认为“正气存内，邪不可干”，说明人体发病与机体状态有着密切关系，机体所处病理情况不同，可对中药药理作用和药效的发挥有着重要影响。例如，肝肾患病，人体代谢及排泄功能减退，服药后，药物容易积蓄甚至中毒，影响药物在体内的代谢过程，往往使得药物的作用时间延长；黄芩、穿心莲等药，对正常体温并无作用，只有发热患者使用后，才有解热作用；五苓散对健康人无利尿作用，但对临床上水肿、小便不利患者有利尿作用。

第三节　环境因素

环境即地理条件、气候寒暖、饮食起居、室内环境、居住位置等，都对人的健康有较大影响，对中药的作用也会产生影响。

一、地理环境

我国地域辽阔，不同地域有明显的气候差异，居民受到的风、热、湿、燥、寒影响的程度必然

—·笔记栏·—

不同,长此以往,形成了居民体质的地域特性。因此,中医治病用药在剂量和性味选择方面有所不同。西北、东北地区的中医用药剂量偏大,性味偏于温热;东南地区的中医用药剂量偏小,性味偏于清凉,因地制宜。

二、饮食起居

药食同源,食物本身也有一定药性及功能,同时也会影响着药物作用的发挥。为了保障中药的疗效使其更好地发挥治疗作用,服用中药时,需注意饮食搭配。例如,生姜、大蒜性热,苦瓜、黄瓜性寒。热证患者在用药寒治疗时宜适当吃些寒性食物,反之亦然。

三、气候寒暖

中医认为,人与自然有着统一的本源和属性,四时气候可以对人的生命活动有着深刻的影响,进而影响药物在体内的发挥。例如,在冬天,人体的皮肤受到寒冷刺激,血管会收缩,使内脏的血容量增多,人们的血压普遍都有不同程度的升高,高血压患者则上升更明显;而在夏天,血压则会降低,若夏天服用剂量沿用冬天时,可能因药物量过大,易产生副作用;夏季腠理疏松,容易出汗,麻黄发汗作用强,用量易少,冬季腠理致密,不易汗出,可加大麻黄用量以增强其发汗作用。

四、时辰节律

中医学有“子午流注”理论,环境有时辰节律,机体的生理活动也随昼夜交替、四时变更而呈现周期性变化。药物的效应和毒副反应也常随之变化而有所差异。如^{3}H-天麻素于不同时辰给大鼠用药,发现体内过程呈现昼夜变化。戌时(20:00)给药,吸收快,见效快,作用明显;辰时(8:00)给药,血药达峰最迟,药效差;丑时(2:00)给药,*AUC* 最小,反映生物利用度低;择时应用大承气汤对小鼠用药,结果表明正常小鼠排便存在明显的昼夜节律,且在酉(18:00)、子(24:00)、卯(6:00)、午(12:00)4个时辰分别用大承气汤给小鼠灌胃,引起小鼠泻下的作用以卯时最强,与其他各时给药组有显著差异。

表观遗传药理学在中药药理学研究中的应用

第七章　中药药理学在中药新药研发中的应用

—•笔记栏•—

第七章授课视频及习题

第一节　中药新药发现的思路

中药药理学研究对于中药新药发现具有重要意义,它是确认药理活性物质是否具有潜在治疗作用的最重要手段,既可基于传统中药的人用经验选择适当药理模型对处方或单味中药的药效物质进行发现,又可基于已知的药物靶点和模型筛选并确认处方或单味中药所含化学成分,还可基于临床有效的中成药从适应证、药效物质、疗效机制、制剂优化等角度进行二次开发以提升中成药的科学内涵、临床价值和制剂水平。这些方法各有其特点,可以根据具体面对的问题和需求灵活选择使用,但均应以安全性、有效性和优效性为最重要的目标。

一、基于传统中药的新药发现

从传统中药发现新药是中药新药研发的一个重要途径,青蒿素、川芎嗪、丹参酚酸等均是成功的范例,可以从中医经典名方和古方、临床验方、医院制剂、民间时方和验方等方面选择处方来源。从传统医药中筛选活性先导化合物也是化学药物研发的一个非常重要的手段,临床应用药物约40%是天然产物或半合成的天然产物。动物、植物、微生物和海洋生物的物种多样性和生存环境的多样性决定了其代谢产物具有多样性,从中研发各种类型的新药具有极大潜力。

对传统中药的研发,一般可根据拟定的适应证,选择适当的体内模型对处方的疗效先进行确认。随后采用植物化学分离纯化的方法,在体外或体内模型活性筛选引导下,对处方进行逐级分离,得到粗提物、部位和成分,以及其对应的化学组成、化学结构和活性信息。如果分离得到的单体成分具有很强的活性及成药性,就可进一步开发成有效成分新药;如果成分的活性较弱、毒性太大或成药性差,也可通过结构修饰予以改善,随后按化学药物进行新药研发;如果分离得到的部位活性很强,但进一步分离时活性降低,则可能存在成分间的相互作用,可考虑将此活性部位开发成有效部位新药,也可进一步采用药物相互作用研究方法找到具相互作用的成分或成分群,将其开发为新药。

按上述思路开展研究时,要留意以下几个问题:① 选择的处方要有明确功能主治,可靠的临床疗效,最好要有优于同类中西医药品的特点,这是研发取得成功的先决条件;② 植物在化学提取、分离过程中的活性成分丢失是个不可避免的问题,这可能与提取不完全、分离过程中丧失、结构变化等有关,可采用温和溶媒或条件尽量减少丢失,如高速逆流色谱法等;③ 水溶性大分子成分可能对于复方的功效具有重要作用,如多糖、肽类成分等,但这类成分在分离和结构鉴定上存在困难,也是植物在传统化学分离、鉴定过程中容易忽略的成分,应该予以关注;④ 用于活性追踪的模型体系要能反映复方整体药效,可以采用多个活性指标,并合理组合体内、体外模型。如在粗提物活性评价时同时使用体内、体外模型,这样既评价了活性,又建立了体内、体外模型的关联,增加了后续采用体外模型评价大量成分的活性时的可信度和可行性。

二、基于靶点的中药新药发现

药物作用的靶点是指能与药物结合并产生药理效应的生物大分子,机体疾病发生过程由多个环节构成,当某个环节或靶点被抑制或激活,则可以达到治疗疾病的目的。靶点的类型主要

—•笔记栏•—

有受体、酶、离子通道、核酸等，可通过筛选与靶点结合从而诱导其抑制或激活的化合物而发现新药。自20世纪80年代起，随着结构生物学、分子生物学、基因组学、蛋白质组学、生物信息学的发展，以及生物芯片、组合化学、高通量筛选、虚拟设计等技术的出现，基于靶点的新药发现成为了药物研发的主流，加快了药物研发的进程，也推动了单克隆抗体、基因治疗药物的出现。目前已上市药物的靶点以蛋白质类靶点为主，其中受体占多数，且大多数分布在细胞膜上。中药已有一定的人用基础，采用基于靶点技术对其进行新药发现，具有事半功倍的效果。

基于靶点的中药新药发现过程一般是先根据目标适应证选定靶点，随后根据适应证选择对应中药所含化学成分结构特征与靶点三维结构进行虚拟筛选，以发现可作用于该靶点的中药化学成分，再通过体外、体内模型验证其对靶点的作用、选择性和药效，如果成分对靶点的选择性、特异性不理想或药代动力学性质欠佳、毒性较大，可将其作为先导化合物或苗头化合物进行结构修饰和改良，寻找更为安全、有效的化合物，再从中选出适宜候选化合物开发为新药。一般而言，先导化合物需要满足以下要求才有进一步优化的前景：① 化学性质符合成药五规则，即：分子中氢键供体不超过5个，氢键受体不超过10个，脂水分配系数不超过5，分子量在500 Da以下，可旋转键数不超过10个；② 与靶标的结合强度不低于10 μmol/L；③ 有一定水溶性，溶解度不低于10 μg/mL；④ 可穿越细胞膜；⑤ 细胞水平显示生物活性及可接受的细胞毒；⑥ 具有化学稳定性；⑦ 可以制备获得；⑧ 具有知识产权的保护。

三、中成药二次开发

已上市中成药已经长期临床应用验证了其疗效，但多存在临床适应证宽泛、药效物质基础和作用机制不明确、制剂工艺和过程控制简单或缺乏质量控制技术和水平较单一等问题，需要充分利用现代多学科技术进行二次开发予以提高，实现中成药的精准用药，提高疗效和安全性，提升制剂和质控水平。二次开发应选择有明确适应证或病、临床疗效较好、市场占有率较高、处方较小、药效物质基础较为明确、作用机制较为清楚的中药品种进行。

研究首先基于临床循证医学评价中成药的临床定位，明确其特色和优势；随后结合多维色谱分离技术和药效、毒理评价，系统研究中药化学组成、药效物质、有害物质及杂质、主要成分体内过程等，将化学组成、药效物质及体内过程的研究结果整合到药材—中间体—成品多级质量标准体系的建设中，并优化制剂工艺和过程控制，以提升并全面控制药品质量和制剂水平；采用网络药理学、经典药理学和分子药理学技术，阐释中药多组分/多通路/多靶点/多途径整合调节作用机制，阐明药理作用机制。在此基础上，还可根据中医复方配伍理论，对药效物质辨识过程中发现的有效提取物和组分进行重新配伍，并利用统计试验设计方法，如均匀设计、正效设计等结合药效试验优化复方配伍，形成新型的组分配伍中药复方制剂，随后开展临床前和临床研究，最终成为中医药特色明显、临床定位明确、配伍科学合理、成分清楚、机制明确、制剂先进、安全、有效、质量均一可控的组分配伍中药复方新药。

第二节　中药新药研发与药效学研究设计

中药新药的基本要求是安全、有效、可控，其有效性是治疗疾病的首要条件。中药新药研发过程中，其有效性主要通过在动物体内进行的主要药效学和在人体内进行的临床试验开展评价。除了评价中药新药的主要药效学，中药药理学研究对于中药新药的工艺研发等也起着重要作用。传统中药在研制中药新药时发生了诸多的变化，如原本的个体化治疗转变为中成药的通用性治疗、传统水煎提取转变为工业化提取和新工艺的应用，这些对于中药化学成分的提取率、比例和转移率都可能产生质的影响，这会影响到中药新药的疗效和安全性，需要在工艺开发的过程中采用中药药理学的方法和指标进行评价，并协助工艺路线的确定、工艺参数的优化，建立指标成分与药效的关联，为质量标准的定性和定量指标选择提供依据。在这些药效学研究中，中药新药的注册分类和研发路径不同均会影响其具体设计和应用，需要针对性进行分析并进行应用。

一、中药新药注册分类和要求

1. 中药新药含义　中药新药是指未曾在中国境内外上市销售的来自中药的药品，根据物质基础、制剂特点和适用范围的原创性与新颖性，其注册分类为创新药、改良型新药、经典名方，包括中药原药材、提取物与制剂（成方药品）等。

2. 中药新药注册分类的演变　药物上市需要获得国家药品监督管理部门的注册许可。中药新药注册始于1985年颁布的《新药审批办法》，随后办法多次更新，分类也经历了多次变化，1985年、1999年的5类新药随着2002年颁布的《药品注册管理办法》增加到11类，2007年调整为9类。2020年调整为4类。中药新药注册分类的变化过程，充分体现了将保持中药传统优势与现代药品研发要求相结合的特点，符合中医药特色，充分考虑了中医理论、人用历史和科学试验，遵循了中医药发展规律，在发展中传承精华，守正创新。

3. 现行中药新药注册的分类　按照现行版《药品注册管理办法》（2020年7月1日起施行）和《中药注册分类及申报资料要求》的有关规定，按中药注册管理的包括：中药创新药、中药改良型新药、古代经典名方中药复方制剂、同名同方药4类（图7-1），具体如下。

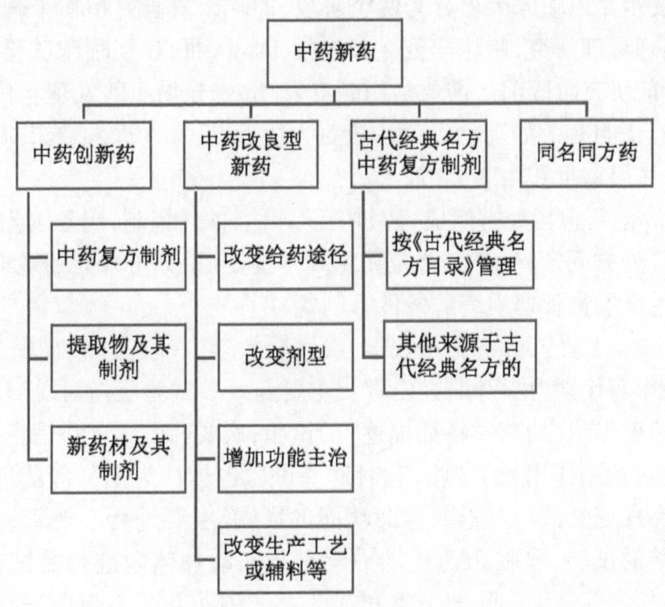

图7-1　中药新药注册分类

（1）中药创新药：指处方未在国家药品标准、药品注册标准及国家中医药主管部门发布的《古代经典名方目录》中收载，具有临床价值，且未在境外上市的中药新处方制剂。一般包含以下情形：1.1类，中药复方制剂，系指由多味饮片、提取物等在中医药理论指导下组方而成的制剂；1.2类，从单一植物、动物、矿物等物质中提取得到的提取物及其制剂；1.3类，新药材及其制剂，即未被国家药品标准、药品注册标准及省、自治区、直辖市药材标准收载的药材及其制剂，以及具有上述标准药材的原动、植物新的药用部位及其制剂。

（2）中药改良型新药：指改变已上市中药的给药途径、剂型，且具有临床应用优势和特点，或增加功能主治等的制剂。一般包含以下情形：2.1类，改变已上市中药给药途径的制剂，即不同给药途径或不同吸收部位之间相互改变的制剂；2.2类，改变已上市中药剂型的制剂，即在给药途径不变的情况下改变剂型的制剂；2.3类，中药增加功能主治；2.4类，已上市中药生产工艺或辅料等改变引起药用物质基础或药物吸收、利用明显改变的。

（3）古代经典名方中药复方制剂：古代经典名方是指符合《中华人民共和国中医药法》规

—·笔记栏·—

定的,至今仍广泛应用、疗效确切、具有明显特色与优势的古代中医典籍所记载的方剂。古代经典名方中药复方制剂是指来源于古代经典名方的中药复方制剂。包含以下情形:3.1类,按《古代经典名方目录》管理的中药复方制剂;3.2类,其他来源于古代经典名方的中药复方制剂。包括未按古代经典名方目录管理的古代经典名方中药复方制剂和基于古代经典名方加减化裁的中药复方制剂。

(4)同名同方药:指通用名称、处方、剂型、功能主治、用法及日用饮片量与已上市中药相同,且在安全性、有效性、质量可控性方面不低于该已上市中药的制剂。

同时规定,天然药物是指在现代医药理论指导下使用的天然药用物质及其制剂,参照中药注册分类进行管理。

中药新药应当进行药学、主要药效学、非临床安全性研究、临床研究。由于古代经典名方中药复方制剂有人用历史经验,故可减少部分研究内容,3.1类的研制,应进行药学及非临床安全性研究;3.2类的研制,除进行药学及非临床安全性研究外,还应对中药人用经验进行系统总结,并对药物临床价值进行评估。不过,这要求古代经典名方中药复方制剂应采用传统工艺制备,传统给药途径,功能主治以中医术语表述,对适用范围不作限定。

二、中药新药研发的技术路线

中药新药的研发主要以临床为界分为两个阶段,即临床前研究和临床研究。临床前研究主要包括药学研究、药理毒理研究,临床研究主要包括Ⅰ、Ⅱ、Ⅲ、Ⅳ期临床试验。化学或生物类型的新药研发,在临床前研究阶段前还需要经历靶点发现、先导物质的发现与优化,但中药新药的研发多源于临床已经证明有效的药材、复方,故更为快速,可直接进入临床前研究阶段。临床研究结束后,就可进入注册审批和生产上市。

1. 药学研究　主要包括处方组成,药材资源评估,饮片炮制,制备工艺,质量标准,稳定性等方面的研究内容。处方固定,生产工艺及质量基本稳定后,方可开展药理毒理研究;临床试验用药需在符合药品生产质量管理规范的条件下制备。

2. 药理学研究　主要包括主要药效学、次要药效学、一般药理学(安全药理学)、药效学药物相互作用、非临床药代动力学等研究内容。主要药效学试验是指对受试物进行的与其预期的治疗目标相关的药理作用(药效学特征描述)的试验;次要药效学试验是指研究与预期的治疗目标不相关的作用(包括副作用)的试验,有时这些试验也被认为是一般药理学试验的一部分;一般药理学试验旨在发现受试物对重要生命功能的影响,主要进行心血管、呼吸和中枢神经系统功能的非预期影响的试验;非临床药代动力学是指在动物体内进行受试物的吸收、分布、代谢、排泄和血药浓度检测等试验。除3.1类和3.2类的中药新药不需要进行药效学研究外,多数一般只需要进行主要药效学研究,其他试验是否需要进行则主要根据其处方组成、工艺、人用经验情况等确定,如复方制剂一般不需要进行药代动力学研究,采用传统工艺和具有人用经验的中药新药则不需要进行一般药理学研究。

3. 毒理研究　亦称为非临床安全性研究,需要在符合《药物非临床研究质量管理规范》(Good Laboratory Practice, GLP)的机构内进行。主要包括单次给药毒性试验,重复给药毒性试验,遗传毒性试验,生殖毒性试验,致癌性试验,依赖性试验,刺激性、过敏性、溶血性等与局部、全身给药相关的制剂安全性试验,其他毒性试验等。中药新药一般均需要进行单次给药毒性试验和重复给药毒性,其他毒性试验是否需要进行,则主要考虑其重复给药毒性试验中是否发现相关潜在毒性,以及其使用对象、剂型和处方组成等情况进行分析后确定。

4. 临床研究　试验药物在完成临床前研究后,即可初步推测其用于预防或治疗某疾病的有效性和安全,但其最终的有效性与安全性及有无临床价值,则需要在临床开展研究(临床试验)才能判定。临床试验的开展,由申请人向国家药品注册管理部门申请,并按要求提供临床前研究资料,得到许可后方能在备案的机构遵循《药物临床试验质量管理规范》循序渐进开展Ⅰ、

Ⅱ、Ⅲ期临床试验，对药物在人体内的安全性、有效性和药代动力学进行系统的评价，过程中试验设计、患者选择、对照组设置、随机化方法、设盲、临床终点选择、分析方法等都是需要考虑的重要因素。根据现行版《药品注册管理办法》，临床试验审评审批新增了默许许可，即申请自受理并缴费之日起60日内，申请人未收到药品审评中心否定或质疑意见的，视为同意，可以按照提交的方案开展药物临床试验。

三、中药新药研发的主要药效学研究

1. 主要药效学研究的设计依据和基本原则　主要药效学研究是根据中药新药的拟定临床适应证设计实验，在实验动物体内、体外模型上进行中药药理学的研究，评价其主要药理作用及与疗效相关的药理作用，以及这些作用的量效关系、时效关系、机制、与已有药物比较的优势、与毒副作用相关的药理作用等。

中药新药的主要药效学研究的设计应遵循中医药理论，运用现代科学方法，根据新药的功能主治（病或证）、组方、剂型、给药途径等关键信息，结合专业知识，选用或建立与中医“证”或“病”相符或相近的动物模型和试验方法，依照药政管理部门的技术要求，参考临床应用经验和文献资料，基于随机、对照、重复、均衡的原则和统计学原理，制定符合中医药特点的试验计划和研究方案，对新药的有效性做出科学的评价。

2. 主要药效学研究的基本要求

（1）试验方法：中药常具有多方面的药效，应当选择适当方法证实其药效。同样的病或涉及不同辩证分型，同样的证或涉及的不同病种，主要药效学试验的指标应有区别，需要根据具体情况合理选择。可围绕药效，设计多项相关药理实验，整体动物体内试验为主、体外试验为辅，从不同层次证实其药效，并反映中药多成分、多靶点、多系统综合作用的特点。主要作用设置1~3类药理指标，每类选用2~3种实验方法，辅助作用设置2~5类药理指标，每类选用1~2种实验方法。例如，某抗感冒药物的主要药效学实验设计，选择抗病毒和抗菌为主要作用，设计对病毒致细胞病变作用的影响、对小鼠流感病毒性肺炎的影响、对体内病毒颗粒增殖的影响、对流感杆菌等抑菌作用、对小鼠致死性金黄色葡萄球菌感染的保护作用；选择解热、抗炎、镇痛、免疫增强为辅助作用，设计对伤寒、副伤寒杆菌致热家兔的退热作用、对足肿胀的影响、对毛细胞血管通透性的影响、对小鼠热板试验的影响、对小鼠扭体试验的影响、对非特异免疫功能的影响，对体液免疫和细胞免疫功能的影响等。

（2）实验动物：应选择与人的机能、代谢、结构及疾病特点相似的，遗传背景明确，具有已知菌丛和模型性状显著且稳定的动物，解剖、生理特点符合实验目的要求的，要对其种属、品系、性别、年龄、体重、健康状态、饲养条件和来源等进行详细记录。也可充分利用不同种系实验动物存在的某些特殊反应，如大鼠对炎症反应灵敏，特别是踝关节对炎症更敏感，适于关节炎和其他炎症的研究及抗炎药物的筛选；家兔对体温变化十分敏感，适宜发热、解热、检查致热原等实验研究；鸽子、家犬、猴和猫呕吐反应敏感，适宜呕吐实验，家兔、豚鼠呕吐反应不敏感，小鼠和大鼠无呕吐反应，不宜用于呕吐实验；豚鼠易于致敏，对组织胺非常敏感，适用于过敏性实验研究和平喘药及抗组织胺药的研究。动物的数量的确定，要以能获得高置信度高的统计学结果为准绳，一般计量资料每组10~30例，计数资料每组20~100例；药效差别越大，样本数要求越少；生物差异越小，样本数要求越少；系统误差和随机误差越小，样本数要求越少。

（3）动物模型：应首选符合中医病或证的模型，目前尚有困难的，可选用与其相近似的动物模型和方法进行试验。

（4）观察指标：应选用特异性强、敏感性高、重现性好，客观、定量和半定量指标进行观测。

（5）给药剂量和途径：各种药效试验一般设置3个剂量（高、中、低），至少两个剂量组，大动物可设两个剂量组，特殊情况下可设一个剂量组；能测出LD_{50}的药物，可用其LD_{50}的1/10、1/20、1/30、1/40、1/60和1/80做药效学研究的高、中、低剂量的基础剂量；有临床用药经验的药

—·笔记栏·—

物,可采用等效剂量为基础剂量。不同剂量一般通过给予等容积不同浓度药物来实现,中药提取物溶解较差时需采用混悬、助溶、乳化等手段保证药物的均一性,以确保剂量准确、稳定。等效剂量采用体表面积折算,或采用临床剂量的 2、6、12 倍分别作为犬、大鼠、小鼠的等效剂量。一般情况下,药效试验的高剂量应低于长期毒性试验的低剂量;特殊情况下(如抗癌药),药效学试验剂量可适当提高,但不应超过长期毒性试验的高剂量。药效试验结果一般要能反映出量效关系特征。药效学研究的给药途径应与临床应用途径一致。

(6) 对照设置:药效试验需要设置不同的对照,以评价试验的质量和药物的效果,一般可设置正常对照、空白对照、溶媒对照、模型对照、假处理对照、阳性药对照。阳性药对照应选择药典收载、部颁标准或正式批准生产的中药或西药为阳性对照,力求与新药的主治相同、功能相似、剂型及给药途径相同。如果为改良型新药,还需要与原形药对照;中药注射剂一般要与口服给药的中药制剂或提取物对照。

(7) 给药方式:药效学的给药方式一般采用治疗性给药,即先制造动物模型,然后给药观察药物的治疗作用。这符合临床实际情况,更为合理,应尽量使用。也可采用预防性给药,即先给动物用药一段时间,使药物在体内达到有效浓度,再进行造模实验,观察药物的保护作用和药效,这适宜于起效缓慢或药效温和的受试药物,也适宜于药效出现迅速但持续时间短的指标,这类指标一次性给药或造模后再给药,难以获得理想结果。也可根据药物特点,采用在造模前后均给药的防治结合给药方式。中药多采用同一时间每天一次给药,治疗时间等应因药物的疗程和模型特点而定。

(8) 药效评价标准:主要药效需反映药物的量效关系和时效关系。量效关系通过其剂量对数与效应百分率建立,最大效应为 100%,显示最大效应一半时的剂量称为 ED_{50},即 50%有效量或半数有效量,为反映药效的最常用指标之一。在量效关系曲线中,15%~85%之间的反应曲线近似直线,药效实验在此范围内设计 2~4 个剂量,即可以进行较好的药效比较,主要通过比较药物间 ED_{50} 和曲线平行性间的差异进行。时效关系指药物的效应随给药后的时间变化而变化,一般用起效时间、持续时间等进行评价。

下篇

各论

第八章　解表药

—·笔记栏·—

第八章授课视频及习题

第一节　概　　述

凡以发散表邪，解除表证为主要作用的药物称为解表药。解表药多味辛，主要归肺、膀胱经，偏行肌表，具有发散表邪功效，通过发汗解表而达到发散表邪，主治外感表证。

解表药虽具有辛散发表的共性，据其药性和功效的不同，可分为发散风寒药和发散风热药两类。发散风寒药又名辛温解表药，适用于恶寒重、发热轻、无汗、口不渴、苔薄白、脉浮紧的外感风寒表证，代表药及复方有麻黄、桂枝、细辛、防风、麻黄汤及桂枝汤等。发散风热药又名辛凉解表药，适用于发热重、恶寒轻、口渴、无汗或有汗、苔薄白而干或薄黄、脉浮数的外感风热表证，代表药及复方有柴胡、葛根、牛蒡子、薄荷、银翘散及桑菊饮等。部分解表药可兼有利水消肿、止咳平喘、透疹及祛风除湿、止痛等功效，可用于水肿、喘咳、麻疹、风疹、风湿痹痛、疮疡初起等证候。

一、对主治病证的认识

表证，是指外邪（外界的各种致病因素）侵犯人体浅表部位（皮肤、肌肉、经络）所出现的证候群，临床表现主要有恶寒（或恶风）、发热、头身痛、骨节酸痛、无汗或有汗、鼻塞、喷嚏、流涕、咽喉痒痛、咳嗽、苔薄白、脉浮等，与现代医学的上呼吸道感染（普通感冒、流感、扁桃体炎等）及传染病初期（麻疹、流脑等）疾病症状相似。在上述症状中以恶寒尤为重要，它是诊断表证的重要依据。凡患者自觉怕冷，多加衣被，仍感觉寒冷不能缓解，称为恶寒。中医有“有一分恶寒便有一分表证”的说法。恶寒常表现为皮肤血管收缩，体表血流量减少，皮肤温度下降，散热减慢等。现代医学认为上呼吸道感染的发病原因与机体受凉有一定关系，寒冷刺激作用于机体，可使体表皮肤血管收缩，并引起上呼吸道黏膜血管反射性收缩，致使局部缺血、缺氧，抵抗力降低，从而使原先存在于上呼吸道的病原微生物（病毒、细菌等）乘机侵入黏膜上皮细胞生长繁殖，导致炎症反应，出现上述临床症状。

二、主要研究模型与方法

解表药是临床常用的大类方药，不仅能治疗外感表证，还能治疗其他多种疾病，深入开展这类药的研究须采用合适的表证动物模型，这对解表方药的药理研究至关重要。

1. 表证动物模型

（1）类表寒证模型：常采用感染性发热及化学刺激进行类表寒证模型构建，如皮下注射二硝基苯酚、酵母菌、肺炎球菌活菌、脂多糖（lipopolysaccharide，LPS）和仙台病毒等。大鼠皮下注射啤酒酵母液，可见2~3 h的低温时相，动物表现为耸毛、四肢发冷、耳壳苍白，3h后恢复正常，随即体温逐渐升高，7~8 h发热达高峰，因此可将低温时相视为“类表寒证”，发热时相视作“类表热证”模型。也可通过滴鼻感染流感病毒亚甲型鼠肺适应株构建符合类表寒证的病理生理变化。采用降温吹风法造成实验动物出现喷嚏、流涕、摄食减少、体温升高的病理变化，同时可采用方剂反证法进行实验动物模型验证。

（2）类表热证模型：主要用内生性致热原、啤酒酵母和过期疫苗等致热原所致的动物发热模型，观察解表方药的解热效应。另外，可采用滴鼻注射仙台病毒致实验动物出现耸毛、饮食减少等符合类表热证的病理变化。

（3）其他：卫分证模型多采用切除甲状腺、喂饲甲巯咪唑或高温刺激实验动物发汗附加风寒刺激制备。气虚邪侵致表证型实验动物模型多采用禁水后腹腔注射伤寒、副伤寒三联菌苗制备。

2. 发汗作用的研究方法　《黄帝内经》中最早记载“邪在皮毛者”当利用汗出发散外邪，因此发汗是祛邪外出的重要手段。可采用皮毛观察法、汗点观察法、汗液定量测定法及电生理学等宏观观察法和实验动物皮肤汗腺空泡发生百分率、皮肤汗腺导管内径及实验动物汗腺分泌细胞的超微结构等微观观察法，研究解表药对汗腺分泌、汗腺活动及汗腺分泌量的影响。

3. 解热作用的研究方法　评价解表药的解热作用，常采用感染性发热及化学刺激等引起的非感染性发热观察受试药物的退热作用。常用的致热原有二硝基苯酚、酵母菌、LPS和仙台病毒等。酵母菌和LPS都属于微生物性发热激活物，能激活致热原细胞产生和释放致热性细胞因子的物质。脂多糖致热模型动物升温过程出现的症状与临床感染性炎症所致发热相似，因此该模型常用于解热药物筛选及炎症性发热机制的探讨。

4. 抗病毒作用的研究方法　上呼吸道感染一般是由呼吸道病毒所致，故在体内外实验中多采用与上呼吸道感染有关的病毒，如鼻病毒、流感病毒等。其中体外研究方法一般采用流感病毒感染MDCK细胞法和鸡胚法；有学者采用临床表证（如麻黄汤证、桂枝汤证、桑菊饮证、银翘散证等）患者血清刺激特定细胞（如肺巨噬细胞等）作为致证因子，并以上述方剂含药血清交叉干预，制备体外细胞表证模型，并验证特定的方剂对其相对应的“证”的治疗效果。体内研究方法往往采用流感病毒适应株感染小鼠、雪貂等流感模型及冷刺激导致实验动物上呼吸道免疫低下模型。

5. 抗炎作用的研究方法　炎症是表证证候的主要病理过程，抗炎是解表药治疗表证的主要对症措施。常用的炎症模型主要有引起肿胀的炎症模型、毛细血管通透性增加模型、肉芽肿模型、免疫性炎症模型及白细胞游走实验等。解表药物抗炎作用评价指标多以渗出、肿胀程度、毛细血管通透性增加等急性炎症过程为主要观察指标，观察受试药物的抗炎作用。

三、主要药理作用

1. 发汗　《黄帝内经》提及：“其在皮者，汗而发之。”解表方药一般都有发汗或促进发汗的作用，通过发汗使表邪从汗而解。解表药中以发散风寒药的发汗作用为强，其作用的发挥与药物引起血管扩张及促进体表血液循环有关，也与环境等因素有关。例如，麻黄、麻黄汤、桂枝汤能促使实验动物汗腺分泌；生姜挥发油及生姜辛辣成分（姜酚及姜烯酚）能扩张血管，促进、改善血液循环而协助发汗；桂枝、葛根能扩张末梢血管，促进体表血液循环而增强麻黄的发汗作用等。解表药发汗机制包括直接影响汗腺功能，增加汗腺分泌；或通过兴奋下丘脑体温调节中枢，药物所致的血管扩张及促进血液循环等效应有关。

2. 解热　大多数解表药具有不同程度的解热作用，如麻黄、桂枝、荆芥、羌活、生姜、细辛、柴胡等所含的挥发油能使发热实验动物的体温下降。有研究表明，辛温解表方桂枝汤通过影响下丘脑PGE_2的含量实现体温双向调节作用。解表药发挥解热作用机制，除与干预发热病理反应中的多种因素有关外，还与发汗、抗炎、抗病原微生物、扩张血管等作用相关。

3. 镇痛、镇静　多数解表药或方剂有不同程度的镇静、镇痛作用，能缓解疼痛症状。辛温解表方如桂枝汤、小青龙汤、九味羌活汤等都有较强的镇痛作用，体现其温通经络，散寒止痛之功效。荆芥、柴胡、羌活、辛夷、白芷及九味羌活汤、桂枝汤等可提高实验动物疼痛阈值，减轻疼痛反应。解热药的镇痛作用多通过外周作用实现，少数药物如细辛等可通过中枢系统发挥作用。

外感风寒表证患者因表证症状，易引起烦躁。例如，柴胡及其皂苷部位，防风、荆芥、生姜精油及复方柴葛解肌汤、升麻葛根汤等能减少实验动物的自主活动，协同镇静催眠药的催眠作用，延长催眠药物的睡眠时间。

4. 抗炎　炎症是表证的重要病理改变之一，解表药具有良好的抗炎作用。辛凉解表方的抗炎作用较辛温解表方强，能抑制炎症早期毛细血管的通透性，并能抑制肉芽形成。解表药的抗炎机制可能与抑制炎症介质的合成、释放有关。

—•笔记栏•—

5. 抗病原微生物　表证是外邪客表所致，细菌、病毒、低温、高温等均可视为外邪。体内、体外试验表明，大多数解表药具有一定抗病毒、抗菌作用，如麻黄、桂枝、荆芥、辛夷的挥发油，桂枝汤、银翘散等对流感病毒增殖有抑制作用；麻黄汤、桂枝汤对呼吸道合胞体病毒，腺病毒 3、7 型，人肠道细胞病变孤儿病毒 11(enteric cytopathic human orphan virus 11, ECHO11)的增殖有不同程度的抑制作用；薄荷、野菊花、柴胡等对单纯疱疹病毒(herpes simplex virus, HSV)、肝炎病毒有一定抑制作用，其机制可能与诱导干扰素(interferon, IFN)的生成和抑制炎症介质释放有关。苏叶、白芷、升麻、蝉蜕能诱导体内 IFN 的生成，从而抑制病毒的复制，可用于治疗感冒和病毒性感染。

6. 抗过敏　“风为百病之长，善行数变”，风邪袭肺，常可引起鼻痒、清涕、哮喘和皮肤痒疹等。解表药麻黄、桂枝、辛夷、生姜、荆芥、防风等及复方麻黄汤、桂枝汤、小青龙汤、银翘散等，对多种致敏剂所引起的过敏反应有不同程度的抑制作用，抗过敏作用机制与抑制肥大细胞脱颗粒、抑制抗体生成、抑制过敏介质释放、调控免疫细胞因子等有关。多数解表药具有抗过敏作用，是其治疗过敏性炎症和过敏性疾病(特应性皮炎、过敏性鼻炎、哮喘等)的重要机制。

7. 镇咳、祛痰、平喘　外邪侵入机体后，常见咳、痰、喘等呼吸道证候群。实验表明，解表药中兼具止咳平喘功效者，多数有止咳、化痰、平喘等作用。麻黄、细辛、生姜、荆芥、紫苏、辛夷、桑叶、细辛挥发油及解表剂如麻黄汤、小青龙汤、麻杏石甘汤等能使实验性咳嗽模型动物的咳嗽次数明显减少，解除支气管平滑肌痉挛或促进气管分泌液的排泌。其作用机制可能是对抗致咳、致痉物质而产生镇咳、祛痰、平喘作用。

8. 其他　解表药中多具调和营卫功效者，多数有调节免疫功能作用。桂枝及桂枝汤、羌活胜湿汤等可调和营卫，发散表邪，减少炎症因子释放，减轻实验动物关节炎症，可促进抗内毒素抗体的产生，从而加速对内毒素的清除。

综上所述，解表药发散表邪功效主要与其发汗、抗病毒、抗菌、扩张外周血管等作用有关；镇静、镇痛、解热、抗炎、抗过敏、止咳、祛痰等作用则有利于缓解或消除表证的临床症状，亦是其发散表邪的药理学基础。常用解表药的主要药理作用见表 8-1。

表 8-1　常用解表药的主要药理作用

分类	药物	发汗	解热	抗菌	抗病毒	镇痛	镇静	抗炎	抗过敏	其他作用
辛温解表药	麻黄	+	+	+	+	+		+	+	平喘、利尿、镇咳、祛痰、兴奋中枢、强心、升压、降血糖、抑制肠肌收缩
	桂枝	+	+	+	+	+	+	+	+	利尿、强心、改善心血管功能、抗肿瘤、利胆、抗惊厥
	细辛		+	+	+	+	+	+		平喘、祛痰、强心、升压、抗氧化、抗衰老
	生姜	+			+	+		+	+	止吐、抗溃疡、保肝、利胆、止咳、抗血栓、抗氧化、抗肿瘤、降血脂
	荆芥		+	+	+	+	+	+	+	止血、抗氧化、平喘、抗肿瘤
	防风		+	+	+	+	+	+	+	促进免疫功能、抗惊厥、抗凝血、止血、抗肿瘤、抗氧化
	紫苏		+	+	+	+	+			止咳、祛痰、平喘、止血、止呕、抗凝血、降血脂、抗氧化、保肝
	白芷		+	+		+	+			解痉、抗肿瘤、光敏作用
	苍耳子		+	+		+				镇咳、止痛、降血糖
辛凉解表药	柴胡		+	+	+	+	+	+	+	保肝、利胆、降脂、抗癫痫、免疫调节、抗抑郁、抗肿瘤
	葛根		+			+				降血糖、调节血管平滑肌功能、改善微循环、扩张冠状动脉、抗心肌缺血、抗血栓、降压、抗衰老、降血脂、抗氧化、解酒

续表

分类	药物	发汗	解热	抗菌	抗病毒	镇痛	镇静	抗炎	抗过敏	其他作用
辛凉解表药	薄荷	+	+	+	+		+	+		保肝、利胆、抗氧化
	桑叶			+	+	+	+			祛咳、镇咳
	菊花		+	+	+	+				降压、降血脂、抗氧化、抗肿瘤、增加冠状动脉血流量
	牛蒡子		+	+		+				降血糖、降血压、透疹

第二节　常用中药

麻黄(Mahuang, EPHEDRAE HERBA)

本品为麻黄科植物草麻黄 *Ephedra sinica* Stapf、中麻黄 *E. intermedia Schrenk* et C. A. Mey. 或木贼麻黄 *E. equisetina* Bge. 的干燥草质茎。麻黄中含有挥发油和生物碱，其中挥发油主要有 $L-\alpha-$松油醇($L-\alpha-$terpineol)、$\beta-$萜品烯醇($\beta-$terpineol)、萜品烯醇-4(terpineol-4)、2,3,5,6-四甲基吡嗪(2,3,5,6-tetramethylpyrazine)；生物碱主要有麻黄碱(*L*-ephedrine)和伪麻黄碱(*D*-pseudo-ephedrine)。麻黄，性温，味辛、微苦，归肺、膀胱经。具有发汗散寒，宣肺平喘，利水消肿，散寒通滞的功效。临床用于风寒感冒，胸闷喘咳，风水水肿和风湿痹痛等。

一、与功效相关的药理作用

1. 发汗　临床和动物实验均表明麻黄发汗作用明显，其特点是口服或注射给药均能发汗，作用强，起效快，作用维持时间长。发汗作用以生麻黄最强，蜜炙麻黄次之，清炒麻黄最弱；对麻黄提取部位而言，发汗作用强弱依次为挥发油、醇提部位、水提部位、生物碱部位，其中挥发油和醇提部位有显著的发汗作用。外界环境温度对麻黄发汗有明显影响，高温环境下麻黄碱发汗作用明显增强，提示"温服""温覆"可增强其发汗作用；动物在麻醉状态下麻黄的发汗作用减弱，该作用与毛果芸香碱不同，提示中枢神经系统机能状态与其发汗有关。现在认为麻黄发汗的主要药效物质基础是挥发油和生物碱，以挥发油为主。麻黄的发汗作用包括多个环节，如通过影响下丘脑体温调节中枢，引起体温调定点下移，启动散热过程，引起汗腺分泌促进发汗；兴奋中枢的有关部位和外周 α_1 受体及抑制汗腺导管对 Na^+ 的重吸收，导致汗液分泌增加而发汗等。

2. 平喘　麻黄、麻黄超细微粉、麻黄碱、伪麻黄碱和麻黄挥发油等均有良好的平喘作用；其特点是起效较慢，作用温和，维持时间长，口服有效，但容易产生耐受性。平喘作用由强至弱依次为蜜炙麻黄、生品麻黄和清炒麻黄；提取部位平喘作用强弱依次为生物碱部位、挥发油部位、醇提部位、水提部位，总生物碱的药效维持时间长于麻黄碱；$L-\alpha-$松油醇、$\beta-$萜品烯醇和2,3,5,6-四甲基吡嗪是挥发油中主要的平喘活性成分。麻黄平喘作用机制主要包括直接作用和间接作用两个方面。前者因麻黄碱具有拟肾上腺素样作用，可直接兴奋支气管平滑肌细胞的 β_2 受体和 α_1 受体，直接产生拟肾上腺素作用，使支气管平滑肌松弛和支气管黏膜水肿减轻。后者包括促进肾上腺髓质嗜铬细胞和去甲肾上腺素(noradrenaline, NA)能神经末梢释放递质(肾上腺素和NA)而间接发挥拟肾上腺素作用；或稳定肥大细胞膜，抑制过敏介质[如组胺、5-羟色胺(5-hydroxytryptamine, 5-HT)、白三烯(leukotriene, LT)等]释放；或促进肺部前列腺素E(prostaglandin E, PGE)的释放，直接活化腺苷酸环化酶或抑制该酶的分解，使细胞内环磷酸腺苷(cyclic adenosine monophosphate, cAMP)浓度增加而达到松弛支气管平滑肌的作用；或抑制抗体的产生及抑制炎症介质的生成和释放(图8-1)。

3. 利尿　麻黄口服或注射均有一定的利尿作用，注射给药利尿作用较强，伪麻黄碱是其

—•笔记栏•—

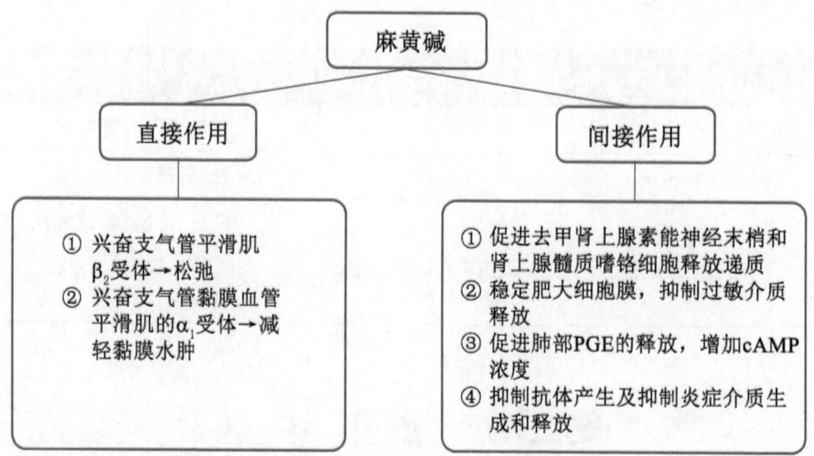

图 8-1 麻黄碱的平喘机制

主要药效物质。利尿作用机制与扩张肾血管使肾血流增加及阻碍肾小管对 Na^+重吸收有关。

4. 解热、抗炎、镇痛　蜜炙麻黄煎液和麻黄挥发油对实验性发热动物(兔、大鼠)有解热作用,挥发油亦能降低正常小鼠体温,解热与发汗导致散热增加有关;麻黄水提物、醇提物能明显地降低腹腔毛细血管的通透性,抑制鸡胚囊膜肉芽组织的形成,并能抑制由致炎物右旋糖酐、角叉菜胶等引起的炎症反应;麻黄生物碱中伪麻黄碱抗炎作用强于甲基麻黄碱和麻黄碱;作用机制与抑制花生四烯酸代谢有关;麻黄有一定镇痛作用,主要活性部位为麻黄挥发油。

5. 抗病原微生物　麻黄煎剂和麻黄挥发油对金黄色葡萄球菌,甲、乙型溶血链球菌,流感嗜血杆菌,肺炎球菌,炭疽杆菌,白喉棒状杆菌,大肠埃希菌,奈瑟双球菌等均有不同程度的体外抑制作用。麻黄挥发油对亚甲型流感病毒有明显的抑制作用,对甲型流感病毒 PR_8 株感染的小鼠有治疗作用。

6. 镇咳、祛痰　麻黄水提物和麻黄碱对二氧化硫(sulfur dioxide, SO_2)气体和机械刺激所致小鼠、豚鼠咳嗽反应有抑制作用;麻黄挥发油灌胃能促进气管排泌酚红。

二、其他药理作用

1. 兴奋中枢　治疗剂量麻黄碱能兴奋大脑皮质和皮质下中枢,引起精神兴奋、失眠等症状;亦能兴奋中脑、延脑呼吸中枢和血管运动中枢。

2. 强心、升高血压　麻黄碱能兴奋肾上腺素能神经和直接兴奋心肌 β_1 受体而呈现正性肌力、正性频率、加快心率作用;能兴奋血管平滑肌 α_1 受体使血管收缩,升高血压,其升压特点是作用缓慢、温和、持久、反复应用易产生快速耐受性。

3. 抑制肠肌收缩　麻黄碱对离体豚鼠回肠的自发收缩有抑制作用,也能减弱乙酰胆碱(acetylcholine, ACh)和 5-HT 的收缩效应。

4. 降血糖　麻黄提取物和麻黄碱具有抑制高血糖作用,麻黄、麻黄生物碱、麻黄碱均能促进链脲菌素所致萎缩的胰岛再生;麻黄可促进由葡萄糖转化的脂肪合成,并可抑制 NA 促进脂肪分解的作用。

三、中药药动学

麻黄口服后体内可检测到麻黄碱和伪麻黄碱,以麻黄碱为主。麻黄碱和伪麻黄碱吸收快而完全,在体内分布较广,肾、脑、肺浓度最高,其次为肝脏和心脏;60%~70%原形经肾脏排泄,少量被代谢。麻黄水煎液对肝药酶 CYP1A2 活性有诱导作用。口服麻黄碱(麻黄碱、伪麻黄碱和甲基麻黄碱各 20 mg/kg)后,AUC_{0-t} 分别为 666.99、650.76、632.37 μg·min/mL;最大血浆浓度 C_{max} 分别为 4.15、4.08、3.59 μg/mL;平均保留时间(mean residence time, *MRT*)分别为 197.00、173.97、183.87 min。

四、不良反应与安全性评价

麻黄水提取物和挥发油灌胃小鼠的 LD_{50} 分别为 8 g/kg 和 2.79 mL/kg，伪麻黄碱灌胃大鼠的 LD_{50} 约为 1 550 mg/kg。伪麻黄碱 200 mg/kg 灌胃孕大鼠可导致死胎明显增多，活胎体重明显下降，提示其能引起一定的母体毒性和胚胎毒性。麻黄常用剂量不良反应较少，主要有兴奋中枢神经和兴奋心脏作用。麻黄碱有时出现中枢兴奋所致的不安、失眠等不良反应，晚间服用宜加镇静催眠药以防止失眠。

五、现代应用

1. 上呼吸道感染　麻黄复方和麻黄制剂广泛应用于普通感冒、流感等上呼吸道感染性疾病治疗；治疗新冠的三方（清肺排毒颗粒、化湿败毒颗粒、宣肺败毒颗粒）亦为含麻黄制剂。

2. 支气管哮喘　麻黄复方和麻黄碱制剂在临床广泛应用于支气管哮喘等疾病，如麻杏止咳颗粒。

3. 防治低血压症　麻黄碱皮下注射或肌内注射每次 15～30 mg、每日 45～60 mg，可预防腰椎麻醉引起的低血压症等。

4. 风湿性关节炎、类风湿性关节炎　麻黄复方和麻黄碱制剂在临床广泛应用于风湿性关节炎、类风湿性关节炎的治疗。

5. 鼻塞　由鼻黏膜肿胀（如过敏性鼻炎、鼻黏膜肥厚等）所引起的鼻塞，常用 0.5%～1% 麻黄碱溶液滴鼻，可消除鼻黏膜肿胀。

6. 肾炎　以麻黄为主的方剂（如麻黄连翘赤小豆汤等）对改善肾炎所致的全身水肿等症状有一定效果。

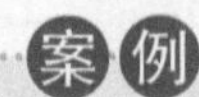

麻黄为“治感第一要药”，临床合理配伍不仅可以治疗外感风寒表实证，亦可用于各种喘咳症，其平喘机制的现代科学阐释始于我国著名药理学家陈克恢，陈教授采用化学与药理结合的方法，证实麻黄中麻黄碱具有拟肾上腺素样作用，可兴奋支气管平滑肌的 β_2 受体而扩张支气管。该研究成果不仅为麻黄“宣肺平喘”的功效提供现代药理学依据，而且开创了化学与药理结合研究中药的现代研究模式，这一原创性研究得到全世界药理学界公认，也标志着中药药理学的萌芽，同时也为基于中药原创新药发现提供研究范例。

问题：

1. 麻黄宣肺平喘的主要作用机制是什么？
2. 麻黄宣肺平喘的主要物质基础是什么？

含麻黄复方治疗脑血管疾病的相关研究

桂枝（Guizhi，CINNAMOMIRAMULUS）

桂枝为樟科植物肉桂 *Cinnamomun cassia* Presl 的干燥嫩枝。主要含有挥发油（桂皮油），含量为 0.43%～1.35%，其中主要成分为桂皮醛（cinnamic aldehyde），占 60%～70%，还含有苯甲酸苄酯（benzylbenzoate）、乙酸肉桂酯（cinnamylacetate）、β-荜澄茄烯（β-cadinene）、菖蒲烯（calamenene）、香豆精（coumarin）等。桂枝，性温，味辛、甘，归心、肺、膀胱经。具有发汗解肌，温经通脉，助阳化气，平冲降气的功效。临床用于风寒感冒，脘腹冷痛，血寒经闭，关节痹痛，痰饮，水肿，心悸，奔豚等。

一、与功效相关的药理作用

1. 发汗　桂枝有比较弱的发汗作用，常与麻黄配伍使用。其发汗是通过桂枝挥发油扩张

—•笔记栏•—

血管、改善血液循环、促使血液流向体表，从而有利于发汗和散热。

2. 抗炎　桂枝有明显的抗炎作用。桂枝煎剂、总挥发油等能抑制多种致炎剂导致的急性和亚急性炎症，也能抑制小鼠棉球肉芽肿；对 LPS 所致的大鼠急性肺损伤模型肺组织的炎症反应和佐剂性关节炎均有抑制作用。挥发油是其抗炎的主要活性部位，桂皮醛和桂皮酸是主要的活性成分。抗炎作用与抑制炎症介质生成、清除自由基和抑制 LPS 炎症通路关键靶分子酪氨酸激酶活性及核因子-κB(nuclear factor kappa－B, NF－κB)信号通路有关。桂皮醛能通过琥珀酸/缺氧诱导因子-1(hypoxia-inducible factors－1, HIF－1)途径抑制 NLRP3 炎症小体(NLR family pyrin domain containing 3, NLRP3)释放的白介素-1β(interleukin－1β, IL－1β)发挥抗类风湿性关节炎的作用。

3. 抗过敏　桂枝能抑制 IgE 所致肥大细胞脱粒释放介质，还能抑制补体活性；总挥发油对过敏性炎症模型大鼠佐剂性关节炎有抑制作用；桂枝能抑制透明质酸酶，表明桂枝有抗过敏作用，多酚类是其抗过敏的主要活性部分，缩合单宁为其抗过敏主要有效成分。

4. 改善心血管功能　桂枝水煎剂能增加小鼠心肌血流量，使外周血管扩张；桂枝水煎液加芳香水混合液能改善"寒凝血瘀"小鼠肛温下降及微循环障碍；桂枝蒸馏液能降低大鼠离体心脏再灌注室颤发生率，提高心室最大收缩速率及左室功能指数，提高心肌摄氧量。其作用机制与抑制心肌缺血再灌注时冠脉流量的减少及心肌细胞乳酸脱氢酶(lactate dehydrogenase, LDH)和肌酸激酶(creatine kinase, CK)的释放，减少心肌脂质过氧化产物的生成，提高超氧化物歧化酶(superoxide dismutase, SOD)的活性有关。

5. 解热、镇痛　桂枝对体温具有双向调节作用。桂枝水煎剂及其有效成分桂皮醛、桂皮酸可使伤寒、副伤寒菌苗致热的家兔体温降低，并能使正常小鼠的体温和皮肤温度下降；水煎液对酵母所致发热大鼠亦有解热作用，但对复方氨基比林所致低体温大鼠有升温作用。其解热作用与促进皮肤血管扩张，导致发汗而散热有关。桂枝煎剂及桂枝水提物加总挥发油的混合物对热刺激所致小鼠疼痛反应有明显的抑制作用。

6. 抗病原微生物　桂枝对多种细菌和病毒具有抑杀作用。桂枝蒸馏液体外对大肠埃希菌、白念珠菌、金黄色葡萄球菌、枯草芽孢杆菌有抑制或杀灭作用；醇提取物体外对大肠埃希菌、金黄色葡萄球菌、肺炎球菌、炭疽杆菌、霍乱弧菌等也有抑制作用；桂皮油、桂皮醛对金黄色葡萄球菌、大肠埃希菌、变形杆菌、结核分枝杆菌有抑制作用；桂枝对流感病毒亚洲甲型京科 68－1 株和孤儿病毒(ECHO11)均有抑制效果。桂枝挥发油对流感病毒性肺炎小鼠模型有良好的保护作用。

二、其他药理作用

镇静、抗惊厥　桂枝的总挥发油、水提物及桂皮醛能使小鼠自主活动减少，与巴比妥类镇静催眠药有协同作用，可对抗苯丙胺所致中枢神经系统过度兴奋，能延长士的宁所致强直性惊厥的死亡时间，减少烟碱引起的强直性惊厥及死亡的发生率，还能抑制小鼠的听源性惊厥等。

此外，桂枝具有利尿、促进胃肠蠕动、促消化、抗血小板聚焦、改善血管内皮功能、增强胰岛素敏感性、抗抑郁等作用；桂皮醛尚有抗肿瘤作用。

三、中药药动学

大鼠口服桂枝提取物后，血浆中可检测到桂皮酸及代谢物马尿酸，桂皮酸和马尿酸 $t_{1/2}$ 均为 20 min 左右。桂皮醛在胃肠和肝中几乎全部转化为桂皮酸，桂皮酸吸收迅速而较完全，10 min 左右达峰；桂皮酸在体内分布较快；经代谢消除，主要代谢产物为马尿酸。

四、不良反应与安全性评价

桂枝水煎剂小鼠腹腔注射的 LD_{50} 为 0.625 g/kg；桂枝总挥发油灌胃和腹腔注射的 LD_{50} 分别为 1.022、0.510 5 mL/kg。桂皮醛小鼠灌胃、腹腔注射和静脉注射的 LD_{50} 分别为 2.225、0.610、0.132 g/kg，大剂量可见小鼠运动抑制，甚至痉挛、呼吸加快至呼吸麻痹死亡。

五、现代应用

1. 上呼吸道感染　　桂枝及其复方制剂如葛根汤颗粒、桂枝汤颗粒对上呼吸道感染疗效确切。

2. 风湿性疾病　　桂枝为主药的复方如桂枝芍药知母汤治疗风湿性关节炎属中医寒痹者有较好疗效。还可用于骨关节炎、强直性脊柱炎、肩周炎等。

3. 支气管炎、支气管哮喘　　以桂枝为主的复方如小青龙颗粒常用于治疗支气管炎、支气管哮喘寒邪束肺证。

4. 妇科疾病　　以桂枝为主的复方如桂枝茯苓丸常用于治疗痛经、月经不调、产后腹痛等属于寒凝胞宫者。

5. 冠心病、心绞痛　　桂枝为主的复方如桂枝汤常用于治疗的冠心病、心绞痛等。

柴胡(Chaihu，BUPLEURI RADIX)

本品为伞形科植物柴胡 *Bupleurum chinense* DC. 或狭叶柴胡 *B. scorzonerifolium* Willd. 的干燥根。其成分主要含柴胡皂苷(saikosaponins a、b、c、d 4 种)、甾醇、挥发油[柴胡醇(bupleurmol)、丁香酚、己酸、γ-十一酸内酯、对-甲氧基苯二酮]等。此外，尚含有生物碱、葡萄糖、氨基酸等。柴胡性微寒，味苦，辛，归肝、胆、肺经。具有疏散退热，疏肝解郁，升举阳气的功效。临床用于感冒发热，寒热往来，胸胁胀痛，月经不调，子宫脱垂，脱肛等。

一、与功效相关的药理作用

1. 解热　　柴胡解热作用明确，其煎剂、注射液、醇浸膏、挥发油、皂苷等制剂对伤寒和副伤寒疫苗、大肠埃希菌液、发酵牛奶、酵母液、内毒素及内生性致热原等引起的动物实验性发热，均有明显的解热作用，并能使正常动物的体温降低，但柴胡皂苷较大剂量才有解热作用。解热的主要成分和主要有效部位是柴胡皂苷和挥发油。挥发油中解热成分主要为月桂醛、γ-古芸烯、2,4-癸二烯醛、丁香酚等。柴胡水提物解热机制与调节下丘脑体温调节中枢 cAMP 和精氨酸加压素合成分泌及抑制外周炎症介质 IL-1β、肿瘤坏死因子-α(tumor necrosis factor-alpha，TNF-α)和 PG 有关；柴胡总挥发油部位毒性低、解热效果好，已作为注射液广泛应用于临床，其解热机制与抑制体温调定点上移有关。

2. 抗病原微生物　　柴胡体外对金黄色葡萄球菌、溶血性链球菌、霍乱弧菌、结核分枝杆菌、钩端螺旋体有一定的抑制作用；对流感病毒、柯萨奇病毒、呼吸道合胞病毒(respiratory syncytial virus，RSV)、肝炎病毒、HSV、牛痘病毒、人乳头瘤病毒等均具有较强的抑制作用；柴胡对鸡胚内流感病毒有显著的抑制作用，能显著降低鼠肺炎病毒所致小鼠肺指数增高，阻止肺渗出性改变/病变降低肺炎病毒所致小鼠的死亡率。柴胡抗病毒的主要成分是皂苷类成分。柴胡抗病毒作用与其抑制钠-钾泵(又称 Na^+,K^+-ATP 酶)而引起能量和水盐代谢的变化有关，亦与其抑制病毒对机体的损伤有关。此外，柴胡还具有抗细菌内毒素作用，能抑制 LPS 所致的血管内弥漫性凝血，降低 LPS 致死小鼠死亡率，主要物质基础为柴胡总皂苷，对细菌内毒素有破坏作用。

3. 抗炎　　柴胡煎液、柴胡皂苷和柴胡挥发油均有抗炎作用，对不同期的炎症反应均有抑制效果，酒炙品优于生品，柴胡皂苷和挥发油为其抗炎的主要活性部位。柴胡皂苷元基本母核中环氧齐墩果烯骨架及 4 位碳原子侧链-CH_2OH 在抗炎中具有重要作用。柴胡皂苷注射抗炎作用显著优于口服。柴胡的抗炎机制比较复杂，可能与以下环节有关：① 柴胡皂苷能兴奋腺垂体分泌促肾上腺皮质激素(adrenocorticotropic Hormone，ACTH)，刺激肾上腺引起皮质激素的合成和分泌；② 柴胡皂苷 d 是血小板活性因子的抑制剂，通过抑制血小板活性因子达到抗炎作用；③ 抑制炎症反应的多个环节(如渗出、毛细血管通透性增加、炎症介质的释放、白细胞游走、结缔组织增生)达到抗炎的目的；④ 柴胡皂苷通过抑制胰蛋白酶而达到治疗急性胰腺炎的作用。

—•笔记栏•—

4. 镇静、镇痛、镇咳　柴胡煎剂、总皂苷对中枢神经系统有明显的抑制作用，可使动物的自发活动减少，条件反射抑制，延长巴比妥类药物的睡眠时间，拮抗中枢兴奋剂（苯丙胺、咖啡因等）的作用。柴胡煎剂、柴胡皂苷对多种实验性疼痛模型动物（小鼠尾压刺激法、热板法、醋酸扭体法等）呈现镇痛作用，可提高实验动物的痛阈值，柴胡皂苷镇痛作用可部分被纳洛酮拮抗。柴胡、柴胡粗皂苷、柴胡皂苷元、柴胡总皂苷均有较好的镇咳作用。柴胡总皂苷的镇咳强度略低于可待因。

5. 促进免疫功能　柴胡多糖、柴胡水提取物（高分子组分）、柴胡果胶多糖等能促进机体免疫功能。柴胡多糖可增强巨噬细胞吞噬功能，增强自然杀伤细胞（natural killer cell, NK 细胞）的功能，提高病毒特异抗体滴度，提高淋巴细胞转化率和皮肤迟发型超敏反应，对辐射损伤的小鼠有保护和增强免疫功能的作用。柴胡果胶多糖可促进脾细胞多克隆性 IgG 生成，并通过 IL－6 促进抗体生成；柴胡皂苷小剂量可促进脾细胞 DNA 合成和 IL－2 的产生，提高 T、B 细胞的活性及小鼠血浆 IgA 和 IgG 的水平提高。

6. 保肝、利胆、降血脂　柴胡、柴胡皂苷对多种原因［四氯化碳（CCl_4）、乙醇、伤寒疫苗、卵黄、D－半乳糖胺及 α－萘硫氰酸酯等］致动物实验性肝损伤有保护作用，能使血清丙氨酸转氨酶（alanine aminotransferase, ALT）和天冬氨酸转氨酶（aspartate aminotransferase, AST）的活性降低，肝糖原和肝蛋白含量增加，肝细胞的损伤减轻，能促进肝功能恢复。柴胡的保肝机制与多环节有关：① 柴胡皂苷对生物膜（如线粒体膜）有直接保护作用；② 柴胡皂苷能促进脑垂体分泌 ACTH，进而升高血浆皮质醇，提高机体对非特异性刺激的抵抗力；③ 降低 CYP 酶活性，减少肝细胞坏死，促肝细胞再生；④ 增强 NK 细胞和淋巴因子激活的杀伤（lymphokine-activated killer, LAK）细胞的活性，活化巨噬细胞，促进抗体、IFN 的产生；⑤ 促进蛋白质和肝糖原合成，促进肝细胞再生；⑥ 抗过氧化损伤和抑制肝细胞凋亡。

柴胡水浸剂和煎剂有明显的利胆作用，能使实验动物胆汁排出量增加，使胆汁中的胆酸、胆色素和胆固醇（cholesterol, Ch）浓度降低。醋炙柴胡利胆作用最强。利胆成分是可能是所含的黄酮类物质。柴胡对正常动物的血脂水平无明显影响，但柴胡皂苷能使实验性高脂血症动物的 Ch、甘油三酯（triglyceride, TG）和磷脂水平降低，其中以 TG 的降低尤为显著，并能抑制脂肪肝的形成和发展。降血脂作用与影响脂质代谢有关。

7. 抗抑郁、抗癫痫　柴胡有抗抑郁作用，能使慢性应激诱导的抑郁模型大鼠、慢性不可预见性刺激复合孤养诱导的抑郁模型大鼠、四肢束缚致肝郁大鼠抑郁行为改善，醋柴胡作用优于生柴胡，正丁醇提取部位和柴胡皂苷 α 是主要活性成分。抗抑郁机制与调节中枢单胺神经递质含量、促进脑源性神经营养因子合成、抗神经细胞凋亡和氧化应激损伤有关。柴胡注射液、柴胡皂苷和挥发油具有抗癫痫作用，柴胡注射液能抑制毛果芸香碱所致家兔和大鼠癫痫模型的脑电活动，皂苷和挥发油能拮抗癫痫的强直性痉挛发作，水溶性部位可拮抗癫痫失神性发作。抗癫痫作用与抑制星形胶质细胞，抑制 TNF－α 释放和与 TNFR1 结合，降低神经元兴奋性有关。

二、其他药理作用

1. 收缩肠肌和保护胃黏膜　柴胡总皂苷可明显增强 ACh 对豚鼠、家兔离体肠肌的收缩作用。柴胡粗皂苷、柴胡多糖对多种实验性胃黏膜损伤模型有保护作用。

2. 影响体内物质代谢　柴胡皂苷 a、c、d 混合物可促进动物体内蛋白质合成；柴胡皂苷可使肝糖原合成增加，促进葡萄糖利用，抑制脂肪的分解。

3. 抗肿瘤　柴胡水提物对人肝癌 SMMC－7721 细胞线粒体代谢活性、细胞增殖及小鼠移植 S－180 实体肿瘤有抑制作用；柴胡皂苷可引起白血病 K562 细胞的数量、分裂指数下降，增殖抑制；柴胡能使人肝癌细胞 BEL－7402 细胞内长春新碱（vincristine, VCR）浓度升高，可以增加 VCR 在 BEL－7402 细胞内的积聚浓度，部分逆转 BEL－7402 细胞的巨噬细胞消失反应；柴胡粗提物具有逆转肝细胞癌多药耐药（multidrug resistance, MDR）作用。

4. 对肾脏的影响　一定量的柴胡对水负荷大鼠排尿有抑制作用，大剂量则能促进排尿；

柴胡皂苷能使嘌呤霉素氨基核苷(puromycin amino nucleoside, PAN)肾病模型、肾小球底膜(glomerular basement membrane, GBM)肾炎模型和 Heymann 肾炎模型大鼠尿蛋白明显减少,改善低蛋白血症和高脂血症的表现。

三、中药药动学

柴胡乙醇提取物大鼠口服后,血液中可检测到柴胡皂苷 α、c、d,且 *AUC* 依次降低。柴胡皂苷口服吸收较差,可经肠菌糖苷酶分解成柴胡皂苷元吸收。柴胡皂苷 α 单次静脉注射,体内代谢的药-时曲线成二室模型,主要中药药动学参数 T_{max} 为 5 min, C_{max} 为 1 907 μg/L, $t_{1/2\beta}$ 为 100. 6 min, V_d 为 21. 89 L/kg。

四、不良反应与安全性评价

柴胡醇水双提物灌胃大鼠、小鼠的 LD_{50} 均大于 6 g/kg,给药后 10~20 min 动物活动减少,死亡前 2~3 min 出现强制性痉挛。柴胡皂苷小鼠灌胃、皮下注射及腹腔注射的 LD_{50} 分别为 4. 7 g/kg、1. 75~1. 90 g/kg、70. 0~112 mg/kg,豚鼠腹腔注射的 LD_{50} 为 58. 3 mg/kg,给药后出现运动及呼吸缓慢、腹部着地等反应。柴胡煎剂 1. 2 g/(kg · d)灌胃 28 天,可见大鼠肾上腺重量增加、胸腺重量降低,肝细胞质稍显粗大颗粒状;柴胡醇水双提物 1. 5 g/kg 灌胃 21 天,可见大鼠出现肌酸酐、乳酸盐脱氢酶(lactate dehydrogenase, LDH)活性增加,γ-三磷酸鸟苷(γ-guanosine triphosphate, γ-GTP)、红细胞数、白细胞比容减少,血清游离 Ch、总胆固醇(total cholesterol, TC)减少等。

五、现代应用

1. 发热　柴胡注射液、柴胡口服液、柴胡糖浆对普通感冒、流感、肺炎、支气管炎、扁桃体炎、疟疾等引起的发热均有较好的解热作用,柴胡注射液给小儿滴鼻解热疗效明显。

2. 上呼吸道感染　以柴胡为主的复方常用于感冒、流行性感冒等,如小柴胡颗粒。

3. 病毒性肝炎　柴胡注射液或复方柴胡制剂治疗急慢性肝炎,对改善症状,回缩肝脾,恢复肝功能有较好效果。

4. 抑郁症、更年期综合征　以柴胡为主的复方(如柴胡疏肝散、逍遥散)常用于治疗抑郁症、更年期综合征等。

柴胡及其复方对高脂血症、流行性腮腺炎、慢性胃炎、胆囊炎、肋间神经痛、多形红斑、乳腺炎、乳腺增生、单孢病毒性角膜炎、急性胰腺炎、扁平疣和寻常疣等均有一定疗效。

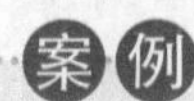

柴胡具有疏肝解郁的功效,以柴胡为主的中药复方(如柴胡疏肝散)临床常用于情志类疾病的治疗,如抑郁症。Meta 分析表明柴胡疏肝散在临床总有效率、汉密尔顿焦虑量表评分降低等方面均优于对照组($P<0.05$),不良反应较少,安全性风险低。

问题:

1. 柴胡疏肝解郁功效的相关药理作用包括哪些?
2. 柴胡疏肝解郁功效的主要机制是什么?

葛根(Gegen, PUERARIAE LOBATAE RADIX)

葛根为豆科植物野葛 *Pueraria lobata*(Willd.) Ohwi. 的干燥根。其成分主要为异黄酮类化合物,含量为 0. 06%~12. 30%,包括葛根素(puerarin)、大豆苷(daidzin)、大豆苷元(daidzein);还

—•笔记栏•—

含有葛根苷类化合物，主要为葛根苷(puerasaide)A、B、C等。葛根，味甘、辛，性凉。归脾、胃、肺经。具有解肌退热，生津止渴，透疹，升阳止泻，通经活络，解酒毒的功效。临床应用于外感发热头痛，项背强痛，口渴，消渴，麻疹不透，热痢，泄泻，眩晕头痛，中风偏瘫，胸痹心痛，酒毒伤中。

一、与功效相关的药理作用

1. 解热　葛根煎剂、乙醇浸膏、葛根素等对实验性发热动物均有解热作用，具有起效快，可降低正常体温，持续时间久(3~5 h)的特点，异黄酮类物质(葛根素)是其解热作用的成分。其解热机制可能与扩张皮肤血管，促进血液循环而增加散热有关，亦与葛根素通过阻断中枢部位的β受体而使cAMP生成减少有关。

2. 降血糖、降血脂　葛根具有降血糖和降血脂作用。葛根煎剂和葛根醇提物能降低糖尿病大鼠血糖，醇提物能降低胰岛素抵抗大鼠空腹血清胰岛素水平及胰岛素抵抗指数，能改善地塞米松所致的胰岛素抵抗。葛根素可降低四氧嘧啶性高血糖小鼠的血糖，改善糖耐量，但对肾上腺素性的高血糖无效；葛根素可通过调节链脲菌素致糖尿病模型大鼠的β-内啡肽水平降低血糖，并能降低糖尿病大鼠血清晚期糖基化终产物(advanced glycosylation end product, AGE)和单核细胞趋化蛋白(monocyte chemoattractant protein, MCP)水平，还可通过激活α_1受体，增加葡萄糖摄取从而改善胰岛素抵抗(insulin resistance, IR)。葛根素是其降糖的有效成分。降血糖机制与激活胰高血糖素样肽-1(glucagon-like peptide-1, GLP-1)受体通路，改善胰岛素β细胞功能，促进胰腺β-内啡肽合成，增加胰岛素分泌，抑制α-葡萄糖苷酶活性，促进葡萄糖摄取利用有关。此外，葛根素注射给药可明显降低血清TC；葛根口服液可显著对抗大鼠饮酒所致血清载脂蛋白A1(apolipoprotein A1, Apo A1)降低及TG升高。

3. 抗心肌缺血、抗心律失常　葛根素有类似β受体拮抗作用，具有抗心肌缺血和抗心律失常作用。葛根的多种制剂(水煎剂、醇浸膏)及其总黄酮、葛根素和大豆苷元均能对抗垂体后叶素引起的大鼠心肌缺血，总黄酮还能对抗垂体后叶素引起的冠状动脉痉挛，对缺血心肌及缺血再灌注心肌有保护作用。葛根素是其抗心肌缺血的主要活性成分。其作用机制可能与以下环节有关：① 阻断心肌β_1受体；② 抑制心肌细胞河豚毒素不敏感性钠内流和延迟整流钾电流；③ 减少缺血引起的心肌乳酸的产生，降低缺血与再灌流时心肌的氧消耗量与心肌水含量，改善缺血再灌后心肌超微结构；④ 抑制心肌组织丙二醛(malondialdehyde, MDA)和髓过氧化物酶(myeloperoxidase, MPO)的生成；⑤ 改善微循环，减少血栓素A_2(thromboxane A_2, TXA_2)生成。

葛根乙醇提取物、葛根黄酮和大豆苷元能对抗氯化钡、乌头碱、氯化钙、氯仿-肾上腺素等所致大鼠心律失常，预防氯化钙所致的大鼠心室纤颤，并减少氯仿所致小鼠室颤发生率，缩短大鼠结扎冠脉后室颤发作时间。葛根素能延长乌头碱、氯化钡所致心律失常模型的动作电位时程及有效不应期，提高毒毛旋花子苷G所致豚鼠室性早搏、室性心动过速的阈值。葛根抗心律失常机制可能通过影响心肌细胞膜对K^+、Na^+、Ca^{2+}的通透性，进而降低心肌兴奋性、自律性及传导性，也与β受体拮抗效应有关。

4. 降血压　葛根素、葛根总黄酮静脉注射后，对犬外周血管具有一定的扩张作用，可引起血压下降，对高血压模型大鼠也有降压作用。葛根醇提物对肾性高血压模型的大鼠血压有降低作用，而血清一氧化氮(nitric oxide, NO)水平提高；葛根素、大豆苷元能降低血浆肾素和血管紧张素水平，减少血浆儿茶酚胺含量。其降压机制可能与拮抗β受体和抑制肾素-血管紧张素系统有关。

5. 改善微循环　葛根素能舒张血管平滑肌，保护血管内皮功能，调节血管内皮活性物质释放，呈现内皮依赖性舒血管效应，该作用与NO系统及ATP敏感的钾通道有关。葛根总黄酮、葛根素给麻醉犬注射用药可使脑血管扩张，脑血流量增加，脑循环改善。葛根能减弱ACh所致的脑内动脉扩张和NA所致的脑动脉血管收缩。

6. 改善血液流变性、抗血栓　葛根总黄酮能降低全血黏度和血小板黏附率，抑制二磷酸腺苷(adenosine diphosphate, ADP)诱导的血小板聚集，还能明显抑制ADP诱导的小鼠体内血小板血栓形成。葛根素能抑制 ADP 诱导的人及动物血小板聚集,体外还能抑制 ADP 与 5-HT 联合诱导的家兔、绵羊及正常人血小板聚集。

7. 益智　葛根有改善学习记忆能力的作用。葛根水煎液、醇提物、总黄酮均可对抗东莨菪碱、乙醇、亚硝酸钠、氮气吸入、双侧颈总动脉阻断再灌流引起的动物记忆获得和记忆再现障碍;葛根总黄酮可显著改善 *D*-半乳糖所致亚急性衰老小鼠的记忆功能;葛根素能显著改善 β-淀粉样蛋白(amyloid β-protein, Aβ)脑内注射的阿尔茨海默病(Alzheimer disease, AD)大鼠学习记忆能力,可改善慢性低 O_2 高 CO_2 大鼠学习记忆能力并提高其脑内胆碱乙酰转移酶(choline acetyl-transferase, ChAT)活性。其机制可能是下调脑组织 $Aβ_{1-40}$ 和 Bax 表达,抑制 Aβ 的神经毒性,减轻脑皮层和海马神经元凋亡。

二、其他药理作用

1. 保护神经　葛根总黄酮、葛根素能减轻脑组织神经元凋亡,对缺氧缺血脑损伤的神经有保护作用,机制与抑制脑的微炎症反应、抑制一氧化氮合酶(nitric oxide synthase, NOS)活性和抗凋亡有关。

2. 抗骨质疏松　葛根素具有抗骨质疏松作用,可诱导骨形态发生蛋白 2 表达并促进成骨细胞增殖,提高碱性磷酸酶活性和矿化结节形成;促进骨钙蛋白分泌、骨桥蛋白和骨保护素表达。

此外,葛根总黄酮、葛根素有抗氧化作用;葛根总黄酮、葛根素、大豆苷元、多糖等显示有抗实验性肿瘤的作用。降低急性肝损伤模型大鼠 ALT、AST 活性等作用。

三、中药药动学

葛根素口服吸收差,可被肠道菌群转化为大豆苷元和毛蕊异黄酮吸收。葛根素、大豆苷元血浆血药浓度达峰时间约为 10 min;小鼠口服葛根提取物后 15 min 血液中即可检出葛根素,体内呈二室模型分布,其主要中药药动学参数:分布半衰期($t_{1/2α}$)为 1.015 6 h;消除半衰期($t_{1/2β}$)为 15.098 4 h;C_{max} 为 456.637 6 mg/L,T_{max} 为 1.242 7 h,*AUC* 为 5 824.714 4 mg/(h·mL)。大鼠口服葛根素 24 min 后 37.3%的药物自粪便排出。葛根素静脉注射后肾内含量较高,肝次之,脑中含量较低,血浆蛋白结合率为 24.6%。在大鼠体内代谢和排泄快,不易蓄积。

四、不良反应与安全性评价

小鼠对葛根的最大耐受量大于 37.5 g/kg,相当于成人用量 0.5 g/kg 的 75 倍以上。葛根素小鼠静脉给药 LD_{50} 为 700~800 mg/kg。葛根素给大鼠和兔以 516.7、273.1 mg/kg 分别腹腔注射和静脉注射,连续用药两周,观察 30 天后的血象和肝功及病理组织学(心、肝、肾)检查均未见异常改变;葛根素无致突变和致畸作用。

五、现代应用

1. 上呼吸道感染、颈椎病　葛根为主的复方如葛根汤常用于上呼吸道感染和颈椎病等。

2. 头痛　葛根片口服可缓解偏头痛,改善高血压患者头痛等症状。

3. 冠心病、心绞痛　葛根注射液、葛兰心宁软胶囊等葛根制剂可改善冠心病、心绞痛。

4. 突发性耳聋　口服葛根片或葛根乙醇提取物片,葛根总黄酮肌内注射或葛根素静脉注射治疗突发性耳聋均有较好效果。

5. 糖尿病及其并发症　葛根及葛根制剂(如葛根素注射液)可改善糖尿病症状和糖尿病周围神经病变。

此外,葛根素静脉给药,对心肌梗死、脑血栓和心律失常等有较好的疗效;葛根片剂或提取物口服或对高血压病、高脂血症等有较好的疗效。葛根素对慢性单纯性青光眼、视神经损伤或外伤性视神经萎缩、椎-基底动脉供血不足、外伤性视神经萎缩、软组织损伤均有一定的效果。

—•笔记栏•—

葛根汤防治原发性痛经的实验与临床研究

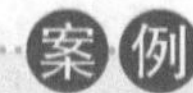

葛根及其制剂广泛应用于心脑血管疾病、神经性疾病及代谢性疾病，其成方制剂多，体现了葛根"活血通脉"功效，常用中成药如愈风宁心片、心血宁胶囊、葛兰心宁软胶囊、心脑康胶囊、桑葛降脂丸、玉泉丸等。葛根素具有β受体拮抗作用，具有抗心肌缺血、抗心律失常、改善微循环、抗血栓、改善血液流变学等药理作用，故葛根复方临床常用于冠心病、心绞痛、心肌梗死、脑血栓等心脑血管疾病。

问题：

1. 葛根对心血管系统有哪些作用？主要有效成分是什么？
2. 葛根降血糖、降血脂作用与葛根传统功效有何关系？

第三节 常用方剂

桂枝汤

桂枝汤源于《伤寒论》，由桂枝、芍药、炙甘草、生姜、大枣组成。具有解肌发表，调和营卫的功效。主治风寒表虚证，症见恶寒发热，汗出恶风，鼻鸣干呕，头痛，舌淡苔白，脉浮缓。

一、与功效相关的药理作用

1. 抗病毒、抗菌　桂枝汤有较强的抗病毒作用，体内抑制流感病毒肺内增殖以全方合煎优于分煎，其中芍药最强。桂枝汤体外对副流感病毒-Ⅰ，RSV，人腺病毒3、7型（human adenovirus，HAdV3、HAdV7），ECHO11，柯萨奇B族病毒4、5、6型（coxsackievirus，CoxB4、CoxB5、CoxB6）和单纯性疱疹病毒Ⅰ、Ⅱ型（herpes simplex virus，HSV-Ⅰ，HSV-Ⅱ）所致的Hep-2细胞病变有保护作用；含桂枝汤大鼠血清对HSV-Ⅰ、HSV-Ⅱ、CoxB4、CoxB5等病毒致细胞病变有抑制作用；桂枝汤煎剂能抑制滴鼻感染LD_{50}的流感病毒亚洲甲型鼠肺适应株FM_1所致肺炎小鼠的肺部炎症，抑制病毒在小鼠肺组织中的增殖，增强单核巨噬细胞的吞噬功能。

桂枝汤有一定的抗菌作用。桂枝汤水煎剂体外对金黄色葡萄球菌、甲型链球菌、枯草杆菌、变形杆菌和绿脓杆菌均有一定的抑制作用；拆方研究发现方中以甘草的抑菌效果最强，桂枝、白芍居中，生姜最弱。

2. 调节汗腺分泌　桂枝汤对汗腺分泌有双向调节作用。桂枝汤对正常及汗腺分泌进行性受抑的流感病毒感染小鼠有促进其发汗的作用，具有维持时间短、起效快等特点；对阿托品与复方氨基比林肌内注射大鼠造成其汗腺分泌受抑和亢进的病理模型也能分别增强和抑制汗腺分泌。桂枝汤对于百日咳菌苗造成的小鼠表证动物模型具有发汗、解热作用。

3. 调节体温　桂枝汤对体温有双向调节作用，能剂量依赖性地降低实验性发热模型体温，也能使低体温模型大鼠体温升高，可拮抗NA脑室注射所致的低温降低。口服亦能使正常动物的体温下降。主要药效部位桂枝汤有效部位A，对体温调节的机制与调节中枢热敏如5-HT、ACh、血管活性肠肽（vasoactive intestinal polypeptide，VIP）等神经递质和冷敏如NA、DA、ACTH、精氨酸血管升压素（arginine vasopressin，AVP）等神经递质及发热介质如PGE_2、cAMP等的调控有关。

4. 抗炎　桂枝汤具有明显的抗炎作用，对急性渗出性炎症（耳肿和毛细血管通透亢进）和免疫性炎症（佐剂性关节炎）均有抑制作用，全方作用最强，桂枝是其发挥抗炎的主要药物，苯丙烯类化合物是其主要药效物质基础，作用机制与抑制炎症介质的生成和分泌有关。

5. 镇静、镇痛　桂枝汤具有较强的镇静、镇痛作用。桂枝汤能使小鼠的自主活动减少，并能增强戊巴比妥钠对中枢的抑制作用；桂枝汤能延长热刺激痛反应时间和化学刺激的减少扭体次数,提高痛阈值。桂枝汤的镇痛有显著的昼夜节律性。

6. 调节免疫功能　桂枝汤对正常动物的非特异性免疫功能无明显影响,但能改善病毒性肺炎(流感病毒感染)所致小鼠免疫功能降低,增强免疫功能低下小鼠的肠道黏膜免疫功能;桂枝汤能抑制迟发型超敏反应、减轻胶原诱导免疫性关节炎小鼠的细胞免疫和体液免疫功能。调节免疫功能与调节辅助型T细胞1(T helper 1 cell, Thl)和辅助型T细胞2(T helper 2 cell, Th2)平衡等有关。桂枝汤和营卫的功效,可能体现在其双向调节作用。

二、其他药理作用

1. 调节胃肠运动　桂枝汤对胃肠运动具有双向调节作用,不仅可抑制新斯的明引起小鼠胃排空加快、肠推进加速,也可拮抗阿托品引起的胃排空减慢、肠推进减弱,但对正常动物胃肠运动无明显的影响,其作用与调节下丘脑、血液、胃肠局部组织促胃液素、胃动素、P-物质、生长抑素、血管活性肠肽含量有关。桂枝有效部位B对胃肠运动亦有双向调节作用,其机制与调节下丘脑及胃肠局部组织中cAMP含量、蛋白激酶活性及抑制下丘脑GTP结合蛋白有关。

2. 调节血压　桂枝汤对血压具有双向调节作用,不仅能降低自发性高血压大鼠的血压,而且能升高复方降压片致低血压大鼠的血压,其药效物质基础为桂枝汤有效部位A、B和E。

此外,桂枝汤具有一定的镇咳、祛痰、平喘、抗过敏、降血糖、增加心肌血流量等药理作用。

三、中药药动学

桂枝汤大鼠灌胃后血浆中可检测到桂皮酸、马尿酸、芍药苷和甘草次酸。桂皮酸吸收迅速(5 min达峰),快速代谢产生马尿酸(0.5 h达峰),并随时间呈动态变化,芍药苷约0.5 h达峰,三者$t_{1/2\beta}$为1~2 h;甘草次酸11 h达峰,$t_{1/2}$约为6 h。

四、不良反应与安全性评价

桂枝汤安全性较好。煎液80 g/kg大鼠连续给药12周未见毒性反应;妊娠小鼠第5~15天连续喂饲桂枝汤80 g/kg,无致畸胎作用。

五、现代应用

1. 呼吸道感染　桂枝汤及其制剂对普通感冒、流行性感冒和上呼吸道感染有良好疗效。

2. 出汗异常　桂枝汤临床对各种汗出异常有良好调节作用,如围绝经期潮热盗汗、外感多汗、局限性多汗症及黄汗症等。

3. 颈椎病、肩周炎　用本方加葛根治颈椎病有效。本方加草乌浸酒治肩周炎有效。

4. 过敏性疾病　桂枝汤对荨麻疹、多形红斑、皮肤瘙痒、过敏性鼻炎等过敏性疾患有效。

银翘散

桂枝汤治疗月经紊乱的临床实践

银翘散源于《温病条辨》,由连翘、银花、苦桔梗、薄荷、竹叶、生甘草、荆芥穗、淡豆豉、牛蒡子和芦根组成。具有辛凉透表的功效,主治温病初起,证见恶风发热、无汗或汗出不畅、头痛口渴、咽红咽肿、咽痒咳嗽、舌红苔薄红、脉浮数。

一、与功效相关的药理作用

1. 解热　银翘散解热作用确切。银翘散煎剂、袋泡剂、丸剂、滴鼻剂、颗粒剂、蜜丸等对多种实验性发热动物模型(如伤寒菌苗、三联疫苗、五联疫苗、内生性致热原、2,4-二硝基苯酚和啤酒酵母)均有明显的解热作用。荆芥、薄荷、牛蒡子、淡豆豉等解表药解热作用快但维持时间短;金银花、连翘、桔梗、芦根等清热药解热维持时间长,解热效能以全方为佳。解热作用机制与解

—•笔记栏•—

除致热原对热敏神经元抑制并抑制冷敏感神经元发放冲动有关，同时与降低发热模型下丘脑 cAMP 含量有关；银翘散对内生致热原（endogenous pyrogen, EP）合成无明显影响，解热与阻断 EP 产生后环节有关，机制不同于阿司匹林。提示银翘散解热是通过中枢和外周协同实现的。

2. 抗菌、抗病毒　银翘散浓缩袋泡剂、煎剂体外对金黄色葡萄球菌、乙型溶血性链球菌、甲型链球菌、肺炎球菌、白喉棒状杆菌、大肠埃希菌、绿脓杆菌等体外有一定的抑制作用，对耐药金黄色葡萄球菌亦有抑制效果。金银花有效成分绿原酸、异绿原酸 A 和连翘有效成分连翘酯苷、连翘苷和连翘酯素对大肠埃希菌、金黄色葡萄球菌有抑制作用。

银翘散体内外对多种呼吸道病毒有抑制作用。体外对流感、登革热、合疱等病毒，均呈不同浓度的抑制作用。银翘散煎剂对甲Ⅰ型流感病毒、流感病毒 FM1、流感 A_2 病毒感染、甲 3 亚型流感病毒（H_3N_2）小鼠肺炎有保护作用，但对小鼠感染 H3N2 的死亡保护作用和延长生命作用并不明显。以狗肾传代细胞（MDCK）为载体的体外试验显示，银翘散对甲 1 型流感病毒 FM1 株、Kumamoto 流感 A_2（H_2N_2）病毒株并无明显的抑制作用，且对接种于人肺 KMB17、MDCK、Hep-2、Hela 细胞上的鼻病毒 R14 型、流感病毒 A 型 FM1 株、RSV、腺病毒 7 型所导致的细胞病变无明显抑制作用，结合体内抗病毒有效结果，提示银翘散的抗病毒作用可能是通过提高宿主的抗病毒功能而产生作用。作用机制与提高呼吸道分泌性免疫球蛋白 A（secretory immunoglobulin A, sIgA）水平、抑制 Th1 细胞、诱导 IFN-γ 生成及降低炎症介质等有关。

3. 抗炎　银翘散煎剂、片剂、袋泡茶、滴鼻剂和银翘解毒颗粒剂等均有明显的抗炎作用。对多种致炎剂如组织胺、PGE、新鲜蛋清、巴豆油、二甲苯等所致急性炎症有抑制作用；对内毒素导致的早期炎症亦有拮抗作用。

4. 调节免疫功能　银翘散能使小鼠吞噬指数和吞噬系数增加，但对抗环磷酸酰胺（cyclophosphamide, CTX）所致的小鼠体液免疫抑制无明显对抗作用。银翘散可增强小鼠非特异性免疫功能和细胞免疫功能的作用，延长小鼠的游泳耐力时间和抑制小鼠网状内皮系统的吞噬功能、外周血 $CD4^+T$ 细胞的数量及免疫器官指数。

二、其他药理作用

银翘散具有一定的促进汗腺分泌、抗过敏等作用。

三、中药药动学

酵母发热大鼠的解热效应为指标，银翘散的最小起效剂量为 0.18 g/kg，作用期为 6.4 h，生物 $t_{1/2\beta}$ 为 1.1 h。以二甲苯致毛细血管通透亢进为指标，银翘散的最小起效剂量为 1.5 g/kg，生物效应消除半衰期为 4.5 h。

四、不良反应与安全性评价

银翘散口服液 40 g/kg 灌胃 Wister 大鼠 30 天，未见明显毒性反应。银翘散及其超细微粉 24 h 内最大剂量 45.75 g/kg 灌胃小鼠（相当于 60 kg 人日用量的 152.5 倍），小鼠外观、饮食、行为、体重增长及主要脏器均未见异常。

五、现代应用

1. 呼吸道感染　银翘散治疗普通感冒、流行性感冒、肺炎、急性扁桃体炎、急性支气管炎等疗效确切。

2. 病毒感染　银翘散对麻疹、流行性腮腺炎、乙型脑炎、流脑、出血热、登革热、猩红热等均有一定的疗效。

3. 皮肤过敏性疾病　银翘散对药物性皮炎、荨麻疹、牛皮癣、湿疹和水痘等有较好疗效。

【小结】

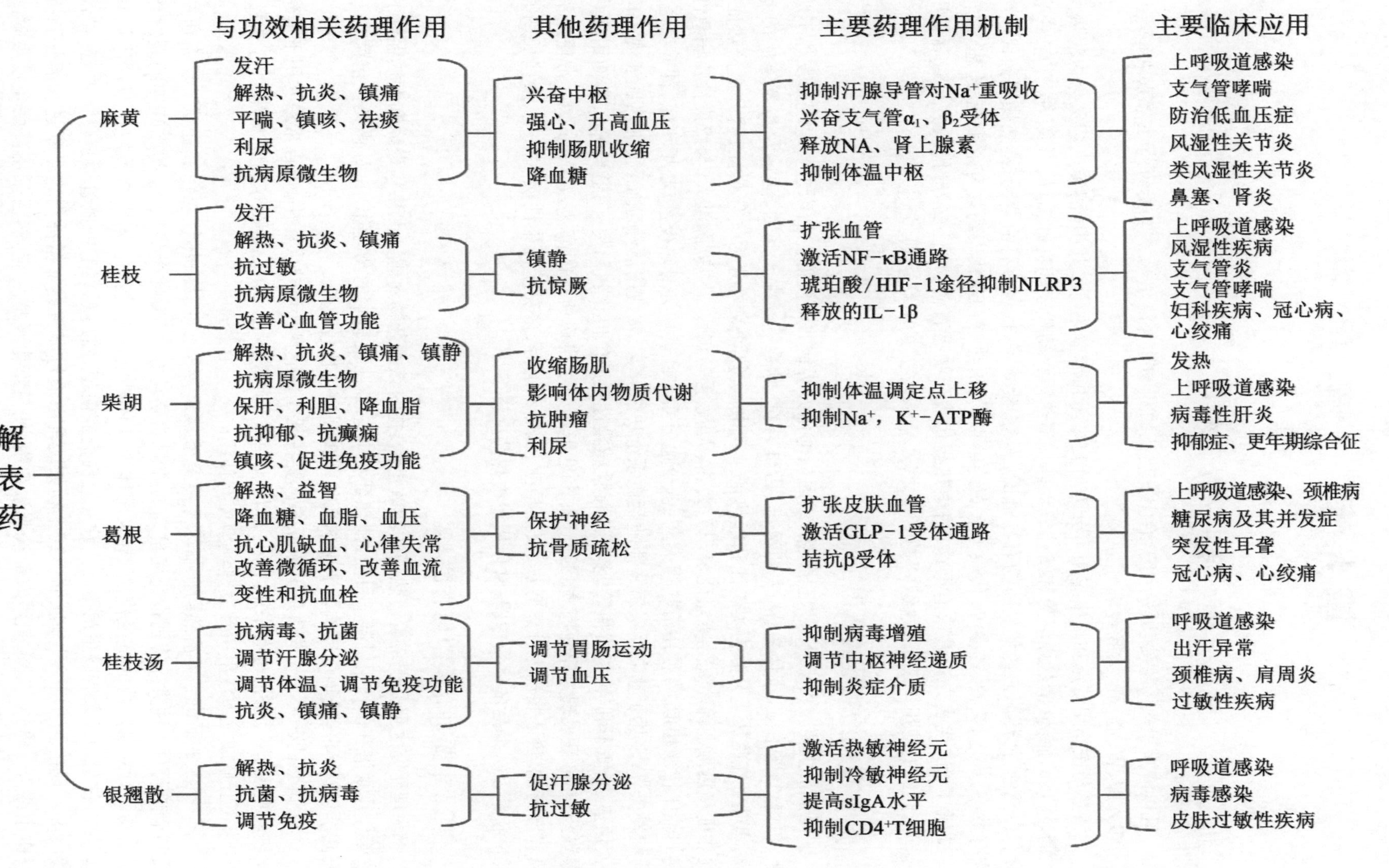
与功效相关药理作用
其他药理作用
主要药理作用机制
主要临床应用
解表药
麻黄
发汗
解热、抗炎、镇痛
平喘、镇咳、祛痰
利尿
抗病原微生物
兴奋中枢
强心、升高血压
抑制肠肌收缩
降血糖
抑制汗腺导管对Na⁺重吸收
兴奋支气管α₁、β₂受体
释放NA、肾上腺素
抑制体温中枢
上呼吸道感染
支气管哮喘
防治低血压症
风湿性关节炎
类风湿性关节炎
鼻塞、肾炎
桂枝
发汗
解热、抗炎、镇痛
抗过敏
抗病原微生物
改善心血管功能
镇静
抗惊厥
扩张血管
激活NF-κB通路
琥珀酸/HIF-1途径抑制NLRP3
释放的IL-1β
上呼吸道感染
风湿性疾病
支气管炎
支气管哮喘
妇科疾病、冠心病、
心绞痛
柴胡
解热、抗炎、镇痛、镇静
抗病原微生物
保肝、利胆、降血脂
抗抑郁、抗癫痫
镇咳、促进免疫功能
收缩肠肌
影响体内物质代谢
抗肿瘤
利尿
抑制体温调定点上移
抑制Na⁺，K⁺-ATP酶
发热
上呼吸道感染
病毒性肝炎
抑郁症、更年期综合征
葛根
解热、益智
降血糖、血脂、血压
抗心肌缺血、心律失常
改善微循环、改善血流
变性和抗血栓
保护神经
抗骨质疏松
扩张皮肤血管
激活GLP-1受体通路
拮抗β受体
上呼吸道感染、颈椎病
糖尿病及其并发症
突发性耳聋
冠心病、心绞痛
桂枝汤
抗病毒、抗菌
调节汗腺分泌
调节体温、调节免疫功能
抗炎、镇痛、镇静
调节胃肠运动
调节血压
抑制病毒增殖
调节中枢神经递质
抑制炎症介质
呼吸道感染
出汗异常
颈椎病、肩周炎
过敏性疾病
银翘散
解热、抗炎
抗菌、抗病毒
调节免疫
促汗腺分泌
抗过敏
激活热敏神经元
抑制冷敏神经元
提高sIgA水平
抑制CD4⁺T细胞
呼吸道感染
病毒感染
皮肤过敏性疾病

第九章　清热药

—·笔记栏·—

第九章授课视频及习题

第一节　概　述

凡以清泄里热为主要功效，用于治疗里热证的药物称为清热药。本类药药性寒凉，味多苦、辛，多入肺、胃、心、肝、大肠经。

清热药按作用特点和临床应用可分为清实热药和清虚热药。其中，清实热药又分为清热泻火药、清热凉血药、清热燥湿药和清热解毒药。清热泻火药代表药物有知母、石膏、栀子等，代表方有白虎汤；清热凉血药代表药物有牡丹皮、赤芍、紫草等，代表方有清营汤；清热燥湿药代表药物有黄芩、黄连、黄柏、苦参等，代表方有黄连解毒汤；清热解毒药代表药物有金银花、连翘、大青叶、板蓝根等，代表方有五味消毒饮；清虚热药代表药物有青蒿、地骨皮等，代表方有青蒿鳖甲汤。清热药的使用体现了《内经》"热者寒之""温者清之"的治疗法则。

一、对主治病证的认识

里热证主要是由于外邪入里化热，或因内郁化火所致的证候群。临床主要表现为发热不恶寒、口渴、口苦心烦、小便短赤、大便秘结、舌红苔黄、脉数等。由于病因、病情及患者体质的差异，里热证在临床上又分为实热证和虚热证。其中，实热证又可分为气分热证、营分血分热证、湿热证和热毒证等。气分实热证表现为大热、大渴、舌苔黄燥、高热、脉洪大，与感染性疾病急性期的临床特征相似，常使用清热泻火药；营分血分实热证表现为身热夜甚、心烦不寐、神昏谵语、吐衄发斑等，多见于感染性疾病并伴随凝血系统功能异常，常使用清热凉血药；湿热证表现为口苦、烦热、小便不利、泻痢黄疸等，多见于慢性感染性疾病（如肝炎、肠炎、阴道炎等），常使用清热燥湿药；热毒证表现为痈肿疮疡、毒痢等，多见于感染性疾病所致的高热及病理改变，常使用清热解毒药；虚热证表现为骨蒸劳热、夜热早凉、低热不退等，多见于传染性疾病后期、某些长期消耗性疾病及久病后的体质虚弱，常使用清虚热药。

二、主要研究模型与方法

药理研究主要是围绕着清热药的功效主治，探讨该类药物对感染性疾病炎症和发热症状的改善作用及潜在的作用机制。目前，清热药在非感染性疾病中的药理作用，对感染性疾病血液流变学、微循环等方面的影响及清虚热药的药理研究还比较缺乏。

1. 解热的研究　发热是里热证的重要特征。在清热药解热实验中，内毒素最常用于构建发热动物模型。此外，也有采用疫苗、酵母、2,4－二硝基苯酚、角叉莱胶等构建发热动物模型。PGE_2 下丘脑或脑室注射所致发热模型亦有使用。

2. 抗炎的研究　清热药在临床上可有效缓解"热证"的红、热、肿、痛等症状。已有研究证实清热药对急性炎症特别是炎症早期的抑制效果较好，对慢性炎症、炎症的中晚期的缓解作用较弱。针对清热药的抗炎作用，常采用体内和体外的研究方法。体内常采用巴豆油涂抹耳郭、足趾注射角叉菜胶或蛋清等方法建立急性炎症模型，然后观察毛细血管通透性的改变、炎性渗出等。现在也运用一些新颖的模式生物如斑马鱼通过卵黄囊显微注射内毒素进行清热药抗炎作用评价。体外实验常采用内毒素刺激细胞，使其产生炎症反应，然后采用酶联免疫吸附测定、蛋白质印迹法等检测炎症因子如 PGE_2、IL－6、TNF－α 等的改变。

3. 抗病原微生物的研究　病原微生物感染是造成"里热证"的重要病因。清热药对病原微生物的抑制作用可从体内和体外实验进行研究。体内实验主要是建立病原微生物感染模型,然后给予清热药,观察动物的生存率、主要靶器官的病变程度等。体外实验主要是研究清热药对细菌、病毒等病原微生物的直接抑制作用或对病原微生物所感染的宿主细胞的保护作用。

4. 抗毒素的研究　病原微生物产生的毒素是造成感染性疾病病理症状发生、发展的主要因素。细菌毒素有内、外毒素两种。内毒素大量释放引起机体发生高热、弥漫性血管内凝血等现象与里热症的症状非常相似。目前清热药抗毒素的研究主要采用腹腔或静脉注射内毒素建立内毒素血症模型,或者夹闭动物的肠上动脉造成肠源性内毒素,再给予药物治疗,观察药物对内毒素的降解能力、缓解机体对内毒素的反应(如死亡率、体温、微循环等)及内毒素池的消除情况。

5. 调节免疫的研究　机体免疫功能低下往往容易感染病原微生物、毒素等。而机体免疫功能的增强,可促进病原微生物、毒素、肿瘤细胞等的识别和清除。对清热药的免疫调节作用研究可通过构建免疫低下的动物模型,然后给予清热药治疗,观察巨噬细胞的吞噬功能、B 细胞和 T 细胞的增殖、B 细胞和 T 细胞功能的改变、T 细胞亚群的改变等。

三、主要药理作用

清热药临床应用广泛,特别是对重大感染性疾病的疗效确切,优势明显。围绕清热药的功效主治,相关的药理作用研究主要集中在解热、抗炎、抗病原微生物、抗细菌毒素、抗肿瘤、免疫调节等方面。

1. 解热　发热是里热证的主要临床表现,解热是清热药的重要治疗作用。清热药如知母、黄芩、黄连、大青叶、板蓝根、金银花、青蒿等对内毒素、酵母等所致动物发热模型有较好的解热作用。在临床应用中发现,清热药与解表药不同,其解热过程通常不伴有发汗现象。清热药的解热作用与其抗菌、抗毒素、抗炎等效应关系密切。

2. 抗炎　炎症是感染性疾病的重要病理过程,也是产生里热证候的重要原因。多数清热药对炎症的各个阶段有不同程度的抑制作用。金银花、大青叶、连翘、板蓝根、苦参、鱼腥草、龙胆草、穿心莲、黄连、黄芩、知母、栀子等对致炎剂如二甲苯、角叉菜胶等所致的炎性渗出和组胺等引起的毛细血管通透性增加有抑制作用。上述作用与抑制炎症因子的释放和兴奋垂体-肾上腺皮质轴等密切相关。栀子、青蒿可抑制大鼠关节肿胀。连翘可降低大肠埃希菌所致大鼠腹膜炎的炎症因子水平。

3. 抗病原微生物　病原微生物是引起感染、炎症的重要因素。研究表明,大部分清热药具有抗病原微生物作用,能够不同程度抑制细菌、病毒、真菌、原虫、螺旋体等。黄连、黄芩、黄柏等能够抑制金黄色葡萄球菌、溶血性链球菌、大肠埃希菌、变形杆菌等;黄连、黄柏可抑制结核分枝杆菌、钩端螺旋体;栀子、苦参、连翘、龙胆草等能抗多种皮肤真菌;金银花、穿心莲、紫草等能抑制流感病毒及疱疹病毒等;白头翁、鸦胆子能抗阿米巴原虫;青蒿可抗疟原虫。

值得注意的是,尽管清热药的体外抗菌作用强度不如抗生素,但其在临床治疗感染性疾病的疗效确切,且体内发挥作用浓度远低于体外抗菌浓度,这提示除抗病原微生物作用外,抗毒素、解热、影响免疫功能等均参与了清热药的抗感染作用。

4. 抗毒素　病原微生物产生的毒素常常是产生一系列严重病理反应的直接因素,抗毒素是清热药发挥治疗作用的重要机制之一。有的清热药有直接抗毒素作用,如黄连、黄柏等中的主要成分小檗碱(berberine)可通过拮抗霍乱弧菌外毒素,延长腹泻潜伏期并缓解腹泻程度。金银花、连翘、鱼腥草、板蓝根、蒲公英等通过直接破坏和降解内毒素的方式发挥抗毒素作用。有的清热药可以通过抗透明质酸酶、抑制凝固酶的形成而间接抗毒素。例如,射干可通过抑制透明质酸酶,减少细菌毒素在结缔组织扩散,防止感染进一步蔓延;黄芩、牡丹皮、知母、黄连等在非抑菌浓度下就能抑制金葡球菌凝固酶的形成,促进细菌在体内被吞噬。

5. 调节免疫　机体免疫功能低下是外界致病因素侵入的重要条件，免疫功能异常又是造成多种自身免疫病的原因。不少清热药对机体免疫功能有调节作用。大部分的清热药能提高机体的免疫功能，如蒲公英、鱼腥草、黄连、穿心莲、黄芩等可不同程度提高白细胞和巨噬细胞的吞噬能力；金银花、山豆根、黄连、蒲公英、地黄、牡丹皮、大青叶等可促进细胞免疫；山豆根、鱼腥草、黄柏、地黄、金银花、大青叶、牡丹皮等可促进体液免疫。另外，部分清热药具有免疫抑制作用，如黄芩、苦参、穿心莲、青蒿、金银花等能对抗过敏反应；黄柏能抑制多型过敏反应；牡丹皮能抑制免疫溶血反应和肥大细胞脱颗粒；夏枯草可抑制细胞和体液免疫。

6. 抗肿瘤　清热解毒是中药治疗肿瘤的基本治法之一。清热药对某些恶性肿瘤的疗效确切，如苦参、白花蛇舌草、半边莲、青黛等具有一定的抗肿瘤的作用。抗肿瘤作用机制涉及阻滞肿瘤细胞周期、诱导肿瘤细胞凋亡、抑制血管新生、调节自噬等。

常用清热药的主要药理作用见表9－1。

表9－1　常用清热药的主要药理作用

类别	药物	解热	抗炎	抗病原微生物	抗毒素	调节免疫功能	抗肿瘤	其他作用
清热泻火药	知母	+	+	+		+	+	降血糖、抑制交感神经、抗血细胞板聚集、改善学习记忆能力
	石膏	+	+			+		降血糖、利尿、利胆
	栀子	+	+	+	+	+	+	镇静、催眠、镇痛、保肝、利胆
	夏枯草	+	+	+	+	+	+	降血糖、调血脂、降血压、抗心肌梗死、抗凝血
清热燥湿药	黄芩	+	+	+	+	+	+	抗过敏、保肝、利胆、降血脂、抗氧化
	黄连	+	+	+	+	+	+	抗腹泻、调节血糖代谢、抗溃疡、抗心律失常
	黄柏	+	+	+		+		降血压、抗溃疡
	苦参	+	+	+		+	+	抗心律失常、保肝、止泻、镇静、平喘
清热解毒药	金银花	+	+	+	+	+	+	降血糖、降血脂、保肝、利胆、抗氧化
	连翘	+	+	+	+	+	+	镇吐、保肝、调血脂、抗氧化
	大青叶	+	+	+	+	+	+	保肝、抗血小板聚集、利胆
	板蓝根	+	+	+	+	+	+	保肝、抗血小板聚集、抗氧化、降血脂
	鱼腥草	+	+	+	+	+	+	抗氧化、平喘、利尿
	穿心莲	+	+	+	+	+	+	抗蛇毒、抗血小板聚集、保肝、利胆
	山豆根	+	+	+		+	+	抗心律失常、改善血液流变学、平喘、抗溃疡
	青黛		+	+		+	+	保肝
	蒲公英		+	+	+	+	+	保肝、抗溃疡、抗氧化
清热凉血药	牡丹皮	+	+	+		+	+	抗心律失常、降血脂、降血糖、改善微循环
	赤芍		+	+	+	+	+	降血脂、抗血小板聚集、镇静、保肝
	紫草	+	+	+		+	+	保肝、止血、抗生育、镇静
清虚热药	青蒿	+	+	+	+	+	+	抗组织纤维化、抗心律失常、抑制脂肪变性
	胡黄连		+	+		+		利胆
	地骨皮	+	+	+		+		降血糖、降血脂、兴奋子宫

第二节　常用中药

黄芩(Huangqin, SCUTELLARIAE RADIX)

黄芩为唇形科植物黄芩 *Scutellaria baicalensis* Georgi 的干燥根。黄芩的主要成分为黄酮类化合物,包括黄芩苷(baicalin)、黄芩素(baicalein)、汉黄芩素(wogonin)、汉黄芩苷(wogonoside)、千层纸素 A(oxoxylinA)等成分。黄芩性寒,味苦,归肺、胆、脾、大肠、小肠经。具有清热燥湿,泻火解毒,止血,安胎的功效。临床用于湿温、暑湿,胸闷呕恶,湿热痞满,泻痢,黄疸,肺热咳嗽,高热烦渴,血热吐衄,痈肿疮毒,胎动不安的治疗。

一、与功效相关的药理作用

1. 抗炎　黄芩有抗炎作用,其抗炎活性成分主要是黄酮类化合物,包括黄芩苷、汉黄芩苷、黄芩素、汉黄芩素等。研究表明,黄芩素、汉黄芩素和千层纸素 A 能够减少环氧合酶-2(cyclooxygenase-2,*COX-2*)及 *NF-κB* 基因的表达,抑制花生四烯酸(arachidonic acid, AA)的代谢及 NF-κB 信号通路而产生抗炎作用。黄芩苷也能通过干扰 AA 的代谢通路、减少 TNF-α、IL-1β、IL-6 等重要炎症介质的释放,并且抑制炎症相关基因如 *NOS*、*COX* 和脂氧合酶合(lipoxygenase, LOX)成而减少细胞毒性分子 NO 的产生。黄芩中的抗炎活性成分黄芩苷、汉黄芩苷、去甲黄芩苷素可直接作用于 MAPK14、表皮生长因子受体(epidermal growth factor receptor, EGFR)发挥抗炎作用,也可间接作用于其他靶点而发挥抗炎作用。黄芩抗炎作用主要是通过抑制炎症介质的产生、释放;抑制组胺释放;抗 AA 代谢,减轻炎症介质扩张血管、增加血管壁通透性、白细胞的趋化作用。其抗炎主要成分及机制见图 9-1。

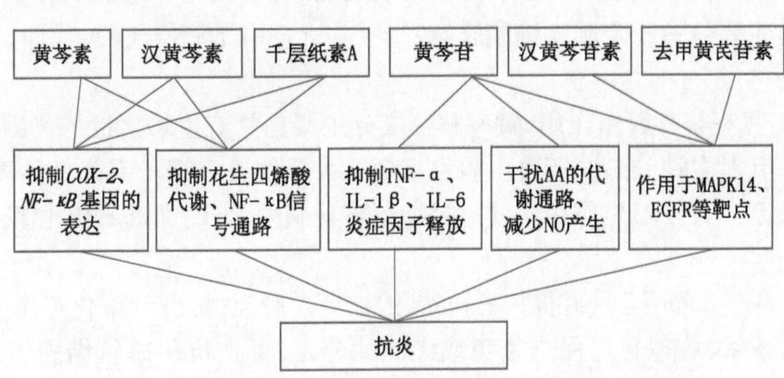

图 9-1　黄芩抗炎主要成分及机制

2. 抗菌　黄芩具有显著而广谱的抗菌作用,黄芩抑菌成分主要是黄芩素与黄芩苷。黄芩对多种革兰氏阳性菌如金黄色葡萄球菌、甲型溶血性链球菌、肺炎球菌、白喉棒状杆菌等有不同程度的抑制作用,且对革兰氏阴性菌如大肠埃希菌、志贺菌属、变形杆菌、绿脓杆菌等亦有抑制作用。黄芩抗菌主要机制见表 9-2。

表 9-2　黄芩抗菌作用主要机制

作用机制	代表菌
影响遗传物质的合成	白念珠菌、幽门螺杆菌
影响线粒体膜电位	白念珠菌
影响酶的活性	白念珠菌(SDH 酶)、金黄色葡萄球菌(溶菌酶)

—•笔记栏•—

续 表

作用机制	代表菌
破坏细胞膜、细胞壁的完整性	白念珠菌、结核分枝杆菌、铜绿假单胞菌
影响细胞信号通路	金黄色葡萄球菌

3. 抗病毒 黄芩具有抗病毒作用,黄芩抗病毒成分主要是黄芩素、黄芩苷。黄芩可抑制乙肝病毒 DNA(hepatitis B virus, HBV - DNA)的合成,并对乙型肝炎的 3 种抗原即乙肝病毒表面抗原(HBsAg)、乙肝病毒核心抗原(HBcAg)和乙肝病毒 e 抗原(HBeAg)均有显著的体外抑制作用。黄芩素能够有效地抑制 H1N1、H5N5、H3N2、H7N9、仙台病毒等流感病毒;体内实验结果表明黄芩素能够降低感染流感病毒动物的死亡率,增加平均存活时间,减少肺部病毒侵入程度,具有良好的抗流感病毒活性。黄芩苷能在抗人类免疫缺陷病毒(human immunodeficiency virus, HIV)感染的早期阶段阻止 DNA 的复制而产生抗 HIV 的作用。黄芩苷、黄芩素能够特异抑制 HIV-1 逆转录酶的活性,发挥抗 HIV-1 效应,并干涉 HIV-1 与宿主细胞膜上的趋化因子受体的相互作用,阻断 HIV-1 进入靶细胞。3CL 蛋白酶是水解冠状病毒多聚蛋白前体产生功能性非结构蛋白的主蛋白酶,在病毒复制中发挥关键作用。黄芩苷和黄芩素可体外抑制 3CL 蛋白酶,减弱抗冠状病毒复制。黄芩抑制病毒的作用主要包括:直接杀灭病毒或降低其毒力;阻止病毒的吸附及胞吞;抑制病毒的转录与复制等几个方面。

4. 抗过敏 黄芩具有抗过敏作用,黄芩抗过敏成分主要是黄芩素、黄芩苷、汉黄芩素。黄芩素对Ⅰ、Ⅱ、Ⅳ型超敏反应都有非常好的治疗效果,尤其是对Ⅰ型超敏反应(过敏反应)作用显著。黄芩苷、黄芩苷元对豚鼠离体气管过敏性收缩及整体动物过敏性气喘,均有缓解作用。黄芩乙醇提取物及黄芩素、汉黄芩素,口服给药能够抑制小鼠诱导型全身性过敏反应和血浆组胺释放,同时抑制肥大细胞脱颗粒和大鼠腹膜肥大细胞中组胺的释放。黄芩抗过敏反应的作用环节主要包括稳定肥大细胞膜,减少炎症介质释放;影响 AA 代谢,抑制炎症介质的生成。

5. 解热 黄芩具有解热作用,黄芩解热成分主要是具有生物活性的黄酮类化合物。黄芩总黄酮及黄芩苷对多种致热原所致实验性家兔或大鼠体温升高均有降低体温的作用,并具有显著的量效关系。黄芩解热作用主要通过抑制下丘脑中 PGE_2 和 cAMP 含量的升高而发挥作用。

6. 保肝、利胆 黄芩苷具有保护肝损伤、治疗慢性肝炎、抗肝纤维化等作用。黄芩煎剂、乙醇提取物及黄芩素、黄芩苷可促进家兔或犬胆汁分泌,可拮抗胆总管结扎所致兔血胆红素升高。

7. 安胎 黄芩的“安胎”功效,在历代本草著作中都有记载,其安胎效果已被临床实践所证实。黄芩苷既可降低母胎界面 INF-γ 的分泌,又能激发 IL-4 的活性,使其含量明显提升,最终调节母胎界面微环境向着 Th2 占优势的平衡转变。Th2 型细胞分泌的细胞因子包含 IL-4、IL-5、IL-6、IL-10 等,对胚胎起免疫保护作用。

二、其他药理作用

1. 抗氧化 黄芩中的黄酮类化合物具有显著的清除自由基、抗氧化作用。黄芩对羟自由基、超氧阴离子自由基、烷过氧自由基及二苯代苦味酰基自由基有较强的清除作用。

2. 降压 黄芩多种制剂(浸膏、浸剂、煎剂、酊剂、水和醇提取物)、多种途径给药(口服、肌内注射、静脉注射)对高血压动物模型均有显著降压效果,并且反复给药没有快速耐受现象。黄芩降压机制与抑制钙通道、直接扩张外周血管有关,也有认为是抑制血管运动中枢所致。

3. 抗肿瘤 黄芩主要成分黄芩素、汉黄芩素和黄芩苷,在体外具有杀伤肿瘤细胞的作用,

—·笔记栏·—

在体内具有抑制肿瘤生长的作用。黄芩中黄酮类化合物的抗肿瘤功能与其清除氧化自由基、降低 NF-κB 活性、抑制调控细胞周期的重要基因、抑制 *COX-2* 基因表达等有关。

三、中药药动学

大鼠灌服黄芩水煎剂后,血浆中主要成分为黄芩素、黄芩苷和汉黄芩素及其代谢物。黄芩苷在胃有少量吸收,而黄芩素在胃和小肠吸收良好。黄芩苷和黄芩素的药-时曲线有双峰或者多峰现象。黄芩苷和黄芩素的口服生物利用度较低。黄芩苷的血浆蛋白结合率为 86%~92%。黄芩素、汉黄芩素及其代谢物在肝肾和肺中均有分布。黄芩素主要以葡萄糖醛酸结合物的形式在胆汁中排泄。大鼠灌胃黄芩素 100 mg/kg 时,给药后双峰时间分别为 1、13 h,给药后 $C_{max,1\,h}$、$C_{max,13\,h}$ 分别为 15.32、6.76 μg/mL,*AUC* 为 123.77μg·h/mL。

四、不良反应与安全性评价

黄芩生浸液注射毒性较大,家兔静脉注射 2 g/kg 可引起死亡。小鼠腹腔注黄芩苷的 LD_{50} 为 3.08 g/kg。黄芩水煎液口服不良反应少。

五、现代应用

1. 呼吸道感染　黄芩广泛用于普通感冒、流感、小儿上呼吸道感染、急性扁桃体炎、急性支气管炎、肺部感染等的治疗。有黄芩煎剂,复方银黄注射液、口服液,双黄连粉针剂,双黄连注射液,复方黄芩注射液等供临床选用。
2. 肠道感染　黄芩素、黄芩汤、葛根芩连汤等用于急性肠炎、急性菌痢、流行性腹泻。
3. 病毒性肝炎　黄芩苷注射液、黄芩片及黄芩与其他中药配伍组成的复方,用于病毒性肝炎均可缓解症状,具有较好的疗效。
4. 流行性腮腺炎　黄芩煎剂或双黄连粉针剂用于流行性腮腺炎有效。
5. 其他　此外,黄芩对泌尿系统感染、烧伤或烫伤,流脑、猩红热、蜂窝组织炎、深部脓肿、沙眼、钩端螺旋体病等亦有一定的效果,常配伍紫花地丁、蒲公英、金银花、连翘、牛蒡子等治疗。

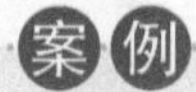

黄芩,多以根入药,有清热燥湿,泻火解毒的功效,常出现于中医处方中,如金花清感颗粒、防风通圣丸、清肺排毒汤等。其中"金花清感颗粒"以银翘散、白虎汤、麻杏石甘汤三方为基础,由金银花、石膏、蜜麻黄、炒苦杏仁、黄芩、连翘等十二味中药组成,经大量的临床试验证明,"金花清感颗粒"对发热、咳嗽、乏力有确切的临床疗效。黄芩有效成分是"金花清感颗粒"中发挥抗炎、抗病毒等作用以缓解肺炎症状的潜在活性组分和物质基础之一。

问题:

1. 黄芩起抗菌、消炎的有效成分是什么?
2. 黄芩抗菌、抗病毒的机制主要是什么?

黄芩的神经保护作用研究

黄连(Huanglian, COPTIDIS RHIZOMA)

黄连为毛茛科植物黄连 *Coptis chinensis* Franch.、三角叶黄连 *C. deltoidea* C. Y. Cheng et Hsiao 或云连 *C. teeta* Wall. 的干燥根茎。黄连含大量生物碱,主要有小檗碱(berbine)、黄连碱(coptisine)、表小檗碱(epiberberine)及巴马汀(palmatine)、药根碱(jatrorrhizine)等。黄连,味苦,

—·笔记栏·—

性寒。归心、脾、胃、肝、胆、大肠经。具有清热燥湿，泻火解毒的功效。用于湿热痞满，呕吐吞酸，泻痢，黄疸，高热神昏，心火亢盛，心烦不寐，血热吐衄、目赤吞酸、牙痛、消渴、痈肿疔疮；外治湿疹、湿疮、耳道流脓。

一、与功效相关的药理作用

1. 抗病原微生物

（1）抗菌：黄连作为广谱抗菌药，具有很强的抗菌功效，主要抗菌成分为生物碱类。其抗菌强度与浓度、配伍有关，主要表现为低浓度抑菌，高浓度杀菌的特点。对革兰氏阳性菌（如金黄色葡萄球菌、肺炎球菌等）、革兰氏阴性菌（如大肠埃希菌、伤寒沙门菌等）和真菌均能起到明显的抑制作用，且与一般的抗生素相比，不容易产生耐药性。小檗碱能使菌体表面菌毛数量减少，降低 DNA 拓扑异构酶Ⅰ和 DNA 拓扑异构酶Ⅱ的活性，从而影响细菌 DNA 的合成。小檗碱对细菌核酸合成并非单纯的抑制作用，低浓度时可增加核酸前体的掺入，在较高浓度才显示对核酸前体掺入的抑制作用，可达 90%，其抑制细菌核酸合成作用在一定浓度范围内随药物浓度的增大而增强。此外，小檗碱对肺炎链球菌、无乳链球菌、结核分枝杆菌、霍乱弧菌均表现出不同程度的抑菌活性。

（2）抗病毒及原虫：黄连对流感病毒 PR8 株、甲型流感病毒 56 - S8 株、亚甲型病毒 FM1 株、乙型流感病毒 Lee 株、内型流感病毒 1233 株均有抑制作用。黄连煎剂或小檗碱对体外及鼠体内阿米巴原虫、沙眼衣原体、滴虫、热带利什曼原虫、锥虫均有抑制作用。

2. 抗炎、解热　黄连对急、慢性炎症反应均有明显的抑制作用。黄连甲醇提取液对大鼠多种实验性足趾肿胀及肉芽肿有抗炎作用，局部用药也能减轻肉芽肿发展。静脉滴注小檗碱可明显降低大鼠炎症组织中 PGE_2 的含量。小檗碱还能明显降低中性粒细胞中磷脂酶 A_2（phospholipase A2，PLA_2）的活性，减少炎症因子的生成。小檗碱能明显抑制趋化因子 ZAP 诱导的中性粒细胞趋化作用。小檗碱可降低促炎细胞因子 IL - 1β、TNF - α、IL - 6 水平，提高抗炎细胞因子 IL - 10 水平，使促炎因子和抗炎因子之间恢复平衡，从而减轻幽门螺杆菌所致的炎症反应对胃黏膜的损伤。小檗碱抗炎主要机制见图 9 - 2。

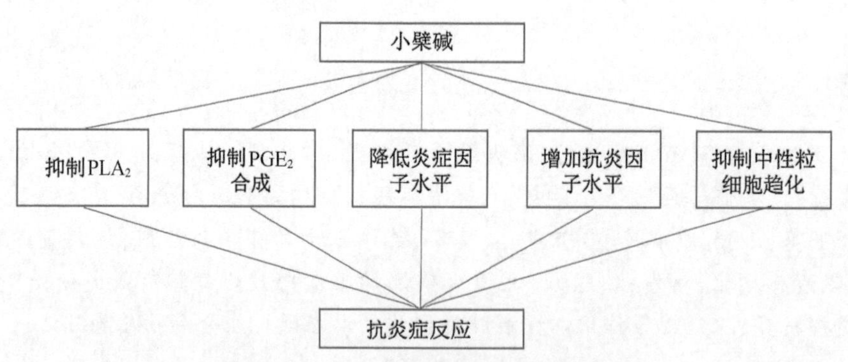

图 9 - 2　黄连主要成分小檗碱抗炎机制图

3. 止泻　小檗碱具有多靶点作用、不易产生耐药性的抗菌作用特点，对大肠埃希菌和志贺菌属、霍乱弧菌引起的肠道感染有良好的效果，对于肠道菌群失调具有调节作用。在肠道内，肠道菌群可将黄连生物碱成分代谢为去甲氧基和氢化产物，其代谢产物具有更好的水溶性，更易被吸收。由于不同人群的肠道菌群存在差异，因此对小檗碱的代谢程度不同，同时小檗碱通过重塑肠道微生物结构也会导致多种细菌丰度变化。因此，在使用小檗碱进行治疗时应谨慎考虑不良反应或不耐受的情况。另外，小檗碱对非感染性腹泻也有对抗作用，如抗蓖麻油及番泻叶引起的腹泻。

4. 调节血糖代谢　《名医别录》云：黄连“止消渴”。黄连生物碱中起降糖作用的主要是小檗碱和黄连碱，而巴马汀、药根碱和表小檗碱则发挥不同的协同作用。小檗碱可以多途径发挥调节血糖、血脂的作用。小檗碱可通过激活胰岛素受体 mRNA 的表达实现降糖的目的，同时能削弱游离脂肪酸(free fatty acid, FFA)诱导的胰岛素抵抗作用，促进脂肪细胞对葡萄糖的摄取，减少肠道对葡萄糖的吸收来降低血糖。小檗碱可通过调控 LKB1/AMPK/TORC2 信号通路，抑制肝脏糖异生，从而降低糖尿病大鼠的血糖水平。小檗碱通过 cAMP/GP 信号通路可影响 2 型糖尿病小鼠的肝糖原结构，调节肝糖代谢，从而发挥降糖作用。体外实验显示，黄连碱能够促进细胞对葡萄糖的转运利用，改善胰岛素抵抗，但作用强度不及小檗碱。血脂紊乱是引起胰岛素抵抗的危险因素之一。小檗碱在体外能显著上调肝细胞低密度脂蛋白(low density lipoprotein receptor, LDLR)的表达。小檗碱的作用是在转录后水平，通过激活细胞的胞外信号调节激酶来发挥作用。黄连降血糖主要药理机制见图 9-3。

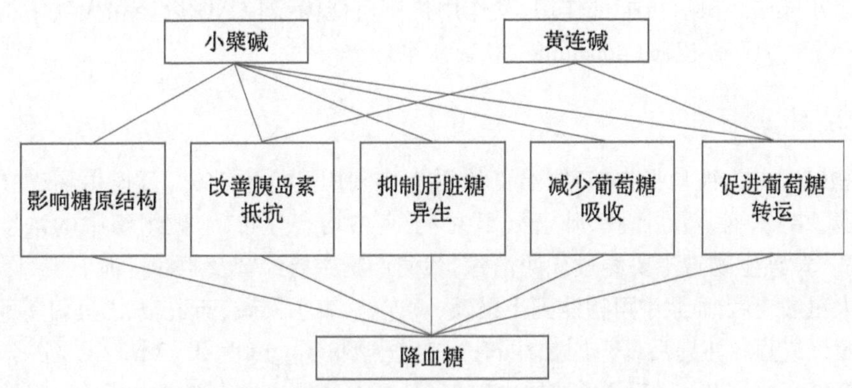

图 9-3　黄连主要成分小檗碱及黄连碱降血糖机制图

5. 抗肿瘤　　黄连对结直肠癌、肝癌、胃癌、肺癌、卵巢癌、口腔鳞状细胞癌等多种肿瘤具有显著的抑制作用。其作用涉及调节自噬、抑制血管生成、调控细胞周期、清除自由基、诱导细胞凋亡、抑制肿瘤细胞增殖、侵袭及转移等多个方面。

6. 抗溃疡　　黄连甲醇提取物 1 g/kg 口服对盐酸-乙醇胃溃疡模型的胃黏膜损伤呈显著抑制作用。小檗碱通过影响肠黏膜上皮细胞分泌细胞因子，参与肠固有层淋巴细胞应答并发挥免疫调节作用来减轻小鼠肠黏膜炎症；巴马汀可使小鼠肠道中类杆菌和硬壁菌的相对丰度增加，抑制血浆中色氨酸的分解代谢，并降低结肠组织中色氨酸分解代谢的限速酶-吲哚胺 2,3-双加氧酶 1 蛋白的表达水平，从而减轻结肠损伤、抑制上皮细胞凋亡、保护肠黏膜。

二、其他药理作用

1. 抗心肌缺血　　小檗碱对心肌缺血的保护作用明显，对衰竭心脏可显著降低其心肌耗氧；也可降低正常心肌耗氧，保护因心肌缺血造成的心肌损伤，改善梗死后衰竭心室功能。小檗碱可以降低缺血再灌注损伤大鼠急性心肌梗死面积，抑制血清中 CK、LDH 的活性，降低心肌组织 MDA 的含量。

2. 抗心律失常　　黄连中的小檗碱、表小檗碱、巴马汀等生物碱类成分均可发挥抗心律失常作用，其中小檗碱对各种类型的心律失常均有显著疗效，具有广谱的抗心律失常作用。小檗碱可通过抗胆碱酯酶活性，提高 ACh 的水平；拮抗肾上腺素，竞争性阻断 α 受体，扩张冠状动脉；增加心肌细胞内钾离子外流，阻断延迟激活钾通道；减轻心肌细胞内的钙超载等，发挥抗心律失常作用。

3. 抗脑缺血/出血性损伤　　小檗碱通过下调甲基化转移酶 1(DNA methyltransferase1, DNMT1)和 DNMT3a 的表达，降低过氧化物酶体增殖物激活受体 γ(peroxisome proliferators-activated receptorsγ, PPARγ)启动子甲基化水平，保护神经细胞免受缺血再灌注损伤；另外，小檗碱通过激活 BDNF-TrkB-PI3K/AKT 信号通路，抑制活性氧的产生，抑制线粒体凋亡，改善大脑

—•笔记栏•—

中动脉栓塞(middle cerebral artery occlusion, MCAO)脑缺血再灌注损伤。小檗碱能够明显减少脑出血后脑组织的含水量,使血肿周围组织中血管内皮生长因子(vascular endothelial growth factor, VEGF)、缺氧诱导因子-1α(hypoxia-inducible factor 1-alpha, HIF-1α)的表达减少,进而改善脑损伤。

4. 抗血小板聚集　小檗碱对ADP、AA、胶原及钙离子载体(A_{23187})诱导的血小板聚集和释放均有不同程度的抑制作用。其中,对胶原诱导的血小板聚集抑制作用最强。人口服小檗碱对血小板聚集率高的患者有抑制作用。其作用机制与拮抗血小板膜上α受体,阻滞Ca^{2+}内流,升高血小板内cAMP浓度有关。

5. 抑制中枢　小檗碱有中枢抑制作用,可抑制小鼠自发活动,降低小鼠体温。小檗碱延长戊巴比妥所致睡眠时间,具有镇静催眠的作用。此外,小檗碱具有拮抗吗啡戒断引起的焦虑、抑郁的作用。小檗碱还具有抗抑郁作用,其作用机制可能为调控NO途径和大脑中枢单胺类神经递质,如NA、5-HT、多巴胺(dopamine, DA)水平。

三、中药药动学

黄连生物碱主要为被动吸收,口服给药绝对生物利用度低于1%。黄连生物碱在体内分布较广,胃、小肠、结肠、脑、心、肝、脾、肺、肾、睾丸、子宫中均有分布,多数组织中的浓度均高于血浆,肝脏最高。黄连生物碱主要经过代谢消除,代谢产物主要经肾及胆汁排泄。

黄连给大鼠灌胃后,血浆中可检测到小檗碱、黄连碱、表小檗碱、药根碱、巴马汀等生物碱。小檗碱给家兔灌胃或静脉注射后,药-时曲线符合二室模型。$t_{1/2,灌胃}$为35.3 h,$t_{1/2,静脉注射}$为35.8 h。成人服用小檗碱0.4 g,30 min后开始在尿中出现,但48 h内排出的小檗碱尚不足口服量的1/20。

四、不良反应与安全性评价

人口服黄连水煎剂的不良反应小。黄连及其制品中小檗碱会引起过敏反应,临床使用时应予以注意。少数患者口服黄连或小檗碱可出现上腹部不适、恶心、呕吐等。黄连各生物碱对六种细胞质的细胞毒性研究显示,黄连各生物碱的细胞毒作用均具有一定的时间、剂量依赖性,其中小檗碱的细胞毒性最强,表明小檗碱可能是黄连的主要物质基础。小檗碱还具有遗传毒性,7.5 mg/kg盐酸小檗碱可引起肝、脾、肾器官的DNA损伤,且随剂量增加,DNA损伤增加。小檗碱注射剂使用时会引起休克或血压下降或血管扩张、心脏抑制等不良反应的报道屡屡出现,故针剂已停用。

五、现代应用

1. 感染性疾病　黄连用于治疗肠道感染、腹泻、痢疾、小儿上呼吸道感染、急性扁桃体炎、外科感染等具有明显疗效。如黄连煎剂、黄连粉针剂、小檗碱等用于肠道感染疗效良好。

2. 肠易激综合征　黄连生物碱可抑制肠易激综合征模型大鼠肠道NF-κB信号通路、降低脑源性神经营养因子及其受体的表达、调节5-HT从而缓解肠易激综合征引起的疼痛,进而产生治疗作用。

3. 胃及十二指肠溃疡　小檗碱口服可用于治疗胃及十二指肠溃疡。

4. 糖尿病　黄连降血糖效果好,可配伍石膏、知母、天花粉。

5. 心律失常　小檗碱可能通过抗胆碱酯酶活性,提高ACh的作用;拮抗肾上腺素,竞争性拮抗α受体,扩张冠状动脉;增加心肌细胞内K^+外流,阻断延迟激活钾通道;减轻心肌细胞内的钙超载等,从而发挥抗心律失常作用

6. 高血压　大剂量口服小檗碱对高血压有一定疗效。

7. 痴呆　黄连解毒汤常用于治疗痴呆中晚期或痴呆的精神性行为症状,其疗效与石杉碱甲片相当。

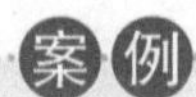

黄连解毒汤出自唐代王焘所著的《外台秘要》，是清热解毒的经典方剂。黄连解毒汤的组成是黄芩、黄连、黄柏、栀子四味中药材，具有清热解毒的功效，主要治疗口干舌燥、大热癫狂、神昏谵语、语言错乱，精神亢奋不眠、湿热下痢、湿热黄疸、甚则发斑衄血等症状。该方中用黄连为君药清心泻火，主要清泄上中焦火毒。黄连解毒汤的现代研究主要集中在：抗自由基、调节血管内皮收缩因子、干预调节促炎、抗炎因子保护血管内皮；调节肠道菌群、提高幽门螺旋杆菌清除率、抑制胃酸分泌及炎症因子产生；促进创面愈合、降低外周血炎症因子水平；抑菌作用、增强肠内免疫力等方面。黄连解毒汤也因其独特的抗炎优势被广泛应用于中医临床。

问题：

1. 黄连发挥抗炎作用的药理机制有哪些？
2. 黄连抗菌抗病毒的机制主要是什么？

—•笔记栏•—

黄连治疗糖尿病的研究

栀子（Zhizi，GARDENIAE FRUCTUS）

本品为茜草科植物栀子 *Gardenia jasminoides* Ellis 的干燥成熟果实。主要成分为环烯醚萜苷类、二萜类、黄酮类和有机酸酯类。其中，环烯醚萜苷类包括栀子苷（gardenoside）、去羟栀子苷（京尼平苷，geniposide）及其水解产物京尼平（genipin）、京尼平-1-β-龙胆苷（genipin-1-β-*D*-gentiobioside）、山栀苷（shanzhiside）等；二萜类包括藏红花苷（crocin）、藏红花酸（crocetin）及其衍生物。栀子，味苦，性寒，归心、肺、三焦经。具有泻火除烦，清热利湿，凉血解毒，外用消肿止痛等功效。可用于热病心烦，湿热黄疸，淋证涩痛，血热吐衄，目赤肿痛，火毒疮疡，外治扭挫伤痛。

一、与功效相关的药理作用

1. 抗病原微生物　栀子可抗细菌、真菌、病毒、血吸虫等。栀子水提物、醇提物对金黄色葡萄球菌、卡他球菌、淋病奈瑟球菌、脑膜炎球菌等有不同程度抑制作用；对多种皮肤真菌，如毛癣菌、黄癣菌、小芽孢癣菌等有抑制作用；栀子水煎液可抑制柯萨奇病毒 B3（Coxsackie virus B3，CVB3）的吸附和增殖，可治疗 CVB3 所致小鼠病毒性心肌炎；栀子提取物可抑制甲型流感病毒、副流感病毒 1 型（parainfluenza virus 1，PIV1）、RSV、单纯疱疹病毒 1 型（herpes simplex virus 1，HSV1）、鸭 HBV 等，对小鼠流感肺炎有保护作用；栀子可抑制丙型肝炎病毒在裸鼠体内复制。

2. 抗炎　栀子多种提取物（水、甲醇、乙醇、乙酸乙酯提取物）及栀子总苷对多种急性、亚急性及慢性实验性炎症动物模型有抑制作用，如抑制二甲苯所致小鼠耳肿胀、醋酸所致小鼠腹腔毛细血管通透性增加、甲醛及角叉菜胶所致大鼠足肿胀、大鼠棉球肉芽组织增生等，对Ⅱ型胶原蛋白诱导的类风湿性关节炎模型大鼠足肿胀有抑制作用，对外伤所致小鼠和家兔实验性软组织损伤有治疗作用。栀子总苷对大鼠佐剂性关节炎和家兔膝关节炎有治疗作用，可降低炎症介质 PGE_2、IL-1、TNF-α 水平。藏红花苷可抑制 COX-1 和 COX-2 活性，进而抑制 PGE_2 和 NF-κB 的合成。栀子生品抗炎作用最强，主要抗炎有效成分是栀子苷，通过降低炎症细胞因子水平发挥作用。

3. 镇静、镇痛　栀子醇提物腹腔注射或灌胃给药均可减少小鼠自发活动，或诱导睡眠，其所含熊果酸可对抗戊四氮所致中枢兴奋，是其发挥镇静作用有效成分之一。栀子醇提物、栀子总苷、京尼平苷可抑制醋酸诱发的小鼠扭体反应，提高小鼠热刺激痛阈值。

4. 保肝、利胆　栀子具有显著保肝作用。栀子水煎液、栀子醇提物、栀子苷、京尼平苷、藏红花苷对 CCl_4 所致小鼠急性肝损伤有保护作用。栀子保肝作用以生品作用为强，炒炭无效。栀子提取物也可改善 *D*-半乳糖胺、酒精等造成的肝损伤。京尼平苷和藏红花酸可使酒精性肝损

—•笔记栏•—

伤小鼠血清 AST、ALT 活性降低,减少肝组织 MDA 水平,改善病理变化。栀子苷可改善黄曲霉素 B_1 诱导的肝损伤。栀子保肝作用机制包括:抗氧化应激反应,减少 ROS 生成;促进脂肪代谢;调节肝微粒体酶活性;抑制炎症和细胞凋亡;促进胆汁的分泌和排泄(图 9-4)。

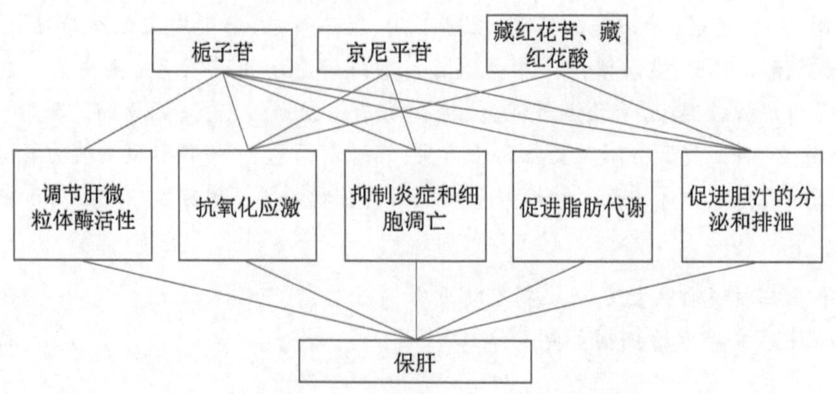

图 9-4 栀子保肝主要有效成分及作用机制

栀子具有显著利胆作用。栀子水煎液口服能使小鼠胆囊收缩;其浸出液能抑制结扎胆管的家兔血中胆红素的生成,降低血中胆红素含量。栀子醇提物和藏红花苷、藏红花酸、栀子苷、栀子素、京尼平苷均可促进动物胆汁分泌,大鼠十二指肠给予京尼平苷,可持续促进胆汁分泌,并降低胆汁中 Ch 含量;栀子水溶性部位和 70%醇溶性部位可降低正常家兔胆汁中总胆红素和 Ch 含量。栀子灌胃可降低异硫氰酸 α-萘酯(anit)所致胆汁淤积黄疸大鼠血清胆红素、ALT 和 AST 水平。人口服栀子煎剂后,B 超观察可见胆囊收缩,容积缩小,表明其促进胆汁排泄。

5. 解热　栀子生品或炮制品的醇提物对酵母所致大鼠发热有解热作用,生品作用较强。栀子醇提物还能使正常动物(大、小鼠)体温显著、持久下降,其中熊果酸是解热作用有效成分之一。

二、其他药理作用

1. 影响消化系统功能

(1) 调节胃肠运动及胃液分泌:栀子乙醇提取液低浓度可促进兴奋大鼠、兔小肠运动,高浓度则抑制。京尼平苷和京尼平静脉注射可抑制大鼠自发性胃蠕动及毛果芸香碱诱发的胃收缩,但作用短暂。京尼平十二指肠给药可减少幽门结扎大鼠胃液分泌,降低总酸度。

(2) 抗胃黏膜损伤:栀子总苷可降低阿司匹林诱导的胃黏膜损伤大鼠的胃黏膜损伤指数,降低胃组织中细胞间黏附分子-1(intercelluar adhesion molecule-1, ICAM-1)的表达,保护胃黏膜。

(3) 保护胰腺:栀子及其提取物能促进大鼠胰腺分泌,降低胰酶活性,对胰腺细胞膜、线粒体膜、溶酶体膜均有稳定作用,能使胰腺细胞膜结构、功能趋于正常,对实验性急性出血坏死性胰腺炎大鼠、去氧胆酸钠所致急性胰腺炎大鼠均显示保护作用。京尼平促进胰腺分泌作用最强,京尼平苷降低胰酶活性作用最显著。

2. 降压　栀子煎剂和醇提物灌胃或腹腔注射给予麻醉或清醒状态的猫、大鼠,均显示降压作用。切断动物两侧迷走神经或者给予阿托品后,其降压作用减弱或消失,其降压作用部位在中枢,通过增强延脑副交感神经紧张性发挥作用。

3. 降血糖　栀子煎剂、提取物可降低多种糖尿病模型动物的血糖。栀子苷可改善四氧嘧啶、链脲佐菌素等所致糖尿病模型动物的血糖水平、糖耐量,作用机制与抑制胰岛细胞凋亡、促进胰岛 β 细胞增殖及提高胰岛素分泌有关。

4. 止血　栀子炭的乙酸乙酯部位、正丁醇部位、水部位可明显缩短小鼠的凝血时间,具有止血作用。

此外,栀子还具有抗肿瘤、保护神经细胞、抗氧化、调血脂、防治动脉粥样硬化、抑制心肌收缩力等作用。

—•笔记栏•—

三、中药药动学

大鼠分别通过灌胃、滴鼻、大腿肌内注射、尾静脉注射给予栀子苷溶液 50、8、8 和 8 mg/kg，$t_{1/2}$ 分别为 144.33、69.79、63.49 和 47.63 min；C_{max} 分别为 1.73、2.42、16.71 和 42.52 μg/mL；*AUC* 分别为 464.32、331.87、548.81 和 844.50 μg·h/mL。大鼠灌胃和肌内注射给药符合一室模型，滴鼻给药符合二室模型，尾静脉注射给药符合三室模型。

四、不良反应与安全性评价

栀子水提液小鼠灌胃最大耐受量是 160 g/kg；小鼠腹腔注射栀子醇物的 LD_{50} 是 17.1 g/kg，灌胃为 107.4 g/kg。大剂量栀子及其有效成分对肝、肾有一定毒性作用。大鼠重复灌胃给予栀子水提物（3、10、30 g/kg）引起肝脏的毒性随剂量增加而增加，给药 7 天后，栀子水提物 30 g/kg 组大鼠开始出现摄食量减少，体质量增长缓慢，血清 ALT、AST、ALP、TBA、TBIL、GLDH 较空白对照组显著升高，10 和 30 g/kg 剂量组大鼠肝脏指数较空白对照组显著增大；给药 14 天后，30 g/kg 组大鼠血清 ALP、TBA 和 TBIL 较空白对照组显著升高，10 和 30 g/kg 剂量组大鼠肝脏指数较空白对照组显著增大；给药 28 天后，30 g/kg 剂量组大鼠 ALT 和 TBA、10 g/kg 剂量组 TBIL 和 GLDH 及 3 g/kg 剂量组 GLDH 较空白对照组显著升高，所有给药组大鼠肝脏指数均显著升高。

五、现代应用

1. 急性病毒性肝炎、高胆红素血症　栀子为主的复方如茵陈蒿汤治疗急性病毒性肝炎、高胆红素血症有确切疗效，可降低胆红素、转氨酶水平。

栀子主要成分的肝毒性研究

2. 肝纤维化　栀子为主的复方如栀子柏皮汤可治疗肝损伤和肝纤维化。

3. 难治性胃食管反流病　栀子厚朴汤、栀子豆豉汤合乌梅丸化裁对难治性胃食管反流病的治疗效果良好，可改善患者胸骨烧心感、胸骨疼痛感、口中酸/苦味、胃内容物上涌症状发作频率及严重程度评分等。

4. 急性卡他性结膜炎　栀子泡水当茶饮针对急性卡他性结膜炎有确切疗效。

苦参（Kushen，SOPHORAE FLAVESCENTIS RADIX）

本品为豆科植物苦参 *Sophora flavescens* Ait. 的干燥根。主要成分为生物碱和黄酮类化合物。现已分离出的生物碱多达 20 余种，目前认为具有药理活性的 5 种主要生物碱包括苦参碱（matrine）、氧化苦参碱（oxymatrine）、槐果碱（sophocarpine）、槐胺碱（sophoramine）和槐定碱（sonhoridine）；其他生物碱还有氧化槐果碱（oxysophocarpine）、槐醇碱（sophoranol）、*N*-甲基野靛碱（*N*-methylcytisine）、臭豆碱（anagyrine）、赝靛叶碱（baptifoline）。黄酮类化合物如苦参酮（kurarinone）、芒柄花素（formononetin）、异黄腐醇（isoxanthohumol）、苦参醇（kurarinol）、苦醇 A~O（kushenol A-O）、苦参素（kusherin）等。苦参味苦、性寒，归心、肝、胃、大肠、膀胱经。具有清热燥湿，杀虫，利尿等功效。可用于热痢，便血，黄疸尿闭，赤白带下，阴肿阴痒，湿疹，湿疮，皮肤瘙痒，疥癣麻风，外治滴虫性阴道炎。

一、与功效相关的药理作用

1. 抗病原微生物

（1）抗菌：苦参水煎液体外对金黄色葡萄球菌、乙型溶血性链球菌、肺炎链球菌、志贺菌属、大肠埃希菌、白念珠菌、伤寒沙门菌及结核分枝杆菌、麻风杆菌等均有一定的抑制作用，苦参水煎液体外可抑制多种皮肤真菌，如毛癣菌、黄癣菌、小芽孢杆菌和红色表皮癣菌等，对阴道滴虫、鞭毛虫也有抑制作用。主要活性成分为苦参碱、氧化苦参碱、槐定碱、槐果碱、氧化槐果碱和苦参酮等。

—•笔记栏•—

(2) 抗病毒：苦参类生物碱抗病毒作用显著。苦参、苦参碱、氧化苦参碱制剂能抑制乙型肝炎病毒(hepatitis B virus, HBV)复制，改善肝炎患者的症状与体征，使 HBsAg、HBeAg、HBV - DNA 转阴。苦参碱、氧化苦参碱、槐果碱、槐定碱、苦参多糖等是其抗 HBV 的主要有效成分，主要作用环节包括：① 促进 IFN - α、IFN - γ 分泌；② 抑制病毒吸附、进入细胞及细胞内复制；③ 抑制 HBsAg、HBeAg 分泌；④ 抑制 HBV - DNA 复制；⑤ 抑制 p38 磷酸化等(图 9 - 5)。

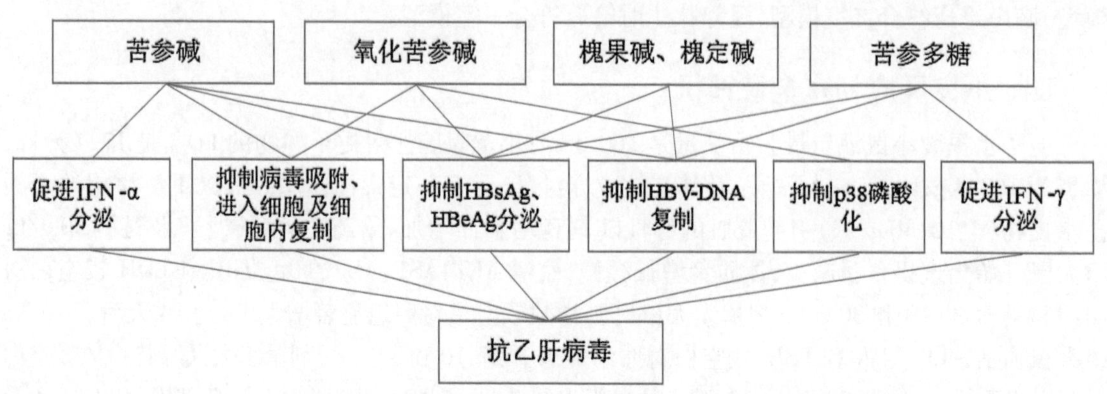

图 9 - 5 苦参抗 HBV 主要有效成分及作用机制

苦参和苦参生物碱于体内、外均有抗柯萨奇 B_3 病毒作用，抑制病毒引起的细胞病变，抑制该病毒在小鼠心肌内增殖，延长感染小鼠的存活时间，作用与药物浓度存在剂量依赖关系。其作用机制与刺激白细胞产生 IFN - α，抑制病毒蛋白质合成有关。

2. 解热、抗炎　苦参水煎液、苦参碱、氧化苦参碱均有抗炎作用，可对抗巴豆油、乙酸、角叉菜胶、蛋清等诱发的急性炎症反应。摘除小鼠肾上腺，苦参碱和氧化苦参碱仍显示抗炎作用，提示其抗炎作用与垂体-肾上腺系统无明显关系，可能与稳定溶酶体膜、抑制白细胞游走和炎症介质生成等有关。苦参注射液、氧化苦参碱静脉注射，可抑制四联菌苗引起的家兔体温升高，有明显解热作用；正常大鼠腹腔注射苦参注射液、氧化苦参碱，可产生降温作用。

3. 抗肿瘤　苦参生物碱类和黄酮类成分体外对多种肿瘤细胞株，包括肝癌、胃癌、大肠癌、肺癌、鼻咽癌、乳腺癌、卵巢癌、黑色素皮肤癌、前列腺癌、白血病及视网膜母细胞瘤等有一定的抑制或灭杀作用。苦参对小鼠肉瘤 S180、小鼠实体性宫颈癌(U14)也有不同程度的抑制作用。苦参及其成分抗肿瘤作用环节可能包括：① 诱导癌细胞凋亡；② 促进癌细胞分化；③ 抑制癌细胞 DNA 合成；④ 直接细胞毒作用；⑤ 抑制肿瘤转移。氧化苦参碱可明显提高荷瘤小鼠免疫功能并产生抑瘤效应，可抑制丝裂霉素 C 引起的小鼠外周血中白细胞的减少，对放射治疗肿瘤引起的白细胞减少有升高作用。

4. 调节免疫功能　苦参碱、氧化苦参碱、槐果碱、槐胺碱及槐定碱等对 T 细胞介导的免疫反应有不同程度的抑制效应，可抑制依赖 T 细胞的致敏红细胞抗体反应。氧化苦参碱对Ⅰ~Ⅳ型过敏反应均有抑制作用，机制可能与稳定细胞膜、抑制肥大细胞脱颗粒反应、减少过敏介质释放有关。比较 5 种生物碱(苦参碱、槐胺碱、氧化苦参碱、槐定碱、槐果碱)的免疫抑制作用，其中苦参碱的免疫抑制作用较强，而槐果碱作用较弱。氧化苦参碱可使低反应性的人扁桃体淋巴细胞增殖能力提高，而对高反应性的人扁桃体淋巴细胞及正常小鼠脾细胞增殖则表现为抑制作用，显示双向调节。

二、其他药理作用

1. 抗心律失常　苦参总生物碱、苦参碱、氧化苦参碱能对抗乌头碱、毒毛旋花子苷 G、氯仿、NA、氯化钙、ACh、心肌缺血、电刺激等诱发多种动物的各种实验性快速心律失常，提高心室纤颤阈值，延长心肌有效不应期(effective refractory period, ERP)，抑制心肌自律性。槐定碱、槐胺碱及苦参总黄酮也显示出抗心律失常作用。苦参抗心律失常作用机制包括：阻断 β 受体、抑制心脏功能；影响心肌细胞膜上的钠离子、钾离子和钙离子通道，降低自律性、传导性，延长心室有效不应期,提高心室舒张期兴奋阈值;抑制心肌细胞凋亡。

2. 抗心肌损伤 苦参生物碱类可扩张冠脉,增加冠脉血流量,减轻垂体后叶素引起的急性心肌缺血,抑制ST段下降和T波低平等心电图变化。苦参碱对冠脉结扎缺血、缺血再灌注、异丙肾上腺素、高血脂、糖尿病和阿霉素引起的心肌损伤都有保护作用。苦参碱还可阻滞心肌肥大和纤维化的发生、发展,基本机制包括抗氧化、抗炎和降血糖、调血脂作用,以及提高线粒体ATP酶活性,保护线粒体而减少心肌细胞凋亡、减轻心肌损伤和胶原合成,抑制心肌肥大和纤维化。

此外,苦参及其生物碱还具有保肝、止泻、抗动脉粥样硬化、抗心肌肥厚、抗血管重构、镇静、平喘、抗溃疡以及降血糖等作用。

三、中药药动学

苦参碱和氧化苦参碱在家兔体内的中药药动学过程符合二室模型,$t_{1/2\alpha}$ 分别为4.4、5.8 min, $t_{1/2\beta}$ 分别为79.2、29.6 min。大鼠和家兔体内氧化苦参碱的中药药动学过程相似。

四、不良反应与安全性评价

苦参急性中毒的主要表现是对中枢神经系统的影响,苦参总碱0.5~1.82 g/kg灌胃,小鼠出现间歇性抖动和痉挛,呼吸麻痹是苦参中毒致死的主要原因。

苦参总碱小鼠灌胃给药 LD_{50} 为586.2 mg/kg,腹腔注射 LD_{50} 为147.2 mg/kg;氧化苦参碱小鼠肌内注射 LD_{50} 为256.74 mg/kg;苦参总黄酮小鼠静脉注射的 LD_{50} 为103.1 g/kg;苦参注射液小鼠尾静脉注射的 LD_{50} 为5.29 mL/kg(含氧化苦参碱大于10 μg/kg)。

五、现代应用

1. 皮肤病 苦参对各种皮肤病如皮肤瘙痒、脓疱疮、疥癣、麻风、牛皮癣、湿疹、荨麻疹等有较好疗效。既可内服也可外用,常配伍白鲜皮、地肤子、蛇床子等使用。

2. 病毒性肝炎 苦参碱和氧化苦参碱可抗肝纤维化和抗乙型肝炎病毒,苦参碱针剂广泛应用于肝炎治疗。

3. 感染性疾病 苦参配伍黄柏、明矾、苍术等可用于滴虫性阴道炎、霉菌性阴道炎、急慢性结肠炎及人类乳头瘤的亚临床感染等。

4. 肿瘤 复方苦参注射液可用于消化道、乳腺、前列腺等恶性肿瘤治疗。

5. 心律失常 苦参配伍黄芪、红花、丹参等可治疗病毒性心肌炎所致心悸、胸闷、头昏自汗等。

金银花(Jinyinhua,LONICERAE JAPONICAE FLOS)

本品为忍冬科植物忍冬 *Lonicera japonica* Thunb. 的干燥花蕾或带初开的花。主要化学成分为有机酸类,包括绿原酸(chorogenic acid)、异绿原酸(isochorogenic acid)和咖啡酸(caffeic acid)等;另外,还含有黄酮类化合物,如木樨草素(luteolin)、忍冬苷(lonicerin)、金丝桃苷(hyperoside)、槲皮素(quercetin)等,以及挥发油、环烯醚萜苷、三萜皂苷等。金银花,味甘,性寒,归肺、心、胃经。具有清热解毒,疏散风热等功效。可用于痈肿疔疮,喉痹,丹毒,热毒血痢,风热感冒,温病发热等。

一、与功效相关的药理作用

1. 抗病原微生物

(1) 抗菌:金银花具有广谱抗菌作用。体外研究显示,对多种 G^+ 菌如金黄色葡萄球菌、溶血性链球菌、肺炎球菌,G^- 菌如脑膜炎球菌、淋病奈瑟球菌、志贺菌属、大肠埃希菌、伤寒沙门菌、百日咳鲍特菌、绿脓杆菌等有不同程度抑制作用,也可抑制结核分枝杆菌、变形链球菌、幽门螺

—·笔记栏·—

杆菌等。体内研究显示,金银花可降低绿脓杆菌感染小鼠死亡率,减轻大肠埃希菌引起的实验性腹膜炎。金银花的抗菌成分主要为绿原酸和异绿原酸,作用机制包括破坏细菌细胞壁、细胞膜结构,导致细胞内容物外泄;诱导细菌体内 ROS 生成等。

(2) 抗病毒:金银花水提物体内及体外均有明显的抗病毒活性。体外实验显示,金银花能抑制流感病毒京科 68-1 株、孤儿病毒 $ECHO_{11}$、HSV、RSV、柯萨奇病毒、HIV 等。体内给药,金银花能提高动物抗病毒感染能力,减轻炎症反应,降低死亡率。

2. 抗内毒素　金银花可减少内毒素引起的小鼠死亡数,对内毒素引起的发热有解热作用,对内毒素引起的弥散性血管内凝血家兔肾小球微血栓形成有抑制作用,可加速内毒素从血中清除。绿原酸是主要抗内毒素的有效成分。

3. 抗炎　金银花可抑制角叉菜胶和新鲜鸡蛋清所致大鼠足跖肿胀,降低渗出液中 PGE_2、组胺、5-HT 和 MDA 含量。大鼠腹腔注射金银花提取液,可抑制巴豆油所致肉芽囊肿,可减少炎性渗出,抑制肉芽增生。

4. 解热　金银花对啤酒酵母、三联菌苗、内毒素和 2,4-二硝基酚所致家兔、大鼠、小鼠发热均有解热作用,其作用机制与逆转 IL-1β 引起的温度敏感神经元放电频率的改变,以及抑制视前区-下丘脑前部 PG 受体 EP3 的表达有关。

5. 调节免疫功能　金银花可提高机体的非特异性免疫功能,能提高小鼠腹腔炎症细胞及外周血白细胞的吞噬能力,增加小鼠血清溶菌酶的活性。绿原酸有抗过敏作用。

二、其他药理作用

1. 降血糖　金银花提取物可降低蔗糖与四氧嘧啶所致高血糖小鼠的血糖。

2. 降血脂　金银花煎剂可减少 Ch 在肠道的吸收,降低血清 Ch 水平。

3. 保肝、利胆　金银花总黄酮类成分可改善肝损伤;绿原酸类化合物有明显的利胆作用和抗氧化作用。

4. 止血　绿原酸能缩短凝血及出血时间,有止血作用。

此外,金银花醇提物对小鼠、犬、猴等均有抗早孕作用;金银花水及醇浸液对肉瘤和艾氏腹水癌有一定的细胞毒作用,具抗肿瘤活性。

三、中药药动学

比格犬口服绿原酸单体、金银花水提液或者绿原酸、黄芩苷、连翘混合物(剂量转换后,绿原酸均为 60 mg/kg),血浆绿原酸相关药代参数:C_{max} 分别为 2.350、1.655、2.332 μg/mL, $AUC_{0-\infty}$ 分别为 6.324、4.216、6.074 μg·h/mL, $t_{1/2}$ 分别为 0.911、1.204、1.094 h、T_{max} 分别为 1.861、1.000、1.833 h。尿中绿原酸的累积排泄率分别为 0.73%、1.25%、1.05%,粪便中的累积分数分别为 0.68%、0.19%、1.76%。

四、不良反应与安全性评价

金银花水煎剂小鼠灌服的 LD_{50} 为 72.95±0.040 g/kg,按照食品安全性评价,无明显毒性。金银花水浸剂口服,未见对实验动物呼吸、血压、尿量等有明显影响,提示无明显毒性。幼年大鼠灌服绿原酸的 LD_{50} 大于 1 g/kg,腹腔注射大于 0.25 g/kg。

临床应用金银花一般不良反应较少,但曾有金银花注射液引起过敏性休克的报道,银黄注射液也可引起过敏反应。故使用含金银花的注射剂应注意过敏反应。

五、现代应用

1. 急性上呼吸道感染　金银花及其多种复方制剂广泛用于治疗感冒、流感等急性上呼吸道感染,退热快,疗效确切。

2. 小儿肺炎　金银花注射液或与黄芩配伍,治疗小儿肺炎逾百例,疗效确切。

此外,金银花与黄连、黄芩、连翘等配伍治疗多种感染性疾病,如急性菌痢、皮肤化脓性感染、急慢性湿疹、钩端螺旋体病等。

连翘(Lianqiao, FORSYTHIAE FRUCTUS)

本品为木樨科植物连翘 *Forsythia suspensa* (Thunb.) Vahl 的干燥果实。主要化学成分包括木脂素类化合物如连翘苷(phillyrin)、连翘脂素(phillygenin)、牛蒡子苷(arctiin)等,苯乙醇苷类化合物如连翘酯苷(forsythoside) A、C、D,另外还含有黄酮类、三萜类化合物。连翘,味苦,微寒,归肺、心、小肠经。具有清热解毒、消肿散结、疏散风热等功效,可用于痈疽、瘰疬、乳痈、丹毒、风热感冒、温病初起、温热入营、高热烦渴、神昏发斑、热淋涩痛。

一、与功效相关的药理作用

1. 抗病原微生物　连翘抗菌谱广,对多种 G^+菌和 G^-菌均有抑制作用。体外对伤寒沙门菌、副伤寒沙门菌、大肠埃希菌、志贺菌属、白喉棒状杆菌及霍乱弧菌、金黄色葡萄球菌、淋病奈瑟球菌、链球菌、结核分枝杆菌等有抗菌作用,主要有效成分包括连翘酯苷、连翘苷、连翘酚和挥发油等,其中连翘酯苷抗菌活性最强。连翘可抑制流感病毒京科 68-1 株、鼻病毒-17 型等,连翘酯苷体外可抑制合胞病毒、腺病毒-3、腺病毒-7、柯萨奇病毒等,作用与诱导 IFN 产生有关。

2. 抗炎、解热　连翘可降低小鼠腹腔毛细血管通透性、抑制蛋清所致大鼠足肿胀、拮抗巴豆油致大鼠肉芽囊肿,抑制炎性渗出和水肿。连翘可降低致病大肠埃希菌所致腹膜炎大鼠炎症因子水平。连翘抗炎的主要有效成分包括连翘酯苷 A、连翘酯苷 B、连翘苷和连翘脂素等。主要通过影响 NF-κB、JAK/STAT、MAPK 等炎症相关信号通路从而影响体内相关酶的活性、炎症介质的合成发挥抗炎作用(图 9-6)。

连翘煎剂、连翘酯苷可延缓酵母、内毒素所致家兔、大鼠等体温升高。

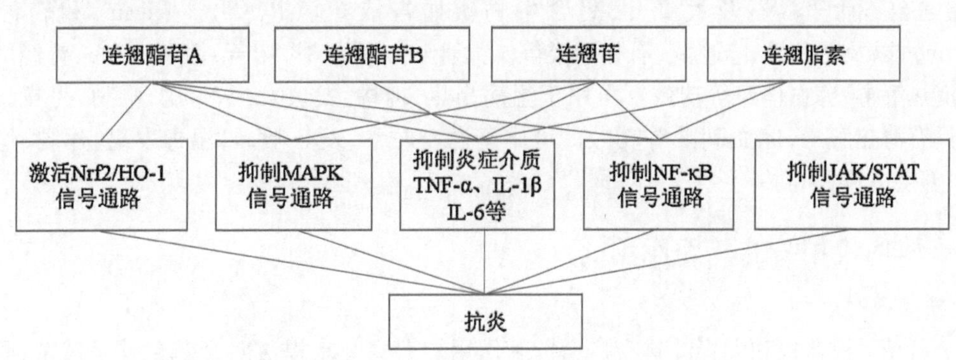

图 9-6　连翘抗炎作用的主要有效成分和作用机制

二、其他药理作用

1. 镇吐　连翘煎剂可抑制洋地黄所致家鸽呕吐,抑制皮下注射阿扑吗啡所致犬呕吐,对顺铂、阿扑吗啡、硫酸铜所致水貂呕吐也显示抑制作用。

2. 保肝　连翘煎剂对 CCl_4 所致小鼠、大鼠肝损伤均有改善作用,可降低血清转氨酶活性,减轻肝组织脂肪性病变,修复坏死区,恢复肝细胞糖原和核糖核酸含量。连翘可降低重症胰腺炎肝损伤大鼠肝组织中炎症因子表达,减轻肝损伤。连翘苷元、齐墩果酸、熊果酸是发挥保肝作用的有效成分。

此外,连翘还具有抗肿瘤、调血脂、利尿、强心、改善学习记忆等作用。

—•笔记栏•—

三、中药药动学

大鼠静脉注射连翘脂苷 A 10 mg/kg，体内代谢动力学符合二室模型，$t_{1/2\beta}$ 为 20.6 min，血浆蛋白结合率为 62.9%~69.3%。

四、不良反应与安全性评价

连翘脂苷小鼠腹腔注射 LD_{50} 为 1 976.5 mg/kg。连翘煎剂小鼠灌胃的 LD_{50} 为 172 g/kg。连翘脂苷冻干粉体外培养 CHO 细胞染色体畸变试验和微核试验中，在较高剂量时显示阳性反应，提示具有一定遗传毒性。

五、现代应用

1. 上呼吸道感染　连翘为主的复方包括双黄连口服液、注射液及银翘散可用于上呼吸道感染、急性支气管炎、急慢性咽炎、流感、腮腺炎等。

2. 呕吐　连翘常用于多种原因所致呕吐。

3. 皮肤科疾病　连翘为主的复方清营汤广泛应用于皮肤科疾病如过敏性紫癜、药物性皮炎、银屑病、面部激素依赖性皮炎等。

4. 盆腔炎性疾病　连翘配伍金银花、野菊花、紫花地丁、苦参、败酱草、薏苡仁、蒲公英等可用于急、慢性盆腔炎治疗。

大青叶与板蓝根(Daqingye，Banlangen；ISATIDIS FOLIUM，ISATIDIS RADIX)

大青叶为十字花科植物菘蓝 *Isatis indigotica* Fort. 的干燥叶，板蓝根为菘蓝的干燥根。大青叶的主要化学成分有靛蓝(indigo)、靛玉红(indirubin)、菘蓝苷(大青素 B，isatan B)、色胺酮(tryptanthrin)及挥发油、有机酸、氨基酸等。靛蓝为菘蓝苷的水解产物。板蓝根主要化学成分为靛蓝、靛玉红，但含量不及大青叶，另含生物碱如告依春[(*R*，*S*)-goitrin]和表告依春(epigoitrin)，以及氨基酸、喹唑酮、有机酸类等。大青叶与板蓝根，味苦，性寒，归心、胃经。大青叶具有清热解毒，凉血消斑等功效。可用于温病高热，神昏，发斑发疹，痄腮，喉痹，丹毒，痈肿。板蓝根具有清热解毒，凉血利咽等功效。可用于温疫时毒，发热咽痛，温毒发斑，痄腮，烂喉丹痧，大头瘟疫，丹毒，痈肿。

一、与功效相关的药理作用

1. 抗病原微生物

(1) 抗菌：板蓝根和大青叶具有广谱抗菌作用。大青叶水提液对金黄色葡萄球菌、肠炎杆菌、大肠埃希菌、甲型链球菌、乙型链球菌、沙门菌、霉菌等有不同程度抑制作用。

板蓝根体外对金黄色葡萄球菌、甲型链球菌、肺炎球菌、脑膜炎球菌、卡他球菌、淋病奈瑟球菌、流感杆菌、大肠埃希菌、志贺菌属、铜绿假单胞菌、白喉棒状杆菌等有不同程度抑制作用，对钩端螺旋体、真菌等也有抑制作用。

(2) 抗病毒：大青叶具有一定抗病毒作用，体外可抑制甲型流感病毒、HSV1 病毒、乙型脑炎病毒、腮腺炎病毒等，可降低柯萨奇病毒 B3 所致小鼠病毒性心肌炎。大青叶对多种细菌如金黄色葡萄球菌、肺炎球菌、链球菌、白喉棒状杆菌，以及伤寒沙门菌、大肠埃希菌、流感杆菌、志贺菌属等均有抑制作用，还能抑制钩端螺旋体等。所含色胺酮对多种致病性皮肤真菌有抑制作用。

板蓝根抗病毒作用突出，对流感病毒、腺病毒、出血热肾病综合征病毒(HFRSV)、乙型肝炎病毒(HBV)、单纯疱疹病毒、禽流感病毒、柯萨奇病毒等多种病毒均有抑制或杀灭作用。板蓝根抗病毒主要有效成分包括木脂素类、生物碱类和多糖类等，其作用环节主要包括抑制病毒内吞或脱膜发挥直接作用、抑制病毒复制、抑制病毒产生神经氨酸及抗炎和免疫调节等（图9－7）。

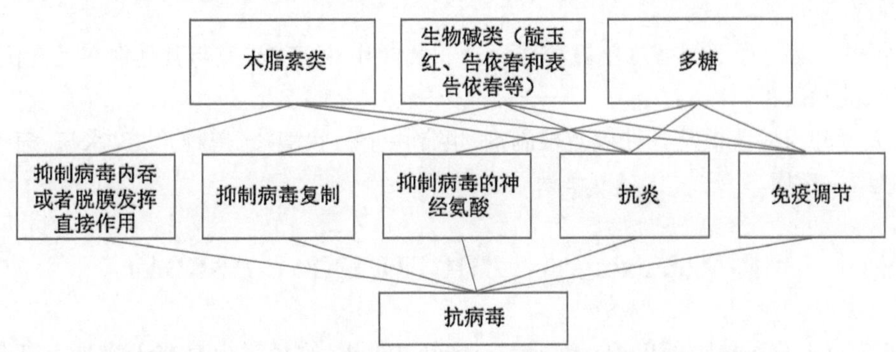

图9－7　板蓝根抗病毒作用的主要药效成分和作用机制

大青叶体外可破坏内毒素，抑制内毒素的致热反应，主要有效成分是有机酸类和氨基酸类。板蓝根、板蓝根注射液和板蓝根中分离的多种组分均有抗内毒素作用，可破坏内毒素结构，对内毒素攻击的小鼠有保护作用，抑制内毒素发热，抑制内毒素诱导的细胞因子及炎症介质的生成与释放，降低死亡率；还可抑制内毒素所致家兔的弥散性血管内凝血，减少肾组织血栓形成；主要有效成分包括邻氨基苯甲酸、苯甲酸、丁香酸、水杨酸等。

2. 解热　大青叶醇沉物灌胃对干酵母所致大鼠发热、内毒素所致家兔发热有解热作用。板蓝根可抑制内毒素所致家兔发热。

3. 增强免疫功能　大青叶水煎剂可提高小鼠非特异性免疫功能和特异性免疫功能。板蓝根多糖能提高机体免疫功能，作用表现包括：① 增加正常小鼠脾脏重量，并可对抗氢化可的松所致脾脏萎缩，但对胸腺无明显影响；② 增加正常小鼠外周血白细胞、淋巴细胞数，并可对抗氢化可的松的抑制作用；③ 提高网状内皮系统的吞噬能力，促进炭粒廓清；④ 促进溶血素抗体生成；⑤ 增强二硝基氟苯诱导的小鼠迟发型过敏反应等。

二、其他药理作用

1. 保肝　大青叶与板蓝根均有显著的保肝作用，靛蓝混悬液灌胃对 CCl_4 引起的动物肝损伤有明显保护作用。

2. 抑制血小板聚集　板蓝根所含的尿苷、次黄嘌呤、尿嘧啶、水杨酸等对 ADP 诱导的家兔血小板聚集有抑制作用。

此外，大青叶和板蓝根具有抗炎作用；板蓝根注射液及靛玉红有抗白血病作用，板蓝根多糖有降血脂作用。

三、中药药动学

大鼠灌胃靛玉红 200 mg/kg，C_{max} 为 0.022 mg/L，T_{max} 为 16.4 h，AUC_{0-t} 为 0.613 mg · h/L，$AUC_{0-\infty}$ 为 31.122 mg · h/L。

四、不良反应与安全性评价

大青叶煎剂小鼠腹腔注射 LD_{50} 为 16.25 g/kg。大青叶与板蓝根口服不良反应较少，偶有胃肠道反应。板蓝根注射液可引起过敏，主要为皮肤过敏反应，但曾有过敏反应致死的报道，需加以注意。

五、现代应用

1. 上呼吸道感染　大青叶和板蓝根是治疗上呼吸道感染的常用中药。板蓝根对病毒性感冒尤为常用，退热效果显著。常用板蓝根制剂有板蓝根片、板蓝根冲剂、板蓝根注射液等。板

—•笔记栏•—

蓝根冲剂治疗慢性滤泡性咽炎、干燥性咽炎、慢性扁桃体炎等,疗效确切。

2. 急性传染性肝炎　大青叶煎剂、板蓝根各种制剂均能明显缓解急性传染性肝炎症状,改善肝功能。

3. 流行性乙型脑炎及流行性脑脊髓膜炎　大青叶、板蓝根,或与其他清热药配伍应用,可使体温下降、症状改善。

此外,大青叶与板蓝根及各种板蓝根制剂,也常用于带状疱疹、单纯疱疹、水痘、疱疹性口腔炎等病毒感染性疾病。

鱼腥草(Yuxingcao, HOUTTUYNIAE HERBA)

鱼腥草为三白草科植物蕺菜 *Houttuynia cordata* Thunb. 的新鲜全草或干燥地上部分。鱼腥草中黄酮类化合物和挥发油是其主要活性成分。鱼腥草的特殊气味与癸酰乙醛(鱼腥草素, houttuyninum)和月桂醛(lauraldehyde)有关,属于挥发油成分,但癸酰乙醛性质不稳定,极易降解为甲基正壬酮,因此甲基正壬酮为鱼腥草挥发油中的主要成分。鱼腥草味辛,性微寒,归肺经。具有清热解毒,消痈排脓,利尿通淋的功效。鱼腥草可以清解肺热,有消痈排脓之效,为治肺痈要药。上述功效的发挥,与鱼腥草抗病原微生物、解热、抗炎、增强免疫功能等药理作用有关。

一、与功效相关的药理作用

1. 抗病原微生物

(1) 抗菌:研究表明,鱼腥草对金黄色葡萄球菌、肺炎球菌、流感杆菌和溶血性链球菌有明显的抑制作用。鱼腥草挥发油对革兰氏阴性菌(大肠埃希氏菌、普通变形杆菌、铜绿假单胞菌)具有较强的抑菌效果,而对革兰氏阳性菌作用不明显。鱼腥草中的挥发油中的癸酰乙醛是抗菌的有效成分,其性质不稳定,故鱼腥草鲜品抗菌作用优于干品。认为鱼腥草黄酮抑菌机制主要是其能有效破坏细菌细胞壁,使细菌细胞的内容物泄漏,导致细菌凋亡实现抑菌。

(2) 抗病毒:体内外实验表明,鱼腥草对多种病毒均具有一定的抑制作用。新鲜鱼腥草的蒸馏液等具有直接抗 HSV-1、流感病毒、HIV-1 活性。鱼腥草挥发油能显著抑制禽传染性支气管炎病毒(IBV)对 Vero 细胞和鸡胚胎肾细胞的感染。鱼腥草还有抗乙型肝炎病毒抗原和抑制 HBV 的作用,鱼腥草注射液可以改善通过流感病毒引起的小鼠肺炎等。

2. 解热　鱼腥草注射液对酵母致大鼠发热及大肠埃希菌内毒素致家兔发热均有解热作用,可降低大鼠及家兔血清 TNF-α、IL-1β、PGE_2 水平。其解热机制可能与抑制下丘脑中 cAMP 含量升高有关。

3. 抗炎　鱼腥草对多种致炎剂引起的炎症渗出和组织水肿均有明显的抑制作用,可以显著降低小鼠二甲苯所致的耳肿胀和大鼠足肿胀程度,降低乙酸所致的小鼠腹腔毛细血管通透性。鱼腥草制剂和挥发油均表现出抗炎作用。鱼腥草挥发油可以抑制水肿渗出液中 PGE_2 和 MDA 含量,鱼腥草水蒸馏物也能减轻大鼠鼻黏膜的炎症反应。鱼腥草注射液对油酸性急性肺损伤有保护作用,能减轻肺水肿,抑制 TNF-α 表达。此外,鱼腥草总黄酮可上调 Bcl-2 蛋白,下调 Bax 蛋白表达,降低炎症因子水平,对肺炎支原体感染小鼠起抗感染作用。鱼腥草中的异槲皮苷通过抑制 LPS 诱导的 iNOS 表达,抑制 NO 的产生,其机制可能是通过抑制 MAPK、p38MAPK 和 JNK 的磷酸化,参与了抗炎作用。以上实验表明,鱼腥草的多种提取物均具有明显的抗炎作用(图 9-8)。

4. 增强免疫功能　鱼腥草能明显促进巨噬细胞和白细胞的吞噬作用。体外实验证明,鱼腥草煎剂能增加白细胞吞噬金黄色葡萄球菌的能力,从而提高机体非特异性免疫力。鱼腥草可增加小鼠玫瑰花结形成细胞、红细胞凝集素效价及溶血素效价。鱼腥草提取物能刺激小鼠淋巴细胞增殖,同时能增加小鼠脾淋巴细胞分泌 IL-2 和 IL-10 等含量。

—•笔记栏•—

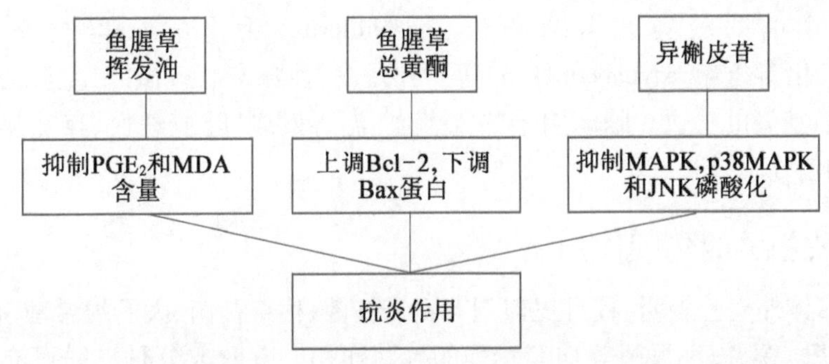

图 9-8 鱼腥草抗炎作用主要成分及机制

5. 抗氧化 鱼腥草具有良好的抗氧化作用,其中黄酮、多糖均可起到清除羟自由基、超氧自由基的作用。动物实验表明,鱼腥草中多糖可提高小鼠血清和肝组织中 SOD 和 GSH 的活性,以增强机体抗氧化能力,还可以降低肝组织中 MDA 的含量。

二、其他药理作用

1. 平喘 鱼腥草挥发油有平喘作用,能拮抗 ACh 对呼吸道平滑肌的作用,拮抗卵白蛋白所致豚鼠过敏性哮喘的发生。实验表明,鱼腥草油对豚鼠离体气管平滑肌有舒张作用。

2. 利尿 鱼腥草提取物有较强的利尿作用,灌注蟾蜍肾或蛙蹼可增加肾血流量和尿液分泌,使毛细血管扩张,发生机制可能与黄酮类成分槲皮苷及所含的钾盐有关。

3. 抗肿瘤 鱼腥草黄酮提取物有抑制子宫颈鳞癌细胞(SiHa 细胞)生长的作用。其抗肿瘤的作用机制可能是可促进肿瘤细胞凋亡。鱼腥草生物碱类成分可以诱导肺癌细胞凋亡,从而达到抗癌效果。以中国仓鼠卵巢(CHO)细胞株作为模型,研究发现,鱼腥草醇提取物具有体外抗肿瘤活性。

三、中药药动学

鱼腥草挥发油灌胃小鼠,其内所含的甲基正壬酮主要分布在气管、肠、肝、肾、心、脾、肺、脑、肌肉等脏器组织。体内代谢迅速,主要经呼吸道排出,尿和粪便中极少。鱼腥草挥发油给予家兔静脉注射,静脉注射后体内代谢迅速,所含的甲基正壬酮的体内过程属二室开放模型,分布和消除过程均较缓慢。鱼腥草注射剂全成分的 $t_{1/2}$ 为 31.84 h,在 0~72.55 h 内 95%药效成分在小鼠体内代谢完成。

四、不良反应与安全性评价

鱼腥草口服后有腥臭味,但无明显毒性。少数患者使用鱼腥草注射液后可能发生皮肤红肿、发热、瘙痒、皮疹现象,停药后即可消除。

五、现代应用

1. 呼吸道感染 鱼腥草注射液可用于治疗慢性支气管炎、肺炎、疱疹性咽峡炎等,鱼腥草注射液与阿莫西林联用,对上呼吸道感染的临床疗效显著。此外,鱼腥草口服剂、注射液可用于治疗扁桃体发炎、咽炎等炎症均有一定的治疗作用。

复方鱼腥草合剂的作用机制网络药理学分析

2. 尿路感染 鱼腥草注射液可以增加肾血流量及尿液生成,常用于治疗泌尿系统感染。临床中常用剂型包括鱼腥草注射液、鱼金注射液、复方鱼腥草汤剂等。

牡丹皮(Mudanpi, MOUTAN CORTEX)

牡丹皮为毛茛科植物牡丹 *Paeonia suffruticosa* Andr. 的干燥根皮。牡丹皮中主要含有以丹皮

—•笔记栏•—

酚(paeonol)为主的酚酸类和以芍药苷(paeoniflorin)为主的苷类成分,如含芍药苷(paeoniflorin)、氧化芍药苷(oxypaeoniflorin)等。牡丹皮,性味辛、苦,微寒,主归心、肝、肾经。具有清热凉血、活血祛瘀的功效。临床用于热入营血、温毒发斑、吐血衄血、夜热早凉、无汗骨蒸、痈肿疮毒等症的治疗。

一、与功效相关的药理作用

1. 抗菌　体外实验表明,牡丹皮煎剂对炭疽杆菌、枯草杆菌、大肠埃希菌、伤寒沙门菌、溶血性链球菌、肺炎球菌、霍乱弧菌等均有较强的抗菌作用。有效成分丹皮酚可有效抑制枯草芽孢菌、大肠埃希菌等病菌的增殖。

2. 镇痛、抗炎　牡丹皮可提高小鼠热刺激痛阈值,降低醋酸刺激所致的小鼠扭体反应次数,并能抑制醋酸所致的小鼠腹腔毛细血管通透性增高及二甲苯所引起的耳肿胀,提示牡丹皮具有明显的镇痛、抗炎作用。丹皮酚灌服,对大鼠因右旋糖酐或醋酸引起的足跖肿胀有抑制作用,并能抑制 5-HT 引起的小鼠腹腔或豚鼠皮肤毛细血管的通透性增强,抑制小鼠应激性溃疡的发生。抗炎机制可能与抑制 IL-6、TNF-α 的合成和释放有关。

3. 解热、镇静　丹皮酚有较强的解热作用。对口服伤寒、副伤寒沙门菌引起的小鼠发热有解热作用,并能降低正常小鼠体温。丹皮酚能对抗咖啡因所致小鼠的自主活动增加,能明显延长戊巴比妥钠所致小鼠睡眠时间。小鼠皮下注射丹皮酚,竖尾反应与跳跃反应实验均呈阴性,大剂量时可使小鼠翻正反射消失,能明显拮抗戊四氮、士的宁和电休克所致的惊厥。作用部位在中脑网状结构和上脑,以上实验证明,丹皮酚是解热和镇静作用的有效成分。

4. 调节免疫功能　实验发现,丹皮酚可以有效增强机体的特异性和非特异性免疫功能。丹皮酚可减轻小鼠免疫器官重量。加快炭粒廓清速度,减轻迟发型过敏反应并降低脾细胞溶血素抗体水平。体外实验发现,可明显抑制丝裂原诱导的小鼠脾淋巴细胞增殖,表明丹皮酚可增强单核巨噬细胞系统的功能,抑制免疫应答。

5. 心血管系统

(1) 抗心肌缺血:实验发现,牡丹皮提取物能够增加麻醉犬的冠脉血流量,并减少心输出量,对实验性心肌缺血有明显保护作用,降低心肌耗氧量。对心肌细胞 Ca^{2+} 代谢紊乱所致心肌损伤有保护作用,并能降低心肌细胞内过氧化脂质含量。丹皮酚可以缩小心肌缺血再灌注模型大鼠心肌梗死范围,降低大鼠心肌组织的 MDA 含量并且提高 SOD 的含量。

(2) 抗心律失常:通过建立心肌缺血再灌注模型,给予大鼠丹皮酚治疗,大鼠的室速及室颤发生率都明显降低,丹皮酚还可使动作电位时程明显缩短,同时降低室速及室颤发生率,有效减少心梗发作的次数,从而起到抗心律失常的作用。

6. 抗肿瘤　丹皮酚能抑制人大肠癌细胞株细胞增殖并诱导其发生凋亡,其机制可能与影响该细胞株的细胞周期有关。丹皮甲醇提取物在体内对小鼠艾氏腹水癌及在体外对小鼠腹水癌细胞、子宫颈癌细胞均有抑制作用。丹皮酚对体外培养的人红白血病细胞株、乳腺癌基因细胞株的生长均有抑制作用。此外,低浓度的丹皮酚与一些化疗药物联合使用,可有效抑制癌细胞增殖。丹皮酚还能逆转肿瘤多药耐药性(multiple drug resistance, MDR),对多种化疗药物有增敏作用。

二、其他药理作用

1. 降血糖　牡丹皮多糖粗品,可使正常小鼠及四氧嘧啶诱发的高血糖小鼠血糖显著降低,并能升高糖尿病小鼠 SOD 含量,降低 GHB 水平,改善小鼠口服葡萄糖耐量和胰岛素抵抗。牡丹皮的降糖机制可能与促进外周组织对葡萄糖的利用,提高机体对胰岛素的敏感性有关。

2. 改善机体微循环　丹皮酚可加快大鼠肠黏膜上微毛细血管里的血流速度,改善肠道的

—•笔记栏•—

局部微循环。对血小板的黏附与聚集有抑制作用,可改善血液的黏稠度,促进红细胞的变形,显著改善机体微循环。

三、中药药动学

大鼠灌胃给予 1.0 g/kg 牡丹皮提取物后,丹皮酚的 T_{max} 为 0.33±0.19 h, $t_{1/2}$ 为 1.19±0.45 h。大鼠灌胃给予牡丹皮提取物后,丹皮酚具有快速吸收、代谢及消除的特点,丹皮酚主要通过尿液途径以代谢产物形式排泄。

四、不良反应与安全性评价

牡丹皮毒性较小,临床上仅有少数人服用后出现恶心、头昏。未见中毒报道。动物实验亦证明该药使用安全。因本品有活血作用,属于妊娠禁忌药。

五、现代应用

1. 出血证　以牡丹皮为主的复方治疗原发性血小板减少性紫癜,疗效显著。牡丹皮常与清热凉血药水牛角、生地黄等同用,如清热地黄汤,用于肺胃积热引起出血证,如咳嗽吐血,鼻孔出血等症。

2. 消化系统疾病　牡丹皮配伍大黄、芒硝、桃仁等,如大黄牡丹汤,用于治疗急性单纯性阑尾炎、肠梗阻、急性胆道感染、胆道蛔虫、胰腺炎等疾病。

丹皮酚神经保护作用研究

知母(Zhimu, ANEMARRHENAE RHIZOMA)

知母为百合科植物知母 *Anemarrhena asphodeloides* Bge. 的干燥根茎。知母中含有多种甾体皂苷,如知母皂苷 BⅡ-a(timosaponin BⅡ-a)、知母皂苷 D(timosaponin D)、知母皂苷 E2(timosaponin E2)、知母孕甾 A(timopregnane A)、知母皂苷 AⅢ(timosaponin AⅢ)、知母皂苷 C(timosaponin C)和黄酮类如芒果苷(mangiferin)、异芒果苷(isomangiferin)及牡荆素(vitexin)、知母聚糖(A、B、C、D)[anemarans(A、B、C、D)]等化学成分。知母,性寒,味苦、甘,归肺、胃、肾经。功效是清热泻火,滋阴润燥。临床用于外感热病,高热烦渴,肺热咳嗽,骨蒸潮热,内热消渴,肠燥便秘。

一、与功效相关的药理作用

1. 抗炎　知母水提物能抑制二甲苯致小鼠耳郭肿胀和醋酸致腹腔毛细血管通透性增高。知母中的芒果苷、知母总多糖具有抗炎活性。知母总多糖抗炎的作用机制为促进肾上腺分泌糖皮质激素及抑制炎症组织 PGE 的合成或释放,芒果苷具有相似的抗炎作用。

2. 解热　知母中解热的主要成分有菝葜皂苷元和知母皂苷,知母能通过抑制细胞膜上的 Na^+,K^+-ATP 酶活性,使产热减少;也能通过抑制单胺氧化酶(monoamine oxidase, MAO)活性,减少 5-HT 的代谢,进而影响体温调节中枢;还能通过抑制 COX,减少 PG 的合成。

3. 抗病原微生物　知母煎剂体外对伤寒沙门菌、志贺菌属、白喉棒状杆菌、金黄色葡萄球菌、铜绿假单胞菌、大肠埃希菌、甲型链球菌、乙型链球菌、肺炎球菌有抗菌作用,其作用成分为知母菝葜皂苷元;知母乙醇、乙醚提取物对结核分枝杆菌 $H_{37}RV$ 有抑制作用,其作用成分为芒果苷。知母对某些致病性皮肤真菌及白念珠菌也有不同程度的抑制作用。异芒果苷抗 HSV 作用显著,抑制 HSV-1 的致细胞病变作用;芒果苷与异芒果苷均可阻止 HSV-1 在细胞内复制。

4. 降血糖　知母降血糖的主要成分有知母总酚、知母多糖和知母皂苷。知母水提物、知母总酚和知母多糖对四氧嘧啶制备的糖尿病家兔和小鼠有降血糖的作用,知母水提物对正常家兔及胰岛素抗血清所致糖尿病鼠均有降血糖作用,知母总酚对链脲佐菌素诱发的小鼠血糖升高

—•笔记栏•—

及四氧嘧啶所致大鼠糖尿病有降血糖作用。知母水提物可以明显改善胰岛素抵抗状态下HepG2细胞对葡萄糖的利用,提高肝己糖激酶(hexokinase, HK)、丙酮酸激酶(pyruvate kinase, PK)活性,促进葡萄糖进入肝细胞,增加肝糖原的合成,促进糖代谢。知母总酚、多糖降低高血糖动物血糖水平;知母皂苷体外强烈抑制α-葡萄糖苷酶的活性,能够提高小鼠糖耐量,降低餐后血糖。知母多糖A、B、C、D均有降血糖的作用,其中以知母多糖B活性最强。

5. 下调交感神经-β受体功能　知母清热泻火的作用机制与其下调交感神经系统-β受体功能有关,菝葜皂苷元是其有效成分之一。菝葜皂苷元下调"甲高"小鼠脑β受体RT值的升高,对抗小鼠体重下降。知母及其皂苷元能明显降低阴虚证患者血、脑、肾上腺中多巴胺-β-羟化酶活性,减少NA合成和释放;知母及其皂苷元能抑制过快的β受体蛋白合成,下调过多的β受体;使甲状腺素和氢化可的松所致阴虚模型动物脑、肾中β受体功能下降。

二、其他药理作用

1. 抗血小板聚集　知母皂苷中能够抑制血小板聚集的主要成分有知母皂苷Ⅰ、Ⅰa、BⅠ、BⅡ、BⅢ、AⅢ、E1和E2。知母皂苷AⅢ在体内、体外对由ADP、5-HT、AA诱导的家兔、大鼠及人的血小板聚集和血栓形成均有抑制作用,知母皂苷AⅢ的抗血栓形成作用与抑制血小板的聚集、黏附和活化有关。知母皂苷BⅡ亦有抗血小板聚集和抗血栓作用。

2. 改善学习记忆　知母皂苷和知母皂苷元是其改善学习记忆的有效成分,提高老年动物、β-淀粉样肽所致阿尔茨海默病模型大鼠等的学习记忆能力,作用机制为上调拟痴呆动物脑内M受体密度,升高脑组织脑源性神经营养因子(brain-derived neurotrophic factor, BDNF)的水平,保护胆碱能神经元;也与抑制神经元凋亡、抗氧化应激、改善能量代谢、促进神经营养因子表达及改善Tau蛋白过度磷酸化等作用密切相关。知母皂苷能促进记忆障碍模型小鼠和血管型痴呆大鼠的学习记忆能力的提高,还对脑缺血后的神经元损伤、炎性损伤具有一定的保护作用。

3. 抗肿瘤　知母的根、叶、花对人胃癌HGC-27细胞株、人肝肿瘤HEPG-2细胞株、人结肠癌Caco-2细胞株24 h后呈现出不同程度的增殖抑制作用。知母的抗肿瘤活性成分为甾体皂苷、皂苷元及芒果苷等成分,其中芒果苷能明显抑制白血病HL-60细胞的增殖及侵袭能力,并能有效诱导HL-60细胞的凋亡。研究表明,知母皂苷也具有明显的抗肿瘤作用,其中又以知母皂苷AⅢ活性最为明显。

4. 调血脂　知母总皂苷可以降低血清TC、TG、LDL的含量,并可明显缩小动脉斑块面积,知母皂苷具有治疗高血脂和动脉粥样硬化的作用。

知母成分芒果苷有明显的利胆作用;知母中的烟酸有维持皮肤和神经健康及促进消化的作用。知母能保护肾上腺皮质,减轻糖皮质激素所致的副作用。

三、中药药动学

大鼠灌胃知母提取物,芒果苷、新芒果苷、知母皂苷D、知母皂苷BⅡ、知母皂苷BⅢ、知母皂苷Ⅲ等成分可被吸收入血,知母皂苷BⅡ分布较广泛,可透过血脑屏障,绝对生物利用度约为1%, T_{max} 约为2 h, $t_{1/2β}$ 约为3 h。人口服芒果苷后,T_{max} 约为1 h, $t_{1/2β}$ 约为8 h;体内经甲基化、葡萄糖醛酸化和硫酸化代谢。肾中原形成分较少,粪中较多,表明知母皂苷BⅡ主要经粪便排泄。

四、不良反应与安全性评价

知母皂苷AⅢ对人血红细胞有较强的溶血作用,知母皂苷Ⅰa有轻微的溶血作用。

五、现代应用

1. 感染性疾病　知母可治疗流感、上呼吸道感染。以知母为主的复方(如白虎汤)常用于治疗流行性出血热、肺炎、流行性脑膜炎、乙型脑炎等所导致的体温升高。

2. 糖尿病　知母常与天花粉、麦冬等配伍,用于糖尿病的治疗。养阴降糖片可用于治疗2型糖尿病。

夏枯草(Xiakucao, PRUNELLAE SPICA)

夏枯草为唇形科植物夏枯草 *Prunella vulgaris* L. 的干燥果穗。夏枯草中主要含有三萜类成分如齐墩果酸(oleanic acid)、熊果酸(ursolicacid)等,黄酮类成分如芦丁(rutin),木樨草素(luteolin)等,苯丙素类成分迷迭香酸(rosmarinic acid)、异迷迭香酸苷(salviaflaside)等。夏枯草,性寒,味苦、辛,归肝、胆经。具有清肝泻火,明目,散结消肿的功效。临床用于目赤肿痛,目珠夜痛,头痛眩晕,瘿瘤,乳痈,乳癖,乳房胀痛等。

一、与功效相关的药理作用

1. 抗炎　夏枯草提取物有抗炎作用,其作用机制如下:① 抑制 PGE_2 和 NO 的产生,减少 LPS 刺激的 RAW264.7 小鼠巨噬细胞 TNF-α 和 IL-6 的分泌;② 抑制 NF-κB 活性的转录因子,抑制 LPS 刺激的 RAW264.7 细胞中炎症相关 *iNOS* 和 *COX*-2 基因表达;③ 通过磷脂酰肌醇 3-激酶/核转录因子红系 2 相关因子 2(phosphatidylin-ositol-3-kinase/nuclear factor-erythroid 2-related factor 2, PI3K/Nrf2)途径诱导血红素加氧酶-1(heme oxygenase 1, HO-1)的表达,同时减少 LPS 激活的巨噬细胞和盲肠结扎穿孔诱导的败血症小鼠血清中高迁移率蛋白 B1(high mobility group proteinl, HMGB1)释放;④ 通过诱导 PI3K/Akt 介导的 Nrf2 活性,诱导 HO-1 和内皮型一氧化氮合酶(endothelial nitric oxide synthase, eNOS)的表达来抑制 ROS/NF-κB 途径,从而抑制高血糖诱导的血管炎症。

2. 抗病原微生物　夏枯草总黄酮提取物对金黄色葡萄球菌、大肠埃希菌有抑菌作用,夏枯草煎剂、醇浸剂体外对结核分枝杆菌有抑制作用,对实验性结核病小鼠有一定的治疗作用。夏枯草水提取物的抑菌作用最强,能显著抑制金黄色葡萄球菌的生长,其作用是通过破坏细菌细胞壁和细胞膜的完整性而发挥。夏枯草体外还有抗 HSV1 作用,夏枯草多糖也可拮抗 HSV 所致 Vero 细胞(非洲绿猴肾细胞)病变,其作用与促进淋巴细胞转化与诱生 IFN-α 等有关。夏枯草水提取物和醇提取物具有抑制 HIV-1 感染的作用,水提取物比醇提取物具有更高的抗病毒活性,其抗 HIV 作用主要发生在早期干扰和晚期病毒结合事件期间。从夏枯草水提物中分离得到的多聚糖、夏枯草皂苷具有抗 HIV 作用。

3. 降血糖、调血脂　夏枯草水提物在对肝脏、肾脏组织无损伤作用的情况下,通过促进肝糖原合成,从而降低正常小鼠和四氧嘧啶糖尿病模型小鼠的餐后高血糖,提高其淀粉耐量。夏枯草醇提物灌胃小鼠,能降低链脲佐菌素糖尿病小鼠的血糖,改善其体重下降和多饮多食的症状;还可降低其升高的 TG、TC 及低密度脂蛋白-胆固醇(low density lipoprotein-cholesterol, LDL-C)浓度,升高高密度脂蛋白-胆固醇(high density lipoprotein-cholesterol, HDL-C)浓度,夏枯草能够预防动脉粥样硬化。

4. 降血压　夏枯草多种制剂、多种途径给药及对多种实验动物都具有降低血压作用,夏枯草对正常及肾型高血压犬有降血压作用,夏枯草总皂苷静脉注射麻醉大鼠有降血压作用。夏枯草水溶性成分可以有效降低自发性高血压大鼠的动脉血压。夏枯草醇提液对氯化钾、NA、氯化钙所致的主动脉条收缩均有拮抗作用。夏枯草提取物通过降低血管紧张素Ⅱ和升高一氧化碳浓度起降血压作用。

二、其他药理作用

1. 抗心肌梗死、抗凝血　夏枯草总皂苷腹腔注射,可减少冠状动脉结扎大鼠室性早搏、室

—·笔记栏·—

性心动过速与心室颤动的发生，缩小心肌梗死范围，降低大鼠致死率。夏枯草煎剂灌服，可对抗皮下注射肾上腺素加冰水应激所致血瘀证大鼠的凝血酶原时间(prothrombin time, PT)缩短、优球蛋白溶解时间(ELT)延长，并可改善血液流变性。

2. 抗肿瘤　夏枯草具有明显的抗肿瘤作用。夏枯草对甲状腺癌、乳腺癌、淋巴癌、结肠癌、膀胱癌等均有抑制作用。夏枯草醇提物对多种肿瘤细胞株有抑制作用，其中包括人B淋巴瘤白血病Ragi细胞、人T淋巴瘤白血病Jurkat细胞、人甲状腺癌SW579细胞、乳腺癌敏感与耐药细胞(MCF7/S、MCF7R)、人胃腺癌细胞、人食管癌细胞等，其作用机制可能与其细胞毒作用、抗肿瘤细胞增殖、作用于细胞周期、诱导细胞凋亡等有关。

3. 抗氧化　夏枯草提取物可以显著降低高糖饮食的遗传性高TG小鼠血液中的巴比妥和共轭二烯含量，增加血液谷胱甘肽过氧化物酶(glutathione peroxidase, GSH－PX)活性和肝脏谷胱甘肽(glutathione, GSH)含量，并减少中波紫外线照射的细胞中活性氧(reactive oxygen species, ROS)的产生，从而减少DNA损伤。夏枯草乙醇提取物具有最强的抗氧化作用，总酚含量与抗氧化活性高度相关。

4. 调节免疫功能　夏枯草乙醇提取物能够显著抑制免疫小鼠体内由伴刀豆球蛋白A(concanavalin, Con A)、LPS和卵清蛋白(ovalbumin, OVA)介导的脾细胞扩散，显著降低免疫小鼠的IgG、IgG1、IgG2b总水平，夏枯草乙醇提取物能够抑制小鼠的细胞免疫和体液免疫应答。

三、中药药动学

大鼠口服夏枯草后提取物后，异迷迭香酸苷和迷迭香酸两种活性成分的吸收相对较快，T_{max}分别为0.5、1.5 h。AUC_{0-t}分别为157.9±21.2、779.3±353.0 ng·h/mL，而$t_{1/2\beta}$分别为3.2±0.6、4.9±1.8 h。

四、不良反应与安全性评价

夏枯草具有一定的胃肠刺激作用；少数患者服用夏枯草后可能引起过敏反应如皮肤麻疹、丘疹瘙痒等。

急性毒性试验中，灌胃夏枯草浸膏最高剂量21.5 g/kg后，实验小鼠饮食、活动正常，未观察到动物出现中毒反应，雌、雄性小鼠急性经口毒性>21.5 g/kg；亚慢性毒性试验中，灌胃夏枯草浸膏最高剂量11.73 g/kg，连续90天，大鼠外观体征无异常，粪便与尿液均未发现异常，动物行为、活动、步态均正常，各剂量组均未出现动物死亡；各给药组大鼠体重、摄食量及食物利用率、红细胞数、血红蛋白、白细胞数和分类、血小板数及血液生物化学指标及肝、脾、肾、睾丸的重量及脏/体比值，与对照组比较，均无显著性差异；肝、脾、肾、睾丸和卵巢的大体解剖和组织病理学检查，未见与受试物有关的病理改变。

五、现代应用

1. 乳腺疾病　夏枯草口服液广泛用于乳腺疾病的治疗，如治疗乳腺增生和乳腺炎夏枯草口服液也可联合阿莫西林，提高急性乳腺炎的治疗效果。

2. 甲状腺疾病　夏枯草口服液、片剂、颗粒剂等可用于治疗亚急性甲状腺炎、甲状腺肿等，尤其在改善甲状腺肿大方面有一定优势。

3. 皮肤病　夏枯草可用于治疗皮肤病，如荨麻疹、痤疮及外用治疣。夏枯草口服液配合氯雷他定片治疗慢性特发性荨麻疹见效快，且控制复发有优势。

4. 高血压　夏枯草口服液、颗粒剂、胶囊等用于原发性高血压，可降低血压，对头痛、眩晕等有较好疗效。

此外，夏枯草还可用于喉炎、慢性萎缩性胃炎、性早熟等的治疗。

青蒿(Qinghao, ARTEMISIAE ANNUAE HERBA)

青蒿为菊科植物黄花蒿 *Artemisia annua* L. 的干燥地上部分。青蒿主要含有倍半萜类的青蒿素(artemisinin),青蒿甲、乙、丙、丁、戊素(artemisinin Ⅰ、Ⅱ、Ⅲ、Ⅳ、Ⅴ),青蒿酸(artemisic acid)、青蒿酸甲酯(methyl artemisinate)等;香豆素类的东莨菪内酯(scopoletin)等;黄酮类的紫花牡荆素(casticin)、猫眼草黄素(chrysosplenetin)等。青蒿,性寒,味苦、辛,归肝、胆、肾经。具有清虚热、除骨蒸、解暑热、截疟、退黄的功效,被誉为"清虚热之要药"。临床用于温邪伤阴,夜热早凉,阴虚发热,骨蒸劳热,暑邪发热,疟疾寒热,湿热黄疸等。

一、与功效相关的药理作用

1. 抗病原微生物

(1) 抗疟原虫:青蒿素及其衍生物蒿甲醚、青蒿酯钠是青蒿的主要抗疟成分。研究发现,青蒿素及其衍生物在血红蛋白 Fe^{2+} 的催化下,发生过氧桥键断裂,生成氧和碳自由基,这些自由基可以随有机烷基化结合位点附近的氨基酸残基,阻断疟原虫的营养吸收,同时迅速形成自噬泡将缺乏营养而导致氨基酸饥饿的疟原虫排出体外,发挥消灭疟原虫的作用。青蒿素及其衍生物也能通过抑制疟原虫的 $PfATP_6$ 酶活性,使细胞内 Ca^{2+} 水平超载,引起细胞死亡,达到治疗疟疾的作用(图 9-9)。

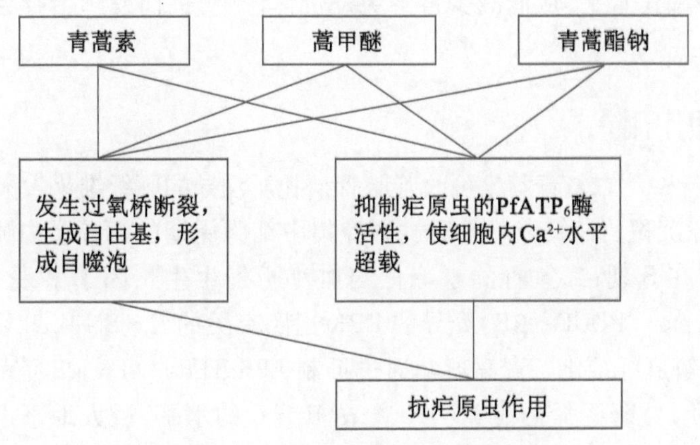

图 9-9 青蒿抗疟原虫成分及机制

(2) 抗菌、抗病毒:青蒿及其有效成分对多种细菌、真菌有抑制作用。青蒿有抗流感和柯萨奇 B 组病毒的作用,水提物体外可抑制 HSV2 致细胞病变。青蒿中的谷甾醇和豆甾醇也具有一定的抗病毒作用。

(3) 抗血吸虫:青蒿素对各种血吸虫有杀伤作用,人工合成的蒿甲醚、蒿乙醚、青蒿琥酯和还原青蒿素等青蒿素衍生物对血吸虫幼虫杀伤作用较好。

2. 抗肿瘤 研究发现青蒿中的倍半萜内酯和黄酮类成分具有较好的抗肿瘤活性。青蒿素衍生物体外抑制宫颈癌 HeLa 细胞的增殖并促进其凋亡,其作用与下调胞外信号调节激酶 1/2 (extracellular signal-regulated kinase 1/2, ERK1/2)蛋白磷酸化水平和上调 p38 蛋白磷酸化水平有关。双氢青蒿素抑制人胶质瘤 U251 细胞增殖的机制与其抑制 Wnt/β-catenin 通路,从而抑制上皮间质转换进程有关;双氢青蒿素抑制胰腺癌 JF-305 细胞增殖的作用机制可能与其升高 JF-305 细胞中 ROS 的水平引起的线粒体凋亡途径有关。青蒿琥酯诱导人胃癌 HGC27 细胞凋亡可能与抑制 Wnt/β-catenin 信号通路活化有关。猫眼草黄素可以显著抑制 A549、HL60 和 U87 细胞的增殖。

—•笔记栏•—

3. 解热、镇痛　青蒿水提物及醋酸乙酯、正丁醇部位、青蒿总香豆素、青蒿乙素、青蒿酸、东莨菪内酯有解热作用。青蒿总香豆素发挥降温与解热作用的机制与抑制钠泵活性及降低中枢 PGE_2 水平有关。青蒿中的有效部位(BJQH－A)及主要成分(青蒿乙素、青蒿酸、东莨菪内酯)对鲜酵母致大鼠体温升高具有明显的解热作用,青蒿中含有如青蒿酸、青蒿乙素、青蒿素、东莨菪内酯等多个具有解热作用的成分,解热作用可能是其活性成分群整合作用的结果。

4. 抗炎　青蒿水提物对酵母诱导的关节肿、蛋清诱导的关节肿有明显的抑制作用。二氢青蒿素通过下调 iNOS 蛋白表达,抑制巨噬细胞释放炎症因子 TNF－α、IL－6 和 NO 而发挥抗炎活性;青蒿素可通过代谢为二氢青蒿素而发挥抗炎作用。青蒿中的黄酮类成分 casticin 和 chrysosplenol D 均可发挥抗炎作用。青蒿素通过调节 NF－κB 和 MAPK 信号通路来发挥抗炎作用。

5. 调节免疫功能　青蒿素对 EAMG 大鼠具有免疫调节作用,其机制可能与其直接或间接降低血清 R97－116 抗体水平、抑制淋巴结单个核细胞分泌 IFN－γ 和 IL－17 促炎因子有关。青蒿素对二硝基氟苯诱导的 ACD 模型小鼠发挥免疫治疗作用,该作用与调节 Treg/Th17 免疫平衡有关。青蒿素明显抑制 ConA 诱导的 T 细胞增殖,能够减轻Ⅳ型或迟发型超敏反应模型小鼠免疫器官的脏器指数,减轻耳肿胀度,青蒿素通过下调机体细胞免疫应答发挥免疫抑制作用。青蒿素及其衍生物对系统性红斑狼疮具有较好的疗效。双氢青蒿素通过上调 DNA 甲基化 1(DNA methylase 1, DNMT1)表达和下调 Gadd45a 表达,升高系统性红斑狼疮小鼠 $CD4^+T$ 细胞基因组 DNA 甲基化水平,从而减少自身免疫抗体产生,进而发挥治疗系统性红斑狼疮的作用。

二、其他药理作用

1. 抗组织纤维化　二氢青蒿素可改善胆管结扎所诱导的肝纤维化大鼠的肝组织结构,并可减弱肝脏中的胶原沉积。二氢青蒿素通过调控集中细胞周期的调控蛋白质来抑制肝性状细胞的增殖,使其停留在 S 期;二氢青蒿素降低与血小板衍生生长因子 β 受体(platelet-derived growth factor－β receptor, PDGF－βR)介导的 ERK 通路有关的 α－SMA,$α_1$ 蛋白表达及胶原和纤连蛋白的表达,缓解肝纤维化。青蒿琥酯通过抑制 LPS/TLR4/NF－κB 信号通路来减少炎性渗出物和细胞外基质,显著降低内毒素、TNF－α、IL－6 的水平,极大地下调 α－SMA、TLR4、TGF－β1 和 My D88 m RNA 的表达,达到减轻多种致病因子引起的肝纤维化作用;青蒿琥酯通过调节胶原蛋白Ⅳ、基质金属蛋白酶抑制剂－1(matrix metalloproteinase inhibitor－1, MMPI－1)和 MMPI－2 及基质金属蛋白酶－2(matrix metalloproteinase－2, MMP－2)和 MMP－9 的表达,减少细胞外基质沉积而减弱肺泡炎和肺纤维化。

2. 抗心律失常　青蒿素可对抗乌头碱、冠脉结扎和电刺激所诱发的大鼠心律失常,对毒毛旋花子苷 G 诱发的豚鼠心律失常有抑制作用,能改善垂体后叶素引起的大鼠 S－T 段和 T 波的变化。其作用机制与其抑制内向整钾电流 I_{k1} 和浦肯野纤维瞬间向外钾电流 I_{t0} 有关。

3. 抑制脂肪变性　二氢青蒿素在酒精性大鼠肝脏中依赖于酒精性肝病的治疗靶点法尼型 X 受体的表达和活性,从而抑制脂肪变性,显著改善酒精性肝损伤症状,减轻了高脂血症,通过调节脂肪生成分解基因减少脂肪变性。青蒿琥酯可以通过降低 CCAAT 增强子结合蛋白 α(C/EBPα),过氧化物酶体增殖激活受体－γ(peroxisome proliferators-activated receptor－γ, PPAR－γ)、脂肪酸合成酶(fatty acid synthetase, FAS)、皮质脂蛋白 A 和脂肪细胞分化期间信号转导及转录激活因子 3(signal transduction and activator of transcription 3, STAT3)的磷酸化水平来抑制 3T3－L1 前体内脂肪形成。青蒿提取物对高脂饮食喂养小鼠的肝脂肪变性有一定的预防效果,对其造成的肥胖代谢紊乱也有一定的改善作用。

—•笔记栏•—

三、中药药动学

青蒿素吸收快,分布广,代谢迅速,排泄快,可通过血脑屏障,在脑内清除较慢。大鼠灌胃青蒿素 150 mg/kg 后,吸收迅速完全,但血药浓度低,维持时间短。体内过程符合二室模型,$t_{1/2\beta}$ 约为 30 min。人口服青蒿素片 1 000 mg, C_{max} 为 466 μg/L 左右,T_{max} 约为 2 h。

四、不良反应与安全性评价

青蒿素毒性低,其浸膏片口服,少数患者可出现恶心、呕吐、腹痛、腹泻等消化道症状。青蒿注射液偶可引起过敏反应。

五、现代应用

1. 疟疾　青蒿素及其衍生物对各种疟原虫有效,临床上常使用青蒿素治疗日间疟、一般恶性疟及抗氯喹恶性疟,特别是对抗氯喹疟疾和脑型恶性疟疗效突出。

2. 发热　青蒿水煎液对各种体温升高,尤其是虚热有一定的疗效。

3. 血吸虫病　青蒿素、蒿甲醚、蒿乙醚和青蒿琥酯等青蒿素衍生物也可用于感染日本血吸虫尾蚴后的早期治疗,用以降低血吸虫感染率及延缓感染进度,并可预防血吸虫病的发生。

4. 皮肤真菌病和神经性皮炎　对于手、足、体、股藓和神经性皮炎,青蒿油擦剂外用,也有较好的疗效。

5. 慢性支气管炎　青蒿挥发油制剂有较好的祛痰、镇咳、平喘作用,可以用于治疗慢性支气管炎。

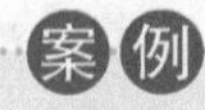

屠呦呦和一名日本科学家、一名爱尔兰科学家分享了 2015 年诺贝尔生理学或医学奖,以表彰他们在疟疾治疗研究中取得的成就,屠呦呦团队成功提取出的青蒿素,被誉为"拯救 2 亿人口"的发现。在研发提取青蒿有效成分的过程中,受葛洪所著《肘后备急方》记载启示,"青蒿一握,水二升渍,绞取汁,尽服之",避过了高温因素,从而采取乙醚低温提取方法获得青蒿素,达到良好的抗疟效果。

青蒿素素类衍生物及其作用机制研究

问题:

1. 青蒿抗疟的有效成分及作用机制是什么?
2. 青蒿素的研发对中药新药研制有哪些启发?

第三节　常 用 方 剂

黄连解毒汤

黄连解毒汤由黄连、黄芩、黄柏、栀子组成。首载于《肘后备急方·治伤寒时气温病方第十三》,《外台秘要》以黄连解毒汤名之。具有清热泻火,解毒的功效。主治三焦火毒热胜证,可见大热烦躁,口燥咽干,错语不眠;或热病吐衄发斑;或身热下痢;或湿热黄疸;或小便赤黄,痈肿疔毒,舌红苔黄,脉数有力等。三焦火毒热胜证的症状与急性传染性疾病和感染性疾病初期症状相近。

一、与功效相关的药理作用

1. 抗病原微生物　黄连解毒汤对多种细菌有抑制作用,对 G^{+}球菌的抗菌作用较好,主要

—•笔记栏•—

包括溶血葡萄球菌、金黄色葡萄球菌、表皮葡萄球菌、屎肠球菌、粪肠球菌等，并可对抗癣毛癣菌、白念珠菌等真菌；对 G^- 杆菌，包括大肠埃希菌、肺炎克雷伯菌、奇异变形杆菌、铜绿假单胞菌、鲍曼不动杆菌等抑菌作用弱。黄连解毒汤可抑制幽门螺杆菌的繁殖，可抑制细菌在胃上皮附着和繁殖。方中各药在抗菌作用上发挥协同作用。本方可提高流行性乙型脑炎病毒感染小鼠的存活率，显示一定抗病毒活性。

2. 抗内毒素　黄连解毒汤可对抗细菌毒素，能降低金黄色葡萄球菌溶血素和凝固酶的效价；对抗内毒素所致发热、低血糖和低体温，可使内毒素血症时肾、脑等重要生命脏器的营养血流量增加，降低内毒素所致动物死亡率，可提高网状内皮系统的吞噬功能，加速内毒素廓清，其抗内毒素机制与直接破坏降解内毒素有关。黄酮类、生物碱类、环烯醚萜类成分是其抗内毒素的物质基础。

3. 抗炎、镇痛　黄连解毒汤水煎剂可抑制角叉菜胶、甲醛、蛋清引起的足肿胀，减轻二甲苯、巴豆油诱发的小鼠耳肿胀，降低血管通透性，并可抑制角叉菜胶所致小鼠气囊内白细胞的游出，减少 PGE_2 生成。黄连解毒汤能对抗脓毒症小鼠肺损伤，减轻葡聚糖硫酸钠诱导的溃疡性结肠炎小鼠结肠黏膜炎症浸润和黏膜损伤。该方可抑制 ConA 所致内毒素血症小鼠淋巴细胞的增殖，抑制 LPS 诱导的小鼠腹腔巨噬细胞 IL-1 和 NO 生成。其抗炎作用与降低毛细血管通透性、抑制炎症因子包括 IL-1、IL-2、NO、PGE_2、TNF-α 和 TNF-β 等有关。黄连解毒汤可抑制醋酸致小鼠扭体反应，延长热板法小鼠舔后足的潜伏期。

4. 解热　黄连解毒汤对啤酒酵母、五联疫苗、2,4-二硝基苯酚所致发热有解热作用，对中风后高热、关节炎发热等也显示解热作用。

二、其他作用

1. 抗脑缺血、缺氧　黄连解毒汤提取物可缩小单侧大脑中动脉阻塞大鼠的脑梗死范围，减轻神经症状，也可对抗结扎大鼠双侧颈总动脉造成的急性不完全性脑缺血损伤，降低缺血引起的脑水肿、提高 SOD 活性、降低过氧化脂质含量。黄连解毒汤能提高小鼠缺氧条件下对氧的利用能力，显著延长小鼠存活时间。其所含黄芩提取物能减少缺氧状态下脑线粒体能量的消耗、同时还能保护线粒体膜的完整性。

2. 改善学习记忆　黄连解毒汤煎剂对东莨菪碱所致记忆获得障碍、$NaNO_2$ 所致记忆巩固障碍、乙醇所致记忆再现障碍、*D*-半乳糖所致衰老性记忆障碍及脑缺血再灌注导致的记忆障碍均有显著改善，并能显著增加脑血流量。黄连解毒汤可显著改善快速老化小鼠 SAMP8 小鼠的学习记忆功能，改善 $A\beta_{1-42}$ 诱导 AD 大鼠学习记忆能力，其作用机制与改善 $A\beta_{1-42}$ 所导致的胆碱能系统损伤，增强胆碱能系统功能有关。

3. 降血糖　黄连解毒汤对正常小鼠、四氧嘧啶糖尿病小鼠模型、链脲佐菌素腹腔注射联合高糖高脂饲料致 2 型糖尿病大鼠模型等均有降血糖作用，并可改善糖尿病并发肾脏损伤和模型动物的学习记忆能力。黄连解毒汤降糖作用机制与改善脂肪组织慢性炎症反应、增强胰岛素敏感性等有关。

4. 抗动脉粥样硬化　黄连解毒汤可抑制高脂饲料所致家兔动脉粥样硬化斑块形成。作用机制与抑制中性粒细胞与血管内皮细胞黏附、抑制血管平滑肌细胞增殖、抗血小板聚集、清除活性氧自由基、抗炎、改善脂质代谢等有关。

5. 抑制血小板聚集、抗血栓　黄连解毒汤可抑制 ADP 诱导的家兔血小板聚集，减轻兔颈总动脉血栓重量。黄连解毒汤提取物能明显延长血浆 PT、活化部分凝血活酶时间及凝血酶时间。

6. 抗肝损伤　黄连解毒汤具有保肝作用，可抑制 *D*-半乳糖胺所致的肝损伤，可抑制肝损害进展，其作用与抑制肝 TG 蓄积、肝细胞膜损伤、中性粒细胞浸润及脂质过氧化有关。

此外，黄连解毒汤还具有抗肿瘤、降血压、调节免疫功能、保护心肌等作用。

—•笔记栏•—

黄连解毒汤改善脑病相关机制研究

三、现代应用

1. 呼吸系统疾病　黄连解毒汤可用于治疗上呼吸道感染、急慢性咽炎、急性支气管炎、流感等。

2. 消化系统疾病　如肝炎、十二指肠溃疡、出血性胃炎、肠炎、溃疡性结肠炎、急性上消化道出血、痢疾、病毒性肝炎等。

3. 心血管系统疾病　黄连解毒汤可用于冠心病、感染性心内膜炎、脓毒性心肌损伤等治疗。

4. 皮肤科疾病　如丹毒、痤疮、湿疹、荨麻疹、过敏性皮炎、银屑病、尖锐湿疣、口唇疱疹、顽固性湿疹、带状疱疹、脓疱疮等。

白虎汤

白虎汤出自东汉张仲景《伤寒论》，由石膏、知母、甘草、粳米4味药组成。具有清热生津，除烦止渴的功效，传统用于治疗阳明热证和气分热证，当今用于治疗发热性疾病，被称为寒剂之祖方。气分热证与西医学的急性传染性疾病和感染性疾病初期症状相似。现代主要用于高热、流行性乙型脑炎、流行性出血热、肺炎等。

一、与功效相关的药理作用

1. 解热　白虎汤对伤寒菌、2,4-二硝基苯酚、细菌内毒素、酵母等各种致热原诱导的发热模型都有明显的解热作用。对静脉注射LPS制备的气分证家兔模型，采用白虎汤治疗具有显著的解热作用，可使$CD4^+/CD8^+$比值恢复、TNF-α及L-6显著下降。单味石膏和知母均有解热作用，且知母优于石膏。研究表明，白虎汤清热作用与Ca^{2+}和微量元素有关，去钙离子白虎汤无解热作用，Ca^{2+}对中枢神经系统，尤其对产热中枢有明显的抑制作用，因此，Ca^{2+}的煎出量与白虎汤的疗效密切相关。另外，白虎汤中去知母，解热作用消失，其解热物质基础可能与复方中知母含有的菝葜皂苷元和知母皂苷相关。

2. 抗病原微生物　知母是白虎汤抗菌及抗炎药效成分的主要来源。知母中的菝葜皂苷元对大肠埃希菌、金黄色葡萄球菌、志贺菌属、铜绿假单胞菌有较强的抑制作用，对志贺菌属也有抑制作用。对实验性流行性乙型脑炎病毒感染的小鼠，能提高存活率，具有一定的抗病毒作用

二、其他药理作用

1. 降血糖　白虎汤加减方对四氧嘧啶糖尿病小鼠有降血糖作用。能明显降低糖尿病大鼠的血糖，改善糖耐量，增强糖尿病大鼠胰岛素敏感性。通过复制高血糖大鼠模型实验发现，人参白虎汤具有较好的降糖和抗氧化作用，效果明显优于胰岛素。

2. 降血脂　白虎汤可降低血脂异常小鼠的TG及TC。同时，白虎汤各剂量组对高血脂模型大鼠血清TC、TG及LDL-C水平也有明显的降低作用，说明对动物的血脂异常有调节作用。

三、现代应用

1. 流行性出血热　以白虎汤为基础方，与栀子、连翘、牡丹皮、玄参、金银花、茯苓加减，治疗流行性出血热。

2. 糖尿病　常用人参白虎汤治疗糖尿病，有较好的疗效。

此外，白虎汤加减方可以治疗急性化脓性扁桃体炎、呼吸道感染、病毒性脑炎等方面。

—•笔记栏•—

清营汤

清营汤源于清代吴瑭的《温病条辨》，由犀角（现用水牛角代替）、生地黄、银花、连翘、元参、黄连、竹叶心、丹参、麦冬组成。具有清营解毒，透热养阴的功效。主治热入营分证，身热夜甚，神烦少寐，时有谵语，目常喜开或喜闭，口渴或不渴，斑疹隐隐，脉细数，舌绛而干。临床常用于治疗乙型脑炎、流行性脑脊髓膜炎、败血症、肠伤寒或其他热性病证属热入营卫者。

一、与功效相关的药理作用

1. 解热　清营汤对内毒素性发热家兔有解热化瘀的作用，可能通过抑制发热家兔致热性细胞因子的释放，调节血管内皮细胞的分泌功能而发挥其解热化瘀的作用。针对急性脑出血吸收热清醒患者，清营汤能促进患者体温、缺损神经功能恢复，这可能与下调血清 hs－CRP 水平、上调 SOD 水平相关。

2. 抗炎　清营汤具有一定的抗炎作用。能明显抑制二甲苯所致的耳肿胀，明显降低大鼠、小鼠伊文思蓝染色液渗出量，降低大鼠足趾肿胀百分率。

3. 抗凝血　清营汤能延长凝血酶原时间增加纤维蛋白原（fibrinogen，Fg）的含量，可抑制纤溶酶原激活物的减少。

4. 抗氧化　清营汤具有提高机体抗氧化能力，抵御自由基对组织的损伤作用。清营汤能降低地塞米松、呋塞米和大肠埃希菌内毒素所致营热阴伤证模型家兔脑脊液 CK 活性和减少 MDA 含量，提高血浆 SOD 活性。

5. 保护心肌　清营汤可能通过调节病毒性心肌炎小鼠血清炎症因子水平，减少心肌组织 IGF－1 的表达，保护受损心肌。

二、现代应用

1. 过敏性皮肤病　清营汤广泛应用于皮肤科疾病如治疗过敏性紫癜、药物性皮炎等。

2. 病毒性脑炎　清营汤可用于治疗病毒性脑炎，见高热不退、神志不清、肢体抽搐等症状，且在镇静止痉、激素、消炎药不敏感时，以清营汤送服牛黄丸或紫血散可收到较好疗效。

3. 系统性红斑狼疮　清营汤加减可治疗系统性红斑狼疮。

4. 糖尿病周围神经病变　清营汤对于糖尿病周围神经病变具有防治作用。

清营汤抑制多重耐药菌的实验研究

—•笔记栏•—

【小结】

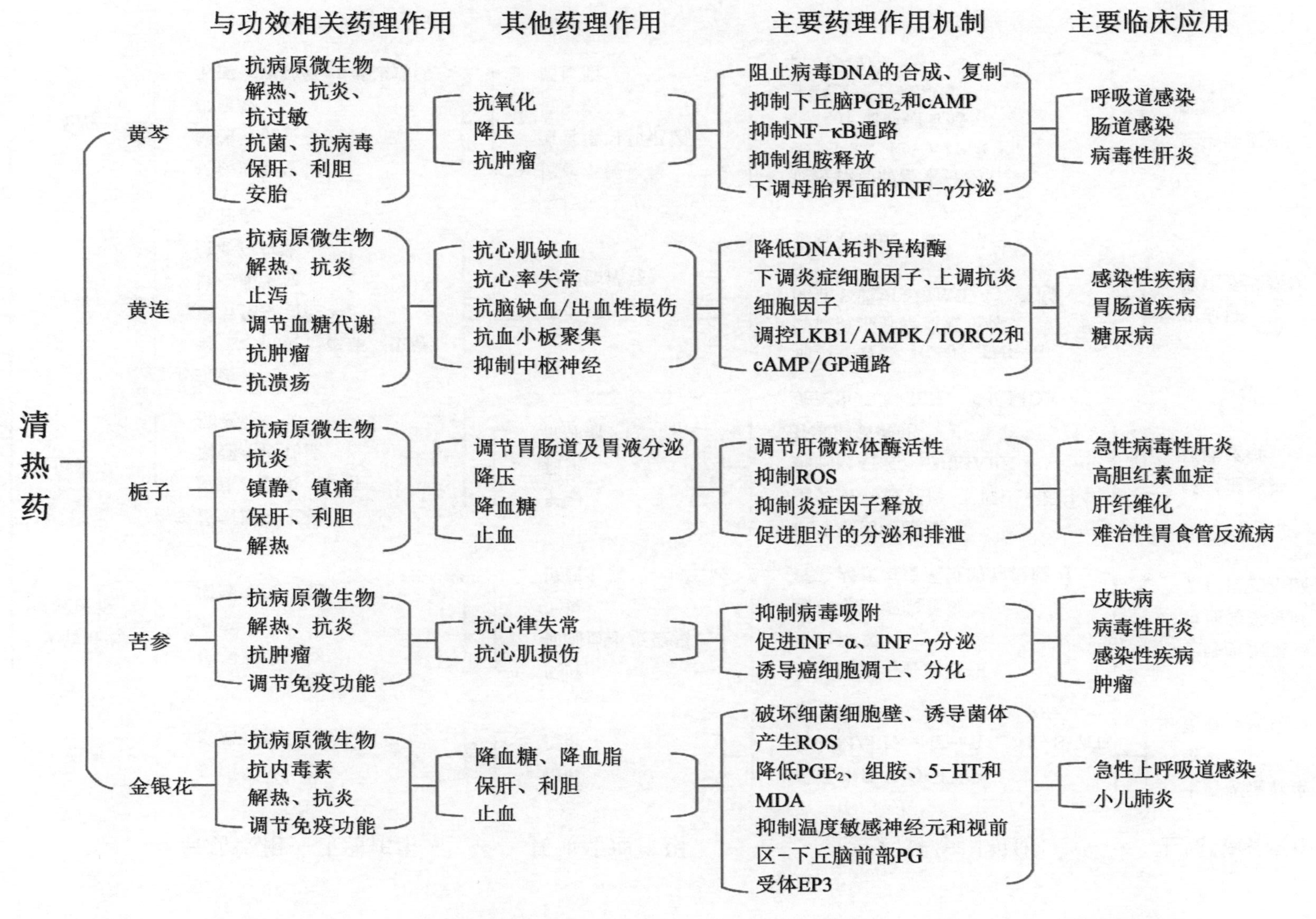
与功效相关药理作用
其他药理作用
主要药理作用机制
主要临床应用
清热药
黄芩
抗病原微生物
解热、抗炎、
抗过敏
抗菌、抗病毒
保肝、利胆
安胎
抗氧化
降压
抗肿瘤
阻止病毒DNA的合成、复制
抑制下丘脑PGE_2和cAMP
抑制NF-κB通路
抑制组胺释放
下调母胎界面的INF-γ分泌
呼吸道感染
肠道感染
病毒性肝炎
黄连
抗病原微生物
解热、抗炎
止泻
调节血糖代谢
抗肿瘤
抗溃疡
抗心肌缺血
抗心率失常
抗脑缺血/出血性损伤
抗血小板聚集
抑制中枢神经
降低DNA拓扑异构酶
下调炎症细胞因子、上调抗炎细胞因子
调控LKB1/AMPK/TORC2和cAMP/GP通路
感染性疾病
胃肠道疾病
糖尿病
栀子
抗病原微生物
抗炎
镇静、镇痛
保肝、利胆
解热
调节胃肠道及胃液分泌
降压
降血糖
止血
调节肝微粒体酶活性
抑制ROS
抑制炎症因子释放
促进胆汁的分泌和排泄
急性病毒性肝炎
高胆红素血症
肝纤维化
难治性胃食管反流病
苦参
抗病原微生物
解热、抗炎
抗肿瘤
调节免疫功能
抗心律失常
抗心肌损伤
抑制病毒吸附
促进INF-α、INF-γ分泌
诱导癌细胞凋亡、分化
皮肤病
病毒性肝炎
感染性疾病
肿瘤
金银花
抗病原微生物
抗内毒素
解热、抗炎
调节免疫功能
降血糖、降血脂
保肝、利胆
止血
破坏细菌细胞壁、诱导菌体产生ROS
降低PGE_2、组胺、5-HT和MDA
抑制温度敏感神经元和视前区-下丘脑前部PG受体EP3
急性上呼吸道感染
小儿肺炎

—•笔记栏•—

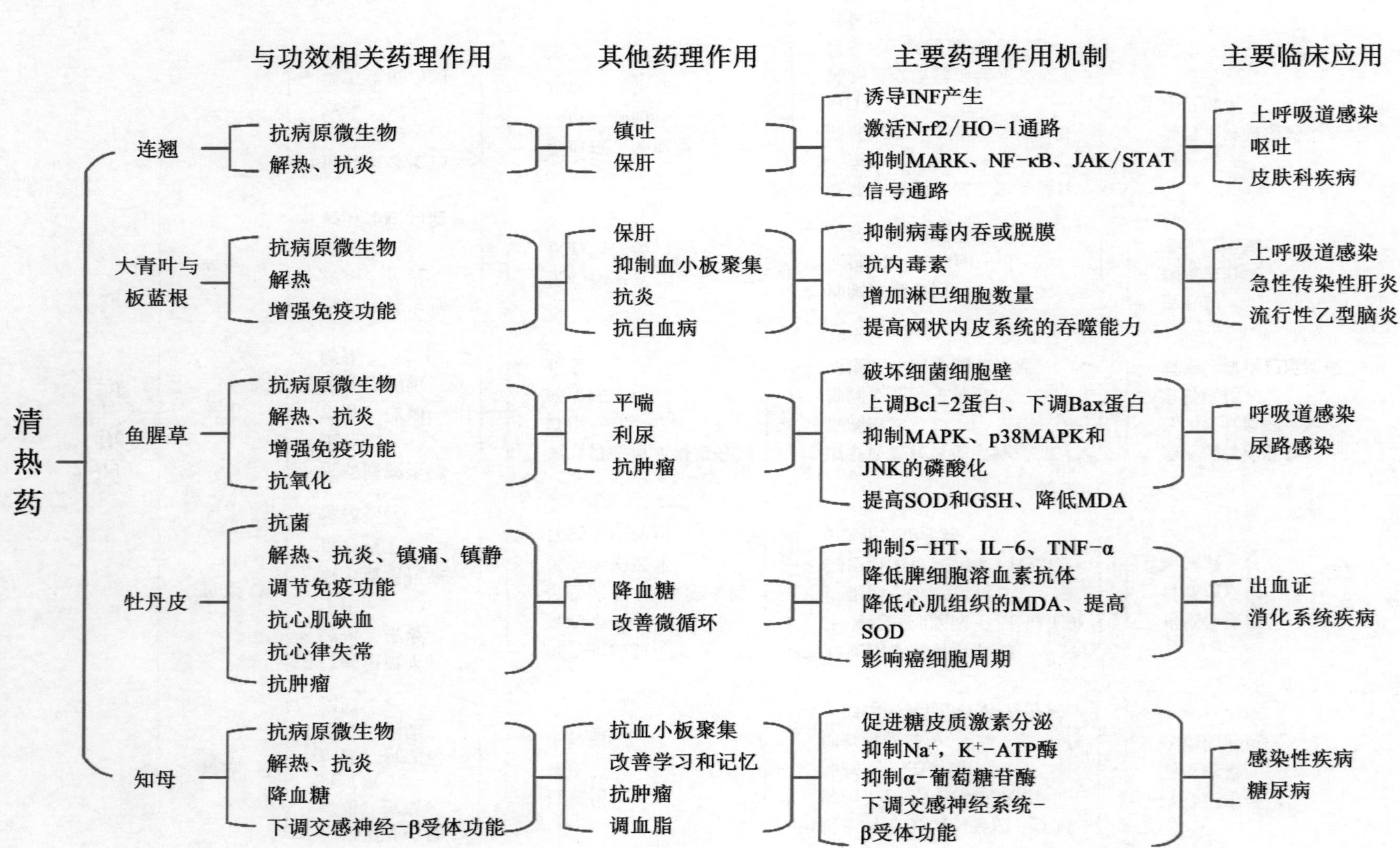
清热药
与功效相关药理作用
其他药理作用
主要药理作用机制
主要临床应用
连翘
抗病原微生物
解热、抗炎
镇吐
保肝
诱导INF产生
激活Nrf2/HO-1通路
抑制MARK、NF-κB、JAK/STAT信号通路
上呼吸道感染
呕吐
皮肤科疾病
大青叶与板蓝根
抗病原微生物
解热
增强免疫功能
保肝
抑制血小板聚集
抗炎
抗白血病
抑制病毒内吞或脱膜
抗内毒素
增加淋巴细胞数量
提高网状内皮系统的吞噬能力
上呼吸道感染
急性传染性肝炎
流行性乙型脑炎
鱼腥草
抗病原微生物
解热、抗炎
增强免疫功能
抗氧化
平喘
利尿
抗肿瘤
破坏细菌细胞壁
上调Bcl-2蛋白、下调Bax蛋白
抑制MAPK、p38MAPK和JNK的磷酸化
提高SOD和GSH、降低MDA
呼吸道感染
尿路感染
牡丹皮
抗菌
解热、抗炎、镇痛、镇静
调节免疫功能
抗心肌缺血
抗心律失常
抗肿瘤
降血糖
改善微循环
抑制5-HT、IL-6、TNF-α
降低脾细胞溶血素抗体
降低心肌组织的MDA、提高SOD
影响癌细胞周期
出血证
消化系统疾病
知母
抗病原微生物
解热、抗炎
降血糖
下调交感神经-β受体功能
抗血小板聚集
改善学习和记忆
抗肿瘤
调血脂
促进糖皮质激素分泌
抑制Na^+，K^+-ATP酶
抑制α-葡萄糖苷酶
下调交感神经系统-β受体功能
感染性疾病
糖尿病

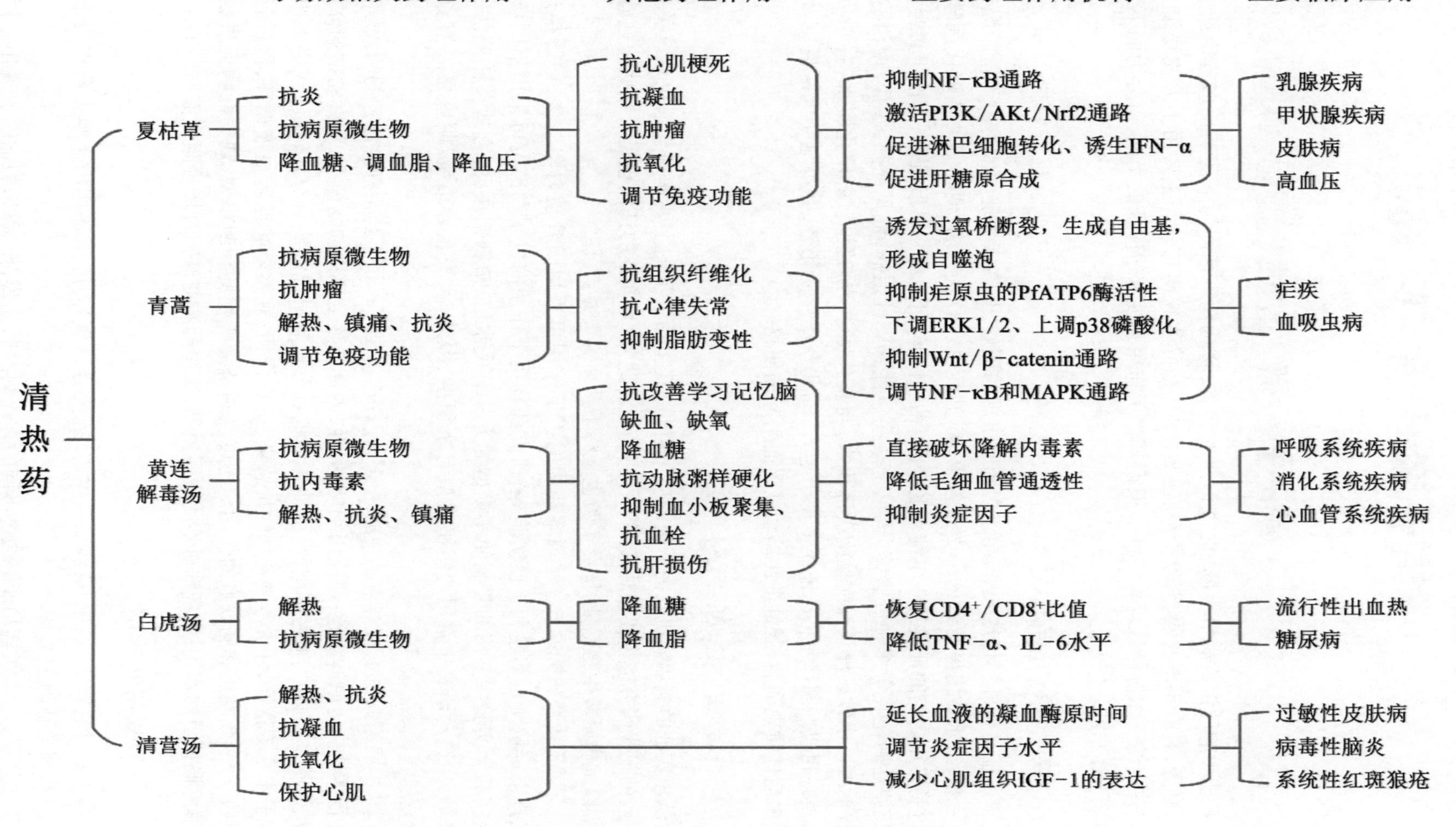
与功效相关药理作用
其他药理作用
主要药理作用机制
主要临床应用
清热药
夏枯草
抗炎
抗病原微生物
降血糖、调血脂、降血压
抗心肌梗死
抗凝血
抗肿瘤
抗氧化
调节免疫功能
抑制NF-κB通路
激活PI3K/AKt/Nrf2通路
促进淋巴细胞转化、诱生IFN-α
促进肝糖原合成
乳腺疾病
甲状腺疾病
皮肤病
高血压
青蒿
抗病原微生物
抗肿瘤
解热、镇痛、抗炎
调节免疫功能
抗组织纤维化
抗心律失常
抑制脂肪变性
诱发过氧桥断裂，生成自由基，
形成自噬泡
抑制疟原虫的PfATP6酶活性
下调ERK1/2、上调p38磷酸化
抑制Wnt/β-catenin通路
调节NF-κB和MAPK通路
疟疾
血吸虫病
黄连解毒汤
抗病原微生物
抗内毒素
解热、抗炎、镇痛
抗改善学习记忆脑
缺血、缺氧
降血糖
抗动脉粥样硬化
抑制血小板聚集、
抗血栓
抗肝损伤
直接破坏降解内毒素
降低毛细血管通透性
抑制炎症因子
呼吸系统疾病
消化系统疾病
心血管系统疾病
白虎汤
解热
抗病原微生物
降血糖
降血脂
恢复$CD4^+/CD8^+$比值
降低TNF-α、IL-6水平
流行性出血热
糖尿病
清营汤
解热、抗炎
抗凝血
抗氧化
保护心肌
延长血液的凝血酶原时间
调节炎症因子水平
减少心肌组织IGF-1的表达
过敏性皮肤病
病毒性脑炎
系统性红斑狼疮

第十章　泻 下 药

—•笔记栏•—

第十章授课视频及习题

第一节　概　　述

凡能引起腹泻或润滑大肠、促进排便的药物，称为泻下药。泻下药药性多苦寒或甘平，入胃、大肠经，具有泻下通便、消除积滞、通腹泻热、祛除水饮等功效。主要用于大便秘结、胃肠积滞、实热内结及水肿停饮等里实证。根据其泻下作用强度和适应证的不同，可分为润下药、攻下药和峻下逐水药。

一、对主治病证的认识

里实证是指外邪化热入里，结于胃肠所出现的证候，其临床表现主要是由于胃肠湿热内结、阴津亏枯，或水饮内停所致的一类证候群，症见壮热、烦渴、腹痛、便秘等。从现代医学角度来看，胃肠实热内结的证候见于单纯性肠梗阻、粘连性肠梗阻、蛔虫性肠梗阻、急性胆囊炎、急性胰腺炎、急性阑尾炎等多种急腹症，也见于某些急性感染性疾病，症见高热、腹痛、谵语、神昏、烦躁、惊厥等。水饮内停证候症见胸腹部积水，与现代医学的胸膜炎、肝硬化腹水、右心功能不全时的表现相似。阴津亏枯的证候多见于老人、幼儿及产后便秘者，并可见于大病后期及临床各科手术后体质虚弱者，肠推进性蠕动减弱而引起的便秘。

二、主要研究模型与方法

从里实证的病因病机及泻下药的应用可见，其主治病证的主要病理与消化系统关系密切，泻下药的现代研究应主要以观察泻下作用为主。此外，里实证的证候也见于某些急性感染性疾病，所以抗病原微生物感染、抗炎实验也是泻下药研究的重点。

1. 泻下作用研究方法　　观察药物的泻下作用可采用肠管动力实验法，如肠推进实验、酚红排空定量测定实验和排便实验等；研究药物泻下作用的机制和部位可采用不同肠段水分测定实验。实验中常用的复制便秘模型的方法有失水法、硫糖铝法、复方地芬诺酯法、次碳酸铋法等，中医药研究中常用的便秘模型有寒积型、湿热型、失水燥结型、阴虚血瘀型和脾虚型便秘。

2. 抗病原微生物感染、抗炎、抗粘连作用研究方法　　泻下药治疗急腹症的药效学研究，可以进行体外抗病原体实验；或应用细菌、病毒、内毒素建立感染动物模型，观察动物的体温、大便次数、性状，检测外周血白细胞数、中性粒细胞百分比和淋巴细胞百分比，血液或局部组织中炎症因子水平等指标，评价本类药物的抗感染、抗炎作用；观察药物改善血液循环，促进肠腔渗出液吸收，改善肠粘连和肠缺血的作用。还可以制备套叠性肠梗阻模型，观察药物促进肠套叠还纳，解除肠梗阻的作用；制备缺血性肠梗阻模型，观察药物对缺血性肠梗阻血液循环的作用。

三、主要药理作用

泻下药具有泻下、利尿、抗病原微生物、抗炎等药理作用，上述作用是本类药物泻下攻积等功效的药理学基础。

1. 泻下　　本类药物能够通过不同的方式刺激肠黏膜，使肠蠕动加快，表现出不同程度的泻下作用。根据作用机制的不同，泻下药可分为 3 种类型：① 刺激性泻下药。大黄、番泻叶、芦荟等药物其中所含结合型蒽醌苷，口服后抵达大肠，在细菌酶的作用下水解为苷元，刺激大肠黏膜下神经丛，使肠蠕动增加而产生泻下作用；峻下逐水药牵牛子所含牵牛子苷，巴豆所含巴豆油及芫花所含芫花酯均能强烈刺激肠黏膜，使整个胃肠运动加快，分泌亢进，产生剧烈泻下作用，排出水样便。② 容积性泻下药。攻下药芒硝主要成分为水合硫酸钠，口服后在肠内解离出 Na^+、SO_4^{2-}，因不易被吸收使肠腔形成高渗环境，从而保留大量水分，使肠容积增大、肠管扩张，机械性刺激肠壁使肠蠕动增加而引起水泻。③ 润滑性泻下药。火麻仁、郁李仁等种子类药材含有大量脂肪油，能够润滑肠道、软化粪便，加之脂肪油在碱性的肠液中能够分解产生脂肪酸，对肠壁产生温和的刺激作用，使肠蠕动加快具有缓泻作用。

2. 利尿　峻下逐水药如芫花、商陆、牵牛子、大戟等均具有较强的利尿作用。水负荷的大鼠灌胃芫花水煎液，麻醉犬静脉注射芫花提取液皆可使尿量明显增多，排钠量也明显增加。大戟可使实验性腹水大鼠的排尿量增加。攻下药大黄也具有利尿作用，其机制与所含苷元类成分抑制肾小管上皮细胞 Na^+,K^+ - ATP 酶有关。

3. 抗病原微生物　大黄、芦荟中所含苷元类成分，如大黄酸、大黄素、芦荟大黄素等对多种致病细菌、真菌、病毒及原虫均具有抑制作用。大戟、巴豆、商陆等对金黄色葡萄球菌、肺炎球菌等革兰氏阳性菌及流感杆菌、志贺菌属等革兰氏阴性菌分别具有不同程度的抑制作用。

4. 抗炎　大黄和商陆具有明显的抗炎作用，对于炎症早期的水肿、渗出及炎症晚期的肉芽增生均有效。其中，大黄的主要苷元成分大黄素的抗炎作用机制与抑制 NF - κB 通路，下调 TNF - α、iNOS、IL - 10 等炎症因子有关。商陆则通过兴奋垂体-肾上腺皮质系统发挥抗炎作用。

5. 抗肿瘤　大黄、芦荟、大戟、芫花、商陆均有抗肿瘤作用。大黄酸、大黄素和芦荟大黄素对小鼠黑色素瘤、乳腺瘤、艾氏腹水瘤等有抑制作用。商陆和芫花均能抑制小鼠肉瘤 S180 的生长，其中商陆多糖的抗肿瘤作用与促进脾脏增生，提高 T 细胞和 IL - 2 的产生能力有关；商陆皂苷和芫花酯皆能抑制肿瘤细胞蛋白质的合成。

综上所述，泻下药与泻下通便、消除积滞、通腑泄热、祛除水饮等功效有关的药理作用主要为泻下、利尿、抗病原微生物、抗炎等。主要的药效物质基础有蒽醌类化合物、水合硫酸钠、脂肪油、商陆皂苷、芫花酯等。峻下逐水药多含有毒性成分，具有抗肿瘤作用。常用泻下药的主要药理作用机制总结参见表 10 - 1。

表 10 - 1　常用泻下药的主要药理作用

类别	药物	泻下	利尿	抗菌	抗病毒	抗肿瘤	抗炎	调节免疫功能	其他作用
攻下药	大黄	+	+	+	+	+	+	+	止血、抗溃疡、降血脂、改善肾功能、保肝、利胆、抑制胰酶
	芒硝	+		+			+		利胆
	番泻叶	+		+					止血、肌松
	芦荟	+		+		+		+	降血脂、愈创
润下药	火麻仁	+							降血压、降血脂、镇痛
	郁李仁	+							降血压
峻下逐水药	牵牛子	+	+						
	芫花	+	+	+		+	+		镇咳、祛痰、致流产、抗早孕
	大戟	+	+	+		+			
	商陆	+	+	+	+	+	+	+	镇咳、祛痰、平喘、抗炎
	巴豆	+		+					
	甘遂	+	+	+					

—•笔记栏•—

第二节 常 用 中 药

大黄(Dahuang, RHEIRADIX ET RHIZOMA)

大黄为蓼科植物掌叶大黄 *Rheum palmatum* L.、唐古特大黄 *Rheum tanguticum* Maxim. ex Balf. 或药用大黄 *Rheum officinale* Baill. 的干燥根和根茎。大黄的主要成分为蒽醌类衍生物,以结合和游离型两种类型存在,以结合型为主。结合型蒽醌是泻下的主要成分,包括单核蒽醌苷和二蒽酮苷,单核蒽醌苷类的主要成分有大黄酸苷、大黄素苷、芦荟大黄素苷等,二蒽酮类的主要成分有番泻苷 A、B、C、D、E、F 等。游离型蒽醌类成分仅占小部分,包含大黄酸(rhein)、大黄素(emodin)、芦荟大黄素(aloeemodin)、大黄酚(chrysophanol)、大黄素甲醚(emodin－3－methyl ether)等。此外,大黄中还含有大量鞣质,如没食子酸、*d*－儿茶素等及多糖类。大黄,味苦,性寒,归脾、胃、大肠、肝、心包经。具有泻下攻积,清热泻火,凉血解毒,逐瘀通经,利湿退黄的功效。临床用于实热积滞便秘,血热吐衄,目赤咽肿,痈肿疔疮,肠痈腹痛,瘀血经闭,产后瘀阻,跌打损伤,湿热痢疾,黄疸尿赤,淋证,水肿;外治水火烫伤等病。酒大黄善清上焦血分热毒,用于目赤咽肿,牙龈肿痛。熟大黄泻下力缓,泻火解毒,用于火毒疮疡。大黄炭凉血化瘀止血,用于血热有瘀出血证。

一、与功效相关的药理作用

1. 致泻　大黄泻下攻积,具有显著的泻下作用,可明显缩短便秘模型小鼠的第一次排便时间,增加炭末推进距离和推进率,提高大肠内水分含量。大黄致泻的主要成分为结合型蒽醌苷,主要单体成分为番泻苷 A 和大黄酸苷,其中番泻苷 A 是大黄中泻下作用最强的成分。大黄属于刺激性泻下药,致泻的作用部位在大肠。离体肠管电活动和收缩活动实验证实,大黄对整个结肠的电活动均有明显兴奋作用,能使结肠的收缩幅度增大,收缩频率加快,而对空肠几乎没有影响。泻下作用机制为: ① 结合型大黄酸蒽醌苷口服后大部分未经小肠吸收而抵达大肠,被肠道细菌酶(主要是 β－葡萄糖苷酶)水解为大黄酸蒽酮而刺激肠黏膜及肠壁肌层内神经丛,促进肠蠕动而致泻;② 部分结合型蒽醌苷被小肠吸收后,经过肝脏转换生成苷元,再由血液或胆汁运至大肠,发挥泻下作用;③ 大黄酸蒽酮具有胆碱样作用,可兴奋平滑肌上 M 受体,加快肠蠕动;④ 大黄蒽苷能够刺激肠壁组织分泌 5－HT,通过 5－HT 受体的介导促进肠道收缩和肠液分泌;⑤ 大黄酸蒽酮可抑制肠细胞膜上 Na^+,K^+－ATP 酶,抑制 Na^+从肠腔转移至细胞内,使肠腔渗透压升高,引起水、Na^+滞留,肠容积增大,机械性刺激肠壁,肠蠕动增强而致泻;⑥ 番泻苷能够提高血液及空肠组织中 MTL、SP 含量,降低 VIP 水平。大黄主要成分及泻下机制参见图 10－1。

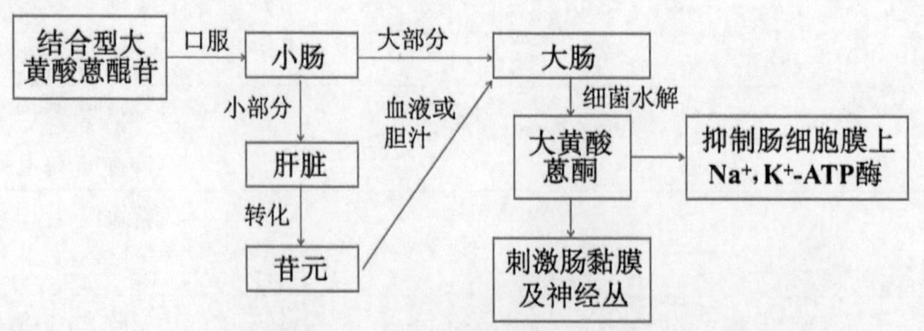

图 10－1　大黄泻下的主要成分及机制

将游离型蒽醌类如大黄酸、大黄素、大黄酚等溶液直接注入大鼠结肠,均能引起强烈的水泻,证实游离型蒽醌类是刺激肠黏膜引起泻下作用的直接因素。但大黄中致泻的主要成分仍为结合型蒽苷。蒽醌类成分受热易分解,因此大黄的煎煮时间和炮制方法也会影响泻下作用。最佳煎煮时间为 10 min,有效成分结合型蒽醌类溶出率最高,泻下最强;生大黄比酒炙、醋炙大黄及大黄炭泻下作用强。

2. 抗病原微生物　大黄具有广泛的抗细菌、病毒、真菌和原虫的作用。大黄的抗菌谱较广,敏感菌包括金黄色葡萄球菌、淋病奈瑟球菌、链球菌、白喉棒状杆菌、炭疽杆菌、伤寒和副伤寒沙门菌、志贺菌属、厌氧菌等,尤其对金黄色葡萄球菌和淋病奈瑟球菌最敏感。抑菌有效成分为游离苷元,以大黄酸、大黄素和芦荟大黄素抗菌作用最强。抗菌的机制与抑制菌体糖及糖代谢中间产物的氧化、脱氢、脱氨,以及核酸、蛋白质合成有关。体外实验中,大黄对流感病毒、HSV、HBV、柯萨奇病毒、冠状病毒均具有不同程度的抑制作用。大黄素能够通过抑制 3CL 蛋白酶,减弱冠状病毒的复制。大黄对一些致病真菌,如大小孢子癣菌、絮状麦皮癣菌、趾间毛癣菌等,以及阿米巴原虫、阴道滴虫等具有抑制作用。

3. 抗炎　大黄对于炎症早期的肿胀、渗出和炎症后期的结缔组织增生均具有明显的抑制作用。大黄对切除双侧肾上腺的大鼠仍有抗炎作用,且抗炎的同时不降低肾上腺维生素 C 的含量,说明其抗炎作用的机制并非是通过兴奋垂体-肾上腺皮质系统而实现。抗炎作用机制可能为:① 抑制 AA 的代谢,抑制环氧化酶,减少 PG 和 LT 生成;② 抑制 NF－κB 和 AP－1 的活化,减少 TNF－α、IL－1β、IL－6 及 ICAM－1、VCAM－1、ELAM－1 等的释放;③ 收缩局部血管,降低毛细血管通透性;④ 改善局部微循环,降低结缔组织生长因子的活性。

4. 止血　大黄中的没食子酸、α－儿茶素等鞣质类成分具有止血作用。止血作用机制为收缩损伤局部血管,降低毛细血管通透性;增加血小板数量,增强血小板的黏附和聚集功能;增加纤维蛋白原含量;降低抗凝血酶Ⅲ(antithrombin Ⅲ)活性。

5. 改善血液流变性　大黄能改善血液流变性,降低血液黏度和血细胞比容。苷元类成分能够抑制 Na^+,K^+－ATP 酶活性,提高血浆渗透压,使组织水分向血管中转移,进而提高血容量,降低血液黏稠度,有利于解除微循环障碍。

6. 保肝、利胆　大黄能够疏通毛细胆管,促进胆汁分泌,增加胆汁中胆红素和胆汁酸含量;促进胆囊收缩,松弛奥狄括约肌,促进胆汁排出。大黄的退黄作用与增加胆红素的排泄有关。

大黄对急性肝损伤有明显保护作用,能降低血清中 ALT 活性,减轻肝细胞肿胀、变性和坏死程度。这与大黄素的抗炎、抗氧化、改善肝脏微循环,抑制肝 CYP 3A 酶的活性有关。大黄素能够通过抑制肝纤维化密切相关的转化生长因子－β1(transforming growth factor－β1, TGF－β1)、结缔组织生长因子的活性,减轻肝纤维化程度。

7. 利尿、改善肾功能　苷元类成分如大黄酸、大黄素、芦荟大黄素等有明显利尿作用。作用机制为苷元抑制肾髓质 Na^+,K^+－ATP 酶活性,使肾小管对 Na^+重吸收减少,排钠利尿。

大黄酸、大黄素具有肾保护作用,能降低高氮质血症动物血中的肌酐和尿素氮水平。作用机制可能为:① 大黄的泻下作用使肠内氨基酸吸收减少;② 血中必需氨基酸增加,使蛋白质合成增加;③ 大黄抑制多种蛋白,特别是肌蛋白的分解,从而减少尿素氮的来源;④ 促进肌酐和尿素随尿液排出体外。

二、其他药理作用

1. 降血脂　大黄对正常兔血清 TC 无明显影响,但对实验性高胆固醇血症有降低作用。大黄醇能降低高胆固醇血症大鼠血清中 TC、TG、ApoB 含量,升高 HDL 和 ApoA 的含量。

2. 保护胃黏膜、抗溃疡　生大黄、酒制大黄和大黄炭均能防治大鼠应激性胃溃疡,减少出血病灶或缩小出血面积。对幽门结扎型胃溃疡,生大黄能缩小溃疡面积,降低胃液量、胃液游离酸和蛋白酶活性,而酒制大黄则无此作用。作用机制与提高胃黏膜保护因子 PGE_2 含量,鞣质成分降低胃液游离酸度,苷元抑制幽门螺旋杆菌有关。

3. 抑制胰酶活性　大黄酸、大黄素、芦荟大黄素对多种与急性胰腺炎发病直接相关的胰酶,如胰腺激肽释放酶、胰蛋白酶、胰脂肪酶、胰淀粉酶等均有抑制作用,从而减弱胰酶对胰腺细

—•笔记栏•—

胞的自身消化作用。

4. 抗肿瘤　大黄中蒽醌类化合物对小鼠黑色素瘤、乳腺瘤和艾氏腹水瘤均有不同程度的抑制作用，α-儿茶酚胺能抑制淋巴肉瘤的生长。大黄酸抑制肿瘤细胞的增殖和促进细胞凋亡的作用与抑制癌细胞呼吸、氧化脱氢及DNA的生物合成有关；还能抑制癌促进剂TPA诱导转录因子AP-1活化和细胞转化，有抗诱变作用。

三、中药药动学

大黄中蒽醌类衍生物口服吸收快。大鼠灌服大黄水提物后，血浆可检测到大黄酸、大黄素、芦荟大黄素、大黄酚和大黄素甲醚，其中以大黄酸浓度最高。在人、犬、家兔和大鼠体内大黄酸符合二室模型，在大鼠和家兔体内的 T_{max} 为0.5 h，在人体内为1 h，犬体内为3 h；向外周室快速分布，人、大鼠和家兔的 $t_{1/2\alpha}$ 均为0.3 h，犬为2 h；$t_{1/2\beta}$ 为3~6 h。大黄酸在大鼠体内的绝对生物利用度为20%，比格犬体内约为50%。大黄素的血浆蛋白结合率为99%。大黄酸主要分布于肝、胆囊和肾。主要在肝脏代谢，原形物和代谢产物主要以葡萄糖醛酸结合物形式经肾和肠道排出体外。

四、不良反应与安全性评价

长期、大剂量服用大黄会出现毒性反应。服用过量可引起恶心、呕吐、头痛、腹绞痛等。小鼠灌胃大黄素、大黄素甲醚、大黄酚的 LD_{50} 分别为0.56、1.15、10.0 g/kg。其长期毒性作用的靶器官主要是肾脏和肝脏，特别是肾近曲小管上皮细胞。大黄素为主要毒性成分。长期服用大黄可引起“泻剂结肠”（肠黏膜、平滑肌和肠内神经病变），出现肠肌间丛神经及肌间丛卡哈尔间质细胞（interstitial cell of Cajal，ICC）变性，结肠肌电慢波频率减慢。大黄停药后可出现继发性便秘。大黄素及其他蒽醌类化合物有遗传毒性和致癌的可能性。

五、现代应用

1. 便秘　大黄常用于治疗习惯性便秘，或中医辨证属胃肠实热便秘或寒积便秘。

2. 急腹症　大黄及以大黄为主药的复方可用于粘连性肠梗阻、蛔虫性肠梗阻、急性胆囊炎、急性胰腺炎、急性阑尾炎等急腹症的治疗。

3. 肝胆疾病　用于急、慢性肝炎，病毒性肝炎，急、慢性胆囊炎，胆绞痛，胆结石及湿热黄疸。

4. 出血　大黄可用于多种原因引起的出血，如上消化道出血、痔疮出血、功能性子宫出血、支气管扩张咯血等。

5. 胃炎、胃溃疡　大黄片可用于治疗幽门螺旋杆菌阳性的慢性胃炎和消化性溃疡。

6. 急、慢性肾功能衰竭及尿毒症　大黄水煎液灌肠或以大黄为主药的复方可用于急、慢性肾功能衰竭及尿毒症的治疗。

案例

大黄，苦寒沉降，能涤荡胃肠，推陈致新，为治疗积滞便秘之要药，又因其善能泄热，故实热便秘尤为适宜。含大黄的复方如大承气汤可用治阳明腑实证，用于粘连性肠梗阻、急性胰腺炎、急性阑尾炎等急腹症的治疗。

问题：

1. 大黄发挥泻下作用的主要有效成分是什么？
2. 大黄泻下的机制主要是什么？

—•笔记栏•—

芒硝(Mangxiao, NATRII SULFAS)

芒硝为含硫酸盐类芒硝族矿石芒硝,经过加工精制而成的结晶体。芒硝的主要成分为水合硫酸钠($Na_2SO_4 \cdot 10H_2O$)。芒硝风化失去结晶水而成的白色粉末称为玄明粉(元明粉),质地纯净且已脱水,便于制成散剂。芒硝,味咸、苦,性寒,归胃、大肠经。具有泻下通便,润燥软坚,清火消肿的功效。临床用于实热积滞,腹满胀痛,大便燥结,肠痈肿痛;外治乳痈,痔疮肿痛。

一、与功效相关的药理作用

1. 致泻　芒硝泻下的主要成分为水合硫酸钠,属于容积性泻下药,也称机械刺激性泻下药。口服后芒硝水解出大量的Na^+和SO_4^{2-},在肠道难以被吸收而形成高渗环境,抑制肠道水分的吸收,使肠容积增大,肠管扩张,机械性刺激肠壁使肠蠕动增加而致泻。同时硫酸钠本身也能刺激肠黏膜。芒硝的泻下速度与饮水量有关,饮水量多则泻下快,一般在口服 4~6 h 后可排出稀便。芒硝泻下的作用部位除大肠外,还可使小肠蠕动增加,缩短内容物通过小肠的时间,因而会影响营养成分的吸收。芒硝与大黄泻下作用机制不同,因此二者常相须为用以增强泻下效果。

2. 抗肿瘤　次级胆汁酸中脱氧胆酸具有明显的促癌作用,玄明粉可使其诱癌率明显下降。抗肿瘤机制可能为:① 酸化肠内环境,抑制胆盐所致的粪便 pH 升高,使其接近正常;② 肠内酸性增强,使 7α-脱羟酶活性降低,脱氧胆酸含量减少;③ 抑制肠上皮细胞 DNA 合成,使 S 期细胞减少,降低对致癌物的敏感性,进而抑制肠癌发生。

3. 抗炎　10%~25%芒硝溶液外敷可加快淋巴循环,增强网状内皮细胞的吞噬功能,而具有抗炎作用。

4. 利胆　小剂量多次口服芒硝,可刺激小肠壶腹部,反射性地引起胆囊收缩,胆道括约肌松弛,利于胆汁排出。

二、不良反应

高浓度的芒硝水溶液达到胃和十二指肠,可引起幽门痉挛,产生胃不适,影响胃排空。芒硝含大量Na^+,故水肿患者慎用。芒硝用于消化道造影、镜检前清洁肠道时,少数患者可出现恶心、肠鸣或腹痛。

三、现代应用

1. 便秘　芒硝口服可治疗各种原因引起的便秘,以及术后腹胀、腹痛、便秘,与大黄配伍可增强疗效。还可用于结肠镜检查前的清洁肠道。

2. 五官科疾病　玄明粉吹喉或滴眼,可用于治疗多种五官科疾病,如口腔炎、咽炎、扁桃体炎、角膜翳。与冰片、硼砂等配伍可增强疗效。噙化可治疗牙痛。

3. 外科感染　芒硝水调外敷可治疗多种外科感染,如疖肿未成脓、丹毒、蜂窝织炎、淋巴管炎、急性乳腺炎等。

4. 痔疮　芒硝坐浴可治疗痔疮。

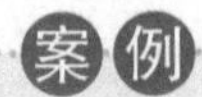

芒硝,泻下攻积,且性寒能清热,味咸可软坚,对实热积滞、大便燥结者尤为适宜。常与大黄相须为用,以增强泻下通便作用,如大承气汤、调胃承气汤。与硼砂、冰片、朱砂同用,如冰硼散,或制成西瓜霜,可治疗咽喉肿痛、口舌生疮。

—•笔记栏•—

问题：
1. 芒硝泻下的机制主要是什么？
2. 芒硝与大黄配伍增效的原理是什么？

火麻仁(Huomaren，CANNABIS FRUCTUS)

火麻仁又名大麻仁、火麻子、麻子仁，为桑科大麻属植物大麻 *Cannabis sativa* L. 的干燥成熟种仁，主要成分为脂肪酸，其中不饱和脂肪酸主要有油酸、亚油酸、亚麻酸、棕榈油酸、二十碳二烯酸等；饱和脂肪酸有硬脂酸、花生酸、豆蔻酸、己酸等；对应的酯类有油酸甲酯、油酸乙酯、硬脂酸甲酯、亚麻酸甲酯、亚麻酸乙酯等。此外，还含有毒蕈碱、葫芦巴碱、胆碱等生物碱，以及蛋白质、维生素、卵磷脂、甾醇、植物钙镁、烯类、葡萄糖等。火麻仁味甘，性平，归脾、胃、大肠经。具有润肠通便的功效。临床用于血虚津亏，肠燥便秘。

一、与功效相关的药理作用

致泻　火麻仁具有缓泻作用。火麻仁属于润滑性泻下药，其中所含的脂肪油能够润滑肠壁，妨碍大肠吸收水分而软化粪便。脂肪油在碱性的肠液中分解为脂肪酸，对肠黏膜产生温和地刺激作用，使肠蠕动加快，分泌增加，产生缓泻作用。

二、其他药理作用

1. 降血脂　火麻仁能够降低高脂血症大鼠血清 TC、TG、LDL 和脂质过氧化物(lipid hydroperoxide，LPO)水平，其机制与促进 Ch 排泄有关。还能升高 HDL 水平，减轻动脉壁内膜细胞和染色体结构维持蛋白(structural maintenance of chromosome protein，SMC)的病变程度，抑制动脉粥样硬化斑块形成。该作用与火麻仁中所含的不饱和脂肪酸有关。

2. 降血压　大鼠灌胃火麻仁水提物，麻醉猫十二指肠注入火麻仁乳剂，麻醉犬股静脉注射火麻仁醇提物均能出现降血压作用。大麻素可能是降血压的有效成分，能够通过抑制胆碱酯酶，减少 ACh 的水解，激动血管内皮 M 受体，扩张血管，降低血压。

3. 抗疲劳、调节免疫功能　火麻仁蛋白能够明显延长小鼠游泳时间，降低血乳酸值，增加肝糖原含量；增强 Con A 诱导的脾淋巴细胞转化、迟发型过敏反应和巨噬细胞吞噬能力，提高抗体生成数和半数溶血值。

4. 抗氧化、抗衰老　火麻仁提取物具有清除自由基的作用。火麻仁油能够提高衰老模型小鼠血清和脑组织中 SOD、GSH－Px 活性，降低 MDA 含量，对小鼠大脑皮层退化产生改善作用。火麻仁抗衰老的作用除与抗氧化、清除自由基作用有关外，还与改善能量代谢，增加皮肤中羟脯氨酸含量有关。

5. 改善学习、记忆　火麻仁提取物能有效改善东莨菪碱、亚硝酸钠或乙醇引起的动物学习和记忆功能障碍，其作用与激活钙调节神经磷酸酶有关。大麻素能够通过激活大麻素受体 1，强化情感学习可塑性和记忆形成；通过提高大脑中 ACh 水平和降低其更新率，抑制老年痴呆的进程。

此外，火麻仁还有抗炎、镇痛、镇静、抗血栓等作用。

三、不良反应与安全性评价

火麻仁因含有毒蕈碱、胆碱等成分，服用 60～120 g 后 1～2 h 内可出现口干、恶心、呕吐、腹泻、头晕、头痛、四肢麻木、视力模糊、神经错乱、失去定向能力，严重者可致瞳孔散大、抽搐、昏迷等。

四、现代应用

1. 便秘　以火麻仁为主药的复方，如麻子仁丸、润肠丸等，常用于习惯性便秘、痔疮便秘，以及年老体衰、产后血虚和术后体虚所出现的肠燥便秘。

2. 腹部术后恢复　以火麻仁为主药的复方可用于胃溃疡、十二指肠溃疡、剖腹产及子宫肌瘤等腹部手术后胃肠功能的恢复。

商陆(Shanglu, PHYTOLACCAE RADIX)

商陆为商陆科商陆属植物商陆 *Phytolacca acinosa* Roxb. 或垂序商陆 *Phytolacca americana* L. 的干燥根。主要成分为皂苷类，包括商陆皂苷元(phytolaccagenin)A、B、C 等及其皂苷，还含有商陆毒素(phytolaccatoxin)、氧化豆蔻酸(myristic acid)、γ-氨基丁酸(γ-aminobutyric acid, GABA)、商陆多糖、商陆抗病毒蛋白(pokeweed antiviral protein)及多种微量元素。商陆，味苦，性寒，有毒，归肺、脾、肾、大肠经。具有泻下逐水，消肿散结的功效。临床用于水肿，臌胀，疮疡肿毒。

一、与功效相关的药理作用

1. 利尿　商陆小剂量应用对大鼠、小鼠皆有明显利尿作用，大剂量反而使尿量减少。利尿机制与扩张肾小球毛细血管，使血液循环加速，血流量增加有关。商陆皂苷能够下调肾脏水通道蛋白 2(aquaporin 2, AQP2)和 AQP4 的表达，使肾小管和集合管的重吸收能力降低，促进尿液排出。所含钾盐虽不是利尿主要原因，但也起到一定作用。

2. 抗肾炎　商陆抗病毒蛋白是商陆抗肾炎的主要成分，能够改善 IgG 加速型肾毒血清肾炎的生化指标，提高血清白蛋白水平，降低血清尿素氮、TC、腹腔吞噬细胞和外周白细胞水平。商陆皂苷 A 对系膜增生性肾小球肾炎具有降低尿蛋白，抑制系膜细胞和基质增生的作用，对 Heymann 肾炎同样有效。

3. 抗病原微生物　商陆水煎剂和酊剂体外对流感杆菌、肺炎杆菌和奈瑟菌有抑制作用，水煎剂效果优于酊剂。不同部位、不同极性的商陆提取物对大肠埃希菌、金黄色葡萄球菌、巨大芽孢杆菌、副溶血弧菌的抑菌活性存在差异。商陆水煎剂对于许兰毛癣菌、奥杜盎小芽孢癣菌等皮肤真菌有杀灭作用。商陆抗病毒蛋白对脊髓灰质炎病毒、流感病毒、HSV1、淋巴细胞性脑络丛脑膜炎病毒等的复制具有抑制作用。

4. 抗炎　商陆皂苷对急性炎症反应的肿胀、渗出和慢性炎症反应的肉芽增生均有抑制作用。商陆能够通过影响中枢神经兴奋垂体-肾上腺皮质系统，提高肾上腺皮质功能。其乙醇提取物灌胃给药能明显降低大鼠肾上腺中维生素 C 含量。商陆皂苷 A 对摘除肾上腺的大鼠仍然有效，说明其抗炎机制与垂体-肾上腺系统无关，可能是通过降低毛细血管通透性，抑制巨噬细胞的吞噬和分泌功能，减少 IL-1、IL-2、IL-6、NO、TNF 及血小板活化因子(platelet activating factor, PAF)的产生，降低中性粒细胞和内皮细胞的黏附分子的表达实现。

二、其他药理作用

1. 调节免疫功能　商陆中有丝分裂原可诱导人外周血淋巴细胞转化，对 T 细胞和 B 细胞均有促有丝分裂作用，能刺激 B 细胞产生 Ig。商陆多糖能够增强腹腔巨噬细胞的吞噬功能，体外能够促进淋巴细胞转化及 IL-2 产生，增强巨噬细胞毒功能，并促进巨噬产生 TNF 和 IL-1。

2. 抗肿瘤　商陆中皂苷、多糖和抗病毒蛋白均有抗肿瘤作用，即可以直接抑制肿瘤细胞的生长，也能够促进免疫细胞生成抑制肿瘤细胞。商陆皂苷为 T 细胞分裂原，能够诱生 IFN-γ、

—·笔记栏·—

IL－2和LT,对人肺癌细胞株、HeLa细胞、人肝癌细胞株、Jurkat及Malt－4等细胞具有不同程度的毒性作用。商陆多糖Ⅰ能够促进脾脏增生,提高T细胞和IL－2的生成,使腹腔巨噬细胞对小鼠肉瘤S180和白血病L929细胞的免疫细胞毒反应增强。商陆抗毒蛋白通过影响细胞周期调控蛋白表达,使G_0+G_1期细胞比例增高,S期比例降低,改变细胞周期分布;还能够上调FasL蛋白表达,下调Fas蛋白表达,诱导人神经胶质瘤细胞U251凋亡。

三、不良反应与安全性评价

商陆为有毒中药,过量服用可出现恶心、呕吐、腹泻、头痛、言语不清、躁动、肌肉抽搐等症状,严重者除血压下降、昏迷、瞳孔散大,甚至因心脏和呼吸中枢麻痹死亡。小鼠灌胃商陆水浸剂、煎剂、酊剂的LD_{50}分别为26、28、46.5 g/kg,腹腔注射分别为1.05、1.3、5.3 g/kg。长期服用商陆水煎液具有肾毒性,表现为CR、BUN水平升高和病理组织学改变。

四、现代应用

1. 水肿、腹水　以商陆为主药的复方临床用于治疗慢肾性腹水、心源性腹水、肝硬化腹水,能够减轻患者水肿,降低尿蛋白量。

2. 局部外敷　商陆捣烂外用可用于疮疡肿毒未溃、石疽等。

第三节　常用方剂

大承气汤

本方出自张仲景的《伤寒论》,由大黄、厚朴、枳实、芒硝四味药组成。主要成分为蒽醌类衍生物,包括番泻苷、大黄酸苷、芦荟大黄素苷等结合型蒽醌苷,以及大黄酸、大黄酚、芦荟大黄素等游离型蒽醌苷。此外,还含有黄酮、挥发油、生物碱、木质素、鞣质类等。具有峻下热结功效。主要用于阳明腑实证,大便不通,频转矢气,脘腹痞满,腹痛拒按,甚或潮热谵语,手足濈然汗出,舌苔黄燥起刺,或焦黑燥裂,脉沉实;或热结旁流,下利清水;或里热实证之热厥、痉病或发狂等。

一、与功效相关的药理作用

1. 促进胃肠蠕动,致泻　大承气汤具有明显的促进胃肠蠕动、增强肠道推进功能,扩大肠容积,还具有促进肠套叠还纳和肠扭转复位的作用。大承气汤对离体肠管具有明显兴奋作用;能够促进便秘小鼠排便;对于腹部手术后患者肠道功能低下有改善作用,通过降低VIP、SP、MTL水平,促进肠蠕动,增强肠张力,有利于胃肠功能的恢复。大承气汤促进胃肠蠕动的作用在阻断平滑肌内神经节、M受体和黏膜表面神经感受器后不受影响,表明作用机制并非是吸收后作用于自主神经系统,或通过刺激肠壁反射器,而是直接作用于肠壁所致。大承气汤还能够影响豚鼠结肠SMC电活动,通过降低细胞膜上K^+通路电导,促进细胞膜去极化,加快慢波电位发放,增加峰电位的发放频率,增强电兴奋性,从而促进肠管运动。大承气汤还能抑制肠道对葡萄糖和Na^+的吸收,使肠腔渗透压升高,肠容积增大,机械性刺激肠壁引起肠蠕动增强而致泻。大承气汤原方的泻下作用强于单用泻下药或行气药;若减少方中行气药用量,泻下作用有所减弱。

2. 抗病原微生物　大承气汤体内外均有抑制或杀灭金黄色葡萄球菌的作用,并能减轻该菌引起的肠脓肿和肠粘连。体外实验表明,大承气汤对大肠埃希菌、变形杆菌、乙型副伤寒沙门菌、伤寒沙门菌、志贺菌属、肠炎沙门菌均有较好的抑制作用;对厌氧菌属,尤其是大肠中占绝对优势的脆弱拟杆菌属具有强抗菌性。抗菌的主要成分是大黄所含蒽醌类物质。

—•笔记栏•—

3. 抗内毒素　大承气汤对内毒素有直接灭活作用,也可以通过抑制肠道常见革兰氏阴性杆菌,减少内毒素的产生。大承气汤的泻下作用能够增加内毒素随粪便排出的量,抑制肠炎性内毒素移位。对内毒素血症模型动物的重要脏器有保护作用,作用机制可能为:① 可使肝血流量和胆汁流率增加,抑制 PLA_2 活性以减轻对组织的损害;② 使血浆和肝组织中 LPO 含量降低,肝组织和红细胞内 SOD 含量升高,拮抗内毒素所致的自由基损伤,保护肝线粒体;③ 抑制由内毒素介导的免疫细胞因子释放,降低重要器官组织中 NOS 活性,减少 TNF、IL-6 和 PGE_2 含量。

4. 抗炎　大承气汤能够降低毛细血管通透性,减少炎性渗出,其作用与抑制透明质酸酶,防止连接毛细血管内皮细胞的黏合质中所含的透明质酸解聚,以及抑制肠梗阻和急性腹膜炎时门静脉中 VIP 的升高有关。大承气汤还可以通过抑制 NF-κB 信号通路,减少 TNF、IL-6 等炎症因子的释放;并通过增加肠血流量,抑制肠壁充血、水肿,促进肠腔渗出液吸收。

5. 促进血液循环　大承气汤能够增加胃黏膜、浆膜层、空肠、回肠和肾血流量,加快肠系膜微循环血流速度,改善局部缺血,提高动脉血氧分压。

二、中药药动学

大鼠灌胃大承气汤后,大黄中的主要蒽醌苷类成分大黄酸、大黄素、芦荟大黄素、大黄素甲醚和大黄酚均可在血浆中检出,并以大黄酸和芦荟大黄素为主。各成分的 T_{max} 均为 0.5 h, $t_{1/2}$ 均为 2~3 h。大黄酸主要经尿液和粪便排泄。与单味大黄相比,大鼠灌胃大承气汤后中大黄酸吸收加快,单 C_{max} 和 AUC 均明显降低,说明大黄与厚朴、枳实、芒硝配伍使大黄酸的绝对生物利用度降低。

三、不良反应

大承气汤大量服用可能引起严重的腹痛、腹泻。

四、现代应用

1. 急腹症　大承气汤可用于急腹症中医辨证属实热积滞者,如急性胰腺炎、急性肠梗阻、急性阑尾炎、胆囊炎等。

2. 神经内科疾病　大承气汤加减常用于多种神经内科疾病,如急性脑血管病、中枢神经感染性疾病、中毒性脑病、感染性精神障碍、躁狂症等辨证属热结腑实,或痰热腑实,或痰热上扰清窍。

3. 胃肠功能低下　大承气汤加味可用于胃肠功能低下、术后肠胀气、排空障碍及外科急腹症患者术后等。

案例

大承气汤,为寒性泻下药配伍行气消滞药,能使胃肠气机通畅,里热积滞得以速去,从而津液得以保持,即所谓"釜底抽薪""急下存阴"。凡临床上出现以痞(自觉胸脘有闷塞重压感)、满(脘腹胀满,按之有抵抗感)、燥(指肠中燥屎,干结不下)、实(腹痛拒按,大便不通或下利清水而腹痛不减)及苔黄厚、脉实等为主要表现者,即可使用本方加减治疗。

大承气汤治疗急腹症的研究

问题:

1. 大承气汤"釜底抽薪"功效的药理学基础是什么?
2. 大承气汤的药理作用与方中主药大黄相比有何不同?

—•笔记栏•—

【小结】

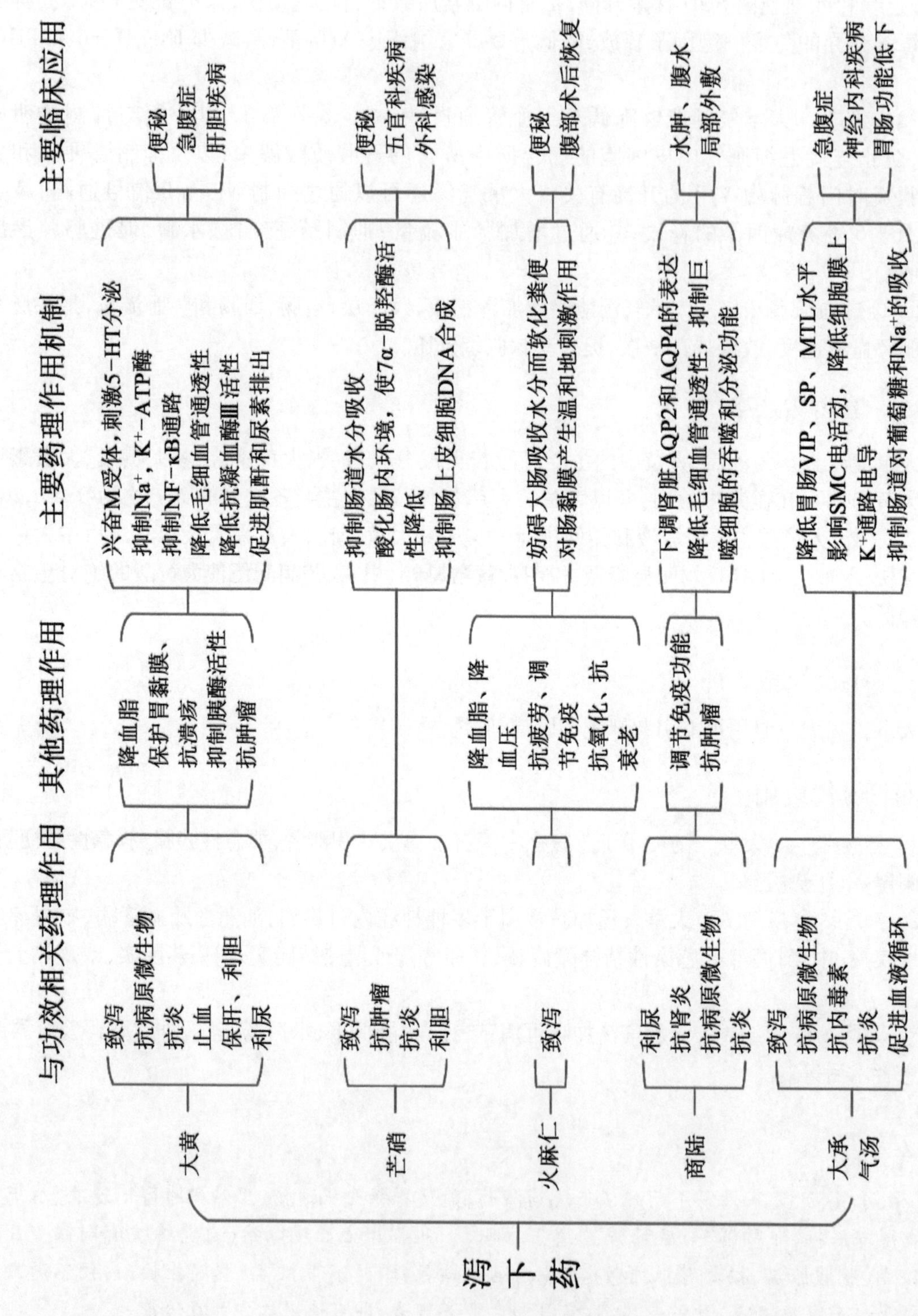
与功效相关药理作用
其他药理作用
主要药理作用机制
主要临床应用
泻下药
大黄
致泻
抗病原微生物
抗炎
止血
保肝、利胆
利尿
降血脂
保护胃黏膜、抗溃疡
抑制胰酶活性
抗肿瘤
兴奋M受体，刺激5-HT分泌
抑制Na+，K+-ATP酶
抑制NF-κB通路
降低毛细血管通透性
降低抗凝血酶Ⅲ活性
促进肌酐和尿素排出
便秘
急腹症
肝胆疾病
芒硝
致泻
抗肿瘤
抗炎
利胆
抑制肠道水分吸收
酸化肠内环境，使7α-脱羟酶活性降低
抑制肠上皮细胞DNA合成
便秘
五官科疾病
外科感染
火麻仁
致泻
降血脂、降血压
抗疲劳、调节免疫
抗氧化、抗衰老
妨碍大肠吸收水分而软化粪便
对肠黏膜产生温和地刺激作用
便秘
腹部术后恢复
商陆
利尿
抗肾炎
抗病原微生物
抗炎
调节免疫功能
抗肿瘤
下调肾脏AQP2和AQP4的表达
降低毛细血管通透性，抑制巨噬细胞的吞噬和分泌功能
水肿、腹水
局部外敷
大承气汤
致泻
抗病原微生物
抗内毒素
抗炎
促进血液循环
降低胃肠VIP、SP、MTL水平
影响SMC电活动，降低细胞膜上K+通路电导
抑制肠道对葡萄糖和Na+的吸收
急腹症
神经内科疾病
胃肠功能低下

第十一章 祛风湿药

第一节 概述

—•笔记栏•—

第十一章授课视频及习题

凡以祛除风寒湿邪、解除痹痛为主要功效，临床用于治疗痹症的药物，称祛风湿药。本类药物大多味苦、辛，性温，归肝、脾、肾经。本章药物具有祛风散寒除湿之功效，部分药物还能舒经活络、止痛、强筋骨，临床主要用于治疗痹证。根据功效分将本类药物分为祛风湿散寒药、祛风湿清热药和祛风湿强筋骨药三类。

一、对主治病证的认识

痹证可因机体正气不足时感受风寒湿邪，流注经络关节发病，也可因感受风湿热之邪或风湿寒之邪郁久化热，以致风湿热邪闭阻经络关节而发病。痹证的主要临床表现有骨、关节、韧带、滑囊等疼痛、酸楚、麻木、重着、灼热，甚或关节肿胀，运动障碍等，其临床特征类似于西医学的风湿热、风湿、类风湿性关节炎及多种结缔组织病等。

中医理论认为辛以祛风，苦以燥湿，温以胜寒，祛风湿散寒药物具有祛风胜湿、散寒止痛、通经络等功效，适用于风湿寒痹，代表药物有独活、威灵仙、川乌、乌梢蛇、徐长卿、木瓜等。祛风湿清热药大多味辛、苦，性寒，入肝、脾、肾经。寒以清热，故多具祛风胜湿、通络止痛、清热消肿等功效，宜用于风湿热痹，关节红、肿、热、痛等症，代表药物有秦艽、防己、雷公藤、豨莶草、海桐皮、络石藤、臭梧桐等。祛风湿强筋骨药大多味苦、甘，性温，入肝、肾经。苦以燥湿，甘温补益，故具有祛风湿、补肝肾、强筋骨等功效，主要用于风湿日久累及肝肾所致的腰膝酸软、无力、疼痛等风湿痹证，亦可用于肾虚腰痛、骨痿及中风后遗半身不遂等，代表药物有五加皮、桑寄生、狗脊、千年健等。

二、主要研究模型与方法

1. 抗炎评价方法　常采用足肿胀、耳肿胀及腹腔通透性毛细血管实验等急性炎症模型和棉球肉芽肿、纸片法等慢性炎症模型，以及佐剂性关节炎模型进行药物的抗炎作用评价。

2. 镇痛评价方法　常采用醋酸所致的小鼠扭体反应，热板或光热刺激所致小鼠或大鼠的疼痛等进行药物的镇痛作用评价。

3. 调节免疫评价方法　常采用吞噬细胞吞噬实验、T细胞增殖实验、抗体生成实验和小鼠迟发型超敏反应等评价。

三、主要药理作用

1. 抗炎　祛风湿药中大多数药物都具有抗炎作用，对多种急、慢性实验性炎症均有不同程度的抑制作用，表现出减轻炎症局部的基本病理变化，缓解局部组织红、肿、热、痛症状。秦艽和龙胆苦苷、秦艽碱甲素能降低炎症时的通透性，抑制炎症渗出从而减轻炎症肿胀，其作用机制与兴奋垂体-肾上腺皮质系统功能有关。防己和汉防己甲素还通过增强肾上腺素皮质功能而抗炎五加皮的抗炎作用机制与抑制COX－2活性有关。雷公藤及其多苷类化合物对炎症时血管通透性增加、炎症细胞趋化、PGE_2和其他炎症介质的产生和释放及炎症后期的纤维增生等均有明显的抑制作用，其抗炎作用机制与兴奋下丘脑-垂体-肾上腺皮质系统功能及抑制炎症介质的释放有关。

2. 镇痛　祛风湿药中的秦艽、防己、独活、清风藤、五加皮等均有镇痛作用，可显著提高实验动物的痛阈。清风藤碱、粉防己碱等镇痛作用较强，清风藤碱镇痛部位在中枢神经系统，可能

—•笔记栏•—

与去甲肾上腺素系统或阿片能系统有关。

3. 调节免疫功能 风湿性疾病患者常伴有体液免疫功能和细胞免疫功能异常。本类药物多数对免疫功能具有抑制作用，如雷公藤、独活、秦艽、清风藤等。雷公藤能明显抑制溶血素抗体的形成，并且对移植物抗宿主反应和迟发型超敏反应均有明显的抑制作用，对单核吞噬细胞吞噬功能亦有抑制作用，同时可抑制多种细胞因子的合成，并可在转录水平上影响细胞因子的表达，有较强的抑制抗体生成的作用。独活水提取物能显著抑制 2,4 -二硝基氯苯引起的小鼠皮肤迟发型超敏反应。粉防己醇提取物对小鼠脾脏和胸腺淋巴细胞增殖均有抑制作用。汉防己甲素可抑制 T 细胞转化、B 细胞合成抗体和 NK 细胞介导的细胞毒性作用。

另外，有少数祛风湿药对免疫功能具有增强作用，如五加皮总皂苷和多糖可提高小鼠网状内皮系统的吞噬功能和小鼠血清抗体的滴度。

4. 其他作用

(1) 降血压：粉防己、秦艽、清风藤、独活、臭梧桐、蝮蛇、川乌等有一定降血压作用，其中大部分药物有直接扩张血管作用。

(2) 抗肿瘤：雷公藤、粉防己、木瓜、川乌、马钱子、寻骨风等有一定抗肿瘤作用。

综上，与祛风湿药祛除风寒湿邪、解除痹痛功效相关的药理作用为抗炎、镇痛、免疫抑制等作用。主要物质基础有秦艽碱甲素、甲氧基欧芹酚、雷公藤内酯、雷公藤多苷、汉防己甲素等。常用祛风湿药的主要药理作用见表 11－1。

表 11－1 常用祛风湿药的主要药理作用

	药物	抗炎	镇痛	调节免疫功能	其他药理作用
祛风湿散寒药	独活	+	+	－	镇静、降血压、抗心律失常、抑制血小板聚集、抗肿瘤
	川乌	+	+	－	强心、升压、降血糖
	威灵仙	+	+	－	抗心肌缺血、抗病原微生物、抗疟、利胆
	木瓜	+	－	－	抗肿瘤、抗病原微生物
	青风藤	+	+	±	镇静、降血压、兴奋胃肠平滑肌
	羌活	+	+	－	抗过敏、解热、抗心律失常、抗心肌缺血
祛风湿清热药	秦艽	+	+	－	镇静解热、保肝、利胆、升血糖、降血压、利尿、抗病原微生物
	防己	+	－	－	降血压、抗心律失常、抗心肌缺血、抑制血小板聚集、抗纤维化、抗肿瘤、抗病原微生物
	豨莶草	+	+	－	扩张血管、降血压、抗血栓形成、改善微循环、抗病原微生物、抗疟
	雷公藤	+	+	－	改善血液流变学、杀虫抗病原微生物、抗生育、抗肿瘤
	臭梧桐	+	－	－	镇静、降血压
祛风湿强筋骨药	五加皮	+	+	±	镇静、抗利尿、抗应激、性激素样作用、降血糖、抗溃疡

第二节 常用中药

独活(Duhuo, ANGELICAE PUBESCENTIS RADIX)

独活为伞形科植物重齿毛当归 *Angelica Pubescens* Maxim. f. *biserrate* Shan etYuan 的干燥根。独活主要含有挥发油和香豆素。香豆素化合物主要为东莨菪素(scopoletin)、二氢欧山芹醇(columbianetin)、二氢欧山芹醇乙酸酯(columbianetin acetate)、甲氧基欧芹酚(osthole std.)、毛当归醇(anpubesol)、当归醇(angelol)、花椒毒素(xanthotoxin, XAT)、佛手柑内酯(bergapten)、伞形花内酯(umbelliferone)、异欧前胡素(isoimperatorin)等。此外，还含有植物甾醇、有机酸和糖类化合物。独活，味辛、苦，性微温，归肾、膀胱经。具有祛风除湿，通痹止痛的功效。临床用于风寒湿痹，腰膝疼痛，少阴伏风头痛，风寒挟湿头痛等。

一、与功效相关的药理作用

1. 抗炎　独活水煎液灌胃对小鼠急性腹膜炎和耳肿胀有明显的抑制作用。独活挥发油对大鼠角叉菜胶所致足肿胀也有明显的抑制作用，一次给药，作用时间可维持 4 h 以上。甲氧基欧芹酚也可抑制角叉菜胶所致大鼠足肿胀。抗炎作用可能与其抑制 COX－1、COX－2、P38MAPK 有关。

2. 镇痛　独活水煎液灌胃对小鼠醋酸扭体法和热板法所致疼痛有明显镇痛作用，能提高小鼠痛阈值。甲氧基欧芹酚也可抑制醋酸所致的小鼠扭体反应。

3. 抑制免疫功能　独活对晶体牛血清白蛋白(bovine serum albumin, BSA)引起的急性血清病(Ⅲ型超敏反应)和 2,4－二硝基氯苯所致的小鼠迟发型超敏反应有显著抑制作用。独活水提取物可显著减少 BSA 所致家兔Ⅲ型超敏反应的尿蛋白排出量；对 2,4－二硝基氯苯所致小鼠迟发型超敏反应的耳肿胀有显著的抑制作用。

二、其他药理作用

1. 提高学习记忆力、降血压　独活及其醇提物通过修复大脑皮层、海马、纹状体等不同部位的膜磷脂结构，抵御自由基及炎症损伤，从而提高衰老模型小鼠的学习记忆力，延缓脑老化。甲氧基欧芹酚(欧芹酚甲醚)有扩张血管、降血压作用。独活能抑制血管紧张素Ⅱ受体和 α 受体，可能与其降压作用有关。

2. 抑制肠平滑肌　独活挥发油对 ACh 所致豚鼠回肠平滑肌痉挛有抑制作用。

三、不良反应与安全性评价

独活中的佛手柑内酯、花椒毒素和异欧前胡素等呋喃香豆素类化合物为光活性物质，可引起日光性皮炎，使皮肤红肿、色素增加，甚至表皮增厚等。

大鼠肌内注射花椒毒素、佛手柑内酯的 LD_{50} 分别为 160、945 mg/kg。花椒毒素 400 mg/kg 可使豚鼠肾上腺出血和死亡；200～300 mg/kg 可引起肝脏肿胀、脂肪性变及急性出血性坏死，肾脏严重充血、血尿。小鼠腹腔注射欧芹酚甲醚的 LD_{50} 为 16 mg/kg。

四、现代应用

风湿性关节炎　以独活为主的复方(如独活寄生汤)常用以治疗风湿性关节炎。

雷公藤(Leigongteng, TRIPTERYGII RADIX)

本品为卫矛科植物雷公藤 *Tripterygium wilfordii* Hook. f. 干燥根。主产于长江以南，福建、浙江、安徽、江西、湖南、广东等地，去皮切段后晒干，生用。雷公藤主要含有生物碱、萜类化合物。生物碱类如雷公藤碱(wilforine)、雷公藤定碱(wilfordine)等；二萜类如雷公藤甲素(triptolide)、雷公藤乙素(tripdiolide)、雷公藤丙素(tripterolide)及雷藤酮(triptonide)等；三萜类如雷公藤内酯甲(wilforlide A)、雷公藤红素(tripterine)，又称南蛇藤醇(celastrol)等；倍半萜类雷公藤素(wilfornide)等。此外，尚含有葡萄糖、果糖、有机酸、鞣质、色素成分。雷公藤，味苦、辛，性寒，有大毒。归肝、肾经。具有祛风除湿，活血通络，消肿止痛，杀虫解毒等功效。主要用于风湿痹痛，疮疡癣疥等。

一、与功效相关的药理作用

1. 抗炎　雷公藤具有显著的非特异性抗炎作用。可对抗组胺所致的大鼠毛细血管通透性增加，抑制炎性物质浸润和渗出及肉芽组织增生。雷公藤内酯醇和雷公藤多苷，抗炎作用机

—•笔记栏•—

制与抑制炎症相关核转录因子(如 NF-κB、Oct-1 等)的活性,减少炎症部位炎症介质如 NO、PGE_2、IL-1α、IL-1β、TNF-α、IL-6 等产生,以及抑制趋化因子对外周血 T 细胞的趋化作用有关。另外,雷公藤总苷还可通过兴奋下丘脑-垂体-肾上腺轴,使肾上腺皮质功能增强,促进肾上腺合成皮质激素而发挥抗炎作用。

2. 抑制免疫　雷公藤及其多种成分对免疫应答的整个过程均有明显抑制作用,可阻断抗原呈递,抑制效应淋巴活化,调节淋巴细胞亚群比例及影响免疫分子及其受体表达。雷公藤总碱可使脾、胸腺萎缩;减少淋巴组织内淋巴细胞;抑制脾细胞功能,抑制 T 细胞免疫及 IL-2 分泌及其受体表达。雷公藤总苷可减少外周白细胞数,增加巨噬细胞吞噬功能。对类风湿性关节炎患者可提高血清补体 C_3 含量。雷公藤多苷能够抑制迟发型超敏反应,抑制器官移植的免疫排斥反应,延长皮肤移植的存活期。雷公藤内酯醇可通过抑制免疫细胞增殖,诱导细胞凋亡等多种途径发挥免疫抑制效应。

3. 改善血液流变性　雷公藤具有降低血液黏滞度、抗凝、抗栓塞、纠正纤溶障碍及降低外周阻力等作用。雷公藤乙酸乙酯提取物能降低佐剂性关节炎大鼠全血和血浆黏度、减少纤维蛋白原含量,降低血小板聚集,改善佐剂性关节炎大鼠的血液流变。

4. 保护血管内膜、调控血管新生　小剂量雷公藤具有降低外周阻力、改善微循环的作用;大剂量可使机体血压骤降。雷公藤多苷可减轻内皮损伤模型大鼠内膜增生的程度。大量体外实验证明,雷公藤能通过多种机制调控血管新生。

5. 杀虫　雷公藤生物碱杀虫作用的机制是影响虫体的神经系统,产生麻醉及肌肉麻痹作用,同时亦产生虫体肠壁细胞破坏作用,从而影响其食物吸收和代谢。此外,对昆虫的呼吸系统也有一定影响。

6. 抗菌、抗病毒　雷公藤去皮根的醋酸乙酯提取物、总生物碱、雷公藤红素对金黄色葡萄球菌、枯草杆菌及结核分枝杆菌具有抑制作用。对真菌,尤其是白念珠菌抑菌效果较好。从雷公藤中分离得到的活性成分萨拉子酸,具有抑制 HIV-1 的复制和重组逆转录酶协同逆转录活性的作用。

二、其他药理作用

1. 抗肿瘤　雷公藤内酯、雷公藤甲素、雷公藤乙素等成分具有显著的抗肿瘤作用。雷公藤内酯的抗肿瘤谱较广,有明显的抗血液系统和各实体肿瘤的作用,主要通过以下几个途径产生:① 诱导肿瘤细胞凋亡,雷公藤内酯醇能够诱导多种肿瘤细胞凋亡,使细胞 DNA 断裂、染色质凝集、凋亡小体形成;② 抗肿瘤血管形成,雷公藤内酯醇能抑制肿瘤血管内皮细胞生长和毛细血管形成;③ 影响肿瘤细胞周期,雷公藤内酯醇属于烷化剂类抗肿瘤药物,主要作用于细胞周期 S 期,可抑制肿瘤细胞 DNA 合成。

2. 抗生育　雷公藤大剂量长期给药,可抑制雄性大鼠的生殖功能,可以降低附睾尾精子存活率,降低精子数量和活性,增加精子畸形率,睾丸精子细胞及精子发生明显蜕变及减少。雷公藤抗生育的机制与睾丸变态期精子细胞组蛋白-精核蛋白取代反应受阻,导致附睾精子核蛋白异常有关。雷公藤也可影响雌性动物生殖功能,雷公藤总苷对雌性大鼠及小鼠生殖系统影响比雄性鼠轻,服药后绝大多数动物出现动情周期不完整及延长,子宫重量减轻,子宫内膜腺体细胞器明显减少等;临床上也可使育龄女性月经减少甚至闭经,其抗生育作用具有可逆性,停药后 6~8 个月可恢复生育功能。

三、中药药动学

将雷公藤甲素高、中、低 3 种剂量给小鼠、大鼠灌胃和静脉注射:灌胃给药,药-时曲线为开放二室模型;静脉注射给药,药-时曲线为开放三室模型。小鼠的胃肠吸收较大鼠快,峰值时间分别为 0.687、1.037 h,体内消除较缓慢,在高剂量下可见 *AUC* 增大、*CL* 减少及 $t_{1/2\beta}$ 延长。大鼠口服和静脉注射雷公藤甲素后,药物在体内的分布和消除速率大体相似,均以肝中浓度为最高,依次为脾、胃肠、心和脑,体内消除较缓慢,血浆蛋白结合率为64.7%,24天内,口服后尿粪总排泄量为给药量的67.5%,其中粪占52.4%;静脉给药后尿粪总排泄量为给药量的61.9%,粪占25%,24 h内胆汁排泄为6.73%。排泄产物多以原形为主。

人口服雷公藤总苷片,测血浆雷公藤甲素,符合二室模型。绝对生物利用度为75%,血浆蛋白结合率为65%,肝中分布浓度最高,其次为脾、肺、肾、肠、心、脑。雷公藤甲素排泄主要通过尿液和粪便排泄,但原形不足1%。

四、不良反应与安全性评价

雷公藤有大毒,毒性程度与采集季节有关,夏季毒性最大其毒副作用亦多呈量效关系。主要活性成分有二萜类、三萜类和生物碱类,这些活性成分同时也是毒性成分。其中二萜类成分对机体毒性最大,其次是三萜类成分,生物碱成分毒性较小。二萜类主要影响心、肝、血液系统、消化系统、生殖系统、内分泌系统;生物碱则主要损害肝脏,对生殖系统也有一定毒性。

临床研究表明,雷公藤可引起多个系统的不良反应:① 消化系统毒性可见恶心、呕吐、腹痛、腹泻等,严重者可能伴有消化道出血、胃肠道损害、结肠炎及肝损伤等。② 心脏毒性可见胸闷、心悸、心律失常等,严重者可能出现心供血不足、血压骤降、休克或心衰。③ 大剂量时有抑制骨髓作用,血液系统可见白细胞及粒细胞数量明显降低,少数患者可能出现再生障碍性贫血。雷公藤过量服用也可引起肾毒性,可见急性肾功能衰竭、少尿、血尿、蛋白尿、水肿、胀痛等,患者肾小球上皮变性、近曲小管坏死。④ 生殖系统可导致男性患者少精、精子活动力下降或无精,育龄女性出现月经紊乱或闭经。⑤ 同时,对人染色体有一定损伤作用,凡服药近两周者,有引起染色体畸变的可能。

动物实验显示,雷公藤多苷小鼠灌胃的LD_{50}为159.7 mg/kg,腹腔注射LD_{50}为93.99 mg/kg。雷公藤甲素小鼠腹腔注射LD_{50}为0.9 mg/kg,静脉注射LD_{50}为0.8 mg/kg,雷酚内酯灌胃LD_{50}>30 mg/kg。小鼠灌服雷公藤醋酸乙酯提取物200 mg/kg,有明显的致畸作用。

五、现代应用

1. 类风湿性关节炎　雷公藤传统制剂及多苷片用于风湿热瘀、毒邪阻滞所致的类风湿性关节炎。

2. 肾病综合征、肾炎　雷公藤多苷片用于风湿热瘀、毒邪阻滞所致的肾病综合征。可降低蛋白尿,明显改善原发性及继发性肾病临床症状。雷公藤煎剂及生药、多苷片治疗各类肾小球肾炎,对原发性及慢性肾小球肾炎疗效佳。雷公藤联合激素可治疗成人紫癜性肾炎。

3. 系统性红斑狼疮、湿疹、银屑病等自身免疫相关结缔组织疾病　雷公藤制剂能改善系统性红斑狼疮症状。抑制过敏反应,减少炎症因子的分泌,改善湿疹临床症状。除传统水煎剂外,外用雷公藤内酯软膏,内服雷公藤多苷片,可用于治疗脓疱型、红皮病型及关节性银屑病,也可用于寻常性银屑病的急性期治疗。

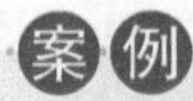

古代雷公藤为民间常用草药,具有祛风除湿、活血通络等功效。20世纪下半叶以来,国内应用雷公藤制剂治疗类风湿及其他免疫相关疾病,诸如肾小球肾炎、肾病综合征、系统性红斑狼疮、湿疹、银屑病等,取得较好的治疗效果。21世纪,中国科学院上海药物研究所以雷公藤内酯醇为先导化合物进行修饰合成了新型高效、低毒免疫抑制剂5R-5-羟基雷公藤内酯醇(5R-5-hydroxytriptolide, LLDT-8),用于难治性结缔组织自身免疫病治疗,2008年获得临床批件。2007年,雷公藤红素被*Cell*杂志列为最有可能、也最值得开发的5种天然化合物之一。新近有学者采用小鼠和非人类灵长类动物模型证实,雷公藤内酯酮可作为口服、非

—•笔记栏•—

雷公藤红素防治高血压、心脏病的靶点研究

激素类高效男性避孕药,极具转化应用前景。

问题:

1. 雷公藤祛风除湿的主要药理活性和有效成分是什么?
2. 雷公藤单体新药的研发对中药新药研究有哪些启示?

秦艽(Qinjiao, GENTIANAE MACROPHYLLAE RADIX)

本品为龙胆科植物秦艽 *Gentiana macrophylla* Pall.、麻花秦艽 *G. straminea* Maxim.、粗茎秦艽 *G. crassicaulis* Duthie ex Burk. 或小秦艽 *G. dahurica* Fisch. 的干燥根。秦艽主要含有裂环烯醚萜苷类。裂环烯醚萜苷类化合物主要是:龙胆苦苷(gentiopicroside)、獐牙菜苦苷(swertiamain)、当药苦苷(swertamarin)、当药苷(sweroside)等。秦艽在提取分离过程中使用氨液,使得化学性质很不稳定的龙胆苦苷与氨水反应,形成秦艽碱甲素(gentianine)、秦艽碱乙素(gentianidine)及秦艽碱丙素(gentianal)等。此外,尚含有三萜、甾体类化合物及糖、挥发油等。秦艽,味辛、苦,性平。归胃、肝、胆经。具有祛风湿,清湿热,止痹痛的功效。临床用于风湿痹痛,筋脉拘挛,骨节酸痛,日晡潮热,小儿疳积发热。

一、与功效相关的药理作用

1. 抗炎　粗茎秦艽的水提物和醇提物对巴豆油引起的小鼠耳肿胀、角叉菜胶引起的大鼠足跖肿胀和醋酸致小鼠腹腔毛细血管通透性增加均有明显的抑制作用。抗炎主要有效成分为龙胆苦苷(秦艽碱甲素),可抑制大鼠甲醛或蛋清诱导的关节肿及足肿胀,对切除两侧肾上腺及戊巴比妥钠麻醉大鼠无上述作用;可降低肾上腺内维生素 C 含量,对切除垂体和麻醉大鼠则作用消失,提示其抗炎作用机制可能是通过兴奋下丘脑-垂体-肾上腺皮质轴,使 ACTH 释放增加,从而增强肾上腺皮质功能,促进肾上腺皮质激素合成和释放有关。

2. 镇痛　秦艽水提物、醇提物和秦艽碱甲素可抑制醋酸所致的小鼠扭体反应,减轻热板或光热刺激所致小鼠和大鼠的疼痛反应,但作用持续时间短暂,与延胡索和草乌配伍可增强其镇痛作用。

3. 抑制免疫功能　秦艽水煎液能明显抑制绵羊红细胞所致的小鼠足垫迟发型超敏反应,明显降低小鼠的胸腺指数。秦艽醇提物对小鼠胸腺淋巴细胞和脾脏淋巴细胞的增殖有抑制作用。

4. 保肝、利胆　龙胆苦苷对 CCl_4 所致小鼠急性肝损伤有保护作用,能降低血清 ALT 和 AST 活性,增加肝组织中 GSH - px 活性。此外,龙胆苦苷还有利胆作用,能增加大鼠胆汁分泌,促进胆囊收缩。

二、其他药理作用

1. 降血压　秦艽碱甲素能降低豚鼠血压,对麻醉犬、兔的降血压作用短暂,能使其心率减慢。秦艽碱甲素对离体蛙心有抑制作用,能减慢心率并伴有心舒张不全和心输出量减少表现,提示其降压作用可能与直接抑制心脏有关。

2. 升血糖　秦艽碱甲素能升高正常大鼠血糖,同时肝糖原显著降低,作用随剂量加大而增强。该作用在切除肾上腺或使用肾上腺素阻滞剂(酚妥拉明)后消失,表明其升高血糖作用可能是通过肾上腺素的释放所引起的。

3. 利尿　秦艽水煎剂灌胃家兔有一定利尿作用,并能促进尿酸排泄。

三、中药药动学

龙胆苦苷给大鼠灌胃,体内过程符合二室模型,中药药动学参数: C_{max} 为 16.53 μg/mL, T_{max}

为 0.25 h，$t_{1/2\alpha}$ 为 0.20 h，$t_{1/2\beta}$ 为 0.64 h，$AUC_{0\sim\infty}$ 18.20 μg·h/mL，CL 为 2.75L/(h·kg)。

四、不良反应与安全性评价

常规剂量服用秦艽水煎液可能有胃不适反应；剂量过大可能引起恶心、呕吐、腹泻等反应。秦艽碱甲给予小鼠灌胃、腹腔注射、静脉注射的 LD_{50} 分别为 480、350、250～300 mg/kg。

五、现代应用

1. 风湿性关节炎、类风湿性关节炎　以秦艽为主的复方（如独活寄生汤、大秦艽汤）可治疗风湿性关节炎、类风湿性关节炎。

2. 肝病　以秦艽为主的复方（如山茵陈丸）可治疗黄疸型肝炎、胆囊炎、阻塞性黄疸等。

防己（Fangji，STEPHANIAE TETRANDRAE RADIX）

本品为防己科植物粉防己 *Stephania tetrandra* S. Moore 的干燥根。粉防己含有多种生物碱，主要有汉防己甲素（粉防己碱，tetrandrine）含量约 1%，防己诺林碱（汉防己乙素，demethyltetrandrine）含量约 0.5%，其余为轮环藤酚碱（cyclanoline）、汉防己丙素（hanfangchinC）、汉防己 B_6（hanfangchin B_6）、氧化防己碱（oxofangchirine）和防己菲碱（stephanthrine）。此外，本品尚含有黄酮苷、多糖、酚类、有机酸、挥发油等。防己味苦，性寒。归膀胱、肺经。具有祛风止痛，利水消肿的功效。临床用于风湿痹痛，水肿脚气，小便不利，湿疹疮毒等。

一、与功效相关的药理作用

1. 抗炎　汉防己甲素对多种炎症反应的各个环节均有不同程度的抑制作用，可抑制急性炎症时毛细血管通透性的升高；能抑制中性粒细胞的黏附、趋化及吞噬；抑制 H_2O_2、超氧阴离子产生；抑制单核细胞和中性粒细胞产生 PGE_2 和 LT 等炎症介质。汉防己甲素还能抑制单核细胞、巨噬细胞产生炎症因子如 IL－1 和 TNF－α 等；抑制淋巴细胞产生 TNF－β。汉防己甲素还可通过增强肾上腺皮质功能从而抗炎。

2. 抑制免疫功能　粉防己醇提取物对小鼠脾脏和胸腺淋巴细胞增殖均有抑制作用。汉防己甲素可抑制丝裂原诱导的淋巴细胞转化及混合淋巴细胞反应，抑制 B 细胞合成抗体和 NK 细胞介导的细胞毒性作用。汉防己甲素通过抑制细胞内 Ca^{2+} 内流，抑制磷脂酰肌醇代谢并增加细胞内 cAMP 水平，干扰跨膜信号传递，从而产生抗炎和抑制免疫功能的作用。

二、其他药理作用

1. 对心血管系统的影响

（1）降低血压：汉防己甲素对麻醉猫、犬、豚鼠和清醒的正常大鼠及高血压大鼠均有降低血压作用。静脉注射汉防己甲素，即刻引起舒张压和平均动脉压的下降，而心率和收缩压不变。其降压作用与阻滞 Ca^{2+} 内流，扩张外周血管有关。

（2）抗心肌缺血及再灌注损伤：汉防己甲素能使结扎冠状动脉左前降支犬的心肌梗死范围减小，心电图 S－T 段抬高的程度降低，血中磷酸激酶活性降低，对心肌舒张功能及冠脉循环的保护作用更为显著。

（3）抗心律失常：汉防己甲素可抗氯化钡引起的心律失常；缩短毒毛旋花子苷 G 致室性早搏及室性心动过速的持续时间；对大量 Ca^{2+} 引起大鼠致死性心室颤动具有一定的保护作用；对大鼠冠脉血流阻断后复灌所致心律失常有明显的保护作用，减少室速和室颤的发生率。

2. 抗脑缺血　汉防己甲素能显著提高脑细胞对缺血缺氧的耐受性。汉防己甲素腹腔注射可降低脑静脉血中 LDH 和 CK 活性。汉防己甲素的脑缺氧保护作用与抑制 L－型及 N－型钙

—·笔记栏·—

通道开放，减少 Ca^{2+} 内流，减轻细胞内钙超载引起的损伤有关。

3. 抗胶原增生及组织纤维化　汉防己甲素能显著抑制器官与组织的纤维及胶原增生。汉防己甲素能抑制肝纤维化的形成，其作用机制可能与抑制贮脂细胞的增殖分化，减少Ⅳ型胶原在肝组织中的沉积有关。汉防己甲素对人皮肤成纤维细胞生长也有明显抑制作用，能有效抑制瘢痕成纤维细胞与胶原基质网的收缩效应，防止增生性瘢痕的形成。

4. 抗硅沉着病　汉防己甲素能抑制硅沉着肺组织中Ⅰ、Ⅲ型胶原基因的转录，降低硅沉着肺病变组织中胶原蛋白的合成；并能使硅沉着肺胶原纤维松散、降解，阻止前胶原转化，抑制肺纤维化。还具有保护肺泡表面活性物质的作用，并可抗肺动脉高压，显著降低肺总阻力和肺动脉压，而对体循环总阻力、体动脉压及血气均无不良影响，其作用机制主要包括：阻滞 Ca^{2+} 内流，拮抗血管收缩因子而扩张肺血管、降低肺动脉压力；阻止胶原合成，促使胶原降解而阻抑肺血管发生结构重建。

5. 抗肿瘤　汉防己甲素抗肿瘤作用表现为：① 抑制肿瘤生长，汉防己甲素对体外培养的多种瘤株均有生长抑制作用。② 诱导肿瘤细胞凋亡，汉防己甲素通过激活含半胱氨酸的天冬氨酸蛋白水解酶（caspase）、诱导细胞内活性氧族等途径，诱导肿瘤细胞的凋亡。其诱导肿瘤细胞凋亡的机制尚不清楚，初步认为与其钙通道阻滞作用及干扰跨膜信号传递有关。③ 影响肿瘤细胞周期，汉防己甲素能使肿瘤细胞阻滞于 G_1 期，从而抑制肿瘤细胞增殖。④ 逆转肿瘤细胞的 MDR，汉防己甲素的小分子复合物和新型衍生物均能逆转肿瘤细胞的 MDR。汉防己甲素逆转肿瘤 MDR 的作用机制与其具有钙拮抗作用，干扰 MDR 细胞上 P-糖蛋白（permeability glycoprotein，P-gp）的药物外排和逆转 MDR 细胞凋亡抗性有关。⑤ 抗肿瘤血管生成作用，肿瘤生长依赖于血管生成，通过阻断肿瘤血管生成而抑制肿瘤生长、浸润和转移。体内外实验均表明汉防己甲素有抗血管生成作用。

6. 降血糖　防己水煎液和汉防己甲素均能降低糖尿病大、小鼠的血糖。汉防己甲素的降血糖作用除了与促进胰岛素分泌及抑制胰高血糖素有关外，还与其抗氧自由基损伤、抑制脂质过氧化、保护体内抗氧化酶活性及对受损胰岛 β 细胞的修复有直接关系。

7. 抗血小板聚集、抗凝血　汉防己甲素在体外能抑制 ADP、AA 和胶原诱导的血小板聚集，也可明显抑制由卡西霉素和 PAF 所致的血小板聚集，其抑制血小板聚集作用与抑制 Ca^{2+} 内流和内源性 PAF 释放有关。汉防己甲素在体外能促进家兔纤维蛋白溶解和抑制凝血酶引起的血液凝固过程，具有抑制血栓形成的作用。

8. 抗肾脏缺血再灌注损伤　汉防己甲素对大鼠急性缺血再灌注肾损伤有保护作用，能明显降低血清肌酐和尿素氮水平。其机制是通过抑制 Ca^{2+} 内流而间接抑制 PLA_2 活性，影响 AA 及其代谢产物释放，减少多种炎症介质合成，改善肾脏血流动力学，增加肾损伤大鼠的肾小球滤过率和肾血浆流动，降低肾小管上皮细胞凋亡，减轻肾组织细胞损伤，促进肾组织修复。

三、中药药动学

健康成年人口服汉防己甲素，吸收后主要分布于肝、肺、肾脏等组织器官。体内代谢呈二室模型，大部分以原形存在，少部分代谢转化为汉甲素-*N*-氧化物异构体和 *N*-2-去甲基汉防己甲素。体内过程 $t_{1/2}$ 为 90 min，*CL* 为 38.6 L/kg · h。

四、不良反应与安全性评价

部分患者服用汉防己甲素片后会有轻度嗜睡、乏力、恶心、上腹部不适，长期口服可能会引起面部色素沉着，停服药后可消退。

汉防己甲素（20 mg/kg）连续给大鼠用药 21 天，大部分实验动物的肝、肾和肾上腺均出现不同程度的实质细胞变性、坏死，甚至发生灶状坏死和继发性炎症细胞反应，且随用药剂量的增加而加重。家兔静脉注射 10 mg/kg 汉防己甲素后立即出现严重急性毒性反应，表现为尖叫，全身发抖，心脏和呼吸衰竭，死亡。遗传毒性评价结果表明，汉防己甲素可导致人淋巴瘤母细胞 TK6

细胞 DNA 链发生断裂，说明汉防己甲素具有潜在的遗传毒性。

五、现代应用

1. 高血压　　汉防己甲素口服液或注射液对高血压有效。

2. 风湿痛、关节痛、神经痛　　汉防己甲素片和汉防己甲素注射液均可用于上述疾病的治疗。

3. 肺癌　　汉防己甲素片与小剂量放射联合用于肺癌的治疗。

4. 单纯硅沉着病(即硅肺)及各期煤矽肺　　汉防己甲素片和汉防己甲素注射液均可用于单纯硅沉着病Ⅰ、Ⅱ、Ⅲ期和矽肺的防治。

此外，防己也用于肺纤维化和肺动脉高压、肝纤维化及门脉高压、高血压、心绞痛、阵发性室上性心动过速等的治疗。

第三节　常用方剂

独活寄生汤

独活寄生汤源于孙思邈的《备急千金方》，由独活、桑寄生、杜仲、牛膝、细辛、秦艽、茯苓、肉桂心、防风、川芎、人参、甘草、当归、芍药、干地黄等组成。具有祛风湿，止痹痛，益肝肾，补气血的功效。主治病症日久，肝肾两亏，气血不足，腰膝疼痛，肢节屈伸不利，或麻木不仁，畏寒喜温，心悸气短，舌淡苔白，脉象细弱等。

一、与功效相关的药理作用

1. 抗炎　　独活寄生汤可明显抑制佐剂性关节炎大鼠原发性和继发性足跖肿胀、抑制毛细血管通透性增加、减轻小鼠耳肿胀度。独活寄生汤灌胃显著降低胶原诱导的关节炎模型小鼠关节炎指数和血清中抗Ⅱ型胶原抗体水平，抑制模型小鼠内源性 IL－1β 产生，升高 IFN－γ 水平。

2. 镇痛　　独活寄生汤能明显提高小鼠热板痛阈值，且持续时间较长，给药后直至 180 min 仍维持显著镇痛作用；对小鼠扭体反应有一定的抑制作用。

3. 扩张血管、改善微循环　　独活寄生汤能显著降低麻醉猫、犬脑血管阻力，增加脑血流量，作用维持 30 min 以上；明显增加集合毛细血管管径，增加毛细血管开放数，延长肾上腺素引起血管收缩的潜伏期，对抗肾上腺素引起的毛细血管的闭合。

4. 调节免疫功能　　独活寄生汤可增加免疫器官重量：给大鼠连续灌服独活寄生汤水提醇沉液，可明显增加胸腺和脾脏重量，但对肾上腺重量无明显影响；可增强巨噬细胞吞噬功能；给小鼠连续灌服独活寄生汤，可显著增加单核巨噬细胞对血中碳粒的廓清速率，提高单核巨噬细胞吞噬功能；并能抑制迟发型皮肤过敏反应：独活寄生汤对 2，4－二硝基甲苯(2，4－dinitrotoluene，DNT)所致的小鼠皮肤迟发型过敏反应有明显抑制作用。

5. 抗肿瘤　　独活寄生汤可有效抑制小鼠 S_{180} 实体瘤的生长，抑瘤率 32. 45%～43. 75%。

二、现代应用

1. 风湿性关节炎　　临床用于治疗风湿性关节炎及类风湿性关节炎，可以缓解肝肾两亏，气血不足型痹证患者的关节肿痛，改善关节功能等。

2. 骨性关节炎、肩周炎　　用独活寄生汤加减治疗骨性关节炎，可以缓解骨性疼痛，恢复关节活动功能；有效缓解肩关节周围疼痛，改善肩关节活动功能，延缓肩臂肌肉萎缩。

3. 腰椎间盘突出　　独活寄生汤有保护神经和促进突出髓核组织的再吸收作用，临床用于治疗腰椎间盘突出。

此外，独活寄生汤还用于慢性腰腿疼、强直性脊柱炎及坐骨神经痛等。

—•笔记栏•—

【小结】

祛风湿药

药物	与功效相关药理作用	其他药理作用	主要药理作用机制	主要临床应用
独活	抗炎 镇痛 抑制免疫功能	提高学习记忆力、 降血压 抑制肠平滑肌	抑制COX-1和COX-2 抑制p38 MAPK	风湿性关节炎
雷公藤	抗炎 抑制免疫 改善血液流变性 保护血管内膜、调控血管新生 杀虫 抗菌、抗病毒	抗肿瘤 抗生育	抑制核转录因子 兴奋下丘脑-垂体-肾上腺轴 使癌细胞DNA断裂 睾丸变态期精子细胞组蛋白-精核蛋白取代反应受阻	类风湿关节炎 肾病综合征、肾炎 系统性红斑狼疮、湿疹、银屑病
秦艽	抗炎 镇痛 抑制免疫功能 保肝、利胆	降血压 升血糖 利尿	兴奋下丘脑-垂体-肾上腺皮质轴 降低ALT和AST活性，增GSH-px活力	高血压 风湿性关节炎 类风湿性关节炎 肝病
防己	抗炎 抑制免疫	心脑血管保护作用 抗胶原增生及组织纤维化、降血糖 抗硅沉着病 抗肿瘤等	降低毛细血管通透性、抑制炎症介质生成 钙拮抗作用及干扰跨膜信号传递 抑制贮脂细胞的增殖分化 激活Caspase、诱导活性氧生成	高血压 风湿痛、关节痛、神经痛 肺癌 矽肺
独活寄生汤	抗炎、镇痛 扩张血管、改善微循环 调节免疫功能 抗肿瘤		抑制IL-1β，升高IFN-γ 延长肾上腺素引起血管收缩的潜伏期 增强巨噬细胞吞噬功能	风湿性关节炎 骨性关节炎 腰椎间盘突出

第十二章　芳香化湿药

第一节　概　　述

第十二章习题

凡是气味芳香，具有化湿运脾功效的药物称为芳香化湿药。本类药物性偏温燥，多入脾、胃、肺、大肠经，具有疏畅气机、宣化湿浊、健脾醒胃等功效，主要用于湿阻中焦证，湿温和暑湿等证也可使用。芳香化湿药代表性药物有苍术、广藿香、厚朴、佩兰、砂仁、豆蔻等，代表方有藿香正气散、平胃散、二妙散等。由于该类药物的有效物质成分多为芳香性挥发油，故在使用时应后下，且不宜久煎。根据具体病情的不同，本类药物常与其他药物配伍使用。例如，湿困脾胃、中焦气滞者，常配理气药；寒湿中阻者，配温里药；里湿化热者，配清热燥湿药等。

一、对主治病证的认识

脾胃为后天之本，主运化，且脾喜燥恶湿。湿分内外两种，外湿多指空气潮湿、淋雨涉水等外邪，可使人体气息不畅而出现四肢倦困、关节疼痛等症状；内湿多为忧思气怒或饮食不节、肆食寒食等所致，使得气机升降失调，湿邪阻滞脾胃，运化失常，临床以脘腹痞满、呕吐泛酸、大便溏薄、食少体倦、口甘多涎、舌苔白腻等症状为主要表现。现代医学认为，湿阻中焦证与消化系统疾病如急、慢性胃肠炎，胃肠神经官能症，消化性溃疡，胃无力或胃下垂，消化不良，结肠炎等相似。目前，芳香化湿药在胃食管反流病、炎性肠病、胃肠神经官能症治疗中取得了较为显著的效果。

二、主要研究模型与方法

目前，主要从体内和体外实验研究芳香化湿药对消化系统疾病的影响。通过肠管推进运动实验或者离体胃肠平滑肌运动实验观察药物对胃肠道运动能力的影响。机制研究一般探讨芳香化湿药对肠神经递质、胃肠激素及平滑肌细胞内 Ca^{2+} 浓度等的影响。

抗溃疡作用主要是通过浸水、幽门结扎、药物诱发（吲哚美辛、阿司匹林、利血平、醋酸等）等构建胃溃疡模型，观察药物对溃疡的改善情况，收集动物胃液并分析其酶活性和 pH 及胃组织炎症因子表达水平等。

腹泻是湿阻中焦证的表现之一。通过药物（番泻叶、大黄等）、细菌（大肠埃希菌）等构建腹泻模型，然后给予芳香化湿药，观察腹泻潜伏期、腹泻指数、腹泻率等的改变。

三、主要药理作用

围绕芳香化湿药的功效主治，相关的药理作用研究主要集中在调节胃肠运动功能、促进消化液分泌、抗溃疡、抗病原微生物等方面。

1. 调节胃肠运动功能　　芳香化湿药对胃肠运动的双向调节作用与机体的功能状态、药物使用剂量、所提取溶剂有关。白豆蔻、砂仁、佩兰、厚朴、苍术等有促进肠道运动的作用。厚朴、广藿香、苍术、砂仁等还可对抗乙酰胆碱、氯化钡等引起的动物离体肠肌痉挛，发挥解痉作用。广藿香水提物和乙醇提取物及厚朴乙醇提取物能够减少番泻叶所致腹泻。

2. 促进消化液分泌　　芳香化湿药多含有挥发油，可通过刺激嗅觉、味觉感受器，或刺激胃肠黏膜，从而促进消化液的分泌。

3. 抗溃疡　　苍术、厚朴及厚朴酚、砂仁、草豆蔻等具有较强的抗溃疡作用。其作用机制包括：① 增加氨基己糖在胃液和黏膜中的含量；② 促进胃黏膜细胞释放 PG；③ 抑制胃酸分泌过

—•笔记栏•—

多;④ 清除自由基;⑤ 降低胃蛋白酶活性。

4. 抗病原微生物　芳香化湿药具有不同程度的抗病原微生物作用。厚朴及其活性成分厚朴酚、广藿香酮(patchoulenone)和苍术挥发油对金黄色葡萄球菌、肺炎球菌、溶血性链球菌、大肠埃希菌、百日咳鲍特菌、枯草杆菌、志贺菌属、变形杆菌、铜绿假单胞菌等具有抑制或杀灭作用。草豆蔻对幽门螺杆菌、表皮葡萄球菌、大肠埃希菌、金黄色葡萄球菌、流感病毒具有抑制作用。苍术对黄曲霉菌及其他致病性真菌有抑制作用。广藿香提取物对志贺菌、沙门菌、金黄色葡萄球菌等有抑制作用。藿香乙醚及其乙醇浸出液对白念珠菌、趾间及足跖毛癣菌、许兰毛癣菌等多种致病性真菌有抑制作用。广藿香醇(patchouli alcohol)可抑制柯萨奇病毒、甲型流感病毒和腺病毒。广藿香精油可通过改变细菌膜蛋白构象抑制对甲氧西林敏感金黄色葡萄球菌和耐甲氧西林敏感金黄色葡萄球菌,还可抑制白念珠菌、新型隐球菌、球毛壳霉和短柄帚霉。厚朴、苍术、砂仁、白豆蔻对腮腺炎病毒、流感病毒等有抑制作用。

常用芳香化湿药的主要药理作用见表 12-1。

表 12-1　常用芳香化湿药的主要药理作用

药　物	调整胃肠运动功能	促进消化液分泌	抗溃疡	抗病原微生物	其 他 作 用
苍术	+		+	+	抗炎、抗肿瘤、镇痛、降血糖、保肝
广藿香	+	+	+	+	抗炎、镇痛、调节免疫功能、止咳、平喘
厚朴	+	+	+	+	抗炎、镇痛、抗抑郁、保肝、利胆
砂仁	+		+	+	降血糖、利胆、抗血小板聚集、镇痛
佩兰	+			+	抗炎、镇痛、降血糖、抗氧化、祛痰
白豆蔻	+	+		+	平喘、抗氧化
草豆蔻	+	+	+	+	平喘、镇吐、抗炎、抗氧化

第二节　常 用 中 药

苍术(Cangzhu, ATRACTYLODIS RHIZOMA)

苍术为菊科植物茅苍术 *Atractylodes lancea* (Thunb.) DC. 或北苍术 *Atractylodes chinensis* (DC.) Koidz. 的干燥根茎,为临床常用芳香化湿药之一。苍术含有苍术醇(atractylol)、苍术酮(atractylone)、苍术素(atractylodin)、苍术烯内酯丙(atractylenotide III)、β-桉叶醇(β-eudesmol)、氨基己糖(hexosamine)等化学成分,挥发油是其主要活性成分。苍术,味甘、苦,性温,归脾、肾、肝经。具有燥湿健脾,祛风散寒,明目的功效。临床用于湿阻中焦,脘腹胀满,泄泻,水肿,脚气痿躄,风湿痹痛,风寒感冒,夜盲,眼目昏涩。

一、与功效相关的药理作用

1. 调节胃肠平滑肌运动　苍术乙醇提取物可提高胃动素(motilin)和促胃液素(gastrin)的水平,抑制生长素抑制素(growth hormone release inhibiting hormone, GIH)和 ACTH 的释放,促进胃排空。苍术水提物和β-桉叶醇均能对抗 DA、5-HT 或 5-HT_3 受体激动剂所致小鼠胃排空,但不能对抗 5-HT_{2C} 受体激动剂所致的胃排空,提示苍术水提物和β-桉叶醇是通过拮抗多巴胺 D_2 受体和 5-HT_3 受体,从而促进胃排空。苍术乙醇或正丁醇提取物可增加血清促胃液素和胃动素水平,同时也增加胃组织中卡哈尔间质细胞数,促进胃排空。苍术中β-桉叶醇在胃肠运动功能正常或低下时，能促进胃肠运动；在脾虚泄泻或胃肠功能呈现亢进时，则显示出明显的抑制作用。

2. 抗溃疡　苍术水提物、苍术挥发油可提高促胃液素和三叶因子（trefoil factor family）水平，促进胃黏膜修复。苍术正丁醇提取物对应激所致大鼠胃溃疡有明显的抗溃疡作用，其机制与抑制蛋白酶活性和胃酸排除量有关。苍术中β-桉叶醇能拮抗组胺 H_2 受体，抑制胃酸的分泌。苍术中氨基己糖具有促进胃黏膜修复的作用。

3. 抗炎　苍术乙醇提取物可抑制二甲苯所致小鼠耳肿胀、角叉菜胶所致小鼠足趾肿胀。苍术挥发油能增加小鼠网状内皮系统的吞噬功能，增强小鼠迟发型超敏反应和血清溶血素含量及免疫器官质量。苍术挥发油可通过抑制 COX 和 5-脂氧化酶（5-lipoxygenase，5-LOX）活性，阻滞 PG、凝血恶烷或 LT 合成，产生抗炎作用。β-桉叶醇还能对抗 LPS 激活巨噬细胞产生的 NO。苍术根茎中的酚类及聚乙炔类化合物也有一定的抗炎活性。

4. 镇痛　苍术中β-桉叶醇和苍术醇是苍术镇痛作用的有效成分，并且β-桉叶醇还有降低骨骼肌 AChR 敏感性的作用。

5. 抗病原微生物　苍术挥发油对多种细菌和真菌均有较好的抑制作用，如大肠埃希菌、金黄色葡萄球菌、枯草芽孢杆菌、白念珠菌、黑曲霉、黄曲霉、酵母、沙门菌、铜绿假单胞菌等。苍术水提物在体内外对铜绿假单胞菌 R 质粒均有消除作用，且体内抗菌作用强于体外。苍术酮对流感病毒也具有杀灭作用。

二、其他药理作用

1. 保肝　苍术挥发油可降低 CCl_4 所致肝损伤小鼠升高的 ALT 和 AST 水平及增加的摄食量。苍术甲醇提取物、苍术多糖、苍术酮、β-桉叶醇对 CCl_4 或 *D*-氨基半乳糖诱导的原代培养大鼠肝细胞损伤具有改善作用。

2. 抗心肌缺血、抗脑缺血　苍术正丁醇提取物对大鼠心肌缺血及缺血再灌注所导致的心律失常有改善作用，且能降低大鼠心肌缺血及缺血再灌注后的血浆 SOD 活性，降低心肌梗死的范围。苍术乙酸乙酯提取物可促进缺血后脑电图波幅的恢复，提高血清 SOD 活性，降低 MDA 含量及脑细胞内 Ca^{2+} 浓度。

3. 降血糖　苍术水提物对四氧嘧啶和链脲佐菌素所致高血糖家兔及高血糖大鼠均有降血糖作用，其机制与抑制细胞内氧化磷酸化作用，干扰能量的转移过程有关。苍术多糖（atractylodes polysaccharide）对正常血糖有短暂的降低作用，对四氧嘧啶诱导的高血糖小鼠有良好的预防和治疗作用。

4. 抗肿瘤　苍术水提物和有效成分（如苍术烯内酯甲、苍术烯内酯丙等）对肺癌细胞、消化系肿瘤细胞、白血病细胞、黑色素瘤细胞、宫颈癌细胞等多种肿瘤细胞的生长有较强抑制作用。苍术水提物具有明显抑制肺肿瘤生长的作用。苍术烯内酯丙可通过线粒体介导的死亡通路活化 Caspase-3、Caspase-9，诱导细胞色素 C 和 LDH 释放，上调 Bax 的表达和凋亡因子的易位，最终诱发 A549 细胞凋亡。

三、中药药动学

苍术有效成分主要为β-桉叶醇、苍术素，通常以苍术素作为评价指标。灌胃苍术水提液 15 g/kg 后，苍术素在大鼠体内的达峰时间 T_{max} 为 62.32 min，$t_{1/2}$ 为 166.36 min，C_{max} 为 28.26 ng/mL。

四、不良反应与安全性评价

苍术挥发油具有一定毒性，有抑制心肌收缩力、减慢心率、镇静的作用，严重可因呼吸麻痹而致死。在小鼠中苍术挥发油灌胃的 LD_{50} 为 2245.87 mg/kg，在斑马鱼中苍术素和β-桉叶醇的 LD_{50} 为分别为 36.8、53.0 μmol/L。

—•笔记栏•—

β-桉叶醇的中枢作用研究

五、现代应用

1. 消化系统疾病　苍术及以苍术为主的复方常用于湿阻中焦所致的急慢性胃肠炎、消化不良、胃溃疡、胃肠功能紊乱等疾病，代表方剂为平胃散。

2. 风湿性关节炎、类风湿性关节炎　苍术及以苍术为主的复方可用于寒湿偏重所致的类风湿性关节炎、风湿性关节炎、肢体关节疼痛，代表方剂为二妙散、四妙散。

3. 感冒　苍术及以苍术为主的复方可用于感受风寒湿邪所致的头痛、身痛、无汗等症，常与羌活、细辛、防风等同用，代表方剂为九味羌活汤。

广藿香(Guanghuoxiang, POGOSTEMONIS HERBA)

广藿香最早以"藿香"之名出现，始载于东汉杨孚的《异物志》，为唇形科植物广藿香 *Pogostemon cablin* (Blanco) Benth. 的干燥地上部分。广藿香主要化学成分包括黄酮类、挥发油、萜类、甾体类、生物碱类及脂肪酸类等，其中挥发油是广藿香主要活性部位，广藿香醇(patchouli alcohol)和广藿香酮(pogostone)是挥发油中的主要成分。广藿香，味辛，性微温，归脾、胃、肺经。具有芳香化湿，和中止呕，发表解暑的功效。主治湿浊中阻，脘痞呕吐，暑湿表证，湿温初起，发热倦怠，胸闷不舒，寒湿闭暑，腹痛吐泻，鼻渊头痛等。

一、与功效相关的药理作用

1. 调节胃肠平滑肌运动　广藿香挥发油、水提物和去油水提物均对离体家兔肠的自发收缩和乙酰胆碱及氯化钡引起的痉挛性收缩有抑制作用，其中挥发油的抑制效果最明显。广藿香水提物和去油水提物均能抑制小鼠的生理状态下的肠推进和新斯的明引起的肠推进，其中去油水提物效果较好，而挥发油对这两种肠推进运动无明显作用。广藿香水提物和乙醇提取物可抑制冰醋酸引起的内脏绞痛并减少由番泻叶引起的腹泻次数。

2. 调节胃液分泌　广藿香水提物和去油水提物能增加胃酸分泌，增强胃蛋白酶、血清淀粉酶的活性及胰腺分泌酶的功能，而挥发油则使胃酸分泌减少。去油广藿香乙醇、正丁醇、乙酸乙酯、氯仿不同极性部位均能不同程度地增加胃酸分泌，增强胃蛋白酶活性。

3. 保护肠黏膜　广藿香水提液和广藿香挥发油可以改善肢体缺血-再灌注模型模拟的大鼠肠屏障损伤，通过降低血清中 NO 浓度、抑制 TNF-α 水平，以保护和维持肠上皮细胞膜的流动性，通过提高杯状细胞(goblet cell)的分泌功能，增强肠道自身防御体系，发挥肠屏障的保护作用。广藿香醇能改善5-氟尿嘧啶所致肠黏膜炎模型大鼠的病症，减缓肠道炎症反应，改善腹泻状况，恢复体重和饮食，其作用机制与保护肠屏障功能、维持肠道菌群微生态的稳定、改善肠上皮通透性相关。

4. 抗炎、镇痛　广藿香水提物可通过抑制 NF-κB 依赖性表达，对炎症因子三硝基苯磺酸(trinitrobenzene sulfonic acid, TNBS)诱导的结肠炎有保护作用。广藿香甲醇提取物可增加抗氧化酶的活性，降低 MDA、COX-2 和 TNF-α 含量，在醋酸和福尔马林所致疼痛模型和角叉菜胶所致炎症模型中发挥抗炎和镇痛的作用。广藿香醇的体内外抗炎活性较强，可有效抑制 LPS 刺激的巨噬细胞 RAW264.7 炎症反应，主要是通过降低细胞中 TNF-α、IL-1β、IL-6、iNOS 和 COX-2 mRNA 的表达发挥作用。广藿香醇还可以抑制二甲苯所致的小鼠耳郭肿胀、角叉菜胶及蛋清所致大鼠足肿胀，减轻热板法及醋酸所致小鼠的疼痛。

5. 抗病原微生物　广藿香水提物、广藿香挥发油对大肠埃希菌、枯草芽孢杆菌、白葡萄球菌、四联球菌、志贺菌属、金黄色葡萄球菌、肺炎球菌、溶血性链球菌、绿脓杆菌等均有一定的抑制作用，其中对金黄色葡萄球菌的抑制作用明显强于大肠埃希菌。广藿香乙醇、乙醚和水提取物对黑根霉均有抑制作用，广藿香酮对白念珠菌有一定的抑制作用，广藿香挥发油对新型隐球菌、球毛壳霉和短柄帚霉的抑菌效果较好。广藿香醇对柯萨奇病毒、腺病毒、甲型流感病毒均有

—•笔记栏•—

抑杀作用,但对 HSV 的作用不明显。广藿香挥发油联用青蒿酯钠,对正常株和抗青蒿酯钠株均有增效作用,且对耐药株增效更加明显。

二、其他药理作用

1. 调节免疫功能　广藿香叶挥发油对小鼠外周白细胞、腹腔巨噬细胞和脾淋巴细胞有显著活化及促增殖作用。广藿香醇有免疫调节特性,通过激活单核吞噬系统,增强体液免疫,抑制细胞免疫。

2. 止咳化痰　广藿香挥发油和水提物能明显延长氨水所致半数小鼠咳嗽的喷雾时间,促进小鼠气管酚红的排泌,具有止咳化痰的作用。

3. 抗氧化　广藿香油具有显著的抗氧化和清除自由基的作用,广藿香醇是抗氧化活性主要成分。广藿香对活性氧诱导的神经细胞损伤有保护作用,可对抗 H_2O_2 诱导的细胞坏死和凋亡。广藿香多糖对自由基和超氧离子也有较好的清除作用。

4. 抗肿瘤　广藿香水提物能抑制子宫内膜癌细胞的生长并诱导其凋亡。广藿香醇可抑制结肠癌细胞,其机制与抑制组蛋白去乙酰化酶 2(histone deacetylase 2, HDAC2)的表达与组蛋白去乙酰化酶的活性,下调原癌基因(*C-myc*)和激活 NF-κB 通路,进而抑制细胞分化和促进细胞凋亡有关。广藿香酮可抑制胆囊癌细胞的增殖,并将细胞周期阻滞于 S 期,其机制与广藿香酮调控线粒体凋亡途径相关蛋白及细胞周期相关蛋白的表达水平有关。

三、中药药动学

灌胃给予广藿香酮后,广藿香酮在脑、心脏、肝脏、肾脏、胃均有分布,其中在胃组织中含量最高,在脑中含量较低。给药 90 min 后,胃组织中广藿香酮浓度大幅度下降,而其他组织广藿香酮浓度却有明显的增加。给药 6 h 后,各组织广藿香酮浓度均明显下降。大鼠灌胃广藿香酮 16 mg/kg 后,广藿香酮在大鼠体内的 T_{max} 为 1.16 h, $t_{1/2}$ 为 4.29 h, C_{max} 为 190.52 ng/mL。

四、不良反应与安全性评价

广藿香醇花生油溶液腹腔注射给药的 LD_{50} 是 3 145 mg/kg。广藿香醇花生油溶液灌胃给药的 LD_{50} 是 4 693 mg/kg。临床使用广藿香部分患者出现恶心、食欲不振、腹泻、过敏等症状。

五、现代应用

1. 消化系统疾病　广藿香芳香辟秽浊而能和理脾胃,适用于感受秽浊、呕吐泄泻之症,可配苏叶、半夏、厚朴、陈皮等同用。对于胃寒呕吐之症,可配半夏同用;如湿热者,可配黄连、竹茹;脾胃虚弱者,可配党参、甘草;妊娠呕吐者,可配砂仁同用。广藿香为主复方藿朴夏苓汤,用于湿阻中焦、脘闷纳呆所致的急慢性胃肠炎、功能性消化不良、胃溃疡。

2. 中暑　广藿香为主的复方藿香正气散,用于中暑引起的恶心、呕吐、汗出、昏厥等。

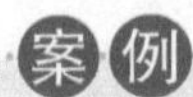

广藿香,味辛,性微温,进脾经、胃经及肺经,有芳香化湿、解暑和止呕的功效。适用于湿阻脾胃、脘腹胀满之证候,用于治疗急、慢性胃肠炎,功能性消化不良,胃溃疡,腹痛,腹胀等消化系统疾病。可配佩兰、茵陈、黄芩等同用。广藿香和理脾胃,适用于感受秽浊、呕吐泄泻之症,用于多种原因所致呕吐。广藿香善于解暑,用于中暑引起的恶心、呕吐、汗出、昏厥等。

问题:

1. 广藿香抗炎作用的有效成分是什么?
2. 广藿香胃肠黏膜保护作用的机制是什么?

广藿香醇抗溃疡的机制研究

—•笔记栏•—

厚朴(Houpo, MAGNOLIAE OFFICINALIS CORTEX)

厚朴为木兰科植物厚朴 *Magnolia officinalis* Rehd. Et Wils. 或凹叶厚朴 *Magnolia officinalis* Rehd. et Wils. var. *biloba* Rehd. et Wils. 的干燥干皮、根皮及枝皮。厚朴主要含有木脂素类、生物碱及挥发油等多种化学成分,其中厚朴酚(magnolol)、四氢厚朴酚(tetrahydromagnolol)、和厚朴酚(honokiol)等是木脂素中的主要活性物质。厚朴,味苦,性辛温,无毒。具有燥湿消痰,下气除满的功效。常用于湿阻脾胃,胸脘闷胀,寒热惊风,恶心,呕吐,腹痛便秘等证。

一、与功效相关的药理作用

1. 调节胃肠平滑肌运动　厚朴和姜厚朴乙酸乙酯提取部位均能增强小鼠胃肠动力功能,促进小肠推进率、降低盐酸所致溃疡发生率,增加血清促胃液素含量。厚朴乙醇提物有明显对抗番泻叶所致小鼠腹泻的作用。厚朴酚可增加小鼠 SOD 活性,降低 MDA 水平,降低小肠组织 NO 水平,拮抗氧化应激和增加卡哈尔间质细胞改善脓毒症所致胃肠运动障碍。厚朴酚与和厚朴酚对大黄所致腹泻小鼠的小肠炭末推进、番泻叶所致小鼠腹泻均有明显的抑制作用,且厚朴酚较和厚朴酚效果好。厚朴酚对组胺所致十二指肠痉挛有一定的抑制作用。

2. 抗溃疡　厚朴乙醇提取物对盐酸所致大鼠胃溃疡有显著抑制作用。厚朴和姜厚朴水提物对大鼠幽门结扎型胃溃疡及应激型胃溃疡均有明显的抑制作用。厚朴酚对幽门结扎型胃溃疡及应激型胃溃疡也具有抑制作用,其机制与减少胃酸分泌过多有关。

3. 抗炎、镇痛　厚朴乙醇提取物对醋酸所致小鼠扭体反应及热痛刺激甩尾反应均有抑制作用。厚朴酚对炎症介质白三烯 B4(leukotriene B4, LTB4)、5-羟二十碳四烯酸(5-hydroxyeicosatetraenoic acid, 5-HETE)的生物合成有较强的抑制作用。和厚朴酚通过下调 *COX-2*、*iNOS* 基因的表达和抑制 NF-κB 调控的炎症因子来减轻大鼠的氧化应激和炎症反应,保护损伤的骨骼肌。和厚朴酚对福尔马林诱导的炎性疼痛和对胶原蛋白诱导的小鼠关节疼痛均有对抗作用。

4. 抗病原微生物　厚朴具有广谱抗菌作用。在体外对金黄色葡萄球菌、溶血性链球菌、白喉棒状杆菌、枯草芽孢杆菌、伤寒沙门菌、副伤寒沙门菌、霍乱弧菌、大肠埃希菌、变形菌、绿脓杆菌、须毛癣菌、肺炎球菌、志贺菌属、百日咳鲍特菌、炭疽杆菌等均有抑制作用。厚朴酚与和厚朴酚对须毛癣菌、石膏状小孢霉、絮状麦皮癣菌、黑曲霉、新型隐球菌、白念珠菌等具有抑制作用。

5. 抗肿瘤　和厚朴酚可呈浓度依赖性下调 β-catenin、C-myc、Survivin、Bcl-xl 和 Vimentin 蛋白的表达,上调 Bax、E-cadherin 和 caspase-3 蛋白的表达,抑制胰腺癌细胞的增殖;通过下调 Wnt/β-catenin 信号通路中关键蛋白 β-catenin 的表达,抑制其上皮-间质转化相关基因表达进程,抑制其迁移和侵袭。与厚朴酚与吉西他滨联用,可增强吉西他滨抑制胰腺癌细胞增殖和诱导凋亡的作用。此外,厚朴酚与和厚朴酚对肺癌细胞、鼻咽癌细胞、膀胱癌细胞、白血病细胞、胆囊癌细胞等均有较好的抑制作用。

二、其他药理作用

1. 抗脑缺血　厚朴酚能显著延长小鼠缺氧缺血的存活时间,改善大鼠因脑缺血造成的行为缺陷,提高脑组织中 SOD 和 LDH 活性,减少 MDA 水平,缩小大脑梗死范围,降低脑内含水量。

2. 抗抑郁　厚朴酚显著增加慢性不可预见性温和应激(chronic unpredictable mild stress, CUMS)小鼠的体重,增加自发活动的水平穿格次数,提高糖水偏爱率,缩短悬尾和强迫游泳不动时间,通过促进海马神经再生,增加脑源性神经营养因子(brain-derived neurotrophic factor, BDNF)产生抗抑郁作用。和厚朴酚可增加急慢性应激小鼠模型脑中 5-HT 含量,降低脑中吲哚 2,3-双加氧酶 mRNA 的表达水平发挥抗抑郁作用。

3. 保肝　和厚朴酚可明显减轻 CCl_4 诱导的小鼠肝纤维化程度，降低 ALT、AST、碱性磷酸酶含量和血糖浓度，减少 TNF－α、IL－6、INF－γ mRNA 的表达。和厚朴酚能抑制 NF－κB mRNA 转录水平，显著减轻 Con A 诱导的自身免疫性肝炎所致肝功能损伤，起到保肝护肝作用。

4. 抗凝血　厚朴酚与和厚朴酚具有抑制血小板凝集的作用，其机制与抑制胶原质和 AA 引起的血浆的凝及 ATP 的释放相关。

三、中药药动学

采用放射性标记的方法对大鼠体内的厚朴酚进行中药药动学考察时发现，经口给药后 24 h 内，分别有 65%和 11%剂量的厚朴酚经粪便和尿液排泄；静脉给药后，厚朴酚在粪便和尿液排泄率分别为 52%和 24%。灌胃大鼠厚朴提取物(厚朴酚 12. 15 mg/mL、和厚朴酚 4. 11 mg/mL)后，厚朴酚与和厚朴酚的 T_{max} 分别为 0. 404 h 和 0. 541 h，C_{max} 分别为 0. 974 mg/L 和 0. 522 mg/L，$t_{1/2\alpha}$ 分别为 0. 21 h 和 0. 180 h，$t_{1/2\beta}$ 分别为 3. 136 h 和 3. 284 h。

四、不良反应与安全性评价

厚朴酚灌胃小鼠的急性毒性 LD_{50} 为 4 241. 3 mg/kg，大鼠为 4 553. 2 mg/kg。厚朴酚腹腔注射小鼠的 LD_{50} 为 615. 8 mg/kg，木兰箭毒碱腹腔注射的 LD_{50} 为 45. 55 mg/kg。临床使用厚朴部分患者出现口干、腹泻、头晕、心悸等症状。

五、现代应用

消化系统疾病　常用于湿阻中焦所致的胃肠功能低下、功能性消化不良、急慢性胃肠炎、消化性溃疡、细菌性痢疾等。亦用于湿阻脾胃、脘腹胀满及气滞所致的腹痛、腹胀等。

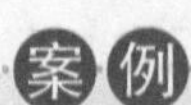

中药厚朴，苦温辛香，归脾经、胃经、肺经、大肠经，具有燥湿消痰，下气除满的作用，其中厚朴酚与和厚朴酚是厚朴木脂素中代表成分。已有研究表明，厚朴酚与和厚朴酚具有明显的、持久的中枢性肌肉松弛，中枢神经抑制作用，对多种抗病原微生物具有较好抑制作用，抗溃疡，抗氧化，抗肿瘤等药理作用，用于治疗急慢性胃肠炎、功能性消化不良、消化性溃疡、细菌性或阿米巴痢疾、腹痛、腹胀、便秘等。

问题：

1. 厚朴治疗功能性消化不良的有效成分是什么？
2. 厚朴抗消化性溃疡的药理学基础是什么？

砂仁(Sharen，AMOMI FRUCTUS)

砂仁为姜科植物阳春砂 *Amomun villosum* Lour. 、绿壳砂 *Amomun villosum* Lour. var. *xanthioides* T. L. Wu et Senjen 或海南砂 *Amomum longiligulare* T. L. Wu 的干燥成熟果实，有 1 300 多年的药用和食用历史。砂仁中的主要化学成分包括乙酸龙脑酯(bornyl acetate)、樟脑(camphor)、柠檬烯(limonene)、龙脑(borneol)等挥发性物质。砂仁，味辛，性温，归脾、胃、肾经。具有化湿开胃、温脾止泻、理气安胎的功效。主治湿浊中阻，脘痞不饥，脾胃虚寒，呕吐泄泻，妊娠恶阻，胎动不安等。

一、与功效相关的药理作用

1. 调节胃肠平滑肌运动　砂仁能显著改善功能性消化不良患者的临床症状，促进 P－物质及胃动素的分泌释放，改善胃肠蠕动，促进消化。砂仁可以通过促进胃排空作用，减少其胃内

—•笔记栏•—

残留物,减少胃潴留引起的胃胀,从而起到胃肠的保护作用。砂仁水提物在脾气虚证大鼠中可升高胃电慢波的幅度,增加卡哈尔间质细胞的数量,修复小肠卡哈尔间质细胞和信号转导通路的损伤,改善胃肠运动障碍。砂仁挥发油对肠运动具有显著抑制作用。砂仁中樟脑对氨甲酰胆碱所致离体家兔肠痉挛有明显的抑制作用。

2. 抗胃溃疡　砂仁挥发油可下调致溃疡大鼠胃黏膜的高水平 PAF 的表达,防止胃溃疡的形成。砂仁挥发油能显著抑制胃液、胃酸、促胃液素分泌及胃蛋白酶活性。砂仁挥发油能提高溃疡愈合百分率,明显升高大鼠血清的 SOD 活性,有效地清除氧自由基,促进胃黏膜生长因子(epidermal growth factor, EGF)的表达,改善微循环障碍。

3. 抗炎、镇痛　砂仁挥发油中乙酸龙脑酯可延长热致痛小鼠的痛阈时间,减少醋酸致痛小鼠的扭体次数,抑制二甲苯所致的小鼠耳郭肿胀性炎症。

4. 抗病原微生物　砂仁对枯草芽孢杆菌、大肠埃希菌、沙门菌、铜绿假单胞菌、葡萄球菌及肺炎克雷伯菌有明显的抑制作用。砂仁挥发油对红色毛癣菌、须毛癣菌、石膏样小孢子癣菌等均表现出显著的抑制活性。

二、其他药理作用

1. 降血糖　砂仁水提物降低链脲佐菌素所致糖尿病大鼠的血糖,对胰岛 β 细胞具有明显的保护作用,β 细胞的超微结构也得到改善。

2. 抗氧化　砂仁多糖有很强的清除自由基活性的功效,在 CCl_4 诱导的肝损伤小鼠中能显著抑制体外 MDA 的形成和增强抗氧化酶的活性。砂仁挥发油在溃疡性结肠炎小鼠中具有较好的抗氧化及抗 NO 作用,其作用与抑制 NOS 的表达,减少 NO 的过量生成有关。

三、中药药动学

砂仁中含有的黄酮类化合物、酚酸类化合物、留醇类化合物等,这些成分大部分在胃肠道被吸收及代谢。如黄酮苷类化合物可通过跨膜转运和自由扩散两种形式被吸收,而黄酮苷的水解主要由小肠肠壁细胞完成。灌胃冰片(90 mg/kg)后,樟脑在大鼠体内的 T_{max} 为 0.28 h, $t_{1/2}$ 为 1.01 h, C_{max} 为 150.61 ng/mL。

四、现代应用

砂仁镇痛作用的研究进展

消化系统疾病　砂仁气味芳香,辛温通散,善于化湿行气,为醒脾和胃之良药,故适用于湿阻中焦、脾胃气滞证,如功能性消化不良、消化性溃疡等。常用复方为藿朴夏苓汤。砂仁辛温入脾,能温中止泻,常用于脾胃虚寒所致的腹痛、腹泻,多与温中祛寒的干姜、熟附子、陈皮等同用。

第三节　常 用 方 剂

藿香正气散

藿香正气散来源于宋代《太平惠民和剂局方》,由藿香(去土)、紫苏、厚朴(去粗皮,姜汁炙)、白芷、大腹皮、茯苓(去皮)、半夏曲、苦桔梗、苍术、陈皮(去白)、炙甘草组成,制成粉末,煎煮时配以生姜、大枣同煎,热服。藿香正气散具有解表化湿,理气和中,辟秽止呕的功效。主要用于外感风寒、内伤湿滞或夏伤暑湿所致的感冒,症见头痛昏重、胸膈痞闷、脘腹胀痛、呕吐腹泻,胃肠型感冒见上述证候者。

一、与功效相关的药理作用

1. 调节胃肠平滑肌运动　藿香正气软胶囊可增加功能性消化不良模型大鼠血清胃动素、P-物质的分泌,降低血管活性肠肽、NO 水平,加速胃排空、促进胃肠平滑肌收缩及肠蠕动,从而改善功能性消化不良的胃肠运动障碍。藿香正气液能增加血浆、胃窦及空肠组织胃动素水平；藿香正气水能促进促胃泌素的分泌。藿香正气提取物可通过提高腹泻型肠易激综合征大鼠血清NO水平、降低5-HT的含量、减少肠嗜铬细胞数量，从而降低大鼠小肠推进率和结肠转运水平，减轻腹泻型肠易激综合征大鼠的腹泻症状。藿香正气水中有效成分如厚朴酚、异甘草素及甘草素可拮抗离体家兔消化道平滑肌的收缩，其作用机制可能与阻断M受体和组胺H_1受体有关。

2. 保护胃肠黏膜　藿香正气液可升高血清GSH-Px水平，提高EGFR表达，降低大鼠血清MDA含量，通过提高抗氧化能力，减少自由基的生成和胃酸的分泌，保护胃黏膜。藿香正气散在湿困脾胃型大鼠中，可增加血清糖、蛋白质、脂类含量，降低血清Na^+、K^+、Cl^-水平，以改善营养吸收、代谢功能。藿香正气液可提高湿阻证脾虚腹泻大鼠结肠黏膜AQP4的mRNA表达，增强结肠对水的吸收，明显改善腹泻、纳差、肢体肿胀及体质量减轻等症状。

3. 增强免疫功能　藿香正气丸可增加硫酸镁所致腹泻小鼠外周血淋巴细胞渗入3H-TdR指数，增加小鼠免疫功能。藿香正气提取物可增强腹泻型肠易激综合征模型大鼠免疫功能，如提高胸腺、脾脏指数，降低IL-1β水平，升高IL-2水平。

二、其他药理作用

1. 镇痛　藿香正气水减轻醋酸致小鼠扭体反应。藿香正气口服液减轻热板法所致疼痛。

2. 抗病原微生物　藿香正气水对路藤黄八叠球菌、金黄色葡萄球菌、志贺菌属、大肠埃希菌、沙门菌、枯草杆菌、短小芽孢杆菌、绿脓杆菌均有不同程度抗菌作用。

三、中药药动学

藿香正气水的化学成分比较复杂，包括百秋李醇、厚朴酚、和厚朴酚、欧前胡素、异欧前胡素、橙皮苷、柚皮苷、甘草酸、甘草苷、川陈皮素、珊瑚菜素等。灌胃给药后（厚朴酚含量为13.31 mg/mL），厚朴酚在比格犬中$t_{1/2\alpha}$为0.433 h，$t_{1/2\beta}$为1.256 h，T_{max}的时间为2 h，C_{max}为0.4870 mg/L。

四、不良反应与安全性评价

藿香正气水的不良反应以过敏反应最为常见，如药疹、紫癜等，其中严重者可出现过敏性休克。

五、现代应用

1. 胃肠型感冒　藿香正气水/液/软胶囊可用于外感风寒、内伤湿滞、夏伤暑湿所致的胃肠型感冒。

2. 消化系统疾病　藿香正气水/液/软胶囊可用于胃及十二指肠溃疡、功能性消化不良、肠易激综合征、急慢性胃肠炎、腹泻、恶心、呕吐等。

3. 过敏性疾病　藿香正气水/液/软胶囊可用于过敏性疾病，如过敏性鼻炎、荨麻疹、过敏性紫癜等。

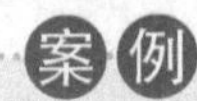

藿香正气散来源于宋代《太平惠民和剂局方》，具有解表化湿、理气和中、辟秽止呕的功效。临床上藿香正气液可以口服，也可以外用。藿香正气液口服主要用于治疗感冒、胃肠道不适，特别是水土不服所致腹泻，对于外感风寒所致肺内感染、呼吸道感染都有较好疗效。藿香正气液也可用于晕车、晕船所出现的剧烈眩晕、呕吐等症状。藿香正气液除了口服之外，外用也可以治疗外阴瘙痒、皮癣、痔疮等。

问题：

1. 藿香正气液调节胃肠运动的机制是什么？
2. 藿香正气液增强免疫功能的机制是什么？

—•笔记栏•—

【小结】

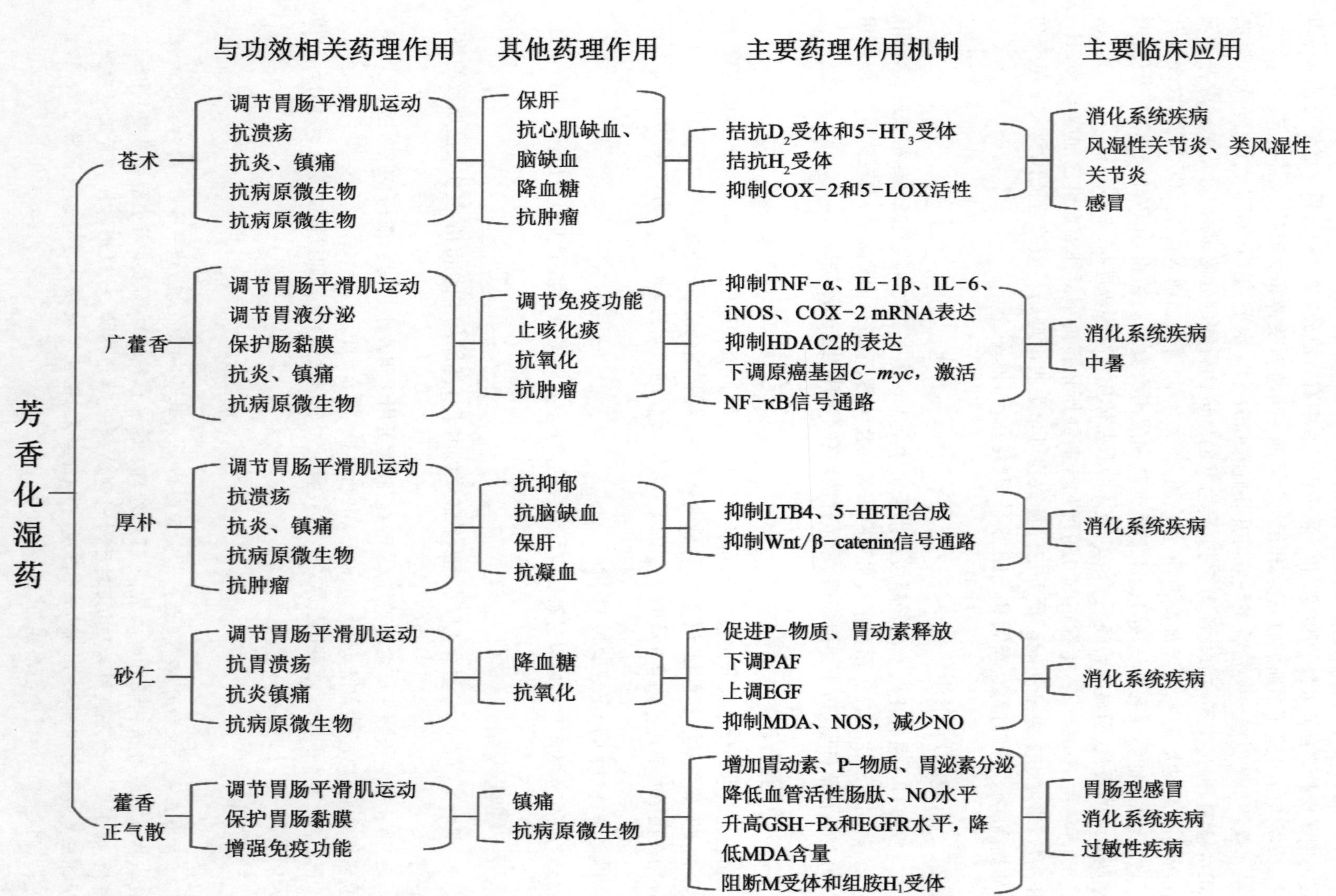
芳香化湿药
与功效相关药理作用
其他药理作用
主要药理作用机制
主要临床应用
苍术
调节胃肠平滑肌运动
抗溃疡
抗炎、镇痛
抗病原微生物
抗病原微生物
保肝
抗心肌缺血、脑缺血
降血糖
抗肿瘤
拮抗D_2受体和5-HT_3受体
拮抗H_2受体
抑制COX-2和5-LOX活性
消化系统疾病
风湿性关节炎、类风湿性关节炎
感冒
广藿香
调节胃肠平滑肌运动
调节胃液分泌
保护肠黏膜
抗炎、镇痛
抗病原微生物
调节免疫功能
止咳化痰
抗氧化
抗肿瘤
抑制TNF-α、IL-1β、IL-6、iNOS、COX-2 mRNA表达
抑制HDAC2的表达
下调原癌基因*C-myc*，激活NF-κB信号通路
消化系统疾病
中暑
厚朴
调节胃肠平滑肌运动
抗溃疡
抗炎、镇痛
抗病原微生物
抗肿瘤
抗抑郁
抗脑缺血
保肝
抗凝血
抑制LTB4、5-HETE合成
抑制Wnt/β-catenin信号通路
消化系统疾病
砂仁
调节胃肠平滑肌运动
抗胃溃疡
抗炎镇痛
抗病原微生物
降血糖
抗氧化
促进P-物质、胃动素释放
下调PAF
上调EGF
抑制MDA、NOS，减少NO
消化系统疾病
藿香正气散
调节胃肠平滑肌运动
保护胃肠黏膜
增强免疫功能
镇痛
抗病原微生物
增加胃动素、P-物质、胃泌素分泌
降低血管活性肠肽、NO水平
升高GSH-Px和EGFR水平，降低MDA含量
阻断M受体和组胺H_1受体
胃肠型感冒
消化系统疾病
过敏性疾病

第十三章 利水渗湿药

第一节 概 述

—·笔记栏·—

第十三章授课视频及习题

利水渗湿药是指凡以通利水道、渗泄水湿为主要功效，用以治疗水湿内停证的中药。利水渗湿药主要归膀胱、脾、肾经，多为甘淡渗利、苦寒降泻之品，具有利水消肿、利水通淋、利湿退黄等功效，主治水湿壅盛所致的水肿、癃闭、淋浊、痰饮、泄泻等病证。

一、对主治病证的认识

水湿内停主要与脾、肾、肺、膀胱和三焦等功能失调有关，肺失通调、脾失转输、肾失开合、膀胱气化无权而致水湿内停，主要表现为水肿、淋浊、痰饮、泄泻、癃闭等；与热邪夹杂熏蒸、蕴而发黄，导致黄疸；淋证则以小便频急短涩、淋沥不尽、尿道刺痛、欲出未尽、小腹拘急、痛引腰腹及脐中为证候特征。因此，水湿所致的疾病与现代医学的泌尿系统感染或结石、肾脏病变、慢性支气管炎时的痰液积留及胸水、腹水等体腔内液体异常和各种原因所致水肿、代谢异常、过敏反应性疾病、黄疸型肝炎、消化系统功能低下等疾病有关。

根据功效不同，利水渗湿药可分为利水消肿药、利水通淋药和利湿退黄药三类。利水消肿药包括茯苓、猪苓、泽泻、玉米须、薏苡仁、半边莲等；利水通淋药包括车前子、木通、萹蓄、瞿麦、滑石等；利湿退黄药包括茵陈、金钱草、垂盆草等。具有利水渗湿功效的复方主要有五苓散、茵陈蒿汤、猪苓汤、参苓白术散、八正汤等。

二、主要研究模型与方法

1. 利尿实验方法　在水肿模型基础上，采用称重法、代谢笼法、输尿管集尿法、导尿管集尿法等方法进行评价。

2. 调血脂实验方法　在高胆固醇、高胆盐、高脂饲料构建雄性大鼠、家兔或鹌鹑等高脂实验动物模型基础上，采用血液生化测定法测定血脂四项（TC、TG、LDL、HDL）及载脂蛋白（apolipoprotein, Apo）等指标进行评价。

3. 保肝实验方法　在急、慢性肝损伤模型基础上，采用血液生化测定法测定 ALT、AST、总蛋白、白蛋白、白蛋白/球蛋白比值、羟脯氨酸等指标及肝脏病理组织学检查进行评价。

4. 利胆实验方法　通过检测胆汁中总胆汁酸、总胆固醇和总胆红素的含量来评价药物的利胆作用。

三、主要药理作用

1. 利尿　代表中药有茯苓、猪苓、泽泻、萹蓄、石韦、玉米须、海金沙、瞿麦、车前子、金钱草、茵陈，其中，猪苓、泽泻利尿作用较强；代表方药有五苓散、茵陈蒿汤、猪苓汤、八正散等。利尿作用与药材的采集时间、药用部位、给药途径、炮制方法及实验动物种属有关。

2. 利胆　代表中药有茵陈、半边莲、金钱草、玉米须；代表方药有茵陈蒿汤等。其可松弛胆管括约肌，上调胆囊收缩素（cholecystokinin CCK）及其受体（cholecystokinin receptor, CCKR）表达，收缩胆囊，促进胆汁排泄，增加胆汁、胆酸、胆红素等分泌；还可诱导肝微粒体二磷酸尿核苷葡萄糖醛酸转移酶（UDP-glucuronosyltransferase, UDPGT）活性，促进了胆红素的葡萄糖醛酸化，使结合胆红素生成增加，从而促进胆红素代谢。

—•笔记栏•—

3. 保肝　代表中药有猪苓、泽泻、茵陈、垂盆草、虎杖；代表方药有茵陈蒿汤、茵陈五苓散等。对 CCl_4 或 D-半乳糖胺所致的急性肝损伤有保护作用，还有抗肝炎病毒和抑制病毒复制作用。通过抑制脂质过氧化损伤，调节脂质代谢，干扰外源性 Ch 的吸收，影响内源性 Ch 的代谢；促进乙醇在体内氧化，加速消除；促进肝细胞修复等多种环节发挥保肝作用。

4. 调血脂　代表中药有泽泻、车前子、茵陈、虎杖；代表方药有五苓散、茵陈蒿汤等。通过促进肠蠕动，抑制外源性脂质吸收，增加 Ch 的排泄；减少乙酰辅酶 A 的生成，抑制内源性 Ch 的合成；诱导肝微粒体酶，促进 Ch 排泄等多种环节发挥调节血脂作用。

5. 消除结石　代表中药有金钱草、海金沙、车前子、石韦、玉米须、泽泻；代表方药有五苓散。具有防止结石形成，促进结石溶解和排出的作用。

6. 抗病原微生物　代表中药有茯苓、猪苓、茵陈、金钱草、薏苡仁、车前子、滑石、石韦、萹蓄、海金沙等。金钱草、石韦、茵陈等对乙型肝炎病毒、甲型流感病毒、单纯性疱疹病毒等有抑制作用。车前子、茵陈、萹蓄等具有抗真菌作用。

7. 抗肿瘤　代表中药有薏苡仁、茯苓、茵陈、猪苓、泽泻、玉米须、虎杖等。通过增强单核巨噬细胞吞噬功能，增强细胞免疫和体液免疫应答反应，提高机体免疫监视作用而抑制肿瘤细胞分裂、增殖、生长，发挥辅助抗肿瘤作用；可促进 IL、IFN-γ、TNF-α、NK 水平升高，增强对肿瘤细胞的杀伤作用；升高白细胞数，减弱化疗或放疗药物的毒性反应等多种环节发挥抗肿瘤作用。

常用利水渗湿药的主要药理作用总结参见表 13-1。

表 13-1　常用利水渗湿药的主要药理作用

药　物	利尿	保肝	利胆	调血脂	消除结石	增强免疫功能	抗肿瘤	抗病原微生物	其他作用
茯苓	+	+				+	+		抗消化性溃疡、抗动脉粥样硬化
猪苓	+	+				+	+	+	抗辐射、抗突变
泽泻	+	+		+	+				抗动脉粥样硬化、保护血管内皮细胞、降血糖
薏苡仁		+		+		+	+		抗辐射、降血糖
茵陈		+	+	+			+	+	降血糖、降血压、解热、镇痛、抗炎、平喘
金钱草	+		+		+				抗炎、促进铅排除、降尿酸、抗移植排斥
车前子	+			+		+			镇咳、祛痰、抗氧化、抗炎、润肠通便、降血糖、抑制前列腺增生、抗动脉粥样硬化、延缓衰老

第二节　常用中药

茯苓(Fuling，PORIA)

本品为多孔菌科真菌茯苓 *Poria cocos*(Schw.) Wolf 的干燥菌核。茯苓主要化学成分为茯苓聚糖(pachyman)、茯苓素(poria cocos)、茯苓酸(pachymic acid)；另含蛋白质、麦角甾醇及无机盐成分钾、钠、镁、磷等。茯苓，味甘、淡，性平，归心、肺、脾、肾经。具有利水渗湿、健脾宁心的功效。用于治疗水肿尿少，痰饮眩悸，脾虚食少，便溏泄泻，心神不安，惊悸失眠等。

一、与功效相关的药理作用

1. 利尿　茯苓对正常机体作用不明显，但可增加水肿患者尿液排出，尤其对水肿严重的肾炎患者及心脏病患者作用更显著。茯苓素是利尿有效成分，可与肾小管细胞质膜的醛固酮

(aldosterone, ALD)受体结合,拮抗 ALD 活性,提高尿中 Na^+/K^+ 比值,产生保钾排钠的利尿作用。

2. 保肝　茯苓能对抗 CCl_4 所致急性肝损伤,通过降低血清 ALT 活性,抑制 HBsAg 和 HBeAg 分泌,防止肝细胞急性坏死。能对抗复合因素(皮下注射 CCl_4、高脂低蛋白质膳食、饮酒)引起的肝硬化,可通过促进肝脏胶原蛋白降解,抑制肝内纤维组织增生,从而降低肝内胶原含量、增加尿羟脯氨酸排出量,减轻肝硬化程度。

3. 增强免疫功能　茯苓具有免疫增强的作用,茯苓多糖、羧甲基茯苓多糖、茯苓素是其有效成分。主要表现为:① 增加免疫器官(胸腺、脾脏及淋巴结)重量;② 增强细胞免疫反应,提高玫瑰花结形成率及植物血凝素(phytohemagglutinin,PHA)诱发的淋巴细胞转化率,增加脾脏抗体分泌细胞数和特异抗原结合细胞数,增强 T 细胞的细胞毒性作用;③ 增强巨噬细胞吞噬作用;④ 诱生 IFN、IL、TNF 等多种细胞因子;⑤ 提高机体造血功能,对抗 ^{60}Co 照射所致外周血白细胞减少。

二、其他药理作用

1. 抗肿瘤　茯苓对生长迟缓的肿瘤、胃腺癌、白血病等有效。茯苓多糖、羧甲基茯苓多糖、羟乙基茯苓多糖、茯苓素是其有效成分。主要通过:① 改善荷瘤机体 NK 细胞的杀伤活性;② 增强巨噬细胞活性,诱生 IL-2、IFN-γ、TNF-α,提高免疫活性和杀伤肿瘤效应;③ 抑制细胞膜磷脂酰肌醇转换。此外,与抗肿瘤药(CTX、丝裂霉素、放线菌素 D、5-氟尿嘧啶等)合用可增强抑瘤效果,提高抑瘤率。

2. 预防消化性胃溃疡　茯苓可预防幽门结扎引起的消化性胃溃疡,并能降低胃酸含量。

3. 抗动脉粥样硬化　茯苓配合有氧运动可预防高脂饮食所致血脂异常,减轻血管内皮和管壁损伤程度。

三、中药药动学

硫酸化茯苓多糖经灌服给药后,1.5 h 在血浆中分布达到峰值,并在 0.75~2 h 内维持较高的血药浓度。^3H-茯苓素静脉注射 50 mg/kg 后,体内过程属于二室模型,吸相 $t_{1/2}$ 约为 0.3 h、消除 $t_{1/2}$ 为 1.4 h。口服给药 T_{max} 为 1.2 h, C_{max} 为 5.149 μg/mL。肾排泄占 56.7%,肠道排泄占 33.1%,体内存在肝肠循环。静脉注射后以肝、肾、肺分布最高。

四、现代应用

1. 水肿　对水肿严重的肾炎患者及心脏病患者效果显著。

2. 肿瘤　作为辅助用药,可增强肿瘤患者免疫功能,减轻放化疗的不良反应。

此外,还可改善胃下垂合并胃炎及溃疡患者症状;治疗轮状病毒所致婴幼儿秋冬季腹泻。

猪苓(Zhuling, POLYPORUS)

本品为多孔菌科真菌猪苓 *Polyporus umbellatus*(Pers.) Fries 的干燥菌核。猪苓主要成分为猪苓多糖(glucan)、麦角甾醇(ergosterol),另含蛋白质、氨基酸、维生素、微量元素及无机盐等。人工栽培猪苓菌核,以猪苓菌核产量、外观质量和猪苓多糖含量为综合指标确定采收期为 4 年生质量较好。猪苓,味甘、淡,性平,归肾、膀胱经。具有利水渗湿的功效。用于小便不利、水肿、泄泻、淋浊、带下等。

一、与功效相关的药理作用

1. 利尿　通过抑制肾小管对电解质和水的重吸收,增加钠、钾、氯排出而产生利尿作用。

2. 保肝　猪苓多糖是主要有效成分。能减轻 CCl_4、*D*-半乳糖胺引起的急性肝损伤,可降

—•笔记栏•—

低血清 ALT 活性,促进肝脏病变部位的再生和修复;促进机体乙型肝炎 E 抗原(HBeAg)及 HBV - DNA 转阴。

二、其他药理作用

1. 增强免疫功能、抗肿瘤　　猪苓多糖是主要活性成分,具有广谱抗肿瘤活性,能抑制肿瘤生长和增强肿瘤患者免疫功能,与化疗药物合用可增强后者疗效和减轻不良反应。其主要通过增强荷瘤及化疗机体巨噬细胞的吞噬能力,提高 T 细胞免疫活性,促进 IFN - γ、TNF - α、IL - 2 水平升高,下调肿瘤细胞癌基因表达而抑制肿瘤细胞分裂、增殖。

2. 抗辐射、抗突变　　猪苓多糖是主要活性成分,能逆转辐射对机体造血功能和免疫功能的损伤,表现为升高放疗机体骨髓 DNA 含量,恢复造血功能,升高放疗后脾脏指数。抗突变作用表现为降低 CTX 诱导的骨髓细胞微核率和精子畸形率。

三、中药药动学

猪苓中的麦角甾酮与麦角甾醇在尿液中以原形排泄,在给药后 18 h 达到最大排泄量,累计尿排量-时间曲线显示给药后 48~60 h,尿液中仍有少量残存。

四、不良反应与安全性评价

猪苓多糖注射液的不良反应主要有关节痛、肌肉痛、皮疹、淋巴结肿大,甚至过敏性休克,多发生于用药后的前 10 min 内。

五、现代应用

1. 水肿　　常用于治疗各种水肿,尤其适用于慢性肾功能不全者。

2. 肝炎　　猪苓多糖与干扰素等药物合用能提高近期 HBeAg 和 HBV - DNA 转阴率。

3. 肿瘤　　辅助治疗肺癌、肝癌、鼻咽癌、急性白血病等,可改善症状、缩小病灶、减少放化疗药物的不良反应。

泽泻(Zexie, ALISMATIS RHIZOMA)

本品为泽泻科植物东方泽泻 *Alisma orientale*(Sam.) Juzep. 或泽泻 *Alisma plantago-aquatica* Linn. 的干燥块茎。泽泻主要含有泽泻萜醇 A(alisol A),泽泻萜醇 B(alisol B),23 -乙酰泽泻萜醇 B(alisol B 23 acetate),泽泻萜醇 A、B、C 的醋酸酯,表泽泻萜醇 A(epialisol A),泽泻醇(alismol),泽泻素(alismin)等化学成分。泽泻,味甘、淡,性寒,归肾、膀胱经。具有利水渗湿、泄热、化浊降脂的功效。用于小便不利,水肿胀满,泄泻尿少,痰饮眩晕,热淋涩痛,高脂血症等。

一、与功效相关的药理作用

1. 利尿　　泽泻利尿作用的有无和强弱与药材采收时间、药用部位、产地、炮制方法、给药途径和实验动物有关。冬季采收的泽泻利尿效果较春季强;泽泻须有弱的利尿作用,泽泻草根无利尿作用;福建、江西、四川等产地的泽泻利尿作用较强;泽泻生品、酒炙品、麸炒品有利尿作用,而盐炙品无利尿作用,但广西产泽泻盐炙后利尿作用增强;健康人口服可见尿量增加,家兔、小鼠灌服利尿效果弱,而家兔腹腔注射、小鼠皮下注射效果强。有效成分主要为泽泻醇 B 和 24 -乙酰泽泻醇 A。泽泻利尿作用机制包括: ① 直接作用于肾脏集合管,抑制 Na^+- K^+交换,促进 Na^+排出;② 抑制肾脏 Na^+,K^+- ATP 酶活性,减少 Na^+重吸收;③ 升高血浆心钠素(atria natriuretic peptide, ANP)水平,促进 Na^+排出。

2. 抑制肾结石形成　　泽泻能降低肾脏 Ca^{2+}含量,抑制草酸钙结晶的生长及自发性结晶,从而抑制肾结石形成。此外,泽泻利尿作用也有助于结石的排出。

3. 调节血脂、抗动脉粥样硬化　泽泻具有降低高脂血症机体的 TC、TG、LDL 和升高 HDL 的作用,对高脂血症有预防和治疗作用,作用机制与其干扰外源性 Ch 的吸收和内源性 Ch 代谢有关。有效成分有泽泻萜醇 A 醋酸酯、泽泻萜醇 B 醋酸酯、泽泻萜醇等。

泽泻通过调血脂、抑制内皮细胞损伤、抗血栓等多方面抑制动脉粥样硬化的发生、发展。主要机制包括: ① 提高血中 HDL 含量及其与 TG 的比值,促进 Ch 的代谢和排泄;② 抑制 LDL 进入内皮细胞,减轻内皮细胞损伤;③ 增强纤溶酶活性,抑制血小板聚集,抗血栓作用。

4. 保肝　泽泻对各种原因引起的肝损伤和脂肪肝均有保护作用,盐炙后作用增强。有效成分为泽泻醇 B23 -乙酸酯和泽泻多糖。主要机制包括: ① 降低急性肝损伤机体血清中 ALT 和 AST 活性、MDA 含量,提高 SOD、过氧化氢酶(catalase, CAT)、GSH 活性;② 激动法尼醇 X 受体(farnesoid X receptor, FXR),促进部分肝切除后的再生;③ 调控 FXR 介导的胆汁酸转运体和合成酶,改善胆汁淤积;④ 促进肝细胞对脂肪的代谢,增加脂蛋白合成,抑制肝内脂肪堆积,改善肝功能。

二、其他药理作用

1. 保护血管内皮细胞　泽泻对 H_2O_2 诱导的血管内皮细胞损伤有明显的保护作用,能改善细胞的形态和生长增殖状态,维持细胞正常结构与功能。其作用机制与增加血管活性物质 NO 的生成,提高机体抗氧化能力,减轻自由基对血管内皮细胞的损害有关。

2. 降血糖　泽泻可降低糖尿病机体血糖水平,其作用与促进胰岛素的释放有关。

三、不良反应与安全性评价

泽泻因含刺激性物质,内服过量可引起胃肠炎、恶心、呕吐、腹痛、腹泻。泽泻可致过敏反应,如皮疹、过敏性哮喘等,接触皮肤引起发疱。长期大剂量服用泽泻水提取物可导致慢性肾毒性,泽泻肾脏毒性的主要成分是 24 -乙酰泽泻醇 A。

四、现代应用

1. 水肿　一般与茯苓、车前子等合用,治疗急性肾炎时的尿少、水肿。

2. 泌尿系统疾病　泽泻配伍海金沙、车前子等,对肾性水肿、尿石症、肾盂肾炎及尿路感染有较好疗效。

3. 高脂血症、动脉粥样硬化、脂肪肝　泽泻配伍白术、茯苓、丹参等中药进行治疗高脂血症、动脉粥样硬化、脂肪肝等。

此外,泽泻用于辅助治疗梅尼埃病、高血压、糖尿病、慢性脑供血不足等。

薏苡仁(Yiyiren, COICIS SEMEN)

本品为禾本科植物薏苡 *Coix lacryma-jobi* L. *var. mayuen*(Roman.) Stapf 的干燥成熟种仁。薏苡仁主要含有甘油三油酸酯(glycerol trioleate)、薏苡仁酯(coixenolide)、α -单亚麻酯(α - monoflax ester)、油酸(oleic acid)和亚油酸(linoleic acid)、薏苡多糖(coix polysaccharide),另含蛋白质、氨基酸、维生素和无机元素等。薏苡仁,味甘、淡,性凉,归脾、胃、肺经。具有利水渗湿,健脾止泻,除痹,排脓,解毒散结的功效。用于水肿,脚气,小便不利,湿痹拘挛,脾虚泄泻,肺痈,肠痈,癌肿等。

一、与功效相关的药理作用

1. 增强免疫功能　有效成分主要是薏苡仁油及多糖。主要表现为: ① 增强巨噬细胞吞

—•笔记栏•—

噬能力;② 增强 NK 细胞活性,诱生 IFN;③ 拮抗 CTX 所致免疫器官重量减轻和白细胞数量减少;④ 增加血清溶血素含量;⑤ 促进 T 细胞转化。

2. 抗肿瘤　有效成分包括薏苡仁酯、薏苡仁油,在发挥抗肿瘤效应的同时,对周围正常组织无明显影响。抗肿瘤的机制包括: ① 干扰肿瘤细胞周期,诱导肿瘤细胞凋亡,抑制肿瘤细胞增殖;② 抑制 VEGF 蛋白表达,阻止肿瘤生长和转移;③ 调节细胞因子水平,提高 NK 细胞和 T 细胞活性,增强机体免疫功能。此外,薏苡仁与化疗药物(如 5-氟尿嘧啶或顺铂)合用能增强后者的抗肿瘤疗效,并提高肿瘤细胞对放射线的敏感性。

3. 调节血脂　薏苡仁可降低高血脂机体的 TC、TG、LDL-C,升高 HDL-C,改善肝细胞脂肪浸润。

二、其他药理作用

1. 抗辐射　薏苡仁酯能促进辐射后机体骨髓有核细胞快速释放,加快白细胞数量的恢复,并增加胸腺、脾脏指数。

2. 保肝　薏苡仁多糖通过抗氧化损伤发挥保肝作用,可增强急性肝损伤机体肝脏的 SOD、GSH-Px 活性,抑制肝细胞 MDA 含量的异常上升。

3. 降血糖　薏苡仁多糖降低糖尿病机体血糖与提高体内 SOD 活性、抑制氧自由基对胰岛 β 细胞膜的损伤有关。薏苡仁能改善 2 型糖尿病机体的胰岛素抵抗,增强肝葡萄糖激酶的活性,改善糖代谢紊乱和糖耐量异常,降低血中乳酸,增加肝、肌糖原的储存。

三、不良反应与安全性评价

薏苡仁油对小鼠灌胃的最大给药量为 32.8 g/kg,薏苡仁油对家兔完整皮肤或破损皮肤及直肠均无刺激性作用。

四、现代应用

1. 肿瘤　作为放化疗的辅助治疗手段,静脉滴注薏苡仁油,对气阴两虚、脾虚湿困型原发性非小细胞肺癌及原发性肝癌有增效作用,改善恶病质,提高机体免疫功能,保护骨髓造血功能,提高生存质量。薏苡仁油可升高外周血 $CD3^+$ 细胞、$CD4^+$ 细胞及 $CD4^+/CD8^+$ 细胞比值,改善晚期肝癌患者的免疫功能,联合经导管动脉栓塞化疗(transcatheter arterial chemoembolization, TACE)治疗肝癌患者,可恢复肝功能、升高免疫细胞数量、改善疾病症状、抑制不良反应。

2. 肾性水肿　与泽泻、茯苓、猪苓等中药组方,用于肾性水肿等。

3. 类风湿性关节炎　薏苡仁汤能减轻类风湿性关节炎患者的关节压痛、肿胀、疼痛等症状。

茵陈(Yinchen, ARTEMISIAE SCOPARIAE HERBA)

本品为菊科植物滨蒿 *Artemisia scoparia* Waldst. et Kit. 或茵陈蒿 *Artemisia capillaris* Thunb. 的干燥地上部分。茵陈的主要化学成分有茵陈色原酮(capillarisin)、绿原酸(chlorogenic acid)、水溶性多糖、水溶性多肽、滨蒿内酯(scoparone)、对羟基苯乙酮(*p*-hydroxy acetophenone)、咖啡酸(caffeic acid)、7-甲氧基香豆素(7-methoxycoumarin)、蓟黄素(cirsimaritin)、6,7-二甲氧基七叶苷元、挥发油、微量元素等。茵陈,味苦、辛,性微寒。归脾、胃、肝、胆经。具有清利湿热、利胆退黄的功效。用于黄疸尿少、湿疮瘙痒等。

一、与功效相关的药理作用

1. 利胆　茵陈是中医治疗黄疸的要药,有效成分主要有茵陈色原酮、滨蒿内酯、绿原酸、咖啡酸、对羟基苯乙酮、茵陈黄酮、蓟黄素、6,7-二甲氧基七叶苷、7-甲氧基香豆素等。具有松弛胆道括约肌、扩张胆管、收缩胆囊、增加胆汁分泌量、加速胆汁排泄的作用，并使胆汁中胆酸、胆红素、磷脂、Ch 排出量增加。

2. 保肝　有效成分包括茵陈色原酮、东莨菪内酯、茵陈黄酮类、6,7-二甲氧基香豆素等，具有保护肝细胞膜完整性及保持良好的通透性作用，改善肝脏微循环，防止肝细胞坏死，促进肝细胞再生，抑制葡萄糖醛酸酶活性，增强肝脏解毒，减轻肝纤维化。主要表现为：降低急性肝损伤机体血清中 ALT 和 AST 活性，抗脂质过氧化，降低组织中 TG、TC、MDA 的含量，升高血清白蛋白，降低白蛋白/球蛋白比例，抗肝细胞坏死；降低肝组织羟脯氨酸含量而抑制肝纤维化；茵陈含有丰富的 Zn、Mn 等微量元素，能直接参与酶的合成。

二、其他药理作用

1. 降血糖、降血压、调节血脂　有效成分包括香豆素类、黄酮类及二咖啡酰奎宁酸等。茵陈具有降低胰岛素抵抗机体血糖和血压的作用，降血糖作用与其抑制 α-糖苷酶、蛋白酪氨酸磷酸酶的活性有关；其降压作用机制与其降低肾素-血管紧张素系统活性和提高 NO 水平有关；茵陈可降低高脂血症机体血清 TC、TG、LDL-C 含量和肝脏 MDA 含量，升高血清中 HDL-C 的含量和 SOD 活性，减轻高脂血症的肝脏脂肪变性；可减轻高胆固醇症机体的动脉粥样硬化，减少内脏脂肪沉着和主动脉壁 Ch 含量。

2. 解热、镇痛、抗炎　有效成分包括滨蒿内酯、6,7-二甲氧基七叶苷元、香豆素类等。茵陈解热镇痛作用与阿片类受体和腺苷受体有关。滨蒿内酯对鲜啤酒酵母、2,4-二硝基苯酚致热机体有明显解热作用。茵陈色原酮可抑制 NF-κB 介导的 COX-2、iNOS 表达水平，发挥抗痛觉过敏和抗痛觉超敏作用。茵陈可通过抑制 IgE 介导的肥大细胞脱颗粒，降低组胺、胸腺基质淋巴细胞生成素（thymic stromal lymphopoietin, TSLP）、TNF-α、IL-4、IL-6 等水平或直接抑制痛觉感知通路（如 Na^+/Ca^{2+} 内流）发挥抗炎作用。

3. 抗肿瘤　有效成分为香豆素类、茵陈色原酮等。可延长荷瘤机体的存活期，抑制肿瘤生长；能抑制致癌物黄曲霉素 B、亚硝酸钠或 *N*-甲基苄胺致癌、致突变作用。药理作用机制主要为直接细胞毒作用，使肿瘤细胞阻滞于 G_0/G_1 期。

4. 平喘　滨蒿内酯可延长过敏介质诱发的哮喘潜伏期，减轻哮喘发作严重程度。

5. 抗菌　茵陈中的茵陈炔酮、对羟基苯乙酮能抑制多种致病菌。

三、不良反应与安全性评价

口服可出现轻度恶心、上腹饱胀、灼热感或腹泻，个别出现头晕、心慌、心律失常等反应。小鼠灌胃茵陈二炔酮的 LD_{50} 为 7 mg/kg，灌胃 6,7-二甲氧基香豆素的 LD_{50} 为 497 mg/kg，死亡前有阵发性惊厥。

四、现代应用

1. 肝炎　茵陈与蒲公英、大黄、栀子等中药配伍治疗黄疸性肝炎、病毒性肝炎。

2. 黄疸、胆石症及胆管感染　茵陈临床用于治疗胆石症、胆管感染和胆汁引流不畅而致的黄疸。

此外，茵陈可用于治疗胆管蛔虫症。用于辅助治疗肝癌、胆囊癌、胰腺癌，具有改善症状、减轻疼痛、缩小瘤体等效果。

金钱草（Jinqiancao, LYSIMACHIAE HERBA）

本品为报春花科植物过路黄 *Lysimachia christinae* Hance 的新鲜或干燥全草，又名大金钱草。

金钱草主要化学成分有槲皮素(quercetin)、山柰素(kaempferol)、酚类、黄酮类、苷类、鞣质、挥发油、氨基酸、胆碱、甾醇、内酯类、对羟基苯甲酸等。金钱草,味甘、微苦,性凉,归肝、胆、肾、膀胱经。具有利湿退黄,利尿通淋,解毒消肿的功效。用于湿热黄疸,胆胀胁痛,热淋,石淋,小便涩痛,蛇虫咬伤等。

一、与功效相关的药理作用

1. 利胆排石　金钱草能促进胆汁分泌和排泄,降低胆汁中游离胆红素和 Ca^{2+} 水平,提高总胆汁酸水平,从而抑制胆红素结石形成。

2. 利尿排石　主要有效成分包括金钱草黄酮类化合物及金钱草多糖。促进肾结石溶解和排出的机制与其利尿、酸化尿液、加速 Ca^{2+} 与草酸排泄、抗炎、抗氧化、护肾、影响结石抑制因子等作用有关。金钱草黄酮类成分中羰基及酚羟基可与尿液中 Ca^{2+} 络合,降低游离 Ca^{2+} 浓度,减少草酸钙的过饱和度,从而抑制草酸钙晶体生长。

3. 抗炎　金钱草对多种炎症均有抑制作用,其抗炎有效部位为总黄酮及酚酸类物质。

二、其他药理作用

1. 促进铅排除　金钱草所含的黄酮类、氨基酸、胆碱、鞣质、甾醇成分可与铅离子形成可溶性络合物而排出体外。

2. 降低血清尿酸水平　能降低高尿酸血症(hyperuricemia, HUA)机体的血清尿酸水平,但对正常机体尿酸水平无影响。

3. 抗移植排斥　金钱草对机体细胞免疫和体液免疫,尤其是细胞免疫有抑制作用,并与CTX合用有协同效应,其作用于胸腺髓质网状上皮细胞,从而使T细胞的发育成熟受到阻碍,并影响B细胞的正常发育。

三、不良反应与安全性评价

临床有对金钱草发生接触性皮炎和过敏反应的个案报道。

四、现代应用

1. 黄疸　常与茵陈、虎杖等合用治疗肝胆疾病引起的黄疸。

2. 胆石症　以单味金钱草汤剂或以金钱草为主的复方如排石汤治疗胆管结石、胆囊结石。

车前子(Cheqianzi, PLANTAGINIS SEMEN)

本品为车前科植物车前 *Plantago asiatic* L. 或平车前 *Plantago depressa* Willd. 的干燥成熟种子。车前子的主要化学成分为车前子多糖(plantain polysaccharide)、毛蕊花糖苷(mullein glycoside)、异毛蕊花糖苷(isomullein glycoside)、车前素(plantain)、京尼平苷酸(geniposide acid)、豆甾醇(stigmasterol)等。车前子,味甘,性寒,归肝、小肠、肺、肾、膀胱经。具有清热利尿,渗湿通淋,明目祛痰的功效。用于热淋涩痛,水肿胀满,暑湿泄泻,目赤胀痛,痰热咳嗽等。

一、与功效有关的药理作用

1. 利尿　车前子利尿作用温和而持久,可增加尿量和尿中 Na^+、K^+ 和 Ca^{2+} 含量,下调肾脏髓质AQP1与AQP2的mRNA表达,进而产生利尿作用。此外,车前子能改善高尿酸血症,减少尿中结石形成。

2. 增强免疫功能　车前子多糖可提高免疫抑制条件下巨噬细胞的吞噬活性,促进淋巴细胞转化，促进树突状细胞(dendritic cell, DC)的分化成熟及靶细胞表型和功能的成熟。

3. 镇咳、祛痰 车前子和车前子苷具有镇咳、祛痰的作用。

二、其他药理作用

1. 调血脂、抗氧化 主要有效成分为车前子挥发油中的芳樟醇，可通过抑制羟甲基戊二酰辅酶A还原酶表达，降低TC、TG水平、调节血脂。车前子还可降低LPO水平，提高SOD活性，减轻脂质代谢紊乱，从而防止高脂血症机体血管内皮细胞损伤。

2. 抗炎 车前子中梓醇、桃叶珊瑚苷和京尼平苷的混合物对COX-2具有抑制作用，其中桃叶珊瑚苷为主要抗炎活性成分。

3. 致泻 车前子多糖具有润肠通便的作用，能缩短便秘机体的首次排黑便时间，提高排便数量，增加粪便含水量及增加小肠推进性蠕动。对正常机体具有缓致泻作用，提高肠道内水分和炭末推进百分率，改善其排便情况。

此外，车前素能降低糖尿病机体的空腹血糖；车前子多糖能延缓葡萄糖的扩散并抑制α-淀粉酶活性；车前子还可抑制前列腺增生、抗动脉粥样硬化和延缓衰老等。

三、中药药动学

车前素口服吸收迅速，约1 h内达到血药浓度峰值，表观分布容积为约19 L/kg，$t_{1/2}$约为9 h，生物利用度达70.1%。

四、现代应用

1. 高血压 车前子为主药的中药复方用于老年性高血压。

2. 痛风 车前子单用水煎服或煎煮代茶饮用于痛风治疗，可降低尿酸水平。

3. 泌尿系统结石 以车前子为主药的中药复方，可以促进泌尿系统结石排出。

第三节 常用方剂

五苓散

五苓散源于张仲景的《伤寒论》，由茯苓，泽泻，猪苓，桂枝，白术炒组成。具有温阳化气，利湿行水的功效。主治阳不化气、水湿内停所致水肿，症见小便不利、水肿腹胀、呕逆泄泻、渴不思饮。

一、与功效相关的药理作用

1. 利尿 与呋塞米相比，五苓散利尿作用缓和，持续时间较长，且不破坏水、电解质平衡。其利尿机制与抑制肾小管对Na^+、Cl^-的重吸收有关。五苓散可增加水肿机体ANP的释放，提高血浆ANP的浓度，促进Na^+和水的排出。五苓散还可增强正常输尿管平滑肌的张力和活动力。

2. 抑制尿路结石生成 五苓散可减少肾脏尿草酸钙含量，抑制草酸钙结晶在肾脏中生成。

3. 保护肾功能 五苓散可改善多柔比星肾病综合征，对多柔比星造成的肾小球滤过膜结构和功能的损害有保护作用，可减少大分子蛋白质漏出，改善多柔比星肾病的肾组织局部的血流动力学，增加肾组织的血液供应。五苓散能拮抗内皮素-1(endothelin-1, ET-1)对系膜细胞刺激增殖作用，缓解细胞外基质增生及抑制肾小球硬化发展。

4. 止泻 五苓散能明显提高结肠组织结肠AQP4 mRNA的表达，增加结肠对肠腔内水分的吸收以达到“利小便以实大便”的效果。

5. 保肝 五苓散可降低高脂血症机体血中TC、TG、LDL-C水平，提高SOD活性。五苓

—•笔记栏•—

散可防止 GSH 耗竭，从而降低乙醇性肝损害。

6. 降血压　五苓散对肾性高血压和自发性高血压有温和降压作用，此作用与五苓散利尿和调节肾素-血管紧张素-醛固酮系统（renin-angiotensin-aldosterone system，RAAS）系统作用有关。

二、不良反应与安全性评价

本方服用过量，可出现头晕、目眩、口淡、食欲减退、胃纳差等不良反应。

三、现代应用

1. 水肿　本方可用于肝硬化腹水、特发性水肿、单纯性下肢水肿、组织器官积液、羊水过多症等。

2. 泌尿系统疾病　对泌尿系统感染、泌尿系统结石（肾结石、输尿管结石、膀胱结石、尿道结石等）具有缓解症状、排除结石的作用。

3. 腹泻　五苓散治疗多种原因导致的腹泻。

此外，五苓散还可用于心衰、妊娠高血压综合征和生殖系统感染、胃肠炎腹泻等辅助治疗。

茵陈蒿汤

茵陈蒿汤源于张仲景的《伤寒论》，由茵陈，山栀，大黄组成。具有清热，泄热，利湿，退黄的功效。主治湿热黄疸，症见身热、面目周身黄如橘色、小便黄赤、大便不畅、胸腹胀闷、口渴、苔黄腻、脉弦滑数者。

一、与功效相关的药理作用

1. 保肝　茵陈蒿汤可抑制急性肝损伤，可改善肝功能，其作用机制在于促进肝细胞再生，降低 LPO 含量，减轻其对肝细胞的氧化损伤。茵陈蒿汤具有抗肝纤维化作用，可降低肝组织 α-SMA 的 mRNA、CD_{68} 及 TNF-α 表达，改善肝组织胶原沉积及降低肝组织羟脯氨酸含量以对抗肝纤维化。

2. 利胆　可降低胆总管括约肌张力，尤其对痉挛状态下的括约肌松弛作用更显著，从而增加胆汁流量，给药后 1 h 达到高峰，至 2.5 h 胆汁流量恢复到给药前水平，同时，胆汁中固体物的排出亦增加。其利胆作用机制包括：① 促进毛细胞管胆汁的形成与排出；② 抑制肝脏疾患时升高的 β-葡萄糖醛酸苷酶活性，从而减少胆红素及有害物质从肠道再吸收，间接促进胆红素排出体外。

3. 降血脂　能降低高脂血症机体血清中 TC、TG、LDL-C 水平。

4. 保护胰腺　对急性胰腺炎的胰腺病变具有保护作用。

5. 解热、抗炎、抗菌　茵陈蒿汤具有解热、抗炎作用。此外，对金黄色葡萄球菌、大肠埃希菌和志贺菌属均有抑制作用。

二、不良反应与安全性评价

服用过量，可出现腹痛、腹泻。

三、现代应用

1. 黄疸　本方用于急性传染性黄疸型肝炎、肝癌术后黄疸、新生儿母乳性黄疸等。

2. 胆囊炎　本方可改善急、慢性胆囊炎症状。

3. 酒精性脂肪肝　本方可缓解酒精性脂肪肝形成与发展

4. 急性胰腺炎　本方用于急性胰腺炎，可改善症状。

【小结】

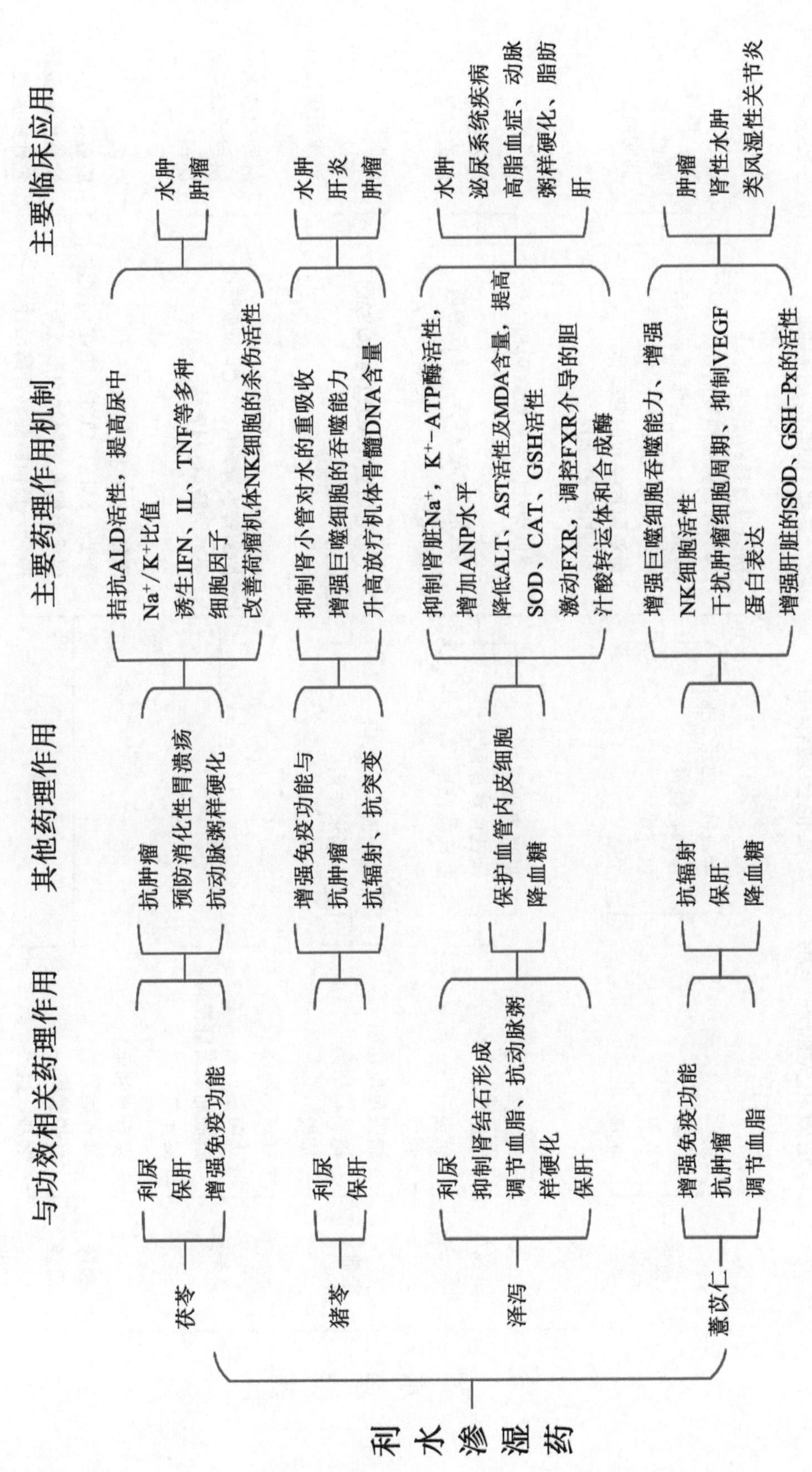
与功效相关药理作用
其他药理作用
主要药理作用机制
主要临床应用
利水渗湿药
茯苓
利尿
保肝
增强免疫功能
抗肿瘤
预防消化性胃溃疡
抗动脉粥样硬化
拮抗ALD活性，提高尿中
Na⁺/K⁺比值
诱生IFN、IL、TNF等多种
细胞因子
改善荷瘤机体NK细胞的杀伤活性
水肿
肿瘤
猪苓
利尿
保肝
增强免疫功能与
抗肿瘤
抗辐射、抗突变
抑制肾小管对水的重吸收
增强巨噬细胞的吞噬能力
升高放疗机体骨髓DNA含量
水肿
肝炎
肿瘤
泽泻
利尿
抑制肾结石形成
调节血脂、抗动脉粥
样硬化
保肝
保护血管内皮细胞
降血糖
抑制肾脏Na⁺，K⁺-ATP酶活性，
增加ANP水平
降低ALT、AST活性及MDA含量，提高
SOD、CAT、GSH活性
激动FXR，调控FXR介导的胆
汁酸转运体和合成酶
水肿
泌尿系统疾病
高脂血症、动脉
粥样硬化、脂肪
肝
薏苡仁
增强免疫功能
抗肿瘤
调节血脂
抗辐射
保肝
降血糖
增强巨噬细胞吞噬能力、增强
NK细胞活性
干扰肿瘤细胞周期、抑制VEGF
蛋白表达
增强肝脏的SOD、GSH-Px的活性
肿瘤
肾性水肿
类风湿性关节炎

—•笔记栏•—

—•笔记栏•—

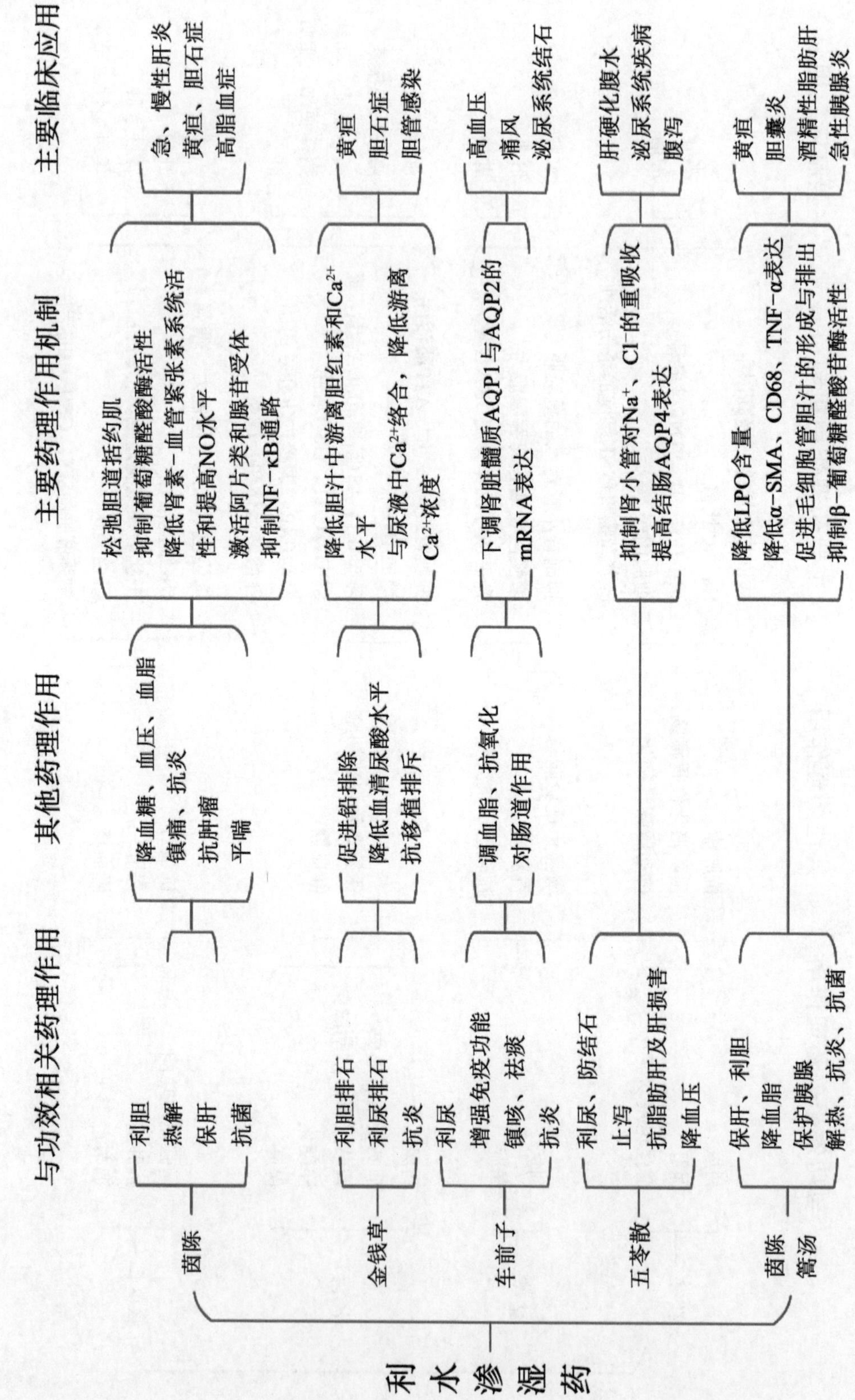
利水渗湿药
与功效相关药理作用
其他药理作用
主要药理作用机制
主要临床应用
茵陈
利胆
热解
保肝
抗菌
降血糖、血压、血脂
镇痛、抗炎
抗肿瘤
平喘
松弛胆道括约肌
抑制葡萄糖醛酸酶活性
降低肾素-血管紧张素系统活性和提高NO水平
激活阿片类和腺苷受体
抑制NF-κB通路
急、慢性肝炎
黄疸、胆石症
高脂血症
金钱草
利胆排石
利尿排石
抗炎
促进铅排除
降低血清尿酸水平
抗移植排斥
降低胆汁中游离胆红素和Ca^{2+}水平
与尿液中Ca^{2+}络合，降低游离Ca^{2+}浓度
黄疸
胆石症
胆管感染
车前子
利尿
增强免疫功能
镇咳、祛痰
抗炎
调血脂、抗氧化
对肠道作用
下调肾脏髓质AQP1与AQP2的mRNA表达
高血压
痛风
泌尿系统结石
五苓散
利尿、防结石
止泻
抗脂肪肝及肝损害
降血压
抑制肾小管对Na^{+}、Cl^{-}的重吸收
提高结肠AQP4表达
肝硬化腹水
泌尿系统疾病
腹泻
茵陈蒿汤
保肝、利胆
降血脂
保护胰腺
解热、抗炎、抗菌
降低LPO含量
降低α-SMA、CD68、TNF-α表达
促进毛细胞管胆汁的形成与排出
抑制β-葡萄糖醛酸苷酶活性
黄疸
胆囊炎
酒精性脂肪肝
急性胰腺炎

第十四章　温 里 药

第一节　概　　述

—·笔记栏·—

第十四章授课视频及习题

凡以温里祛寒为主要功效，主治里寒证的药物，称为温里药。本类药物性温热，多辛味，主入脾、胃、肝、心、肾经。温里药具有辛散温通、散寒止痛、补火助阳等功效。常用的温里药有附子、肉桂、干姜、吴茱萸、丁香、花椒等；常用方有四逆汤、吴茱萸汤、参附汤、理中汤、小建中汤等。

一、对主治病证的认识

温里药主要用于多种里寒证。里寒证常见两方面病证：一是寒邪入里，脾胃阳气受损导致的脾胃受寒或脾胃虚寒证。脾主运化水谷，脾阳受损，脾失健运则水谷不消，临床以脘腹冷痛、呕吐泄泻为主要表现，与西医学消化道疾病表现的症状相似；二是心肾阳虚，寒从内生，临床以心悸怔忡、腰膝冷痛、畏寒肢冷、夜尿频多为主要表现，甚或出现呼吸微弱、四肢厥冷、脉微欲绝等"亡阳证"，与西医学慢性心功能不全、休克表现的症状相似。此外，寒邪也可侵犯肌肉、骨节、经络，临床以风寒湿痹痛、头痛为主要表现，与西医学风湿性关节炎、神经痛、腰腿痛等表现的症状相似。

因里寒证有轻重缓急、所伤之处之不同，故温里药常分三类，第一类以温中祛寒为主，常用药有干姜、吴茱萸、花椒、生姜等，常用方有理中汤、吴茱萸汤、小建中汤等；第二类以回阳救逆为主，常用药有附子、干姜、肉桂等，常用方有四逆汤、参附汤、回阳救急汤等；第三类以温经散寒为主，常用药有吴茱萸、肉桂、生姜等，常用方有当归四逆汤等。

二、主要研究模型与方法

温里药的研究方法主要针对各种寒证和厥脱证的动物模型而设计，研究方法包括心血管系统研究方法、消化系统研究方法、能量代谢研究方法等。

1. 主要研究模型

（1）寒证模型：寒证动物模型研究在造模动物、造模材料、造模方法等方面有诸多差别，目前常用的制备方法有以下几种。

1）用寒性药物复制寒证动物模型：根据中医阴盛则寒、阳虚生寒的理论，选用苦寒药，如知母、石膏、龙胆草、黄柏复方等长期喂食大鼠（约 3 周），制备虚寒证的大鼠模型。

2）采用环境改变制备寒凝血瘀证模型：将家兔后肢低温冷冻，局部冻伤引起发绀、水肿等症状，制备寒凝血瘀证动物模型；或者将大鼠装在透风的不锈钢丝笼内饲养，电扇低速吹风，使之处于 5~6 级风力和（5±2）℃室温、湿度不变的实验室风寒环境中复制寒凝血瘀模型：前期（6 天）动物出现恶风寒、打喷嚏、流涕、体温升高等明显的风寒表证；后期（14 天）出现畏寒喜暖、蜷缩少动、耳部唇周黯红、耳郭肿大等症状。后者符合寒凝血瘀证，被认为采用上述方法造成的"风寒表证"和"寒凝血瘀证"动物模型，其病因、病机与临床较为接近。

3）采用激素、化学药物及手术方法复制阳虚动物模型：大剂量外源性糖皮质激素可致实验动物的消耗现象，出现一系列类似中医"阳虚"的虚弱症状。常用动物主要为大鼠和小鼠，也可用豚鼠、家兔。造模药物主要为醋酸可的松、醋酸氢化可的松、皮质酮及地塞米松等。

（2）厥脱证模型：厥脱证是指邪毒内陷，或内伤阳气，或亡津失血所致的气血逆乱、正气耗脱的一类病证。厥脱不同于单纯的厥证或脱证，是由厥至脱、厥脱并见的临床综合病症，以手足

—•笔记栏•—

厥冷、大汗淋漓、脉微欲绝、神智烦躁、淡漠或昏迷为主要临床表现。大体相当于各种原因引起的休克(如感染性休克、失血性休克、心源性休克、创伤性休克、过敏性休克等)。

1)感染性休克动物模型：常用实验动物有小鼠、大鼠、兔、猫和犬等,感染细菌或注射内毒素后,动物均可发生感染性休克。

2)失血性休克动物模型：采用动脉急性放血的方法,动物急性失血达到总血量的15%~20%时,血压降至40 mmHg,发生低血容量,此时即使完全回输流出的血液,动物仍然出现休克和死亡。

3)心源性休克动物模型：由心肌受损引起心排出量急剧减少,可引起心源性休克。损伤主要用各种手段造成心肌缺血,如结扎冠状动脉的主要分支,造成心肌缺血性梗死;将塑料微球注入冠状动脉内,造成冠状动脉广泛性栓塞;在心导管内附上不锈钢电极,插入冠状动脉,通以弱电,造成冠状动脉血栓及心肌缺血性栓塞等。

4)创伤性休克动物模型：可采用多种创伤方式刺激动物至休克。如用止血带造成动物肢体缺血;反复锤击动物腿部肌肉;用木板及老虎钳持续挤压动物大腿;牵扯肠袢;损伤胸腔器官等引起创伤性休克。

2. 主要研究方法

(1)心血管系统实验方法：温里药对心血管系统作用的研究方法,包括心脏、血管实验和微循环实验等,涉及的动物模型有心肌缺血模型、心律失常模型、心衰模型和休克模型,这些可用来直接观察和分析药物作用,还可通过物理、化学、生物化学及分子生物学等方法进行药物的作用部位、作用机制研究。

(2)消化系统实验方法

1)胃肠运动实验法：常用小鼠、大鼠、家兔、豚鼠等动物。可分为在体和离体胃肠道平滑肌实验两种方式。

2)抗溃疡实验法：根据成因不同,实验性溃疡主要分为幽门结扎型溃疡、应激性溃疡、损伤型溃疡、药物诱发型溃疡。常用动物为大鼠,一般在立体显微镜下测量溃疡面积,并计算溃疡指数,表示溃疡程度同时测量消化液的量和消化酶的活性,观察胃黏膜的病理改变,检测相关的基因和蛋白质的变化。

3)呕吐模型实验法：雪貂是理想的呕吐模型动物,被公认为其呕吐过程与人类最相似。中枢性催吐剂阿扑吗啡、细胞毒类抗癌药顺铂、硫酸铜等经典的催吐剂及放射线均可使其发生呕吐。一般认为钱鼠是最小的用于呕吐模型的哺乳动物。用顺铂诱导家鸽产生呕吐是目前国内常用的呕吐模型。

(3)能量代谢研究法：能量代谢可以从体征、微循环、能量物质消耗、能量代谢相关基因和蛋白表达、线粒体活性等方面进行观察。

三、主要药理作用

1. 强心　温里药一般具有不同程度的正性肌力、正性频率和正性传导作用。如附子、干姜、肉桂、吴茱萸、四逆汤及参附注射液等均有强心作用,可使心肌收缩力增强,心输出量增加。附子、吴茱萸、花椒、高良姜、丁香等均含有消旋去甲乌药碱,该成分具有β受体部分激动剂的作用,是温里药强心的共性有效成分;肉桂的强心作用与其促进交感神经末梢释放儿茶酚胺有关;干姜的醇提液有直接兴奋心肌作用。

2. 抗心律失常　附子对维拉帕米所致小鼠缓慢型心律失常具有改善房室传导、恢复正常窦性心律的作用;对甲醛所致家兔窦房结功能低下也有一定改善作用。干姜、肉桂、荜澄茄、荜茇也有加快心率的作用,但吴茱萸提取物则能减慢心率。

3. 扩张血管、改善血液循环　附子、肉桂、吴茱萸、荜澄茄、荜茇等能扩张冠脉,增加冠脉血流量,改善心肌供血。附子、肉桂、干姜等可扩张脑血管,增加脑血流量,改善脑循环。胡椒、干姜、肉桂等所含的挥发油或辛辣成分可使体表血管、内脏血管扩张,改善循环,使全身产生温热感。温里药能“助阳”“散寒”，治疗四肢厥逆（冷），主要与其改善循环的作用有关。

4. 抗休克　附子、肉桂、干姜及复方四逆汤、参附汤等均能提高失血性、内毒素性、心源性及肠系膜上动脉夹闭性等休克模型动物动脉压，延长实验动物存活时间和提高存活百分率，对单纯缺氧性、血管栓塞性休克等亦有明显的防治作用。温里药抗休克的作用机制主要与其强心、扩张血管、改善微循环有关。

5. 调节胃肠运动　温里药大多具有增强胃肠运动、健胃祛风的作用。干姜、肉桂、吴茱萸、丁香、胡椒、荜澄茄等性味辛热，含有挥发油，对胃肠道具有温和的刺激作用，能使肠管兴奋，增强胃肠张力，促进蠕动，排出胃肠积气。另外，附子、丁香、小茴香等能抑制小鼠的胃排空，吴茱萸、干姜、肉桂能缓解胃肠痉挛性收缩。

6. 促进消化　干姜的芳香和辛辣成分能直接刺激口腔和胃黏膜，改善局部血液循环，使胃液分泌增加，胃蛋白酶活性和唾液淀粉酶活性增强，有助于提高食欲和促进消化吸收。丁香、高良姜、草豆蔻可增加胃酸排出量，提高胃蛋白酶活性。

7. 利胆、止吐、抗胃溃疡　干姜、肉桂、高良姜等能促进胆汁分泌。干姜、吴茱萸、丁香有止吐作用。附子、干姜、肉桂、吴茱萸、花椒、小茴香、丁香等有抗胃溃疡的作用。

8. 调节肾上腺皮质系统功能　附子、肉桂、干姜对垂体-肾上腺皮质系统有兴奋作用，可使肾上腺中维生素 C、Ch 含量降低，促进肾上腺皮质激素的合成，发挥抗炎作用。附子、肉桂均可使阴虚动物模型的阴虚证进一步恶化，使阳虚动物模型的阳虚证得到改善。

9. 调节神经系统功能　附子、肉桂、吴茱萸、小茴香等有镇静作用。附子、干姜、肉桂、吴茱萸、花椒、小茴香、丁香、高良姜等有不同程度的镇痛作用。附子、乌头、花椒有局部及黏膜麻醉作用。附子、干姜、肉桂、四逆汤能兴奋交感神经，使产热增加，发挥祛寒作用。

10. 抗炎、镇痛　附子、干姜、肉桂、吴茱萸等温里药有散寒止痛作用。

综上所述，与温里药温中祛寒、回阳救逆、温经散寒功效相关的药理作用为强心、抗心律失常、扩张血管、改善循环、抗休克、促进胃肠运动、促进消化、止吐、抗胃溃疡、镇痛和抗炎等作用。主要物质基础有去甲乌药碱、乌头碱、姜烯、姜酚、桂皮醛、桂皮酸等。

常用温里药的主要药理作用见表 14-1。

表 14-1　常用温里药的主要药理作用

药物	强心	扩张血管	抗休克	健胃	止吐	抗炎	镇静	镇痛	交感兴奋	其他作用
附子	+	+	+	+		+	+	+	+	增强免疫功能、局麻、抗血栓、抗寒冷
干姜	+	+		+	+	+	+	+	+	镇吐、抗菌、增强免疫功能、抗血栓
肉桂		+		+	+	+	+	+	+	抗菌、抗缺氧、抗血栓
吴茱萸		+		+	+	+	+	+	+	抗菌、镇吐、止泻、抗血栓
丁香				+	+					抗菌、驱虫、兴奋子宫
胡椒		+		+	+			+		升压、全身温热感
小茴香				+	+					增强胃肠运动、抗胃溃疡
荜澄茄				+	+		+	+		抗过敏、抗菌

第二节　常用中药

附子（Fuzi，ACONITI LATERALIS RADIX PRAEPARATA）

附子为毛茛科植物乌头 *Aconitum carmichaelii* Debx. 的子根加工品。附子主要含多种生物碱、

—•笔记栏•—

附子多糖等,其中主要成分有双酯型生物碱,如乌头碱(aconitine)、新乌头碱(mesaconitine)、次乌头碱(hypaconitine)等。此外,还含有消旋去甲乌药碱(Dl-denethyl-coclaurine, Dl-higenamine)、氯化甲基多巴胺(coryneine chlorode)、去甲猪毛菜碱(salsolinol)等。附子,味辛、甘,性大热,有毒,归心、肾、脾经。具有回阳救逆、补火助阳、散寒止痛的功效。主治亡阳虚脱,肢冷脉微,心阳不足,胸痹心痛,虚寒吐泻,脘腹冷痛,肾阳虚衰,阳痿宫冷,阴寒水肿,阳虚外感,寒湿痹痛等。

一、与功效相关的药理作用

1. 强心　附子对离体和在体心脏、正常及衰竭心脏均具有强心作用,能增强心肌收缩力,加快心率,增加心输出量,增加心肌耗氧量。去甲乌药碱(demethuyl coclaurine, DMC)是附子强心的主要成分,氯化甲基多巴胺、去甲猪毛菜碱、附子苷等也有强心作用。研究表明,DMC 的强心作用可被 β 受体拮抗剂普萘洛尔所拮抗,对 β 受体的亲和力与异丙肾上腺素相似,但内在活性较弱。故认为 DMC 是 β 受体部分激动剂,其强心作用与激动 β 受体有关。DMC 正性肌力作用显著,在浓度降低至 10^{-9} g/mL 时,对蟾蜍离体心脏仍有强心作用;在 $1\times10^{-9}\sim5\times10^{-8}$ g/mL 范围内,可使心收缩幅度增加 22%~98%,心排出量增加 15%~80%。DMC 可使衰竭心脏收缩幅度恢复正常,也可使培养的心肌细胞搏动频率及振幅增强。去甲猪毛菜碱也能兴奋心脏,加快心率,对 α 受体和 β 受体都有激动作用,但对 α 受体的激动作用较弱。氯化甲基多巴胺亦有强心作用,其作用与兴奋神经节或节前纤维有关。

2. 扩张血管调节、血压　附子有扩张血管,增加血流,改善血液循环的作用。附子注射液或 DMC 静脉注射有明显扩张血管的作用,均可使麻醉犬心排出量、冠状动脉血流量、脑血流量及股动脉血流量明显增加,血管阻力降低,此作用可被普萘洛尔拮抗。附子对血压的影响既有升压又有降压作用,与其所含成分有关。DMC 是降压有效成分,具有兴奋 β 受体及阻断 α 受体的双重作用。氯化甲基多巴胺为 α 受体激动剂,去甲猪毛菜碱对 β 受体和 α 受体均有兴奋作用,二者是升压作用有效成分。

3. 抗休克　附子能提高失血性、内毒素性、心源性及肠系膜上动脉夹闭性休克等模型动物的平均动脉压,延长其存活时间及存活百分率。对内毒素性休克犬能明显改善其脉搏输出量、心输出量和心脏指数。对缺氧性、血栓闭塞性休克等亦有明显保护作用。抗休克的有效成分除与其强心的有效成分 DMC 相关外,去甲猪毛菜碱对 β 受体和 α 受体均有兴奋作用,能兴奋心脏,加快心率,收缩血管,升高血压。氯化甲基多巴胺为 α 受体激动剂,亦有强心、升压作用。可见,附子的抗休克作用与其强心、收缩血管、升高血压、扩张血管和改善循环等作用有关。

4. 抗心律失常　附子有显著的抗缓慢型心律失常作用。DMC 对维拉帕米所致小鼠缓慢型心律失常有明显防治作用,能改善房室传导,加快心率,恢复窦性心律;对甲醛所致家兔窦房结功能低下有一定的治疗作用,使窦房结与房室结功能趋于正常,S-T 段及 T 波恢复正常。附子抗缓慢型心律失常作用主要与 DMC 兴奋 β 受体有关。此外,附子也具有抗快速型心律失常的作用。附子正丁醇、乙醇及水提物均对氯仿所致小鼠室颤有预防作用。附子水溶性部位可对抗乌头碱、垂体后叶素所致大鼠心律失常。说明附子对心肌电生理有不同影响,可能与所含不同成分有关。

5. 抗心肌缺血　附子注射液静脉注射,能显著对抗垂体后叶素所引起的大鼠急性实验性心肌缺血,对心电图 S-T 段升高有抑制作用。DMC 具有扩张冠状动脉和增加心肌营养性血流量的作用,附子抗心肌缺血作用可能与增加心肌血氧供应有关。

6. 抗炎、镇痛　附子可用于治疗风湿性关节炎、肠炎、前列腺炎等症,抗炎、镇痛效果明显。附子煎剂对巴豆油所致小鼠耳郭炎症,以及甲醛、蛋清、组胺、角叉菜胶等所致大鼠足跖肿胀均有显著抑制作用,其抗炎有效成分为乌头碱、次乌头碱、中乌头碱。附子抗炎作用主要与兴奋下丘脑-垂体-肾上腺皮质系统有关。但是动物切除双侧肾上腺后,附子仍有抗炎作用,因此附子的抗炎作用可能是通过多途径实现的。附子水煎醇沉液对热刺激所致小鼠疼痛有显著的镇痛作用,其镇痛作用的有效成分是乌头碱。生附子及乌头碱能抑制醋酸所致的小鼠扭体反应。

7. 耐缺氧　附子注射液腹腔注射能显著提高小鼠对常压缺氧的耐受能力,延长小鼠在缺氧条件下的存活时间,提示其对心、脑有保护作用。

8. 抗寒冷　附子冷浸液和水煎液均能抑制寒冷引起的鸡和大鼠的体温下降,延长生存时间,减少死亡数。附子可以治疗小鼠因遇寒导致的腹泻,能明显延长脾阳虚小鼠在寒冷环境下的存活率。此作用与附子强心、扩张血管、增加血流量等作用有关。

二、其他药理作用

1. 抗肿瘤　附子提取物影响细胞凋亡,并与 CTX 有协同增效抗肿瘤效果。附子粗多糖和酸性多糖均能显著抑制 S180 和 H22 荷瘤小鼠的肿瘤生长,使小鼠脾脏的质量增加,增强荷瘤小鼠的淋巴细胞转化能力和 NK 细胞活性,提高抑癌基因 *p53* 和 *Fas* 的表达及肿瘤细胞凋亡率,增强机体细胞免疫力。

2. 降胆固醇　附子多糖能有效降低血液中 Ch 含量,其机制可能与附子多糖上调大鼠肝脏 LDL－R 的基因、蛋白表达及受体活性有关。

3. 增强免疫功能　附子水煎液能促进小鼠脾淋巴细胞分泌 IL－2,明显增加豚鼠 T 细胞玫瑰花环形成率和家兔 T 细胞转化率。附子注射液可增加小鼠补体含量。附子水煎液附子水溶性提取物还能提高阳虚小鼠脾细胞产生抗体的能力,提示附子对非特异性及特异性免疫均有促进作用。

三、中药药动学

附子总生物碱中乌头碱、新乌头碱、次乌头碱等双酯型生物碱微溶于水,易从黏膜吸收,在消化道及皮肤破损处易于吸收。大鼠食道吸收能力明显强于胃,在空肠、回肠、结肠段的吸收率与药物浓度无关,主要吸收部位在空肠、回肠。在大鼠小肠内的吸收属于一级吸收动力学过程,其 $t_{1/2}$ 分别为 7.01、9.51、9.13 h。该类生物碱在大鼠心、肝、脾、肺、肾等组织分布快而广泛。主要由唾液和尿液中排出,其中乌头碱、新乌头碱排泄较快,而次乌头碱排泄相对较慢。乌头碱发生中毒的时间较快,且无蓄积作用。

四、不良反应与安全性评价

生附子大毒,附子主要毒性成分为双酯型生物碱。常见的中毒症状主要以神经系统、循环系统和消化系统表现为主,常见恶心、呕吐、腹痛、腹泻、头昏眼花,口舌、四肢及全身发麻、畏寒等症状;严重者可出现躁动、瞳孔散大、视觉模糊、呼吸困难、手足抽搐、大小便失禁、体温及血压下降等症状。

五、现代应用

1. 心衰、休克　附子可广泛用于慢性心衰、缓慢型心律失常和休克等的治疗。含有附子的四逆汤、参附汤、回阳救急汤等方剂及参附注射液、参附强心丸等中药制剂可根据临床实际加以选用。

2. 消化系统疾病　附子可用于治疗胃炎、胃溃疡、慢性结肠炎、肠应激综合征等属于脾胃阳虚或脾肾阳虚的消化系统疾病,常与白术、干姜等配伍成复方,如附子理中丸、附子粳米汤等,具有缓解脘腹冷痛、大便溏泻等症状的作用。

3. 疼痛性疾病　附子常与麻黄、桂枝、白术、甘草等配伍成复方,用于治疗头痛、风湿性关节炎、类风湿性关节炎、神经痛、颈肩腰腿痛等属寒湿者,如麻黄附子细辛汤、桂枝附子汤、甘草附子汤等。

—•笔记栏•—

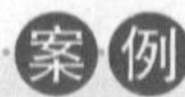

附子，辛温大热，回阳救逆，补火助阳，散寒止痛，为“回阳救逆第一品药”。附子多糖(fuzi-polysaccharides, FPS)是来源于中药附子的活性成分，是一种多糖化合物，无明显毒性。诸多研究表明，FPS具有良好的血管保护作用，其相关作用机制涉及保护线粒体、抑制内质网应激及提高自噬活性等。上述途径与整形手外科临床工作中的一大难题——深低温冷冻保存血管所涉及的相关细胞学、分子生物学机制有相通之处。从我国传统医学的观点来看，深低温保存温度为-196℃，具有阴寒之环境，根据中医“阴阳”辩证关系，性大热的附子有可能对抗深低温之寒冷。基于上述理论和FPS对血管保护作用，可将FPS引入血管的深低温保存研究中，并从多层次探讨FPS对深低温冻存血管内皮细胞而致自噬、线粒体功能变化和凋亡的影响，以期扩大FPS在临床的应用范围。

问题：

1. 附子多糖发挥血管保护作用的机制是什么？
2. 附子多糖能否试用于血管深低温保存的研究中？有何理论根据？

肉桂(Rougui, CINNAMOMI CORTEX)

肉桂为樟科植物肉桂 *Cinnamomum cassia* Presl 的干燥树皮。肉桂主要含挥发油，含量为1%~2%，其主要成分有桂皮醛(cinnamic aldehyde，约占85%)、桂皮酸(cinnamic acid)、乙酸桂皮酯(cinnamylacetate)、桂二萜醇(cinnzeylanol)、乙酰桂二萜醇(cinnzeylanine)等，尚含有多糖(polysaccharide)、肉桂苷(cassioside)和香豆素(coumarin)等。肉桂，味辛、甘，性大热，归脾、肾、心、肝经。具有补火助阳，引火归原，散寒止痛，温通经脉等功效。主治阳痿宫冷，腰膝冷痛，肾虚作喘，虚阳上浮，眩晕目赤，心腹冷痛，虚寒吐泻，寒疝腹痛，痛经闭经等。

一、与功效相关的药理作用

1. 强心　肉桂中桂皮醛能增强豚鼠离体心脏的收缩力，增加心率；肉桂的强心作用主要与其促进交感神经末梢释放儿茶酚胺有关。

2. 降血压　肉桂、桂皮醛、桂皮酸钠等对动物外周血管有扩张作用，可使冠脉和脑血流量明显增加，血管阻力下降，血压降低；肉桂对肾上腺再生高血压大鼠，可使血压明显下降。

3. 调节内分泌功能　肉桂能使幼年小鼠胸腺萎缩，导致肾上腺中维生素C含量下降，且使阳虚模型小鼠肾上腺中Ch含量降低，提示肉桂对肾上腺皮质功能有明显的促进作用。肉桂水煎液具有改善性功能的作用，能提高血浆睾酮水平和降低血浆T_3水平。

4. 调节胃肠运动　肉桂水煎液可抑制大鼠和小鼠的小肠蠕动；桂皮油可促进兔肠蠕动，使消化液分泌增加，缓解胃肠痉挛性疼痛。

5. 抗胃溃疡　肉桂水提物、乙醚提取物和肉桂苷对大鼠应激性胃溃疡及吲哚美辛、氢氧化钠、醋酸、5-HT等所致的胃溃疡均有抑制作用；肉桂水提物腹腔注射能抑制大鼠胃液分泌和胃蛋白酶活性，增加胃黏膜氨基己糖的含量，促进胃黏膜血流量，改善微循环，有助于抑制溃疡的形成。肉桂抗溃疡活性成分主要为肉桂苷、桂皮苷、3,4,5-三羟基苯酚-*B*-*D*-杨芫荽糖(1-6)-*B*-*D*-吡喃葡糖苷及3-(-2羟基苯基)丙酸及其苷类成分。

6. 抗炎　肉桂提取物对角叉莱胶致大鼠足肿胀、二甲苯致小鼠耳肿胀和棉球致大鼠肉芽组织增生均有显著抑制作用。其活性成分肉桂醛主要通过抑制NO的生成而发挥抗炎作用；反式肉桂醛也将有望成为未来的新型NO抑制剂。

7. 镇痛　肉桂水煎液能减少醋酸引起的小鼠扭体次数，同时对热刺激、化学刺激及压尾刺激引起的疼痛均有抑制作用。

8. 抗血小板聚集、抗凝血　肉桂提取物、桂皮醛在体外对 ADP 诱导的大鼠血小板聚集有抑制作用。肉桂水煎剂及水溶性甲醇部分在体外还能延长大鼠血浆复钙时间,具有抗凝血作用。

二、其他药理作用

1. 镇静、抗惊厥　桂皮醛使动物自发活动减少,延长环己巴比妥钠的麻醉时间,可对抗苯丙胺引起的动物活动过多;桂皮醛还可延缓士的宁引起的强直性惊厥及其诱发死亡的时间。

2. 延缓衰老　肉桂水煎液能提高老龄大鼠血清 T－AOC、红细胞 SOD 活性,降低脑脂褐素和肝脏 MDA 含量,起延缓衰老作用。

3. 抗菌　肉桂醛对 22 种 31 株条件致病性真菌具有抗菌作用,具有抗菌谱广、毒性低的特点。桂皮煎剂及桂皮的醇、醚浸液对红色毛癣菌、白念珠菌等多种致病性皮肤真菌亦有明显的抑制和杀灭作用;桂皮油对革兰氏阳性菌也有抑制作用;肉桂醇提物能明显抑制突变链球菌细胞黏附在玻璃表面,提示有预防龋齿的作用。

4. 改善糖代谢　肉桂提取物对大鼠肠 α-葡萄糖苷酶呈现剂量依赖性的抑制作用,可缓解餐后血糖升高;肉桂正丁醇提取物抑制 α-葡萄糖苷酶活性最高,且肉桂其他溶剂提取物也显示出一定的抑制活性;肉桂多酚能明显促进胰岛素抵抗的 HepG2 细胞对葡萄糖的消耗,提高细胞对胰岛素的敏感性;肉桂醛能降低 db/db 小鼠(2 型糖尿病小鼠)血糖,其作用机制是通过提高胰腺组织抗氧化酶活性,减少胰腺细胞线粒体 ROS 等自由基的产生,从而保护线粒体功能和胰腺细胞。

5. 抗肿瘤　肉桂醛可促进肝癌 HepG2 细胞和人黑素瘤 A375 细胞凋亡,抑制人肺癌 A549 细胞增殖,上调宫颈癌 HeLa 细胞 p21 蛋白表达、下调 CDK4 蛋白表达,从而促进 HeLa 细胞凋亡;肉桂酸可抑制 A549 细胞增殖和促进细胞分化,抑制胃腺癌 MGC－803 细胞生长,抑制端粒酶活性,并可降低细胞集落形成率;肉桂中的 2′-羟基肉桂醛和 2′-苯甲酸基肉桂醛(HCA 和 BCA)在体外实验中对 29 种人肿瘤细胞呈现细胞毒作用,对 A549、NCI－H522、Caki－I 和结肠癌细胞作用较强,均能抑制先天无胸腺小鼠接种 SW－620 异种移植后的肿瘤生长。

此外,肉桂还有调节免疫功能、松弛支气管平滑肌、抗缺氧、抗心律失常等作用。

三、中药药动学

桂皮醛给大鼠灌服后,首先分布在大鼠的胃肠道、肾脏和肝脏,给药 24 h 后主要分布在脂肪、肝脏和胃肠道。桂皮醛主要代谢途径是通过 β 氧化作用降解为苯甲酸,在尿中主要以马尿酸的形式排泄,伴有极少量苯甲酸和桂皮酸。多次给药后,苯甲酸是尿中主要的排泄物。桂皮酸在小鼠体内过程符合二室模型,吸收、分布、消除均较快,血药浓度达峰时间短,绝对生物利用度较高。主要参数: T_{max} 为 0.16 h,生物利用度为 96%, $t_{1/2\alpha}$ 为 0.41 h; $t_{1/2\beta}$ 为 0.87 h。

四、不良反应与安全性评价

研究发现,肉桂中的肉桂酸在接触皮肤及黏膜组织后会发生接触性皮炎、口周皮炎、口腔炎、龈炎等。肉桂挥发油的 LD_{50} 为 5.04 g/kg(相当于 236.53 g/kg)。

五、现代应用

1. 消化系统疾病　肉桂常与人参、白术、干姜、附子、诃子、吴茱萸等配伍成复方,可用于治疗慢性腹泻、慢性结肠炎、肠易激综合征等属于脾胃阳虚者,如桂附理中丸、真人养脏汤、四神丸等可根据临床实际加以选用。

2. 心血管系统疾病　肉桂常与附子、干姜、人参等配伍成复方,可治疗冠心病、心绞痛、慢

—•笔记栏•—

性心衰等属于阳虚者,如桂附丸、舒冠滴丸(肉桂、人参)等可根据临床实际加以选用。

3. 生殖系统疾病　肉桂常与附子、熟地黄、山茱萸、人参等配伍成复方,可治疗男子阳痿、性冷淡、女子宫寒不孕等属于阳虚者,如肾气丸、右归饮等;肉桂与当归、川芎、小茴香等配伍成复方,可治疗女子痛经闭经、盆腔炎等属于阳虚寒湿者,如少腹逐瘀汤等。

此外,肉桂常与其他中药配伍,可用于治疗慢性支气管炎、支气管哮喘、风湿性及类风湿性脊椎炎、腰肌劳损、面神经麻痹等阳虚寒湿者。

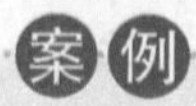

中药肉桂具有很好的抗菌、抗炎作用,且具有多靶点双向调节等优势。肉桂对临床菌株如大肠埃希菌、耐甲氧西林金黄色葡萄球菌、肺炎克雷伯菌、铜绿假单胞菌、绿脓杆菌等均具有抗炎活性。肉桂醛的抑菌机制:① 扫描电镜图显示,肉桂醛破坏菌体细胞的形态,细胞表面褶皱,胞体扭曲,凹陷;② 肉桂醛影响菌体胞膜的通透性,小分子物质泄漏,离子稳态瓦解;③ 由于肉桂醛的作用,胞膜完整性遭到破坏,大量核酸、蛋白质释放,菌体生长繁殖受阻;④ 肉桂醛降低菌体细胞膜电位,影响细菌的新陈代谢活性,最终导致其死亡。肉桂精油在体外对食物中毒菌表现出抗微生物活性,在食物和化妆品中能替代化学防腐剂。随着抗生素耐药患者不断增多,开发新型的、不良反应小且经济的治疗药物具有积极的作用。有望将肉桂的抑菌作用进行深入研究以期应用于临床。

问题:

肉桂醛抑菌的作用机制是什么?

干姜(Ganjiang, ZINGIBERIS RHIZOMA)

干姜为姜科植物姜 *Zingiber oficinale* Rosc. 的干燥根茎。干姜主要含挥发油和姜辣素。挥发油主要成分为姜烯(zingiberene),占33.9%,还有姜醇(zingiberol)、姜烯酮(gingerenone)等;姜辣素主要成分为姜酚(gingerol),还有姜烯酚(shogaol)、姜酮(zingiberone)等。干姜,味辛,性热,归脾、胃、肾、心、肺经。具有温中散寒,回阳通脉,燥湿消痰的功效。主治脘腹冷痛,呕吐泄泻,肢冷脉微,痰饮喘咳等。

一、与功效相关的药理作用

1. 调节胃肠平滑肌运动　干姜对胃肠平滑肌运动的影响与干姜的成分及平滑肌机能状态有关。干姜挥发油对消化道有轻度刺激作用,可使肠张力、节律及蠕动增强;姜辣素的主要成分姜酚可通过激动 M 受体、H_1 受体而发挥收缩肠管效应;干姜醇提物对阿托品、多巴胺引起的胃排空减慢有明显促进作用;而挥发油能竞争性拮抗 ACh、组胺致离体回肠的收缩;干姜石油醚提取物、水提物能分别对抗蓖麻油、番泻叶引起的腹泻,但都不影响小鼠胃肠蠕动。

2. 抗胃溃疡　干姜有保护胃黏膜和抗溃疡的作用。干姜水煎液给大鼠灌服,对应激性溃疡、醋酸诱发胃溃疡、幽门结扎性胃溃疡均有明显抑制作用。干姜石油醚提取物能对抗水浸应激性、吲哚美辛加乙醇性、盐酸性和结扎幽门性胃溃疡的形成。干姜有抑制 TXA_2 合成和促进 PGI_2 合成的作用,而 TXA_2 和 PGI_2 分别对胃黏膜起损伤和保护作用。

3. 止吐　姜酮及姜烯酮的混合物是干姜镇吐的有效成分。干姜对硫酸铜所致犬的呕吐有抑制作用,但对家鸽由洋地黄、犬由阿扑吗啡诱发的呕吐无抑制作用,提示干姜的止吐作用是末梢性的。

4. 抗炎　干姜水提物和醚提物,均能抑制二甲苯引起的小鼠耳肿胀,可拮抗角叉菜胶引起的大鼠足跖肿胀，其中干姜醚提物作用持续时间更长。姜烯酮能明显抑制组胺和醋酸所致小鼠毛细血管通透性增加，抑制肉芽增生，减轻幼年大鼠胸腺重量，并使肾上腺重量增加。给大鼠灌服干姜水提物、干姜挥发油或干姜酚酸性部位，也能显著降低肾上腺中维生素 C 的含量，说明干姜的抗炎作用可能通过促进肾上腺皮质的功能而产生。

5. 镇痛　给小鼠灌胃干姜醚提物或水提物，均能使乙酸引起的小鼠扭体反应次数减少，且呈量效关系；还能延长小鼠热刺激反应潜伏期。干姜挥发油也具有明显的镇痛作用。

6. 强心　干姜水煎液通过增强心肌收缩力、提高左心室舒张功能、升高左心室内压、加快心率等作用，达到改善心衰大鼠心功能、缓解心肌缺血缺氧状态的功效。干姜醇提物对麻醉猫有直接兴奋心脏作用，能增强心肌收缩力。干姜甲醇提取物可使离体豚鼠心房自主运动增强。姜酚和姜烯酮是干姜强心的有效成分。姜酚给犬静脉注射，可使心肌收缩力增强，心率加快。

7. 扩张血管、调节血压　干姜挥发油和姜辣素有扩张血管作用。姜酚能使血管扩张，促进血液循环。姜烯酮能抑制 NA 对肠系膜静脉的收缩作用。姜烯酚静脉注射可使大鼠血压出现一过性降低后上升，随后又持续下降的三相性变化。

8. 抑制血小板聚集、抗血栓　干姜水提物对 ADP、胶原酶诱导的血小板聚集有明显的抑制作用，能延迟实验性血栓形成，姜烯酮还对家兔血小板 COX 活性和人 TXA_2 的生成有抑制作用。干姜挥发油亦具有抗血栓形成作用，并能明显延长白陶土部分凝血活酶时间。

二、其他药理作用

1. 抗应激反应　干姜能增强游泳小鼠的抗疲劳能力，延长常压缺氧小鼠的存活时间，提高低温及高温环境下小鼠的存活率，提高机体对外界的反应能力。

2. 抗氧化　干姜能抑制家兔脑组织的 MDA 的生成，并能提高脑组织中 SOD 的活性和 Na^+，K^+-ATP 酶的活性，清除体内自由基所造成的神经细胞膜的脂质过氧化损伤，减轻脑水肿。

3. 镇静　干姜醇提物及挥发油可抑制实验动物的自主活动，明显延长环己巴比妥诱发的睡眠时间，对抗戊四氮引起的兴奋。干姜醇提物还可使兔皮层脑电图由低幅快波变为高幅慢波，表明其可加强皮层抑制过程。

此外，干姜具有抗病原微生物、解热、利胆、保肝、抗过敏、镇咳和促进免疫功能等作用。

三、中药药动学

6-姜酚吸收入血速度较快，部分通过肝脏迅速消除而与肾脏排泄无关。药-时曲线符合二室开放模型，血浆蛋白结合率较高（90%以上），葡萄糖醛酸结合物为血液中主要代谢产物，且浓度高于药物原形。给大鼠灌胃姜提取物（约为 127 mg/kg 6-姜酚），胃中 6-姜酚 5 min 即达到峰值，其余组织在 0.5 h 左右达峰，在胃、肠的浓度显著高于其他组织。给大鼠灌胃 6-姜酚，通过胆汁排泄 50%，尿液排泄 16.67%。

四、不良反应与安全性评价

大剂量使用时患者会出现咽干口燥，口腔溃疡，大便秘结，小便短赤等。

五、现代应用

1. 消化系统疾病　干姜常与人参、白术、甘草、桂枝、黄芪等配伍成复方，可治疗胃溃疡、慢性胃肠炎等腹泻、腹痛属于脾胃阳虚者，如理中丸、桂枝人参汤等可根据临床实际加以选用。

2. 心血管系统疾病　干姜常与附子、甘草、人参等配伍成复方，可治疗心衰、缓慢型心律失常、休克、冠心病等属于阳虚者，如四逆汤、通脉四逆汤、四逆加人参汤、回阳救急汤等可根据临床实际加以选用。

—•笔记栏•—

干姜改善糖脂代谢紊乱的研究

此外，干姜与黄连配伍可用于治疗糖尿病及其并发症；干姜与麻黄、桂枝、白芍、细辛、五味子等配伍成小青龙汤，可用于治疗外寒内饮引起的咳喘等；干姜粉具有明显的抗晕船作用，可单独使用用于晕车、晕船的防治。

吴茱萸（Wuzhuyu，EUODIAE FRUCTUS）

吴茱萸为芸香科植物吴茱萸 *Evodia rutaeearpa*（Juss.）Benth.、石虎 *Euodia rutaecarpa*（Juss.）Benth. var. *Officinalis*（Dode）Huang 或疏毛吴茱萸 *Euodia rutaecarpa*（Juss.）Benth. var. *Bodinieri*（Dode）Huang 的干燥近成熟果实。吴茱萸中含有生物碱（alkaloid）、苦味素（physalins）、挥发油（volatile oil）和黄酮（flavone）等成分，生物碱为吴茱萸最主要药理活性成分，其中吴茱萸碱（evodiamine）和吴茱萸次碱（rutaecarpine）的含量最高，因此二者的药理活性最强。吴茱萸，性辛、苦，热，有小毒，归肝、脾、胃经。具有散寒止痛，降逆止呕，助阳止泻的功效。临床常用于厥阴头痛，寒疝腹痛，虚寒泄泻，脘腹胀痛，呕吐吞酸，脚气上冲，口疮口疳等。

一、与功效相关药理作用

1. 抗溃疡　吴茱萸具有抗乙醇性、吲哚美辛加乙醇性、盐酸性胃溃疡的作用，对结扎性胃溃疡也有抑制其形成的趋势。吴茱萸抗溃疡作用主要与其活性成分吴茱萸碱有关。吴茱萸碱能显著对抗乙醇诱导的小鼠胃溃疡，明显改善其胃部病变，防止胃组织氧化损伤；对右葡聚糖硫酸钠诱发的溃疡性结肠炎具有潜在的保护作用，提高 MPO 活性。

2. 调节胃肠平滑肌运动　吴茱萸水煎剂有提高胃残留率的作用，对离体兔小肠活动表现为双向作用，低浓度时兴奋，高浓度时抑制。吴茱萸水煎剂能显著抑制 7 种药物（烟碱、毒扁豆碱、乙酰胆碱、酚妥拉明、利血平、氯化钙和组胺）引起的离体小肠活动，且呈剂量依赖性。吴茱萸能抗六烃季胺、阿托品和肾上腺素对离体家兔小肠的抑制作用，但不能拮抗苯海拉明、罂粟碱、维拉帕米、美沙酮对离体小肠的抑制作用。

3. 强心　吴茱萸对离体大鼠心房有正性肌力和正性频率作用，此作用呈剂量依赖性，并可被普萘洛尔所对抗，认为其对 β 受体有兴奋作用。吴茱萸中分离得到的消旋去甲乌药碱、脱氧肾上腺素等成分具有强心作用。吴茱萸碱的强心作用不通过 β 受体，而是直接通过激活膜电位依赖性钙电流而实现。

4. 调节血压　吴茱萸的煎剂、冲剂或蒸馏液静脉注射或灌胃对犬都有显著的降压作用，呈剂量依赖性；但肌内注射时其降压作用甚弱。吴茱萸水醇提取物注射对麻醉猫具有升高血压的作用，以兴奋 α 受体为主的对羟福林可能为其升压作用的主要活性成分。吴茱萸碱和吴茱萸次碱对 KCl 和 NA 引起的大鼠主动脉血管收缩有显著抑制作用，口服后具有增加皮肤血流量的作用。去氢吴茱萸碱亦为吴茱萸的降压成分之一，该成分在降压的同时可减慢心率，其降低舒张压的作用强于降低收缩压，提示其具有扩张血管的作用。去甲乌药碱也是其降压成分，其降压的同时可增加心率和降低外周阻力，这些作用均可被普萘洛尔所阻断，说明去甲乌药碱降压与兴奋 β 受体有关。

5. 抗炎、镇痛　吴茱萸抗炎、镇痛作用主要与其活性成分吴茱萸碱和吴茱萸次碱有关，同时还发现吴茱萸中一些黄酮类化合物（芦丁、金丝桃苷等）也具有一定的镇痛作用。吴茱萸水提物能显著减少小鼠扭体反应次数和提高热板痛阈值。吴茱萸碱对神经病理性疼痛具有抑制作用，可以作为有潜力的神经病理性疼痛治疗药物。吴茱萸次碱能显著减轻脓毒症诱导的肝损伤和细菌感染，其机制可能与增加腹腔内巨噬细胞数量、抑制内质网应激介导的 Caspase－12 和 NF－κB 途径，从而减轻脓毒症大鼠的巨噬细胞凋亡和炎症反应有关。此外，吴茱萸次碱还能够改善结肠炎的症状。

6. 止泻　吴茱萸水煎液有止泻作用。

二、其他药理作用

1. 抗肿瘤 吴茱萸碱在体外具有抗舌鳞癌、结肠癌、肝癌、卵巢癌、胆管癌、肾癌、口腔癌、鼻咽癌等多种癌症的作用,其抗肿瘤机制与抑制肿瘤细胞增殖并诱导凋亡及抑制细胞侵袭转移有关。

2. 抗菌 吴茱萸挥发油对空气中的细菌和真菌均有较强的抑制作用;对大肠埃希菌、金黄色葡萄球菌和枯草芽孢杆菌均有抑制作用,对革兰氏阳性菌的抑制效果较强。从吴茱萸中分离得到的一类喹啉酮生物碱对幽门螺旋杆菌有较强的高选择性抑制作用,其具体机制是通过抑制幽门螺旋杆菌的呼吸作用从而抑制细菌生长。

3. 抑制血小板聚集、抗血栓 吴茱萸次碱通过抑制磷酸酶 C 的活性、TXA_2 的生成、细胞内的钙动员,最终抑制血小板聚集。吴茱萸次碱可剂量依赖性地抑制由胶原刺激引起的血小板中 Ca^{2+}浓度的升高和 AA 的释放,但在正常血小板中未有此作用。吴茱萸次碱可显著延长肠系膜静脉中血栓的形成时间。

此外,吴茱萸还具有抗氧化、抗骨质疏松、保护生殖系统等作用。

三、中药药动学

大鼠灌胃吴茱萸提取物后,吴茱萸新碱和二氢吴茱萸新碱在体内被迅速吸收,血浆中的平均 T_{max} 分别为 0.54±0.10、0.58±0.13 h,平均 C_{max} 分别为 36.38±9.89、22.07±8.34 ng/mL,二者的 $t_{1/2}$ 分别为 2.80±0.61 和 3.49±0.74 h,经过约 4 个 $t_{1/2}$,血中残留量大幅降低。

四、不良反应与安全性评价

吴茱萸有小毒,一般仅限于外用,内服均须炮制后使用。常用量为 1.5~4.5 g。但临床上常发生因服用未制透的/生品吴茱萸或因超剂量服用而中毒的情况。中毒后 3~6 h 发病,主要表现为:强烈的腹痛、腹泻、视力模糊、错觉、脱发、胸闷、头痛、眩晕或猩红热样药疹等。

五、现代应用

1. 疼痛性疾病 吴茱萸常与人参、生姜等配伍成吴茱萸汤,可治疗厥阴头痛、偏头痛、血管性头痛、神经性头痛、梅尼埃病等属于寒证者;与小茴香、川楝子、木香等配伍成导气汤,用于治疗疝气、腹痛属于寒证者;与桂枝、当归、川芎等配伍成温经汤,用于治疗痛经属于寒证者。

2. 消化系统疾病 吴茱萸与干姜、生姜、黄连、补骨脂、肉豆蔻、五味子等配伍,治疗慢性胃炎、慢性结肠炎、胃食管反流、胆汁反流等引起的腹痛、腹泻属于寒证者,如吴茱萸汤、四神丸、左金丸等可根据临床实际加以选用。

第三节 常用方剂

四逆汤

四逆汤源于张仲景的《伤寒论》,由附子、干姜、炙甘草组成。具有回阳救逆的功效。主治亡阳证,症见阳虚欲脱,冷汗自出,四肢厥逆,下利清谷,脉微欲绝。

一、与功效相关的药理作用

1. 强心 四逆汤注射液能明显增强麻醉家兔心脏收缩力;四逆汤对离体兔心脏也有强心作用。拆方研究表明,四逆汤中除甘草外都有强心作用,全方强心作用优于各单味药,方中强心

—•笔记栏•—

作用主要取决于附子，干姜对附子强心作用具有协同增效作用。二药配伍后可使附子总生物碱及干姜的姜辣素煎出率明显增高。协同作用受附子干姜配伍比例的影响，在附子总生物碱与干姜提取物 2∶1 配伍、附子总生物碱与干姜挥发油 1∶1 配伍时，强心作用增强。若先用 β 受体拮抗剂普萘洛尔预处理失血性休克大鼠，四逆汤则减少其心肌收缩幅度，减慢心率，表明四逆汤有兴奋 β 受体的作用。强心作用的物质基础主要是去甲乌药碱、氯化甲基多巴胺、去甲猪毛菜碱等，姜酚和姜烯酮也有一定的强心作用。

2. 调节血管、调节血压　四逆汤可减弱去氧肾上腺素引起的大鼠主动脉血管环收缩，使其量效曲线右移，并减少其最大效应值，表现为非竞争性拮抗作用；其降低高钾刺激血管的最大收缩效应，但对 Ca^{2+} 开放剂 BayK8644 不起拮抗作用，表明四逆汤能拮抗 α 受体，但不阻滞钙通道。附子对血压既有升压又有降压作用。四逆汤的升压作用比单味药强，平均在第 12 分钟时升压作用最强，但维持时间短。在双肾动脉夹闭法建立的肾性高血压大鼠模型中，四逆汤可能通过调节血浆、肾组织中血管紧张素Ⅱ和降钙素基因相关肽（calcitonin-gene-related peptide, CGRP）的水平，发挥其血压调节和保护高血压靶器官的作用。干姜挥发油和姜辣素有扩张血管作用。去甲乌药碱是降压有效成分，具有兴奋 β 受体及阻断 α_1 受体的双重作用。氯化甲基多巴胺为 α 受体激动剂，去甲猪毛菜碱对 β 受体和 α 受体均有兴奋作用，二者是升压作用的有效成分。

3. 抗心肌缺血　四逆汤对急性心肌缺血有保护作用，能增加心肌营养性血流量，提高 SOD 活性，降低氧自由基浓度及 MDA 含量，改善缺血心肌的能量代谢。以心肌生成 MDA 的抑制率为指标，四逆汤的作用强于各单味药。此外，在用普萘洛尔拮抗 β 受体和以垂体后叶素造成大鼠缺血模型中发现，四逆汤能抑制 β－ARK－1mRNA 过度表达，减少心肌缺血时的 β_1 受体脱敏，促进心肌 β_1 受体信号传导。研究结果提示四逆汤抗心肌缺血作用是通过增加缺血心肌的血流供应、减轻自由基损伤、促进心肌 β_1 受体信号传导等多种途径来实现的。

4. 抗休克　四逆汤滴丸能显著延长急性失血性休克犬的血压维持时间。四逆汤对内毒素性休克、感染性休克和心源性休克也有对抗作用。四逆汤抗休克作用与其升压、强心、改善冠脉血流量和微循环、抗感染等有关。

二、其他药理作用

1. 增强免疫功能　在免疫功能低下状态中，四逆汤具有促进巨噬细胞吞噬功能和增加血清溶菌酶的调节作用。四逆汤乙醚、氯仿和水提取物具有刺激小鼠脾淋巴细胞增殖的作用。四逆汤对肌内注射氢化可的松造成的大鼠血清 IgG 降低有明显对抗作用。拆方研究表明，本方各药均可显著对抗氢化可的松造成的大鼠血清 IgG 下降，附子可使其提高到正常水平以上。

2. 抗动脉粥样硬化　在四逆汤预防性用药干预实验性动脉粥样硬化家兔的研究中可见，四逆汤可明显缩小其主动脉内膜脂质斑块面积，降低血清 TC、TG、LDL、ApoB 及血浆 ET 浓度，提高血清内皮源性舒张因子（endothelium-derived relaxing factor, EDRF）、NO 及 ApoA 含量，并存在量效依赖关系，表明四逆汤具有较好的抗动脉粥样硬化作用。

3. 抗肿瘤　四逆汤对 Hepal－6 肝癌细胞、Lewis 肺癌细胞、S180 鼠肉瘤细胞株等具有明显的抑制作用，并且对化疗期间免疫系统亦具有一定保护作用。四逆汤抗肿瘤作用主要是通过提高宿主免疫力、抑制肿瘤细胞增殖并诱导其凋亡来实现的。

4. 耐缺氧　小鼠灌胃四逆汤能显著延长其常压耐缺氧时间，延长异丙肾上腺素诱发耗氧增加及亚硝酸钠中毒缺氧的存活时间。

三、中药药动学

四逆汤以抗实验性心率减慢为指标，从体存量的经时变化判断有效成分衰减模式，结果 $t_{1/2\alpha}$ 和 $t_{1/2\beta}$ 分别为 0.56 h 和 6.67 h。

四、现代应用

四逆汤和四逆汤口服液常用于治疗冠心病、心绞痛、脑缺血、慢性心功能不全、休克等。

吴茱萸汤

吴茱萸汤源于张仲景的《伤寒论》，由吴茱萸、人参、生姜、大枣组成。具有温中补虚，降逆止呕功效。临床用于治疗呕吐（伴随胸满），下利，手足厥逆，烦躁，头痛等。

一、与功效相关的药理作用

1. 止吐　吴茱萸汤及其醇提物能显著地降低家鸽的呕吐频率，对抗硫酸铜对家鸽黏膜的刺激，对胃黏膜有保护作用；可对抗 ACh、5－HT 引起的大鼠胃痉挛、收缩。

2. 止泻　吴茱萸汤对虚寒性泄泻有明显的止泻作用。吴茱萸汤水煎浓缩液和注射剂对生大黄冷浸液灌胃引起的小鼠泄泻有明显的止泻效果，能抑制兔离体十二指肠的自发性活动及乙酰胆碱、氯化钡引起的肠段痉挛，显著降低小鼠小肠推进率，并能对抗新斯的明引起的小肠推进机能亢进，促进肠内水分和电解质的吸收。吴茱萸汤止泻作用可能与抑制肠运动、解除肠痉挛、促进肠吸收有关。

3. 抗胃溃疡　吴茱萸汤能抑制幽门结扎大鼠的胃液量、总酸度及胃蛋白酶活性，显著增加其胃液中 NO 含量，能使胃组织中 SOD 活性明显升高。吴茱萸汤能明显促进醋酸性胃溃疡愈合，其作用机制可能通过促进 6－keto－PGF1α 合成、释放，来增强胃黏膜防御能力、促进胃黏膜修复。

4. 镇痛　吴茱萸胶囊能明显提高小鼠（热板法）痛阈值，延长小鼠的扭体潜伏期（醋酸法）。吴茱萸胶囊可延长偏头痛小鼠的凝血时间，调节 5－HT 的过度降低，提高痛阈，抑制脑内炎性刺激物的升高。吴茱萸汤治疗偏头痛的可能分子靶点与激活色氨酸羟化酶（tryptophan hydroxylase 2，TPH2）表达有关。

5. 改善心血管功能　吴茱萸汤具有强心、升压、调节和改善微循环的作用。吴茱萸汤水煎醇沉法制成的注射液能显著加强离体蟾蜍心脏和在体兔心脏的心肌收缩力，增加蟾蜍心输出量；还可升高麻醉犬和大鼠血压；其对麻醉兔球结膜微动脉呈先短暂收缩，后持久扩张的趋势，迅速增快微血流流速，改善流态，离散聚集的红细胞，增加毛细血管网交点数；还能显著提高晚期失血性休克兔的生存率，升高血压，增加尿量，提示吴茱萸汤注射液对失血失液后气虚阳脱的厥证（包括休克）有一定回阳固脱功效。

二、其他药理作用

1. 增强免疫功能　吴茱萸汤具有增强机体免疫功能和提高机体的抗病能力的作用。吴茱萸汤能改善脾虚证小鼠的脾虚症状，增加免疫器官胸腺的重量，提高小鼠单核巨噬细胞系统的吞噬指数，延长小鼠的游泳时间。

2. 抗肿瘤　吴茱萸汤具有抑制 S180 肉瘤生长的作用，使 S180 瘤体内微血管密度明显降低，下调 S180 瘤体内 VGEF 的表达。

三、现代应用

1. 头痛　吴茱萸汤加川芎、当归等，可用于偏头痛、经行头痛、血管神经性头痛及高血压头痛等疾病的治疗。

2. 呕吐　吴茱萸汤加陈皮、半夏、砂仁等，可用于多种类型呕吐的治疗。

3. 胃炎　吴茱萸汤加乌贼骨、瓦楞子等，可用于慢性胃炎和胆汁反流性胃炎的治疗。

4. 功能性消化不良　吴茱萸汤加焦山楂、莱菔子、麦芽、谷芽等，可用于功能性消化不良的治疗。

—•笔记栏•—

【小结】

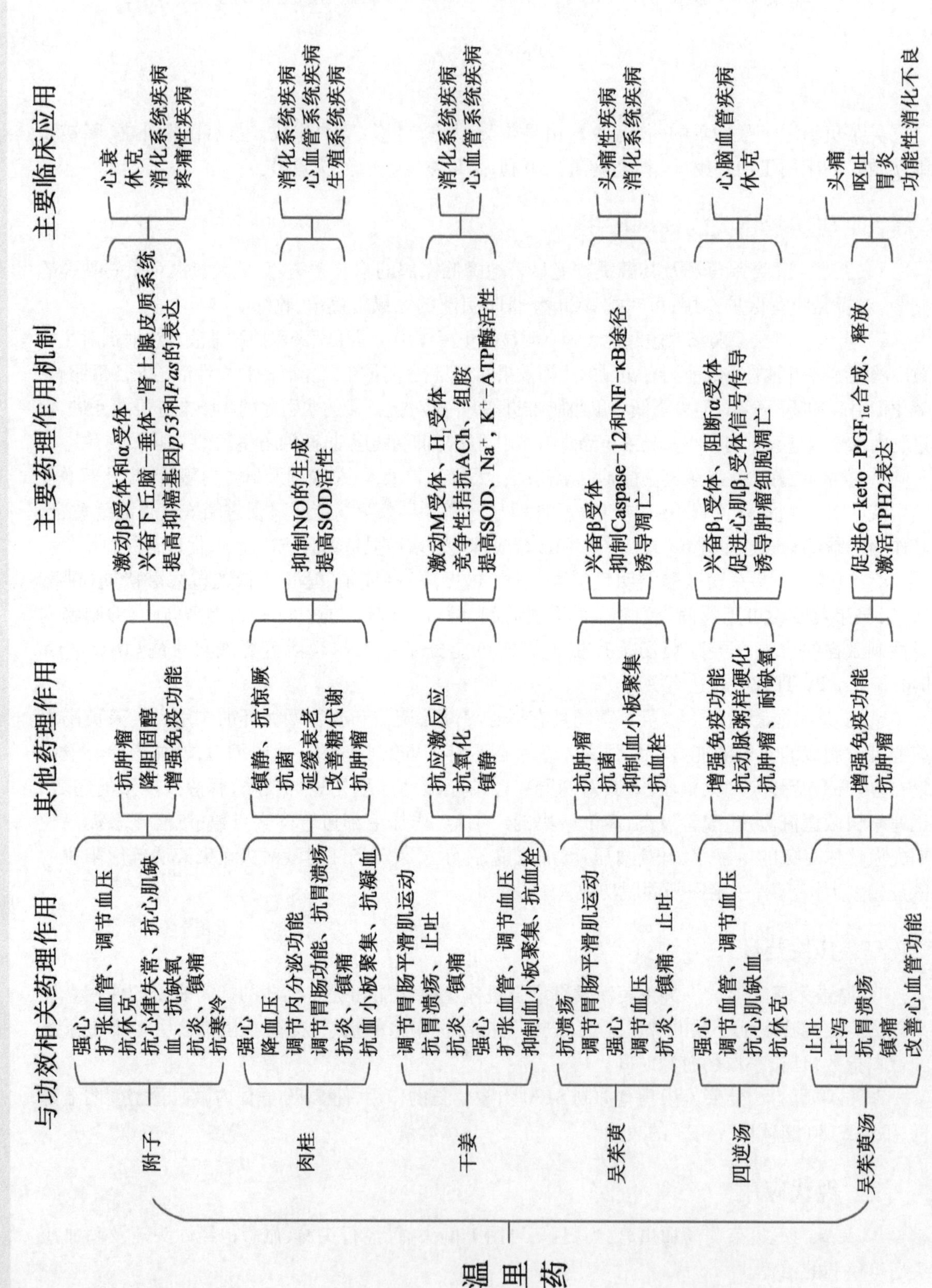
温里药
与功效相关药理作用
其他药理作用
主要药理作用机制
主要临床应用
附子
强心
扩张血管、调节血压
抗休克
抗心律失常、抗心肌缺血、抗缺氧
抗炎、镇痛
抗寒冷
抗肿瘤
降胆固醇
增强免疫功能
激动β受体和α受体
兴奋下丘脑–垂体–肾上腺皮质系统
提高抑癌基因p53和Fas的表达
心衰
休克
消化系统疾病
疼痛性疾病
肉桂
强心
降血压
调节内分泌功能
调节胃肠功能、抗胃溃疡
抗炎、镇痛
抗血小板聚集、抗凝血
镇静、抗惊厥
抗菌
延缓衰老
改善糖代谢
抗肿瘤
抑制NO的生成
提高SOD活性
消化系统疾病
心血管系统疾病
生殖系统疾病
干姜
调节胃肠平滑肌运动
抗胃溃疡、止吐
抗炎、镇痛
强心
扩张血管、调节血压
抑制血小板聚集、抗血栓
抗应激反应
抗氧化
镇静
激动M受体、H1受体
竞争性拮抗ACh、组胺
提高SOD、Na+, K+–ATP酶活性
消化系统疾病
心血管系统疾病
吴茱萸
抗溃疡
调节胃肠平滑肌运动
强心
调节血压
抗炎、镇痛、止吐
抗肿瘤
抗菌
抑制血小板聚集
抗血栓
兴奋β受体
抑制Caspase–12和NF–κB途径
诱导凋亡
头痛性疾病
消化系统疾病
四逆汤
强心
调节血管、调节血压
抗心肌缺血
抗休克
增强免疫功能
抗动脉粥样硬化
抗肿瘤、耐缺氧
兴奋β1受体、阻断α受体
促进心肌β1受体信号传导
诱导肿瘤细胞凋亡
心脑血管疾病
休克
吴茱萸汤
止吐
止泻
抗胃溃疡
镇痛
改善心血管功能
增强免疫功能
抗肿瘤
促进6–keto–PGF1α合成、释放
激活TPH2表达
头痛
呕吐
胃炎
功能性消化不良

第十五章 理 气 药

第一节 概 述

—•笔记栏•—

第十五章授课视频及习题

凡以疏畅气机，调整脏腑功能为主要作用，治疗气滞证和气逆证的药物称为理气药，因此类药物善于行散气滞，故又称为行气药。本类药物多辛、苦、温而芳香，入脾、胃、肝、胆、肺经，具有理气健脾、疏肝解郁、理气宽胸、行气止痛、破气散结等功效，主治气滞所致的闷、胀、痛等证候，气逆所致的恶心、呕吐、呃逆、喘息等证候。按其作用强弱和临床应用不同，本类药物可分为三类：行气药如陈皮、木香、香附等，破气药如枳实、大腹皮等，降气药如降香、沉香等。

一、对主治病证的认识

中医认为，气升降出入运行于全身，是人体生命活动的根本。当人体某一脏腑或经络发生病变，则影响气的疏通，出现气滞或气逆。气滞是指气的流通不畅，郁而不通，导致脏腑经络功能障碍的病理状态。如脾胃气滞，表现为脘腹胀满、疼痛、嗳气泛酸、恶心、呕吐、便秘或腹泻，与现代医学溃疡、胃炎、消化不良等消化系统疾病或症状相似；肝郁气滞，则表现为胁肋疼痛、胸闷不适、疝气、乳房胀痛或包块及月经不调等，与现代医学的慢性肝炎、胆囊炎、焦虑症、抑郁症、疝气疼痛、乳房胀痛、月经不调等疾病或症状相似。气逆则指气的升降失常，当降不降或升发太过的病理状态。如胃气上逆，表现为呕吐、呃逆、嗳气、恶心、反胃、吐酸等，与现代医学各种胃炎、胆囊炎等相似；肺气上逆，表现为咳嗽、喘促、胸闷气急等，与现代医学各种咳嗽、支气管哮喘等疾病或症状相似；肝气横逆，则常致胃失和降、纳化失司，表现为脘痛呕逆、嗳气泛酸、腹痛、腹泻等。

二、主要研究模型与方法

理气药的现代研究主要以胃肠平滑肌功能紊乱为重点，从理气药对胃肠道运动、对消化液分泌及保肝、利胆等方面探讨其作用与作用机制。此外，针对部分理气药具有疏肝解郁、调经、治疗休克等临床应用特点，可从调畅情志、调节子宫平滑肌及心血管系统等方面入手，充分揭示理气药更广泛的药理效应，拓宽其临床应用范围。

1. 溃疡病模型　理气药具有行气健脾、消积化滞的作用，用于治疗脾虚气滞所致脘腹胀满、不欲饮食等。因药物所含成分及机体所处状态不同，理气药对消化液分泌呈双向调节作用。理气药对溃疡疾病模型影响的实验方法，主要采用物理、化学性刺激及通过应激状态诱发各种溃疡病模型，观察胃组织病理形态学、胃酸分泌及其成分、胃黏膜血流量屏障功能等指标，研究理气药的作用及作用机制。其中，理气药对胃液分泌的影响，可通过采集动物给药后一定时间的胃液，测定胃液量、胃液酸碱度及胃蛋白酶的活性，观察药物对其影响，反映胃机能在药物影响下的变化。

2. 抑郁症模型　理气药对抑郁症动物模型影响实验方法，主要通过药物（育亨宾、5-羟色氨酸、利血平等）、环境改变（如束缚、隔离、疲劳、行为绝望等）及脑损伤（如嗅球切除模型）诱发动物模型，观察动物行为学变化（体重、摄食、旷场实验、强迫游泳实验等）、下丘脑-海马组织病理状态、下丘脑中单胺递质含量等，研究理气药对模型的治疗作用。

3. 调节胃肠运动实验方法　理气药抑制胃肠平滑肌运动，缓解肠管痉挛是其降逆、止吐、

—•笔记栏•—

止泻及镇痛作用的药理基础。理气药对胃肠运动功能影响的实验方法,主要包括离体胃肠道平滑肌实验法、在体胃肠道平滑肌运动实验法和胃肠推进运动实验法。离体胃肠道平滑肌实验法主要选用实验动物的肠管、胃等组织进行实验,通过传感器等记录组织运动的曲线变化,根据曲线的幅度和频率,观察药物对平滑肌运动的影响并观察药物的量效关系,为常规的药物初筛方法。在体胃肠道平滑肌运动实验法主要通过胃肠内及胃肠外多途径给药,观察药物对整体动物消化道运动功能的影响。胃肠推进运动实验法主要包括胃酚红排空实验、肠推进运动实验等。

4. 利胆实验方法　肝的疏泄作用与胆汁排泄功能有关。理气药有疏肝理气的作用,用于治疗肝气郁滞所致的胸胁胀痛、胸闷不适等肝、胆疾病。通过测定胆汁分泌、胆囊运动及胆道括约肌紧张度实验,观察理气方药对胆汁分泌、胆囊压力、胆囊排空的影响;还可通过建立胆道感染、胆石及胰腺炎病理实验模型,观察理气药对模型的治疗作用。其中,理气药对胆汁分泌的影响,可通过向动物胆总管内插入套管,收集胆汁。主要测定单位时间内胆汁流量及一定时间内胆汁流出总量,并测定胆汁中总胆红素、Ch 及胆汁酸含量,研究理气药对胆汁分泌、排泄和代谢的影响。

三、主要药理作用

1. 调节胃肠道运动　理气药对胃肠道平滑肌运动既可呈现兴奋作用,又可表现抑制效应。其作用性质与胃肠道平滑肌机能状态、药物剂量、动物种属及实验方法等因素有关。理气药通过兴奋或抑制作用,使失调的胃肠运动恢复正常。

(1) 兴奋胃肠运动:大多数理气药能兴奋在体胃肠平滑肌,表现为肠管的收缩节律加快,收缩幅度加强,胃肠平滑肌张力加大,如枳实、枳壳、乌药、大腹皮兴奋胃肠道平滑肌,增强其运动;木香、大腹皮、陈皮、砂仁、厚朴、薤白可增强小肠收缩力及收缩频率,加快小肠蠕动。理气药的这些作用有利于恢复被抑制的胃肠功能,促进肠腔积气、积物的排出,与理气药“宽中消胀”“调中宣滞”理论一致。

(2) 抑制胃肠运动:部分理气药能够松弛胃肠平滑肌,具有解痉作用,如青皮、枳实与枳壳、香附等可降低动物离体肠管的紧张性,使其收缩幅度减小,收缩频率减慢,并能对抗乙酰胆碱、毛果芸香碱、氯化钡等引起的痉挛性肠肌。理气药的解痉作用,主要与阻断 M 受体及直接抑制肠肌蠕动有关,部分药物的作用机制与兴奋 α 受体有关。

2. 调节消化液分泌　理气药可促进消化液的分泌,具有促进消化的作用,如陈皮、木香、乌药、佛手等均可促进胃液、肠液、胰液等消化液分泌,提高消化酶的活性,该作用与其所含的挥发油有关。理气药又能对抗病理性胃酸分泌增多,具有抗溃疡的作用,如许多芳香性、含挥发油的理气药如枳实、枳壳、木香、陈皮等;又能抑制病理性胃酸分泌增多,降低胃溃疡的发生率。

3. 促进胆汁分泌　枳壳、沉香、木香、香附、青皮、陈皮等都有不同程度的利胆作用,具有促进胆汁分泌的作用。青皮、陈皮还能显著增加胆汁中胆酸盐含量。

4. 松弛支气管平滑肌　多数理气药如陈皮、枳实、甘松、沉香等具有松弛支气管平滑肌的作用。青皮、陈皮、木香、香附、佛手能对抗组胺所导致的气管平滑肌痉挛,并可直接扩张支气管,促进肺灌流量的增加,扩张支气管,抑制过敏介质释放,抑制亢进的迷走神经功能,与其兴奋支气管平滑肌肾上腺素受体有关。

5. 调节子宫平滑肌　理气药具有调节子宫机能的作用。部分理气药具有兴奋子宫平滑肌作用,促进子宫平滑肌收缩,如枳壳、枳实、陈皮、木香等;而部分理气药则具有抑制子宫平滑肌的作用,可缓解子宫平滑肌痉挛,降低张力,如香附、青皮、乌药、甘松等。

6. 对心血管系统的作用　含有辛弗林和 N-甲基酪胺的理气药如青皮、枳实、枳壳等静脉注射给药能表现出显著的心血管药理活性,具有强心、升压、抗休克作用,作用机制为辛弗林直接兴奋 α 受体;N-甲基酪胺促进肾上腺素能神经末梢释放 NA,间接兴奋 α、β 受体等。另外,如陈皮水溶性生物碱也对大鼠有升压作用,能收缩血管、提高外周阻力。

常用理气药的主要药理作用见表 15-1。

表 15-1　常用理气药的主要药理作用

药物	共性药理作用									其他药理作用
	调节胃肠运动		促进消化液分泌	利胆	松弛支气管平滑肌	调节子宫功能		强心	升压	
	兴奋	抑制				兴奋	抑制			
枳实	+	+		+		+	+	+	+	利尿、抗炎、抗溃疡
枳壳	+	+		+		+	+	+	+	利尿、抗炎、抗菌、抗氧化、镇痛、抗溃疡
陈皮	+	+	+	+	+		+	+	+	抗溃疡、助消化、祛痰、抗菌
青皮		+	+	+	+		+	+	+	祛痰、保肝、抗休克
木香	+	+		+	+					抗溃疡、镇痛、抗菌
香附		+		+	+		+	+		抗炎、雌激素样作用、镇痛、解热
乌药	+	+	+							止血、抗菌、镇痛、抗炎
大腹皮	+									
荔枝核	+									
甘松		+			+		+			祛痰、镇静、抗心律失常
佛手		+	+		+					祛痰、中枢抑制

第二节　常用中药

枳实(枳壳)[Zhishi (Zhiqiao), AURANTII FRUCTUS IMMATURUS (AURANTII FRUCTUS)]

枳实为芸香科植物酸橙 *Citrus aurantium* L. 及其栽培变种或甜橙 *Citrus sinensis* Osbeck 的干燥幼果。枳壳为酸橙 *Citrus aurantium* L. 及其栽培变种的干燥近成熟果实。枳实(枳壳)中主要含有挥发油、黄酮苷及生物碱等成分,其中黄酮苷类中有橙皮苷(hesperidin)、新橙皮苷(neohesperidin)、柚皮苷(naringin),生物碱类中有对羟福林(synephrine)和 *N*-甲基酪胺(methyl tyramine)。枳实(枳壳),味苦、辛、酸,性微寒,归脾、胃经。枳实具有破气消积,化痰散痞功效;枳壳具有理气宽中,行气消胀功效。临床上枳实用于积滞内停,痞满胀痛,泻痢后重,大便不通,痰滞气阻,胸痹,结胸,脏器下垂;枳壳用于胸胁气滞,胀满疼痛,食积不化,痰饮内停,脏器下垂。

一、与功效相关的药理作用

1. 调节胃肠平滑肌　枳实(枳壳)对胃肠平滑肌运动呈双向调节作用。既可兴奋胃肠道平滑肌,使其收缩加强,蠕动加快,又可降低胃肠平滑肌张力,减缓蠕动。枳实(枳壳)煎液给肠瘘、胃瘘犬灌胃给药可促进其胃肠运动,使胃肠收缩节律增加。枳实水煎液给家兔灌胃,可兴奋兔胃平滑肌。枳实(枳壳)对小鼠、豚鼠和家兔离体肠平滑肌皆呈抑制效应,且能对抗 ACh、氯化钡、磷酸组胺引起的肠肌兴奋作用。

2. 抗胃溃疡　枳实(枳壳)有抗溃疡作用,抗溃疡成分主要是挥发油,挥发油能减少大鼠

—•笔记栏•—

胃液分泌量及降低胃蛋白酶活性,预防溃疡形成。枳实对幽门螺旋杆菌也有杀灭作用,有助于抗胃溃疡。

3. 调节子宫平滑肌　枳实(枳壳)的水煎液、酊剂、流浸膏对家兔子宫(离体或在体、未孕及已孕)呈兴奋作用,表现为收缩力增强,张力增加,收缩频率加快甚至出现强直性收缩。但枳实(枳壳)对小鼠离体子宫,不论未孕或已孕,皆呈抑制效应,表明枳实(枳壳)对子宫的影响与动物种属有关。枳实、枳壳调节子宫平滑肌的主要成分是黄酮和生物碱。

4. 心血管系统作用

(1) 升压:枳实(枳壳)注射液具有收缩血管、升压的作用,其升压作用的主要物质基础是对羟福林和*N*-甲基酪胺。*N*-甲基酪胺对α、β受体皆有兴奋作用,对羟福林主要兴奋α受体。枳实(枳壳)注射液升压作用主要是通过兴奋α受体,与血管收缩、总外周阻力提高有关;其兴奋心脏β受体,增强心肌收缩力,增加心输出量,为升压作用的机制之一。

(2) 强心:枳实(枳壳)注射液有强心作用,对羟福林和*N*-甲基酪胺是其强心的主要物质基础。枳实与枳壳注射液、*N*-甲基酪胺、对羟福林对蟾蜍离体心脏和豚鼠在体心脏均有兴奋作用,能增强心肌收缩力,增加心输出量,呈现强心作用。枳实(枳壳)强心作用主要通过激动受体、促进内源性儿茶酚胺释放,与间接兴奋α受体和β受体有关。

二、其他药理作用

1. 抗氧化　枳实醇提取物具有显著抗氧化作用,能增强肝脏的抗氧化能力,减轻肝细胞损伤,其作用与减少羟自由基、超氧阴离子自由基有关。

2. 利尿　犬静脉注射枳实注射液和*N*-甲基酪胺都有明显增加尿量的作用,其利尿作用与抑制肾小管重吸收有关。

三、中药药动学

大鼠灌服枳实水提取液后,体内可检测到黄酮类成分及其代谢物,其中橙皮苷、新橙皮苷、柚皮苷等的膜通透性较差,绝对生物利用度低。经肠道菌群代谢,黄酮类成分水解成苷元,苷元经肠道Ⅱ相代谢酶代谢形成葡糖醛酸结合物或硫酸化结合物,Ⅰ相代谢产物大部分被外排转运体再次外排至肠腔;在血液中主要以苷元和葡糖醛酸化或硫酸化Ⅱ相代谢产物的形式存在。家兔静脉注射*N*-甲基酪胺后,其体内过程符合二室模型,分布迅速而广泛,在肾、肝、肺、小肠、心脏的分布依次降低,代谢速度较快。

四、不良反应与安全性评价

枳实注射液小鼠静脉注射的 LD_{50} 为 71.8 g/kg,腹腔注射的 LD_{50} 为 267 g/kg。枳实(枳壳)与单胺氧化酶抑制剂(monoamine oxi-dase inhibitor, MAOI)合用时,可发生"酪胺反应",表现为颜面潮红、血压升高等;枳实可加强洋地黄类强心苷的作用,加剧其毒性,易引起心律失常。临床上大剂量服用枳实时,可发生流涎、腹胀等不良反应。

五、现代应用

枳实治疗冠心病、心绞痛的研究

1. 功能性消化不良　枳实常用于治疗胃肠功能虚弱所致的消化不良,术后麻痹性肠梗阻,枳实配大黄、厚朴等治疗腹部手术后麻痹性肠梗阻有良效。

2. 急腹症　以枳实为主的复方试剂(如大承气汤)常用于治疗急腹症。

3. 痢疾、急性肠炎　以枳实为主的复方制剂(如枳实导滞丸)常用于治疗湿热痢疾和急性肠炎。

4. 胃下垂、子宫脱垂、脱肛　用于胃下垂、子宫脱垂、脱肛,单用枳实、枳壳水煎服,或配伍黄芪、白术等补中益汤有一定的疗效。

—•笔记栏•—

5. 冠心病、心绞痛　以枳实为主的复方制剂(如枳实薤白桂枝汤)常用于治疗冠心病、心绞痛等。

陈皮(Chenpi，CITRI RETICULATAE PERICARPIUM)

陈皮为芸香科植物橘 *Citrus reticulata* Blanco 及其栽培变种的干燥成熟果皮。陈皮中含有柠檬烯(limonene)、橙皮苷(hesperidin)、新橙皮苷(neohesperidin)、甲基橙皮苷(methyl hesperidin)、对羟福林(synephrine)、川陈皮素(nobiletin)等成分。陈皮，性温，味苦，归肺、脾经。具有理气健脾，燥湿化痰的功效。临床用于脘腹胀满，食少吐泻，咳嗽痰多，乳痈。

一、与功效相关的药理作用

1. 调节胃肠运动　陈皮水提物对胃肠平滑肌的作用表现为双向调节，既能缓解胃肠平滑肌痉挛，又可以抑制胃肠平滑肌，与消化道的功能状态相关。陈皮能兴奋在体胃肠平滑肌，促进小鼠胃排空和肠推进。陈皮水煎液能抑制家兔离体十二指肠的自发活动，对 ACh、氯化钡、5-HT 引起的回肠收缩加强均有拮抗作用，可能与其阻滞胆碱能受体有关。陈皮煎剂静脉注射对在体犬肠胃平滑肌有较持久的松弛作用。

2. 促进胃液分泌　陈皮挥发油对胃肠道有温和的刺激作用，能促进大鼠正常胃液的分泌，有助于消化及增加食欲。陈皮水煎液可增强唾液淀粉酶活性。

3. 利胆、保肝　皮下注射甲基橙皮苷促进麻醉大鼠胆汁及胆汁内的固体物排出量增加，呈现利胆作用。陈皮挥发油中的左旋柠檬烯(*L*-limonene)为 Ch 的强烈溶解剂，能降低 Ch 饱和度和胆汁的成石指数，从而抑制胆石形成。陈皮水提取物对肝损伤有保护作用，可降低血清 ALT 和 AST 活性。

4. 祛痰、平喘　陈皮及其有效成分川陈皮素能松弛气管平滑肌，轻度扩张气管，抑制电刺激引起的豚鼠离体气管平滑肌收缩，对抗组胺、蛋清、ACh 等所致的动物离体支气管痉挛性收缩，减少致敏家兔肺组织慢反应物质的释放，具有平喘、镇咳和抗变应性炎症的作用。陈皮挥发油中的柠檬烯具刺激性祛痰作用，通过刺激呼吸道黏膜增加痰液分泌，从而稀释痰液促进痰液的排出。陈皮的挥发油有祛痰平喘和扩张支气管的作用。

二、其他药理作用

1. 松弛子宫平滑肌　陈皮及其有效成分甲基橙皮苷对离体子宫平滑肌有抑制作用，对抗 ACh 所致子宫平滑肌痉挛。

2. 抗炎　橙皮苷、甲基橙皮苷均有维生素 P 样作用，能降低毛细血管的通透性，防止微血管出血，橙皮苷对大鼠巴豆油性炎症反应也有抑制作用，可减少渗出水肿。橙皮苷能抑制小鼠耳肿胀，抑制大鼠角叉菜胶足肿胀、棉球肉芽肿及佐剂性关节炎，并呈剂量依赖性。橙皮苷抗炎的机制与抑制 COX-2 和 iNOS 的表达有关。

3. 强心　陈皮水提取物和橙皮苷、甲基橙皮苷注射液能增强实验动物的心肌收缩力和收缩幅度，增加心排血量，增加脉压差和每搏心排血量，提高心脏指数、心搏指数和左室做功指数，增加心肌耗氧量，并能扩张冠状动脉，增加冠脉流量。

三、中药药动学

分别对犬及大鼠静脉注射川陈皮素，川陈皮素的 $t_{1/2}$ 大于 14 h。灌胃给药后川陈皮素在 1.5 h 可达到吸收峰值，川陈皮素在大鼠和犬体内消除缓慢，平均滞留时间较长。大鼠和犬灌胃给药川陈皮素后的绝对生物利用度分别约为 37.49% 和 56.34%。

四、不良反应与安全性评价

少数患者服用陈皮可致过敏或便血。陈皮挥发油小鼠腹腔注射的 LD_{50} 为 1 mL/kg，川陈皮素小鼠口服的 LD_{50} 为 0.178 g/kg，甲基橙皮苷小鼠腹腔注射的 LD_{50} 为 850 mg/kg。

五、现代应用

1. 消化系统疾病　陈皮及含陈皮复方常用于治疗消化系统疾病，如急性胃肠炎、功能性消化不良、胃及十二指肠溃疡、肠易激综合征、溃疡性结肠炎、胆囊炎、胆结石等。

2. 呼吸系统疾病　陈皮、蛇胆陈皮散，可用于治疗上呼吸道感染及急、慢性支气管炎。

香附（Xiangfu，CYPERI RHIZOMA）

香附为莎草科植物莎草 *Cyperus rotundus* L. 的干燥根茎。香附主要含有挥发油，其中包括 α-香附酮（α-cyperone）、α-香附烯酮（cyperotundone）、香附烯（cyperene）Ⅰ和Ⅱ、香附子醇（cyperol）、异香附醇（isocyperol）、柠檬烯（naringin）等。香附，味辛、微苦、微甘，性平，归肝、脾、三焦经。具有疏肝解郁、理气宽中、调经止痛的功效。临床用于治疗肝郁气滞，胸胁胀痛，疝气疼痛，乳房胀痛，脾胃气滞，胸脘痞闷，胀满疼痛，月经不调，经闭痛经。

一、与功效相关的药理作用

1. 松弛子宫平滑肌　四制香附的石油醚部位提取液可对抗缩宫素导致的动物离体子宫平滑肌收缩。香附浸膏具有抑制豚鼠、兔、猫、大鼠等动物的离体子宫平滑肌活动的作用，减弱收缩力，降低肌张力。香附抑制子宫平滑肌的作用主要与抑制 PG 的合成和释放有关。香附有松弛子宫平滑肌作用，其主要成分是 α-香附酮。

2. 雌激素样作用　香附有雌激素样作用，香附雌激素样作用的主要物质基础是香附烯Ⅰ。香附挥发油对去卵巢大鼠有轻度雌激素样活性，皮下注射或阴道给药具有促阴道上皮细胞角质化的作用。

3. 松弛肠道平滑肌　香附醇提物对离体动物回肠平滑肌有直接抑制作用，香附丙酮提取物和挥发油拮抗 ACh、K^+ 所致肠平滑肌收缩，能降低肠平滑肌张力，降低收缩幅度。

4. 利胆、保肝　香附水煎液可促进正常大鼠胆汁分泌，发挥较强的利胆作用。香附明显增加 CCl_4 所致肝损伤大鼠的胆汁分泌量，并可降低其转氨酶的表达，对肝细胞有保护作用。

5. 镇痛、抗炎　香附的石油醚、乙酸乙酯、醇提物均具有镇痛作用。香附醇提物可对抗由角叉菜胶和甲醛引起的大鼠足跖肿胀，α-香附酮是其镇痛、抗炎的主要活性成分。香附镇痛、抗炎作用与抑制 PG 的合成和释放有关。

6. 解热　香附醇提物可降低内毒素、酵母菌引起的大鼠体温升高，解热见效快、持续时间较长。香附解热成分主要是 α-香附酮，α-香附酮是 PG 生物合成抑制剂。香附通过抑制下丘脑 PGE_2 合成而发挥解热作用。

7. 抗菌　香附挥发油对金黄色葡萄球菌和志贺菌属有抑制作用，其抗菌成分主要是香附烯Ⅰ和香附烯Ⅱ。

二、其他药理作用

1. 抑制中枢　香附挥发油增强戊巴比妥钠所致小鼠的催眠作用。香附醇提物可减少小鼠自发性活动、大鼠回避性条件反射。

2. 对心血管的影响　香附水或水-醇提取物给家兔、猫静脉注射，可使心脏收缩力加强，心率减慢，并且有明显的降压作用。

三、中药药动学

香附挥发油经灌胃和静脉注射后，α-香附酮大鼠体内动力学过程符合二室模型。

四、不良反应与安全性评价

香附挥发油、醇提物及其三萜类化合物小鼠腹腔注射的 LD_{50} 为 0.297 mL/kg、1.5 g/kg、50 mg/kg。

五、现代应用

1. 消化系统疾病　以香附为主的复方制剂如柴胡疏肝散等，常用于急慢性肝炎、消化不良等。

2. 月经不调、痛经、乳房胀痛　以香附为主的复方制剂如醋制香附丸、七制香附丸等，常用于月经不调、痛经、乳腺胀痛等。

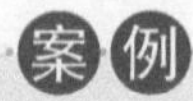

《本草纲目》："香附之气平而不寒，香而能窜，其味多辛能散，微苦能降，微甘能和。乃气病之总司，女科之主帅"。香附为常用疏肝解郁中药，具有疏肝解郁、理气宽中、调经止痛的功效，临床用于治疗肝郁气滞、胸胁胀痛、疝气疼痛、乳房胀痛、脾胃气滞、脘腹痞闷、胀满疼痛、月经不调、闭经痛经。香附醇提物的乙酸乙酯部位和正丁醇部位能够有效提高小鼠大脑额叶皮质中的 5-HT 和 DA 含量，起到明显的抗抑郁作用。常见的中医处方有自拟参灵香附通经汤、柴胡舒肝散、越鞠丸等。

问题：

香附疏肝解郁功效与哪些药理作用相关？

木香（Muxiang，AUCKLANDIAE RADIX）

木香为菊科植物木香 *Aucklandia lappa* Decne. 的干燥根。木香主要有效成分为挥发油、萜类、总生物碱、黄酮类化合物，挥发油中含有木香内酯（costunolide）、木香烃内酯（costundide）、去氢木香内酯（dehydmcostuslactoneg）、二氢木香内酯（dihydrocostunolide）、异去氢木香内酯（isodehydrocostus lactone）等化学成分。木香，味辛、苦，性温，归脾、胃、大肠、胆经。具有行气止痛，健脾消食的功效。临床用于胸胁，脘腹胀痛，泻痢后重，食积不消，不思饮食。煨木香实肠止泻，用于泄泻腹痛。

一、与功效相关的药理作用

1. 调节胃肠运动　木香对胃肠运动具有调节作用，呈剂量依赖关系。木香不同成分对胃肠运动的影响有所不同，木香烃内酯、去氢木香内酯对抗阿托品引起的胃肠蠕动减慢；木香挥发油、总生物碱抑制动物小肠运动，降低其紧张性和节律性收缩，并能对抗 ACh、组胺与氯化钡所致的肠道平滑肌痉挛；木香可明显促进胃肠道运动，这也是木香理气作用的体现，其作用机制可能与升高 ACh 水平有关。木香乙醇提取物可减少蓖麻油、番泻叶等引起的脾虚泄泻模型动物的排便次数，减轻腹泻。麸煨品木香水煎剂可通过保持细胞内外的渗透压和容量、维持肌肉神经应激性的正常、减弱对胃肠道兴奋性起到止泻作用。

—•笔记栏•—

2. 利胆　川木香醇提物能显著增加大鼠胆汁分泌,木香烃内酯及去氢木香内酯是其利胆的主要物质基础。木香水提物、醇提物、木香烃内酯、去氢木香内酯小鼠十二指肠给药,均具明显的利胆作用。

3. 松弛支气管平滑肌　木香水提物、醇提物、生物碱及挥发油对组胺、ACh 所致的支气管痉挛有松弛作用。木香水提物、醇提物、去内脂挥发油和生物碱静脉注射可抑制麻醉犬的呼吸,使呼吸频率减慢,呼吸幅度降低,其中以挥发油作用较强。挥发油所含内酯成分对呼吸无明显影响。

4. 抗炎、镇痛　木香生品、煨制品显著抑制二甲苯引起的小鼠耳郭肿胀炎症反应、小鼠腹腔毛细血管通透性增加,减轻热板法和扭体法所致的小鼠疼痛反应。木香提取物对佐剂性关节炎大鼠口服给药,其剂量依赖性减轻疾病症状,减少炎症细胞浸润及滑膜增生,降低血清中 C-反应蛋白(C-reactive protein, CRP)及炎症因子水平,具有抗关节炎活性潜力。

二、其他药理作用

1. 对心血管系统的影响　木香挥发油及其内酯部分均能不同程度地抑制家兔、豚鼠、蛙离体心脏活动;木香去内酯挥发油、总内酯扩张离体兔耳、大鼠后肢血管,静脉注射后可降低麻醉犬血压;而木香水提液与醇提液静脉注射后可轻度升高麻醉犬血压。

2. 抑制血小板聚集　木香水溶性成分显著抑制兔血小板聚集,且可促进已聚集血小板的解聚。

3. 抗菌　木香不同溶剂的提取物对多种病原菌如大肠埃希菌、绿脓杆菌、枯草芽孢杆菌、链球菌、金黄色葡萄球菌、白色葡萄球菌等具有较强的抗菌作用。对多种致病性皮肤真菌也有抑制作用。

三、中药药动学

大鼠灌胃木香甲醇提取物 0.8 g/kg(按照单体成分的含量折算:木香烃内酯含量为 41.23 mg/kg,去氢木香内酯含量为 78.33 mg/kg),其主要成分木香烃内酯及去氢木香内酯血药浓度峰值分别为 92.78、256.82 ng/mL,达峰时间分别为 10.7、9.1 h,与直接给予木香烃内酯及去氢木香内酯 T_{max} 分别为 9.0、6.0 h 有较大差异。

四、不良反应与安全性评价

腹腔注射大鼠木香烃内酯及去氢木香内酯的 LD_{50} 分别为 300、200 mg/kg。木香总生物碱静脉注射大、小鼠的最大耐受量分别为 90、100 mg/kg。临床常用剂量为 1.5~9 g,剂量较大可致腹部不适、眩晕、头痛及嗜睡。

五、现代应用

消化系统疾病　以木香为主的复方制剂如复方木香顺气丸常用于治疗功能性消化不良、慢性胃炎、胃肠神经官能症等。以木香为主的复方如香连丸用于肠炎、细菌性痢疾等的治疗,可有效改善腹泻症状。

第三节　常 用 方 剂

柴胡疏肝散

本方源自《景岳全书》,由柴胡、香附、川芎、陈皮、枳壳、芍药、甘草组成。柴胡疏肝散具有疏肝理气、活血止痛的功效,临床常用于治疗慢性肝炎、慢性胃炎、肋间神经痛等属肝郁气滞者。

—•笔记栏•—

一、药理作用

1. 抗抑郁 柴胡疏肝散水提物可有效逆转慢性轻度不可预见应激，如改善联合孤养法/慢性束缚应激法、枷锁法、慢性利血平化法等不同方法制备的抑郁模型动物的行为学表现。柴胡疏肝散通过上调脑内单胺神经递质 5-HT、DA、NA 水平，抑制下丘脑-垂体-肾上腺轴(hypothalamic-pituitary-adrenal axis, HPA)功能亢进，增加抑郁模型大鼠海马、额叶、杏仁核区脑源性神经营养因子，增加抑郁症大鼠海马胆碱乙酰转移酶(choline acetyltransferase, ChAT)表达、降低乙酰胆碱酯酶(acetylcholinesterase, AChE)表达及 MAO 活性，抑制神经元凋亡和自噬而发挥抗抑郁作用。

2. 调节内分泌功能、抗乳腺增生 柴胡疏肝散可调节内分泌功能，明显降低大鼠血浆 ACTH、血清皮质醇浓度，抑制慢性应激引起的 HPA 轴功能亢进；明显降低乳腺增生模型大鼠血清催乳素及雌二醇水平，减少雌激素受体表达，增加孕激素受体表达，发挥抗乳腺增生作用。

3. 保肝、利胆 柴胡疏肝散能够降低非酒精性脂肪性肝病大鼠血清及肝组织 TC、TG 水平，增加血 HDL-C 水平，纠正肝脏脂肪代谢紊乱；减低血清 ALT、AST 水平，减轻肝脏损伤；降低血清炎症因子表达，降低肝组织 HYP 水平，减轻肝纤维化病变。柴胡疏肝散可显著促进慢性束缚致肝郁大鼠的胆汁分泌，起到利胆作用。

4. 促进胃肠运动 柴胡疏肝散改善大鼠消化不良行为，减轻胃黏膜不同程度的糜烂及炎症反应，显著降低胃和脑组织促胃液素受体(gastrin receptor, GASR)、胆囊收缩素受体 A (cholecystokinin A receptor, CCK-AR)表达，促进胃肠动力。柴胡疏肝散可增加便秘模型大鼠远段结肠水通道蛋白表达及血清胃肠激素浓度，增加活性炭推进速率，通过促进肠液分泌及胃肠蠕动而改善便秘症状。

5. 对心脑血管的影响 柴胡疏肝散静脉注射给予家兔，可增强家兔心肌收缩力、增加心搏出量，提高脑血流量。

二、中药药动学

柴胡疏肝散口服给予功能性消化不良患者，其标志性成分阿魏酸(ferulic acid)和水合橙皮内酯(meranzin hydrate)在患者血浆中达峰时间分别为给药后 27.5、23.57 min，阿魏酸的药 AUC 和 $t_{1/2}$ 分别为 14.84 μg/mL·min、131.27 min，水合橙皮内酯的 AUC 和 $t_{1/2}$ 分别为 31.45 μg/mL·min、139.53 min，其在功能性消化不良病人体内吸收快、分布快、药物起效迅速。大鼠灌胃给予柴胡舒肝散水提物，检测大鼠血清柚皮苷(naringin)含量，柚皮苷药-时曲线呈现双峰现象，表明柚皮苷的体内代谢可能存在肝肠循环，且比单用柚皮苷吸收量高，生物利用度更好。

三、现代应用

1. 消化系统疾病 柴胡疏肝散常用于胃肠疾病及肝胆疾病，如功能性消化不良、胃炎、消化性溃疡、慢性胆囊炎、胆囊胆石、非酒精性脂肪性肝病等。

柴胡疏肝散治疗非酒精性脂肪肝的研究

2. 抑郁症 柴胡疏肝散对脑卒中后抑郁症、产后抑郁症、帕金森病伴抑郁状态等都有较好的疗效。

3. 内分泌及代谢疾病 用于治疗甲状腺疾病如甲状腺功能亢进症、亚急性甲状腺炎、桥本甲状腺炎伴甲状腺功能减退、甲状腺相关眼病等，以及代谢病如高脂血症、糖尿病等。

4. 心血管系统疾病 用于治疗心血管系统疾病，如冠心病、心绞痛等。

—•笔记栏•—

【小结】

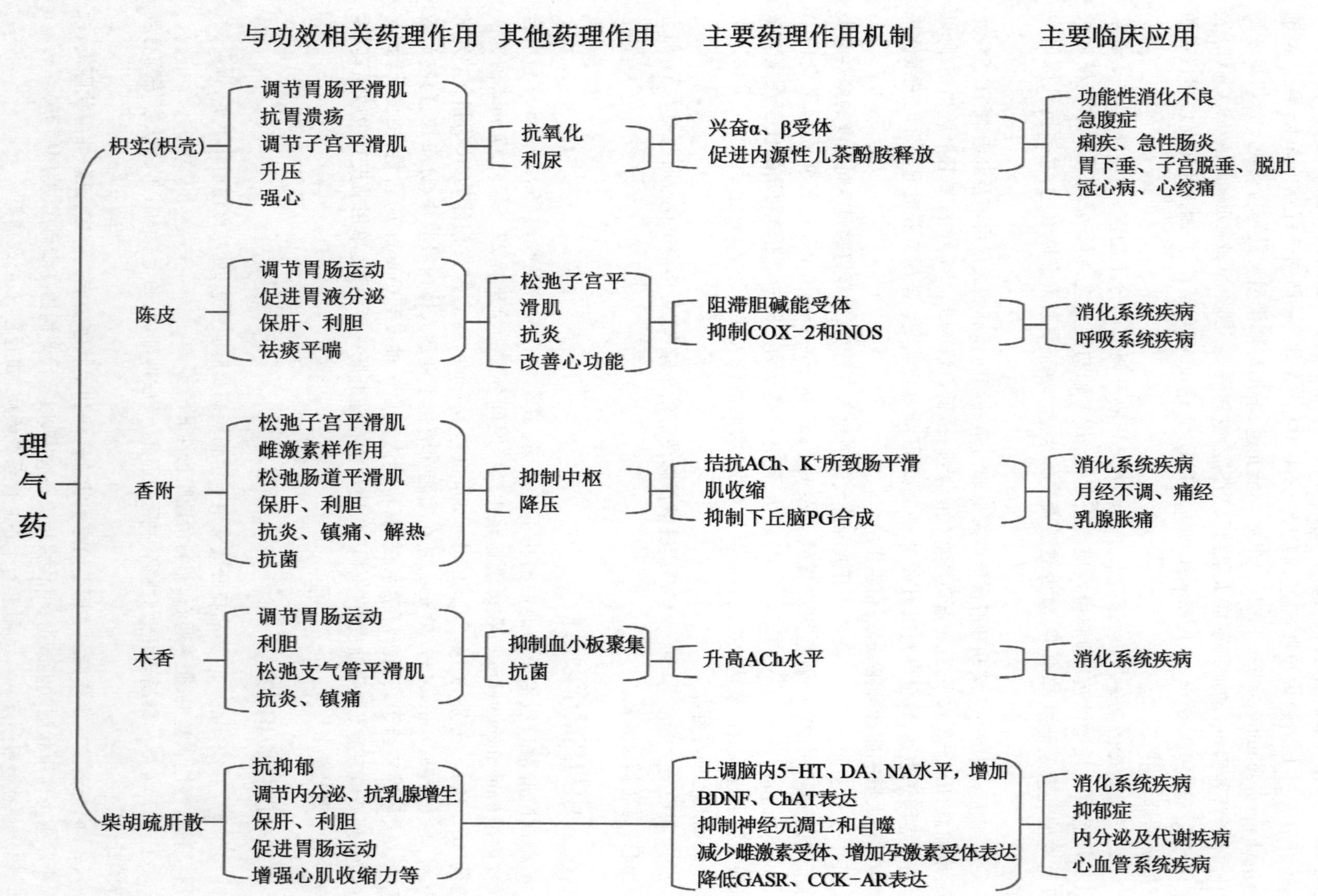
理气药
与功效相关药理作用
其他药理作用
主要药理作用机制
主要临床应用
枳实(枳壳)
调节胃肠平滑肌
抗胃溃疡
调节子宫平滑肌
升压
强心
抗氧化
利尿
兴奋α、β受体
促进内源性儿茶酚胺释放
功能性消化不良
急腹症
痢疾、急性肠炎
胃下垂、子宫脱垂、脱肛
冠心病、心绞痛
陈皮
调节胃肠运动
促进胃液分泌
保肝、利胆
祛痰平喘
松弛子宫平滑肌
抗炎
改善心功能
阻滞胆碱能受体
抑制COX-2和iNOS
消化系统疾病
呼吸系统疾病
香附
松弛子宫平滑肌
雌激素样作用
松弛肠道平滑肌
保肝、利胆
抗炎、镇痛、解热
抗菌
抑制中枢
降压
拮抗ACh、K⁺所致肠平滑肌收缩
抑制下丘脑PG合成
消化系统疾病
月经不调、痛经
乳腺胀痛
木香
调节胃肠运动
利胆
松弛支气管平滑肌
抗炎、镇痛
抑制血小板聚集
抗菌
升高ACh水平
消化系统疾病
柴胡疏肝散
抗抑郁
调节内分泌、抗乳腺增生
保肝、利胆
促进胃肠运动
增强心肌收缩力等
上调脑内5-HT、DA、NA水平，增加BDNF、ChAT表达
抑制神经元凋亡和自噬
减少雌激素受体、增加孕激素受体表达
降低GASR、CCK-AR表达
消化系统疾病
抑郁症
内分泌及代谢疾病
心血管系统疾病

第十六章　消食药

第一节　概　　述

—•笔记栏•—

第十六章习题

凡以消化食积为主要功效，主治饮食积滞的药物，称为消食药。本类药物多味甘性平，主归脾、胃二经，具有消食导滞、健脾益胃、和中的功效。部分消食药尚兼有行气散瘀、回乳消胀、降气化痰、涩精止遗、清热解毒等功效。

一、对主治病证的认识

饮食积滞证通常是由于饮食不节，暴饮暴食或恣食生冷，损伤脾胃所致；或因脾胃虚弱，运化无力，饮食稍有不慎，即停滞难化。症见脘腹胀满、不思饮食、嗳气吞酸、恶心、呕吐、吐后胀满得减、大便酸腐臭秽、舌苔厚腻、脉滑或沉实。治宜消食导滞。常用的消食药有山楂、莱菔子、鸡内金、神曲、麦芽、谷芽、鸡矢藤等；常用方有保和丸、健脾丸、枳实导滞丸、大山楂丸、木香槟榔丸、山楂化滞丸等。

从食滞胃肠证的临床表现来看，主要与现代医学消化系统疾病如功能性消化不良、急慢性胃肠炎、胃下垂、消化性溃疡、胃肠神经官能症、胆囊炎等的表现相似。

二、主要研究模型与方法

消食药主要用于饮食积滞证。食滞胃肠主要与消化系统疾病相关，在进行药效学评价时，应根据疾病的病因及病理生理过程来设计实验模型和观察指标，探讨消食方药治疗消化系统疾病的药效及相关机制。消食方药研究的主要模型和方法包括以下方面。

1. 助消化、助吸收研究方法　　通过测定胃液分泌量、胃液酸度、胃蛋白酶活性及相关胃肠激素水平研究药物对胃分泌功能的影响及机制；检测胰液分泌量及胰蛋白酶含量，研究药物对胰液分泌的影响。通过右旋木糖吸收实验及^{3}H-葡萄糖吸收实验，研究药物对小肠葡萄糖吸收功能的影响；还可观察药物对脾虚模型动物的影响，并从胃液分泌、胃肠运动、胃肠激素及胃肠黏膜的病理形态改变等指标来评价药物作用。

2. 对胃肠运动研究方法　　采用在体胃肠运动实验和离体胃肠平滑肌实验方法来观察消食药对胃肠运动的影响。在体实验中，通过检测胃内容物残留率或甲基橙光密度来观察药物对胃排空的影响；采用葡聚糖在胃内相对残留率及小肠推进率来观察药物对胃排空和小肠推进的影响；也可采用胃肠动力障碍动物模型，通过分析胃内残留率及小肠推进率来观察药物对胃肠运动抑制的拮抗作用。在离体实验中，观察药物对动物离体胃、肠平滑肌运动的影响，还可观察药物对 ACh、阿托品、普萘洛尔、酚妥拉明等胃肠平滑肌作用的影响，初步分析其作用机制。

三、主要药理作用

消食药具有促消化、增进食欲、调节胃肠道运动等药理作用，并认为这些作用是消食药消化食积的药理学基础。现代药理研究认为，消食药治疗食积主要与以下药理作用有关。

1. 助消化　　消食药多含有消化酶、维生素、有机酸等，有助消化作用，并能促进消化液分泌和增加消化酶活性。

（1）消化酶作用：山楂、神曲含有脂肪酶，有利于脂肪的消化，古籍称之擅长消“肉积”。麦

—·笔记栏·—

芽、谷芽及神曲均含有淀粉酶，能促进碳水化合物的消化，擅消“米面食积”。淀粉酶为蛋白质，遇高温破坏，若将麦芽炒黄、炒焦或制成煎剂后助消化作用均可明显降低，故助消化宜生用或微炒。山楂含山楂酸、柠檬酸等多种有机酸，有助于提高胃蛋白酶活性，促进蛋白质的消化。山楂、麦芽、谷芽等富含维生素，包括维生素 B_1、维生素 B_2、维生素 C 等，神曲为酵母制剂，除含多种消化酶外，尚含大量酵母菌、B 族维生素等，有利于增进食欲，促进消化。

(2) 促进消化液分泌：山楂、麦芽、鸡内金能明显促进胃液和胃酸的分泌而有助于消化。

2. 调节胃肠运动　　多数消食药对胃肠运动以增强为主。例如，鸡内金、山楂能增强胃运动，促进胃排空。莱菔子能加强离体回肠的节律性收缩，还能对抗肾上腺素对回肠收缩的抑制，有利于消除肠道积气积物，消除“脘腹胀满”症状。山楂既能对抗 ACh、钡离子引起的离体肠痉挛性收缩，又能促进阿托品舒张的肠平滑肌运动，对胃肠运动具有调节作用。

综上所述，消食药助消化、促进消化液分泌、调节胃肠运动等作用是其消化食积，治疗饮食积滞的药理学基础，主要物质基础为药材所含的消化酶、维生素及有机酸。此外，现代研究和临床应用发现，山楂、莱菔子等具有降血脂的作用，提示消食药消积导滞功效不仅能消有形积滞，还与降血脂、抗动脉粥样硬化等消除无形积滞有关。

常用消食药的主要药理作用见表 16-1。

表 16-1　常用消食药的主要药理作用

药　物	消化酶作用	促消化液分泌	调节胃肠运动	降血脂	其 他 作 用
山楂	+	+	+	+	抗氧化、强心、抗心律失常、降压、抗菌
莱菔子			+	+	降压、化痰、止咳、抗菌
鸡内金	+	+	+	+	抗凝、改善血液流学、促锶排泄、降血糖、抗乳腺增生
麦芽	+	+		+	降血糖、回乳
谷芽	+	+			
神曲	+	+	+		调节肠道微生物

第二节　常用中药

山楂(Shanzha, CRATAEGI FRUCTUS)

山楂为蔷薇科植物山里红 *Crataegus pinnatifida* Bge. var. *major* N. E. Br. 或山楂 *Crataegus pinnatifida* Bge. 的干燥成熟果实。生用或炒黄、炒焦、炒炭用。山楂的主要成分为黄酮类和有机酸类化合物。黄酮类化合物主要有牡荆素(vitexin)、槲皮素(quercetin)、金丝桃苷(hyperoside)、芦丁(rutoside)和山柰酚(kaempferol)等；有机酸类化合物主要有山楂酸(maslinic acid)、枸橼酸(citric acid)、熊果酸(ursolic acid)、苹果酸(malic acid)、绿原酸(chlorogenic acid)、齐墩果酸(oleanic acid)等。山楂还含有多种微量元素、氨基酸、维生素及磷脂等。山楂，性微温，味酸、甘，归脾、胃、肝经。具有消食健胃、行气散瘀、化浊降脂的功效。临床用于肉食积滞，胃脘胀满，泻痢腹痛，瘀血经闭，产后瘀阻，心腹刺痛，胸痹心痛，疝气疼痛，高脂血症。

一、与功效相关的主要药理作用

1. 助消化　　山楂醇提物能提高小肠推进率，山楂水提物可显著增强大、小鼠胃肠平滑肌的运动。山楂水提物可降低肠易激综合征模型大鼠血浆胃动素水平，抑制模型大鼠结肠黏膜5-HT和5-HT_3受体的过表达，改变肠道敏感度，改善肠道消化功能。山楂不同炮制品对正常小鼠和阿托品负荷小鼠的胃排空和小肠推进都有促进作用，以焦山楂效果最好，炒炭作用减弱。山楂有机酸部位可促进胃肠运动，其机制与激动M受体有关。山楂含多种有机酸及维生素，能促进胃液分泌，提高胃蛋白酶活性。山楂中含脂肪酶擅长消"肉积"。山楂还可促进胰液分泌，对抗阿托品引起的胰腺分泌减少，提高胰淀粉酶、胰脂肪酶活性。山楂对胃肠道功能的影响，因成分、炮制方法不同而有所差异，炮制可引起山楂中黄酮、有机酸含量降低，且变化与炮制条件和程度密切相关，山楂炮制后消食导滞作用存在差异，焦山楂改善食积疗效更为显著，可能主要通过调节胃肠动力障碍发挥作用。

2. 调血脂、抗动脉粥样硬化　山楂醇提物及醇洗脱液均有降脂、抗氧化损伤作用。山楂中多种成分具有降血脂作用。山楂总黄酮对高脂饲料加乙醇诱导脂肪肝模型大鼠有明显的改善作用，可显著降低动物血清TC、LDL-C，显著升高HDL-C，并降低血清ALT、AST、ALP活性，改善大鼠血液流变学。山楂总黄酮能提高大鼠肝脏LDLR mRNA和蛋白质表达，调节血脂水平。山楂总三萜酸对Ch合成有一定的抑制作用，其机制与增加大鼠肝细胞膜高密度脂蛋白受体(high density lipoprotein receptor, HDLR)水平有关。山楂中的槲皮素、金丝桃苷、熊果酸能抑制β-羟[基]-β-甲戊二酸单酰辅酶A(β-hydroxy-β-methylglutaryl-CoA, HMG-CoA)还原酶活性，抑制内源性Ch的合成。山楂调血脂的机制有抑制HMG-CoA还原酶、肝脏酰基辅酶A及胆固醇酰基转移酶活性，抑制内源性Ch合成；增加肝脏LDLR表达，促进肝脏对血浆Ch的摄取，加速Ch代谢。此外，山楂还可通过调控多种脂肪代谢的相关酶来调节TG和Ch水平。

山楂提取物能降低动脉硬化大鼠血脂水平，还能降低IL-1β、IL-8水平，减轻动脉病理变化。

3. 抗心肌缺血、抗脑缺血　山楂提取物能对抗垂体后叶素引起的家兔心肌缺血，改善缺血心电图。山楂黄酮能缩小兔实验性心肌梗死范围，增加缺血心肌营养血流量。山楂黄酮能提高心肌SOD活性，降低血清CK，抗自由基，维持膜功能稳定，保护心肌细胞。山楂有机酸对心肌缺血再灌注损伤有保护作用，能抗缺血再灌注心肌细胞凋亡。山楂酸体外对乳鼠心肌细胞损伤有保护作用，能显著降低异丙肾上腺素致心肌细胞钙超载损伤，提高心肌细胞存活率，并降低培养液中CK和LDH活性。

山楂总黄酮对缺血性脑损伤具有保护作用，可显著降低大鼠局灶性脑缺血损伤后脑含水量、减轻脑水肿，缩小脑梗死范围；还能改善小鼠血瘀性脑缺血再灌注模型血液流变性，减轻钙超载，对脑缺血再灌注损伤有保护作用。山楂酸对小鼠缺血性脑损伤具有保护作用，对抗缺血期间的肝糖原降解，减轻代谢性酸中毒。

4. 扩张血管、降血压　山楂能扩张外周血管，具有缓慢降血压作用。山楂水提取物对去氧肾上腺素和氯化钙引起的大鼠离体血管收缩具有舒张作用；NOS抑制剂和鸟苷酸环化酶(guanylyl cyclase, GC)抑制剂可阻断其血管舒张作用，说明山楂扩血管作用与影响NO-GC途径有关。山楂总黄酮能抑制细胞外Ca^{2+}内流和细胞内Ca^{2+}释放。山楂还能抑制细胞外Ca^{2+}内流所致血管平滑肌的收缩，提示对血管平滑肌细胞钙通道有阻滞作用。

5. 抗氧化　山楂具有抗氧化作用。山楂体内可提高SOD、CAT、GSH-Px活性，提高GSH水平，降低MDA含量，抑制氧化损伤。体外对超氧阴离子自由基、羟自由基具有显著的清除作用，并能抑制自由基导致的脂质过氧化损伤，保护生物膜完整性。山楂果胶能提高小鼠肝脏GSH的含量和抗氧化酶GSH-Px、SOD、CAT的活性，显著降低小鼠肝脏中MDA含量。山楂总有机酸可使MDA含量降低，SOD、GSH-Px活性升高，并能抑制H_2O_2引起的心肌细胞损伤。山楂黄酮类成分则主要通过调节Nrf2信号通路相关蛋白和因子来减轻氧化应激。山楂抗氧化作用可因不同炮制方法而受影响，活性大小依次为生山楂>炒山楂>山楂炭>焦山楂，

—•笔记栏•—

与黄酮的含量变化有关。山楂黄酮、有机酸、多糖、果胶、三萜类和苯丙素类成分均具有抗氧化作用。

6. 改善血液流变学　山楂醇提取物对高脂血症大鼠血液的全血黏度有显著降低作用。山楂黄酮能降低血浆黏度，红细胞聚集指数和红细胞比容，对高、中、低切黏度均有一定的降低作用。山楂对血小板聚集有抑制作用。

二、其他药理作用

1. 降血糖　山楂提取物对2型糖尿病大鼠有较好的降糖作用，能降低血糖水平，增加胰岛素释放。山楂酸可对抗肾上腺素、葡萄糖引起的血糖升高，增加高血糖小鼠肝糖原含量，降低肝糖原降解；可降低2型糖尿病大鼠的空腹血糖，减轻脑组织的脂质过氧化反应，对2型糖尿病大鼠的神经、血管损伤有保护作用，并能降低胰岛素抵抗大鼠的高血脂，改善氧化损伤和胰岛素抵抗。山楂有机酸、山楂总黄酮可通过激活 AMPKα/SREBP－1/ACCα 信号通路调节糖脂代谢，改善大鼠的糖脂代谢紊乱。山楂多酚、多糖及脂类提取物对α－葡萄糖苷酶和胰脂肪酶均有抑制作用，其中多酚作用最强，且还可以抑制胆固醇脂酶活性。

2. 调节免疫功能　山楂水煎液能增强小鼠红细胞 C_3b 受体花环率及红细胞免疫复合物(IC)花环率。所含谷甾醇能提高小鼠的白细胞数量和巨噬细胞吞噬率，促进淋巴细胞的增殖。山楂多糖能增加小鼠胸腺、脾脏指数，提高小鼠腹腔巨噬细胞吞噬功能，促进溶血素和溶血空斑形成，促进淋巴细胞转化。

3. 抗肿瘤　山楂水提物能阻断体内合成甲基苄基亚硝胺的诱癌作用。山楂多酚类物质可以消除亚硝酸盐，阻断亚硝胺合成及其致癌作用，并能延长艾氏腹水癌小鼠的寿命。山楂对肝癌、食管癌、结肠癌等多种肿瘤细胞具有抑制增殖，促进凋亡作用。山楂谷甾醇对体外培养的HepS、S180、EAC 细胞有抑制作用。山楂熊果酸可促进 HepS 肝癌细胞凋亡。山楂酸也具有广泛的抗肿瘤活性。此外，山楂丙酮提取物能抑制黄曲霉素 B1 的致突变作用。

4. 保肝　山楂总黄酮提取物对 CCl_4、*D*－半乳糖胺致小鼠急性肝损伤具有预防作用，对乙酰氨基酚、硫代乙酰胺、酒精所致小鼠急性肝损伤及 CCl_4 引起大鼠慢性肝损伤具有保护作用。山楂总黄酮能减轻肝细胞肿胀、坏死和炎症程度，降低血清中 ALT、AST、ALP、总胆红素的水平及肝组织中 MDA、TNF－α、IL－6 的含量，并提高大鼠肝脏组织中抗氧化酶活性，减少脂质过氧化产物生成。其保肝机制是通过调节脂肪酸代谢、清除自由基，抑制肝脏细胞脂质过氧化反应，稳定肝细胞膜、抑制炎症因子释放，减轻肝脏炎症。

三、中药药动学

大鼠灌服山楂提取物后，槲皮素吸收较快，且有双峰现象出现，表明槲皮素在肠道中存在重吸收。给药后 0.25 h 即达到峰浓度，体内中药药动学符合二室模型。

四、不良反应与安全性评价

山楂有轻微促子宫收缩作用，孕妇慎用。进食高蛋白及高脂肪食物后再进食过量山楂，山楂中有机酸、鞣质，可与胃酸中的蛋白质反应生成不溶于水的聚合物，沉积于胃内形成胃石症。

五、现代应用

1. 消化系统疾病　山楂单用或以山楂为主组成复方制剂（保和丸、大山楂丸或颗粒、山楂麦曲颗粒等），常用于治疗消化不良、小儿厌食症等消化系统疾病。

2. 高脂血症　山楂煎剂、山楂丸、山楂降脂片均可用于治疗高脂血症。

3. 心血管系统疾病　山楂黄酮制剂可用于高血压、冠心病、心绞痛等心血管系统疾病的治疗。

—•笔记栏•—

莱菔子(Laifuzi，RAPHANI SEMEN)

本品为十字花科植物萝卜 *Raphanus sativus* L.的干燥成熟种子。生用或炒用,用时捣碎。莱菔子中含有芥子碱(sinapine)及其硫氰酸盐和30%脂肪油,油中含大量的芥酸(sinapic acid)、亚油酸(linoleic acid)、亚麻酸(linolenic acid)、菜子甾醇(brassicasterlo)。还含有莱菔子素(raphanin)、植物甾醇、维生素类(维生素C、维生素B_1、维生素B_2、维生素E)等成分。莱菔子,味辛、甘,性平,归脾、胃、肺经。具有消食除胀、降气化痰的功效。临床用于饮食停滞,脘腹胀痛,大便秘结,积滞泻痢,痰壅喘咳等。

一、与功效相关的主要药理作用

1. 促进胃肠运动　生品或炒莱菔子能提高豚鼠离体胃幽门部环行肌紧张性和降低胃底部纵行肌紧张性,增强兔离体回肠节律性收缩。炒莱菔子能明显对抗肾上腺素对兔离体回肠节律性收缩的抑制。莱菔子油能提高大鼠血浆胃动素的含量,促进大鼠结肠运动,还能促进小鼠胃排空和肠推进。莱菔子油和水提浸膏对地芬诺酯引起的小鼠便秘有通便作用。莱菔子可升高胃肠积热大鼠血清中饥饿素、P-物质含量,降低NO含量,增强小肠推进作用,从而促进胃肠积热大鼠的胃肠动力。

2. 镇咳、祛痰、平喘　莱菔子对氨水引咳小鼠有镇咳作用,能减少咳嗽次数。生莱菔子的醇提取物能促进小鼠酚红排泌,有祛痰作用。炒莱菔子水提液体外能对抗磷酸组织胺引起的豚鼠离体气管收缩,体内能延长ACh对豚鼠的引喘潜伏期。炒莱菔子的祛痰、镇咳作用优于生品。

二、其他药理作用

1. 抗氧化、降血脂　莱菔子水溶性生物碱能显著提高自发性高血压大鼠血清SOD活性,降低MDA含量,具有抑制脂质过氧化、对抗氧自由基损伤的作用。莱菔子水溶性生物碱能提高*ApoE*基因敲除小鼠血清NO含量、提高SOD活性、降低MDA含量及TC、TG、LDL-C含量,提高HDL-C含量,且降脂作用随剂量增加而增强。

2. 降压　莱菔子水溶性生物碱对自发性高血压大鼠有降压作用,并能显著提高大鼠心肌NOS活性和血清NO含量,降低血浆血管紧张素Ⅱ含量,还能降低左室重量指数,抑制心肌细胞肥大,改善自发性高血压大鼠的心血管重构。莱菔子注射液对麻醉犬有明显的降压作用。芥子碱硫氰酸盐是其降压有效成分之一,降压作用可能与激活NO-NOS系统,使NO合成增加,扩张血管而降压。莱菔子素也有降压作用。

3. 抗菌　莱菔子素是抑菌有效成分,能抑制多种革兰氏阳性菌和革兰氏阴性菌生长,尤其对葡萄球菌和大肠埃希菌作用明显。生品中莱菔素含量高,故抗菌时宜用生品。

三、中药药动学

大鼠灌胃炒莱菔子醇提物后,吸收比较快,芥子酸的药-时曲线出现前低后高的双峰现象,芥子酸体内*AUC*在4.5~18 g/kg线性依赖性良好。哮喘大鼠体内芥子酸表观分布容积和清除率均随剂量增加而增加。

四、现代应用

1. 便秘　莱菔子生品,或炒莱菔子均可用于治疗便秘。

2. 术后腹胀　炒莱菔子单用,或配伍大黄、芒硝等服用,可用于术后腹胀,能促进术后排气、排便功能的恢复,预防腹腔内粘连的发生。

3. 咳嗽、气喘　莱菔子单用或复方可用于咳喘痰多,胸闷兼食积。

莱菔子的抗肿瘤作用研究

—•笔记栏•—

4. 高血压、高血脂　炒莱菔子单用,或以莱菔子为主的复方(二子降压汤)可用于高血压、高血脂治疗。

鸡内金(Jineijin, GALLI GIGERII ENDOTHELIUM CORNEUM)

本品为雉科动物家鸡 *Gallus gallus domesticus* Brisson 的干燥沙囊内壁。生用、炒用或醋制入药。鸡内金主要成分有胃激素、角蛋白(keratin)、维生素 B_1、维生素 B_2、维生素 C、烟酸(nicotinic acid)及谷氨酸(glutamate)、甘氨酸(glycine)、赖氨酸(lysaine)等多种氨基酸及微量的胃蛋白酶(pepsin)、淀粉酶(diastase)等。还富含铁、钙、铬、锰、钼、镁、锌、铜、铝、钴等多种微量元素。鸡内金味甘,性平,归脾、胃、小肠与膀胱经。具有健胃消食,涩精止遗,通淋化石。临床用于食积不消,呕吐泻痢,小儿疳积,遗尿,遗精,石淋涩痛,胆胀胁痛等。

一、与功效相关的主要药理作用

助消化　鸡内金生品和炮制品水煎液均能升高大鼠胃液量和胃游离酸度,炮制品能增加胃蛋白酶分泌量,并能升高胃蛋白酶和胰脂肪酶活性。鸡内金提取物能增强小肠推进运动,缩短复方地芬诺酯造成的便秘模型小鼠首次排便时间,增加排便粒数和重量。鸡内金对胃肠运动的作用可能与其所含胃激素有关。此外,鸡内金本身含少量胃蛋白酶和淀粉酶,对"米面食积"有改善作用。鸡内金健脾胃功效还与其锌、铁、钙含量高有关。

二、其他药理作用

1. 改善血液流变学　鸡内金提取物可明显改善高脂模型家兔血液流变学异常,降低家兔全血低切、中切、高切黏度及血浆黏度。鸡内金多糖对高脂血症模型大鼠的血液流变学异常有改善作用。鸡内金还具有促进纤维蛋白溶解、抗凝血作用,可使家兔血浆纤维蛋白原减少,活化部分凝血酶时间与凝血酶时间延长。

2. 抗乳腺增生　肝郁脾虚证乳腺增生模型大鼠灌胃生鸡内金粉混悬液,可明显减少乳腺小叶及腺泡的数量和直径,减轻上皮细胞增生。若与逍遥散合用效果更佳。

3. 促排锶　锶及钼是草酸钙结晶的抑制因子,能抑制结石形成,或使已形成的结石溶解。鸡内金能加速锶的排泄。其酸提取物服用后排锶效果优于煎剂。鸡内金临床用于肾结石的治疗,这与其加速锶的排泄有关。

4. 降血糖、降血脂　鸡内金多糖能降低糖尿病高脂血症大鼠的 TC、TG 和 LDL－C 水平,升高 HDL－C 水平,并能降低血糖水平,改善细胞免疫功能。

三、现代应用

1. 消化系统疾病　鸡内金单用或与山药、党参等配伍用于治疗消化不良、小儿食积等。

2. 尿路结石、胆道结石　鸡内金粉内服或与玉米须配伍可用于尿路结石、胆道结石等。

3. 遗精、遗尿、婴儿腹泻　鸡内金单用或与五味子、金樱子等配伍可用于遗精、遗尿、腹泻的治疗。

第三节　常 用 方 剂

保和丸

保和丸出自朱丹溪《丹溪心法》,由焦山楂、六神曲、制半夏、茯苓、陈皮、莱菔子、连翘组成。具有消食、导滞、和胃的功效,临床用于食滞胃肠之食积停滞、脘腹胀痛、嗳腐吞酸,大便泄泻,舌苔厚腻，脉滑等。“食滞胃肠”与现代医学的胃动力减弱、功能性消化不良、肝胆疾病等症状有相似之处。

一、与功效相关的药理作用

1. 助消化　保和丸可增加胃液酸度和胃蛋白酶活性，提高胰液分泌量和胰蛋白酶活性。临床表明其具有促进消化的作用。

2. 调节胃肠运动　保和丸对正常小鼠的胃排空和肠推进运动具有明显促进作用。保和丸能对抗阿托品、肾上腺素引起的胃肠运动抑制，促进胃排空和提高小肠推进率。对利血平致脾虚小鼠的胃肠功能低下，保和丸能促进胃排空和加快肠推进。保和丸可拮抗 ACh、氯化钡、组胺所致家兔和豚鼠离体回肠痉挛性收缩。保和丸还能提高大鼠血清 GAS 和血浆 MTL 水平，且与剂量成正相关，可能是其促进胃肠动力的作用机制之一。

3. 抗胃溃疡　保和丸可减少胃酸分泌量和总酸排出量，促进胃黏膜修复。加味保和丸对束缚水浸应激性胃溃疡动物模型大鼠的胃黏膜损伤有保护作用，能降低溃疡指数。保和丸可以减少幽门结扎模型大鼠的胃液量、降低胃液总酸度、减少总酸排出。

4. 抗肝损伤　保和丸能减轻高脂饮食诱导的非酒精性脂肪性肝病大鼠脂质过氧化反应，降低血清 ALT、AST 水平，降低血脂及 MDA 水平，提高 SOD、脂联素水平。保和丸能降低非酒精性脂肪性肝炎模型大鼠血清 TNF－α 含量及肝细胞 NF－κB p65 蛋白表达，降低肝脏线粒体肿胀程度，减少脂滴，减轻肝脏脂肪变性及炎症反应。

5. 降血脂　保和丸能显著降低高脂饮食大鼠的 TC、TG 和 LDL，并能增加双歧杆菌目菌群数量，减少芽孢杆菌目菌群数量，其降血脂可能与改变肠道菌群多样性有关。

二、现代应用

1. 消化系统疾病　保和丸可用于消化不良，尤其是小儿消化不良、婴幼儿腹泻、疳积等消化系统疾病。

2. 脂肪肝　保和丸加味对脂肪肝治疗，有一定效果。

—•笔记栏•—

【小结】

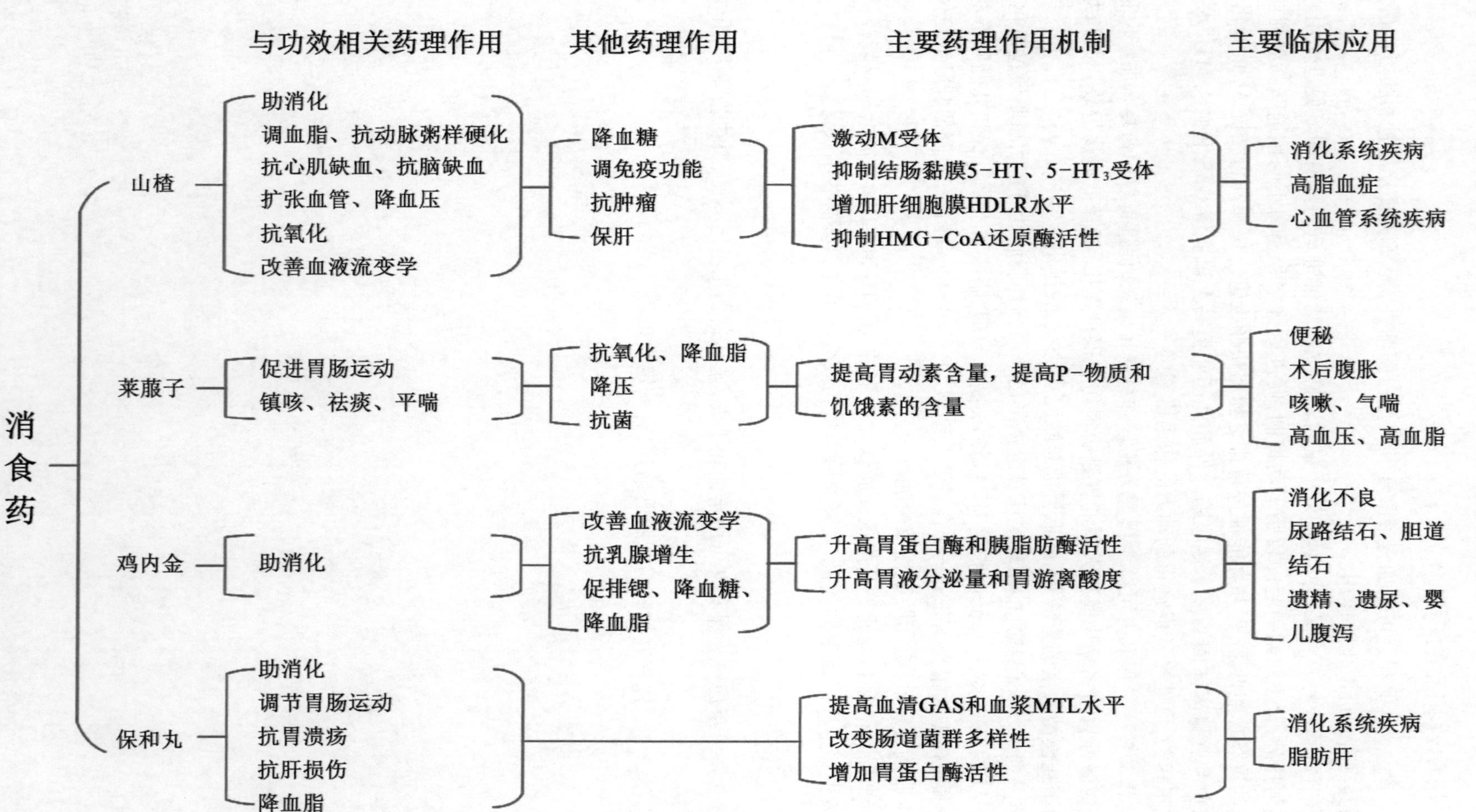
与功效相关药理作用
其他药理作用
主要药理作用机制
主要临床应用
消食药
山楂
助消化
调血脂、抗动脉粥样硬化
抗心肌缺血、抗脑缺血
扩张血管、降血压
抗氧化
改善血液流变学
降血糖
调免疫功能
抗肿瘤
保肝
激动M受体
抑制结肠黏膜5-HT、5-HT3受体
增加肝细胞膜HDLR水平
抑制HMG-CoA还原酶活性
消化系统疾病
高脂血症
心血管系统疾病
莱菔子
促进胃肠运动
镇咳、祛痰、平喘
抗氧化、降血脂
降压
抗菌
提高胃动素含量，提高P-物质和
饥饿素的含量
便秘
术后腹胀
咳嗽、气喘
高血压、高血脂
鸡内金
助消化
改善血液流变学
抗乳腺增生
促排锶、降血糖、
降血脂
升高胃蛋白酶和胰脂肪酶活性
升高胃液分泌量和胃游离酸度
消化不良
尿路结石、胆道
结石
遗精、遗尿、婴
儿腹泻
保和丸
助消化
调节胃肠运动
抗胃溃疡
抗肝损伤
降血脂
提高血清GAS和血浆MTL水平
改变肠道菌群多样性
增加胃蛋白酶活性
消化系统疾病
脂肪肝

第十七章 止 血 药

第一节 概 述

—•笔记栏•—

第十七章授课视频及习题

凡能促进血液凝固,用以制止体内外出血的药物称为止血药。本类药均入血分,多归心、肝、脾经,具有凉血、收敛、化瘀、温经、清热、促进血液凝固等功效,主要用于治疗咯血、衄血、吐血、便血、尿血、崩漏、外伤出血等体内外各种出血证。

根据其主要功效,止血药可分为化瘀止血药、凉血止血药、收敛止血药和温经止血药。其中,化瘀止血药具有行散之性,既能止血又能化瘀,临床上用于兼有瘀滞之出血证,代表药物有三七、蒲黄、茜草等,代表方有云南白药(为国家中药绝密品种);凉血止血药可清泄血分之热,性味多寒凉、甘、苦,用于血热妄行所致之出血证,代表药物有大蓟、小蓟、槐花、地榆、白茅根、侧柏叶等,代表方有十灰散、小蓟饮子等;收敛止血药以收敛为主,药性多平凉,广泛用于各种出血证,代表药物有白及、仙鹤草、紫珠草等,代表方有白及枇杷丸、白及汤等;温经止血药以固冲统血为主,药性多辛温,用于治疗冲任不固或脾不统血所致之出血证,代表药物有艾叶、炮姜、灶心土等,代表方有胶艾汤、黄土汤等。使用止血药时应根据不同的病因病机,辨证用药,合理配伍。如血热妄行,应与清热凉血药合用;阴虚阳亢,应与滋阴潜阳药合用;阳虚不能温经,应配伍温阳益气药;气虚不能摄血,宜配伍补气药;瘀滞出血,宜与活血药与行气药同用。

一、对主治病证的认识

出血证是由阴虚火旺、热入营血,破血妄行;或气虚致气不摄血;或经脉虚寒、血瘀气滞导致血不循常道,溢于脉外。现代医学认为,出血证与出血、凝血功能障碍和紫癜等的症状表现相似。

二、主要研究模型与方法

生理性止血过程包括血管收缩、血小板聚集和血液凝固3个重要因素。因此针对止血药的药理研究主要是从这3个角度进行。采用离体器官血管灌流法、离体主动脉条试验法观察给予止血药后血管收缩作用的改变;采用试管法、玻片法、毛细玻管法观察止血药对凝血时间的影响;采用玻璃珠法、灌注小室法、玻璃纤维法观察给予止血药后血小板黏附性的改变;采用比浊法、吸光度法观察止血药对血小板聚集性的影响;通过测定血浆复钙时间、凝血酶原时间、部分凝血活酶时间来观察止血药对凝血因子活性或含量的影响;采用小鼠剪尾实验、动脉切口实验观察止血药对出血时间和出血量的影响;此外,还可通过检测血浆纤维蛋白原、组织因子、纤维蛋白肽A等,研究止血药对凝血系统的作用。

三、主要药理作用

围绕止血药的功效主治,相关的药理作用研究主要集中在收缩局部血管和改善血管功能、促进凝血、增加血小板数目和提高血小板功能、抗纤维蛋白溶解等方面。

1. 收缩局部血管、改善血管功能　止血药可收缩局部血管或改善血管壁功能,降低毛细血管通透性,如三七、紫珠草、大蓟、小蓟、槐花、白茅根等。

2. 促进凝血　白及、蒲黄、三七、大蓟、小蓟、地榆、茜草可通过促进凝血过程而止血。大

—•笔记栏•—

蓟能促进凝血酶原激活物生成；白茅根能促进凝血酶原生成；三七、白及、仙鹤草能促进凝血酶生成，抑制抗凝血酶活性；三七、茜草能促进纤维蛋白原和纤维蛋白的生成。

3. 增加血小板数目、提高血小板功能　三七、仙鹤草、紫珠草、茜草、蒲黄、小蓟、白及等通过增加血小板数目、提高血小板的功能从而发挥止血作用。

4. 抗纤维蛋白溶解　白及、仙鹤草、大蓟、小蓟、地榆可抑制纤维蛋白溶酶的活性。

常用止血药的主要药理作用见表 17－1。

表 17－1　常用止血药的主要药理作用

分 类	药物	收缩局部血管、改善血管功能	促凝血	增加血小板数目、提高血小板功能	抗纤维蛋白溶解	其 他 作 用
化瘀止血药	三七	+	+	+		抗血栓、扩张血管、降压、抗心律失常、抗炎
	蒲黄		+	+		降血脂、抗心律失常、兴奋子宫、抗病原微生物、抗血小板聚集
	茜草		+	+		抗氧化、抗感染、升高白细胞、抗炎
收敛止血药	白及		+	+	+	抗溃疡、抗病原微生物、促进骨髓造血、抗氧化、免疫调节
	仙鹤草		+	+	+	抗凝血、抗心律失常、抗菌、杀虫、抗炎
	紫珠草	+	+	+	+	抗菌、抗炎
凉血止血药	地榆	+	+		+	抗菌、调节免疫功能、抗炎、保肝、抗氧化
	小蓟	+	+	+	+	降血脂、抗菌、抗炎、利尿、利胆
	大蓟	+	+		+	抗菌、抗炎、抗肿瘤、抗骨质疏松
	白茅根	+	+			利尿、抗菌、抗炎、抗氧化、抗肿瘤
	槐花	+				抗炎、降血脂、降血压、抗溃疡、抗氧化
温经止血药	艾叶		+		+	平喘、利胆、抗过敏、抗炎、抗病原微生物
	炮姜				+	抗溃疡、抗炎、抗肿瘤、抗氧化

第二节　常 用 中 药

三七（Sanqi，NOTOGINSENG RADIX ET RHIZOMA）

三七为五加科多年生草本植物三七 *Panax notoginseng*（Burk.）F. H. Chen 的根。三七含有多种化学成分，其中三七总皂苷（panax notoginseng saponins，PNS）为主要有效部位，含量可达 8.19%~29.40%，从三七中分离并鉴定到 70 多种单体皂苷成分，如三七皂苷（notoginsenoside）A~F，人参皂苷（ginsenoside）Rb_1、Rb_2、Rc、Rd_1、Rd_2、Re、Rf、Rg_1、Rg_2、Rh_1，三七皂苷 R_1~R_6 及三七氨酸（dencichine）等。三七，味甘、微苦，性温，归肝、胃经。具有化瘀止血，活血定痛的功效。临床用于咯血，吐血，衄血，便血，外伤出血，跌打损伤，胸腹刺痛等。

一、与功效相关的药理作用

1. 止血　三七能促进凝血过程，缩短出血、凝血时间，促进凝血酶的生成，使局部血管收缩，增加血小板数等。三七止血一般生用，因三七氨酸不稳定，经蒸烫后分解破坏，三七熟用，滋补强壮力强。三七止血作用的物质基础为三七的水溶性成分，三七氨酸对动物的出血模型均有良好的止血作用，能增加血小板数量，增加血液中凝血酶的含量，收缩局部血管，增强血小板功能，激活血小板膜上的 AMAP 受体，调控细胞的 Ca^{2+} 内流，促进细胞中 cAMP 的生成，促进 TXA_2 释放。

2. 抗血栓　三七对血液有良好的止血和活血化瘀双向调节作用，止血而不留瘀，化瘀而不伤正，能改善血液“黏、浓、凝、聚”状态，表明其具有止血作用外，还具有一定的活血作用，其活血化瘀的作用与抗血栓形成具有密切的关系。抗血栓的主要有效成分为三七总皂苷、人参皂苷 Rg_1。三七总皂苷可通过改善血管内皮的功能，改善血液流变学，抑制血小板活化和聚集 3 个方面来实现活血化瘀作用。人参皂苷 Rg_1 可促进内皮细胞释放 NO，抑制 ET－1 合成，促进 EDRF 的合成与释放，还可以提高机体纤溶系统活性，升高血浆中组织型纤溶酶原激活物（tissue-type plasminogen activator，t－PA）活性。

3. 促进造血　三七皂苷能提高外周红细胞、白细胞数量，在体外对小鼠骨髓粒-单系细胞系有促进增殖作用，减少造血细胞的凋亡，升高外周血细胞。人参皂苷 Rg_1 和人参皂苷 Rb_1 是三七促进造血的有效单体成分，可促进小鼠粒单系造血祖细胞增殖，红系造血祖细胞增殖，调控造血细胞增殖、分化相关基因的表达，从而促进血细胞的生成。

三七有效成分对血液系统的影响见图 17－1。

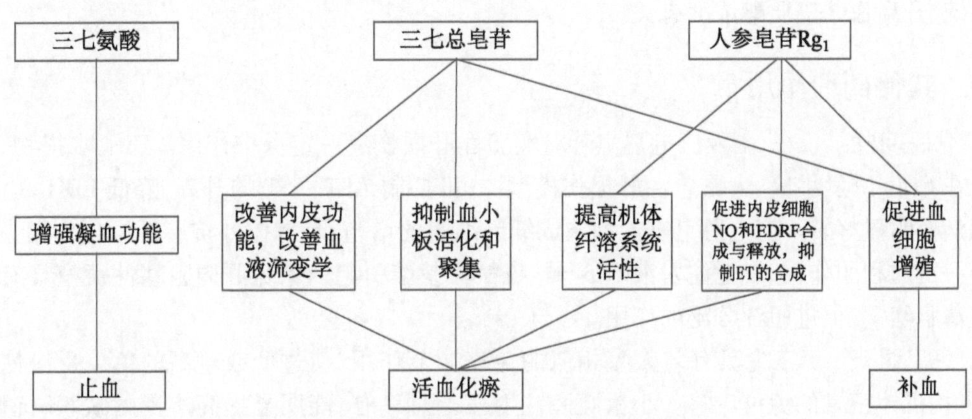

图 17－1　三七有效成分对血液系统的影响

4. 扩张血管、降血压　三七、三七总皂苷、三七皂苷 Rb_1 和 Rg_1 均能扩张血管，产生降压作用。三七总皂苷对不同部位的血管表现有一定差异性，对大动脉如主动脉、肺动脉作用弱，对小动脉如肾动脉、肠系膜动脉和静脉作用强。Rb_1 和 Rg_1 都有扩血管作用，Rb_1 的作用大于 Rg_1，但两者都比等剂量的三七总皂苷弱，说明单体皂苷之间在扩血管及降压作用方面有一定协同作用。三七总皂苷对离体冠状动脉、胸主动脉、肠系膜动脉和尾动脉均具有扩张作用，其中扩张冠状动脉作用，降低冠脉阻力，增加冠脉血流量最为明显。三七扩张冠脉、降血压的作用可能与阻止 Ca^{2+} 内流、促进血管内皮细胞释放 NO、调节 PI3K/Akt/eNOS 通路及内皮细胞中的 *L*－谷氨酸转运有关。

5. 保护心肌、抗心肌缺血　三七总皂苷通过增加冠脉流量，提高心肌血氧供应，减慢心率，降低心肌耗氧量，改善心肌能量代谢，减少心肌细胞间黏附分子表达及中性粒细胞浸润，从而发挥保护心肌的作用。三七、三七总黄酮及三七提取物对垂体后叶素所致家兔急性心肌缺血性的 T 波升高有明显对抗作用。三七总皂苷可改善家兔冠脉结扎所致的急性心肌缺血，改善缺血时的心电图，缩小心肌梗死体积，抑制血清 CK 的升高。

6. 抗心律失常　三七及三七总皂苷对多种实验性心律失常有对抗作用。三七总皂苷对氯仿诱发小鼠心室纤颤、氯化钡或乌头碱诱发大鼠的心律失常有保护作用，并能提高家兔室颤阈值。

7. 抗动脉粥样硬化　三七总皂苷可抗动脉粥样硬化，抑制家兔动脉内膜斑块的形成，调节 PGI_2/TXA_2 的平衡，稳定血管内环境。

—•笔记栏•—

8. 抗脑缺血　三七总皂苷、人参皂苷 Rg_1、人参皂苷 Rb_1、三七皂苷 R_1 均具有抗脑缺血作用，减少脑缺血再灌注损伤大鼠的脑组织含水量和脑梗死的体积，其作用机制可能与减轻炎症反应，保护血脑屏障，抑制神经元的凋亡，对抗兴奋性氨基酸对神经元的损伤，抵制细胞内钙超载等作用相关。

9. 抗休克　三七总皂苷对家兔失血性休克、肠道缺血性休克有一定疗效，对心源性休克无明显影响。三七总皂苷可使机体对失血的耐受性增强，减轻失血性休克失代偿期对机体损伤，增强机体抗失血性休克能力，对休克代偿期的心功能有明显保护作用，可使左心室压、左心室压变化速率及心输出量逐渐回升，接近休克前水平，还能防止外周总血管阻力上升，减轻左室后负荷。

10. 镇痛　三七总皂苷有明显镇痛作用，其镇痛作用可被纳洛酮部分拮抗，提示三七总皂苷可能是阿片样肽受体的激动剂，且不具有成瘾的副作用。

11. 抗炎　三七及三七总皂苷对于多种急、慢性炎症模型都有明显抑制作用，对棉球、塑料环、鲜鸡蛋清、角叉菜胶、5-HT、二甲苯、巴豆油等多种致炎剂刺激造成大鼠、小鼠的急、慢性炎症模型都有明显抑制作用。其抗炎机制与直接抑制血管通透性有关，并与兴奋垂体-肾上腺皮质系统、升高血浆皮质醇浓度有关。

二、其他药理作用

1. 保肝、利胆　三七及三七总皂苷对实验性肝损伤有一定保护作用。三七水提物、三七总皂苷在 CCl_4 诱发小鼠、大鼠急性肝损伤模型中，可抑制 ALT、AST 的升高，降低 LDH 活性，使肝组织病变明显好转。三七总皂苷能抑制成纤维细胞的增殖，具有体外抗肝纤维化作用。三七还具有一定的利胆作用，三七注射液对 α-异硫氰酸萘酯引起的家兔肝内阻塞性黄疸具有显著降低血清胆红素，促进胆汁分泌的作用。

2. 免疫调节　三七具有与人参相似的免疫调节作用，使过低或过高的免疫反应恢复正常，不干扰机体正常的免疫应答。小鼠腹腔注射三七总皂苷，能明显提高小鼠耐缺氧、抗疲劳、耐寒、耐热能力，加强小鼠腹腔巨噬细胞吞噬作用。

3. 抗胃溃疡　三七可消除或改善实验性胃溃疡和应激性胃溃疡的症状，明显缩短凝血和出血时间，促进溃疡的愈合。

4. 抑制中枢　三七总皂苷可明显降低小鼠的自发活动，增强中枢抑制药的镇静、催眠、安定、抗惊厥作用，亦能对抗咖啡因、苯丙胺的中枢兴奋作用。

三、中药药动学

大鼠灌胃三七提取物 1 500 mg/kg 后，血浆中可检测出人参皂苷 Rg_1、Rb_1 和三七皂苷 R_1，采用非房室模型计算 Rg_1、Rb_1 和 R_1 在大鼠体内的药代参数，3 个化合物的平均 AUC_{0-t} 分别为 50.82、10 354.50、25.89 h·ng/mL；$t_{1/2}$ 分别为 3.20、17.44、1.92 h；MRT_{0-t} 的数值大小为 $Rb_1 >> Rg_1 > R_1$；平均 T_{max} 的数值大小为 $Rb_1 > R_1 > Rg_1$。Rg_1、R_1 在大鼠体内具有相似的药代特征，吸收快、消除快；Rb_1 在大鼠体内的药代特征与 Rg_1、R_1 差别较大，吸收慢、消除慢；Rb_1 在大鼠体内的血浆暴露占绝对优势。大多数三七皂苷经胆汁排泄，且在体内产生多种去糖基化代谢产物。

四、不良反应与安全性评价

三七毒性较低，口服（每次 1~1.5 g）一般未见不良反应，剂量较大时（一次用量大于 10 g），可能引起房室传导阻滞，个别患者会出现过敏性药疹。静脉注射有一定毒性，小鼠腹腔注射的 LD_{50} 为 7.5~10 g/kg。

—•笔记栏•—

基于网络药理学的三七传统功效作用机制研究

五、现代应用

1. 出血证　三七可用于治疗多种出血证,如上消化道出血,可用三七粉口服。

2. 跌打损伤　三七为中医伤科的常用药,外敷可用于跌打损伤,以三七为主要药物的跌打圣药——云南白药,治疗跌打损伤疗效得到公认。

3. 慢性肝炎　以三七注射液治疗久治不愈的血瘀型慢型肝炎患者,疗效显著,转氨酶全部恢复正常。

4. 脑梗死　三七总皂苷注射液对脑血管病后遗症,特别是急性缺血性脑血管病疗效较好,头晕、头痛、共济失调、语言障碍等症状有明显改善。三七治疗脑震荡也取得很好的疗效。

5. 冠心病　三七制剂血塞通、三七总皂苷片对冠心病、心绞痛有效。

蒲黄(Puhuang, TYPHAE POLLEN)

蒲黄为香蒲科水生草本植物水烛香蒲 *Typha angustifolia* L.、东方香蒲 *Typha orientalis* Presl 或同属植物的花粉。蒲黄的活性成分为黄酮类化合物,其中主要有槲皮素(quercetin)、柚皮素(naringenin)、异鼠李素(isorhamnetin)、山柰素-3-*O*-新橙皮糖苷(kaempferol-3-*O*-neohesperidoside)、异鼠李素-3-*O*-新橙皮糖苷(isorhamnetin-3-*O*-neohesperidoside)等黄酮化合物。蒲黄,味甘,性平。归肝、心经。生品能化瘀止血,活血祛瘀,利尿通淋;炒用可收敛止血。

一、与功效相关的药理作用

1. 止血　蒲黄具有促进凝血作用,生蒲黄及蒲黄炭均可缩短小鼠出血时间、家兔的凝血时间,增加家兔血小板数目,缩短凝血酶时间,因而缩短血液凝固时间。

2. 抗血小板聚集　蒲黄甲醇提取物主要含黄酮类成分,有很强的刺激内皮细胞产生 PGI_2 的作用,并能增强 t-PA 的活性,同时还能抑制 ADP 诱导的血小板聚集。蒲黄能增加血小板中 cAMP 含量,抑制血小板聚集、减少 5-HT 释放及 TXA_2 合成,提高 PGI_2 或 PGI_2/TXA_2 的比值。

3. 降血脂、抗动脉粥样硬化　蒲黄浸膏可以明显降低高脂饲料诱导的动脉粥样硬化家兔模型血清 Ch 水平,减轻主动脉及冠状动脉粥样硬化病变及管腔狭窄程度,明显抑制 TC/HDL-C 的比值升高,减少动脉壁 Ch 堆积,抑制粥样硬化斑块的形成。

4. 抗心肌缺血、抗心律失常　蒲黄总黄酮可增加垂体后叶素造成心肌缺血犬的冠脉血流量,降低心肌缺血程度,缩小缺血范围,降低心肌的耗氧量,降低血清中 CK、LDH、FFA 的含量,提高 SOD、GSH-Px 活性。蒲黄可明显延长氯化钙诱导的大鼠心律失常出现的时间,降低大鼠的病死率,对异丙肾上腺素引起的心室纤颤和猝死、氯化钡引起的心律失常均有很好的保护作用。

二、其他药理作用

1. 兴奋子宫　蒲黄对多种动物的离体未孕子宫、已孕子宫均有兴奋作用,对妊娠早期、中期均有显著的致流产、致死胎的作用,且有明显剂量依赖性。

2. 抗菌　蒲黄水煎液在体外对金黄色葡萄球菌、铜绿假单胞菌、大肠埃希菌、伤寒沙门菌、志贺菌属及Ⅱ型副伤寒沙门菌均有较强的抑制作用,蒲黄中的有效成分槲皮素也有体外抗菌活性。

三、临床应用

1. 出血证　蒲黄可用于多种出血证的治疗,如功能性子宫出血、流产或产后出血、吐血、

—•笔记栏•—

咯血,淋证有尿血者。

2. 疼痛　蒲黄可用于胃痛、原发性高血压引起的头痛、咯血引起的心腹部疼痛的治疗。

3. 心血管系统疾病　蒲黄可用于高血脂、冠心病、心绞痛的治疗。

地榆(Diyu, SANGUISORBAE RADIX)

地榆为蔷薇科植物地榆 *Sanguisorba officinalis* L. 或长叶地榆 *Sanguisorba officinalis L.* var. *longifolia*(Bert.) Yu et Li 的干燥根。含地榆苷(sanguisorba glycosides)、没食子酸(gallic acid)、地榆素(sanguisorba)、熊果酸(ursolic acid)、山柰酚(kaempferol)、槲皮素(quercetin)及儿茶素(catechinic acid)等成分。味苦、酸、涩,微寒。归肝、大肠经。具有凉血止血,解毒敛疮的功效。临床可用于血热出血证。

一、与功效相关的药理作用

1. 止血　地榆总皂苷能显著增强小鼠骨髓细胞体外增殖作用。地榆总皂苷能单独或协同细胞因子促进血细胞增殖,且其促增殖作用与上调血小板生成素受体的表达有关。小鼠灌胃给予地榆皂苷 14 天后,能明显观察到小鼠骨髓有核细胞数量,外周血白细胞、红细胞及血小板数量显著升高,从而增强机体的止血功能。地榆炒炭后止血作用明显增强,可能由于炒炭后地榆中与止血作用相关的鞣质及 Ca^{2+} 含量明显增加,有效缩短小鼠出血时间,促进血液凝固,增强止血作用。

2. 抗菌　地榆对绿脓杆菌、金黄色葡萄球菌、表皮葡萄球菌、枯草杆菌、变形杆菌和甲型链球菌均有抗菌作用。地榆中的鞣质能够有效抑制革兰氏阳性菌,通过破坏细胞的完整性,改变细胞膜通透性而发挥抗菌效应。

3. 调节免疫　地榆对免疫系统的作用有两个方面:一方面为免疫增强作用,可提高 2,4-二硝基氯苯所致迟发型过敏反应小鼠体内的细胞免疫功能;另一方面为免疫抑制作用,地榆能够下调肠道黏膜中的 TLR4 及 IL-23 的表达,从而能抑制炎症级联反应,对溃疡性结肠炎起到治疗作用。

4. 抗炎、抗溃疡　地榆和地榆炭水提物均能抑制二甲苯引起的小鼠耳郭肿胀、醋酸引起的小鼠腹腔毛细血管通透性增高和蛋清所致的大鼠足跖肿胀,显著降低足跖肿胀大鼠血清 IL-1β 和炎症足跖组织中 PGE_2 含量,地榆水提物的作用强于地榆炭水提物。地榆对于溃疡性结肠炎大鼠具有显著的治疗效果,并且可以显著降低 IL-1 水平,升高 IL-10 的水平,明显下调 NF-κB 蛋白活性。

二、其他药理作用

1. 抗肿瘤　地榆皂苷对白血病细胞(K562)、肝癌细胞(HePGZ)、宫颈癌细胞(Hela)、胃癌细胞(BGC823)4 种癌细胞的生长都有明显抑制作用且存在一定的量效关系。没食子酸是地榆抗肿瘤血管生成的活性成分,具有体内外抗瘤血管生成作用。

2. 抑制 α-葡萄糖苷酶　地榆多糖对 α-葡萄糖苷酶有很强的抑制活性,作用机制与阿卡波糖相似,对酵母和大鼠 α-葡萄糖苷酶均有较高的抑制活性。

三、现代应用

1. 炎症　中药地榆制剂常被用于治疗溃疡性结肠炎、静脉炎及宫颈糜烂等各种炎症;地榆联合血竭局部保留灌肠辅助性治疗溃疡性结肠炎。

2. 烧烫伤　地榆烧烫伤膏可用于烫伤、烧伤的治疗,能使Ⅱ度烧伤不结痂,Ⅲ度烧伤不植皮而治愈。

3. 痈肿疮毒　新鲜地榆根皮外敷可治疗痈肿疮毒初期尚未化脓时。

4. 肿瘤的辅助治疗　地榆升白片可用于辅助治疗化疗引起的白细胞减少症，明显改善化疗导致的骨髓抑制作用。

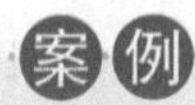

地榆升白片是临床上用于肿瘤的辅助治疗药物，可以升高因化疗药的使用导致的白细胞减少，其药物组成仅一味地榆，可促进未成熟的白细胞在骨髓内成熟，促使成熟的白细胞从骨髓里释放到外周，从而提高外周血白细胞数量。不仅可用于化疗药物引起白细胞减少，也可用于对抗甲状腺药物引起的白细胞减少症及放疗引起的白细胞减少。

问题：

请结合地榆的药理作用分析其升高白细胞的作用机制。

第三节　常用方剂

云南白药

云南白药为国家保密配方，由三七等药组成，具有止血定痛、活血化瘀、解毒消肿的功效。临床用于跌打损伤、瘀血肿痛、吐血、咯血、便血、崩漏下血等各种出血证的治疗。

一、与功效相关的药理作用

1. 止血　云南白药具有明确的止血作用，能缩短实验动物的出血时间、凝血时间、凝血酶原时间，减少出血量，对抗肝素和双香豆素的作用，使凝血酶减少。能促进 AA、ADP 等诱导的血小板聚集，促进血小板腺苷酸及钙的释放，增加大鼠血小板表面糖蛋白 GPⅡb－Ⅲa 复合物及 GMP140 的表达而活化血小板。

2. 镇痛　云南白药可以减少腹腔注射醋酸引起的小鼠扭体次数，延长电刺激引起的小鼠疼痛反应时间，提高痛阈值，显示良好的镇痛作用。

3. 抗炎　云南白药对无菌性急性炎症、慢性炎症及免疫性炎症模型均有较好的抑制作用。对二甲苯所致小鼠耳郭肿胀、蛋清所致的大鼠足肿胀、Ch 诱导的大鼠肉芽肿均有显著抑制作用，改善二甲苯耳郭炎症微循环障碍，抑制组胺所致大鼠皮肤毛细血管的通透性增加。云南白药总皂苷能降低毛细血管的通透性、抑制炎症介质释放，促使糖皮质激素分泌增加，这可能是云南白药的抗炎作用机制。

4. 改善血液循环　云南白药能改善大鼠微循环障碍，降低大鼠血液黏滞度，对血瘀大鼠肠系膜血液速度减慢及红细胞聚集有一定的对抗作用。

5. 促进组织修复　云南白药能促进大鼠创伤性伤口的修复，促进骨折的愈合、骨缺损的修复，促进骨骼的修复及再生过程。云南白药可促进小鼠碱性成纤维细胞生长因子（basic fibroblast growth factor，bFGF）和 VEGF 的表达，加速肉芽组织的增生，促进腹壁新生血管的生成，促进伤口及损伤组织的愈合。

二、其他药理作用

1. 兴奋子宫　云南白药对未孕、妊娠早期及妊娠晚期的豚鼠、家兔的离体、在体子宫均有不同程度的兴奋作用，并与麦角新碱、垂体后叶素有协同作用，大剂量时可致子宫产生强直性收缩。

—•笔记栏•—

2. 抗肿瘤　云南白药甲醇提取物在体外对人肺癌细胞、人乳腺癌细胞、人结肠腺癌细胞、人肾腺癌细胞、人胰腺癌细胞、人前列腺癌细胞等人体肿瘤细胞均显示抑制作用。

三、不良反应与安全性评价

常见不良反应有过敏反应，如皮疹、荨麻疹。过量内服可出现中毒，个别患者会出现血压下降或升高、心动过缓、心律失常、传导阻滞等。偶有上腹不适或腹痛现象，停药后可自行消失。小鼠 1 次灌胃云南白药粉末 LD_{50} 为 17.99±3.83 g/kg。

四、现代应用

1. 出血证　云南白药用于各种出血证的治疗，如创伤出血、咯血、消化道出血、妇科出血等各种出血性疾病。

2. 跌打损伤　云南白药可用于各种软组织挫伤、创伤、闭合性骨折、疼痛的治疗。

3. 消化道炎症　云南白药可用于各种消化道炎症如食道炎、胃炎、肠炎等胃肠道炎性疾病的治疗。

4. 肿瘤　云南白药可用于一些肿瘤的治疗，如胃癌、纤维瘤。

云南白药

案例

云南白药在百年的使用过程中，发展出了很多种剂型，可以内服也可外用，如粉剂、气雾剂、胶囊剂、酊剂、膏剂，还有大家熟知的云南白药牙膏、创可贴，甚至痔疮膏。在云南白药粉剂的瓶中，还有一粒红色药丸，为云南白药的保险子，每瓶仅一粒，保险子可用于危重的跌打损伤，有强效的镇痛作用，可促进骨痂生长，加快骨折的愈合，改善红肿现象，具有快速止血的功效。粉剂在服用时，若有出血症状，可用温开水送服，若瘀血肿痛而未出血者，可用温黄酒送服，不宜过量或长期服用云南白药。

问题：

1. 请通过文献查阅，总结云南白药可用于哪些疾病的治疗？
2. 从中药药动学角度分析，为什么有出血时用温开水送服，未出血时用温黄酒送服？

—•笔记栏•—

【小结】

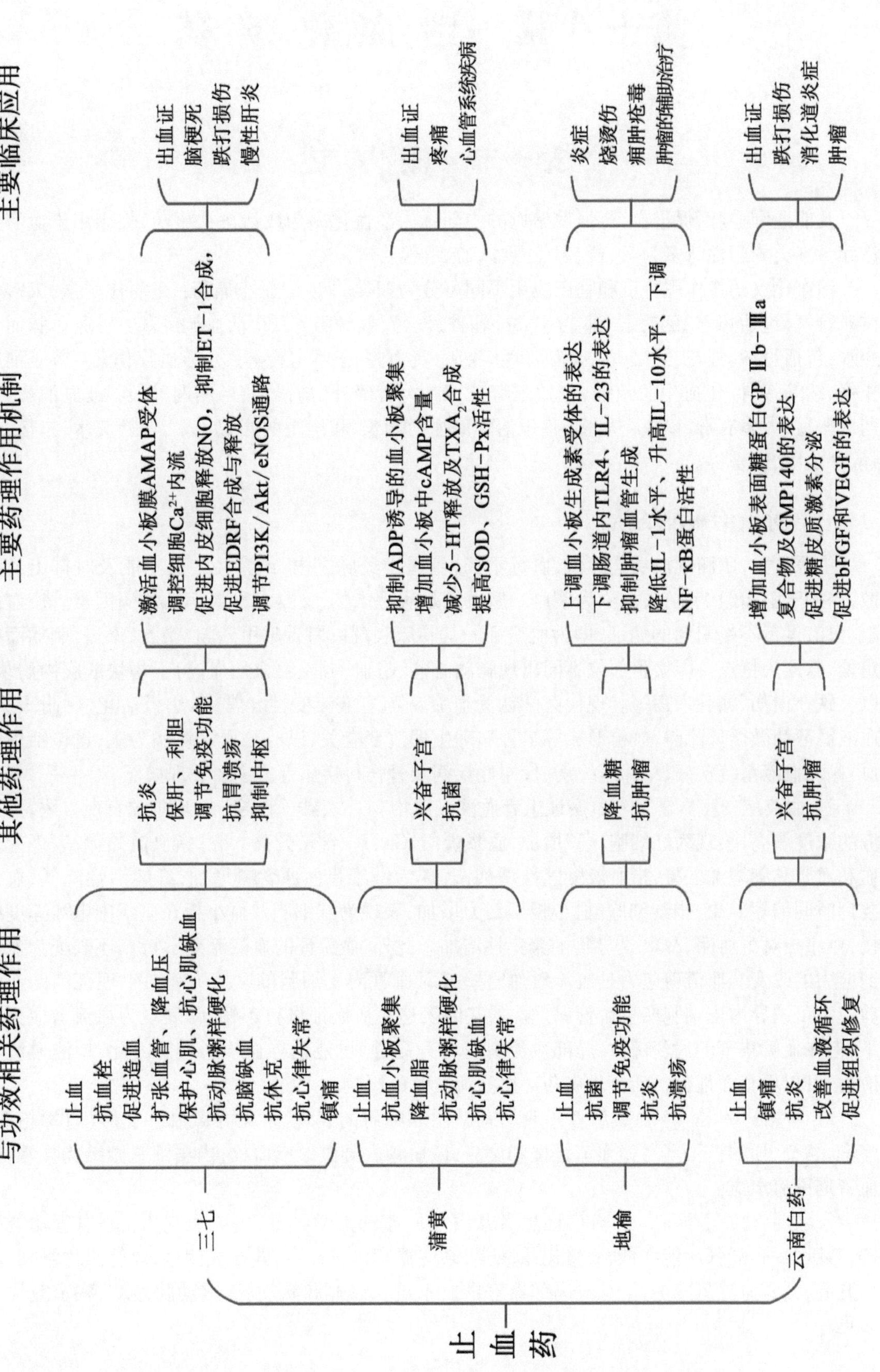
与功效相关药理作用
其他药理作用
主要药理作用机制
主要临床应用
止血药
三七
止血
抗血栓
促进造血
扩张血管、降血压
保护心肌、抗心肌缺血
抗动脉粥样硬化
抗脑缺血
抗休克
抗心律失常
镇痛
抗炎
保肝、利胆
调节免疫功能
抗胃溃疡
抑制中枢
激活血小板膜AMAP受体
调控细胞Ca^{2+}内流
促进内皮细胞释放NO，抑制ET-1合成，
促进EDRF合成与释放
调节PI3K/Akt/eNOS通路
出血证
脑梗死
跌打损伤
慢性肝炎
蒲黄
止血
抗血小板聚集
降血脂
抗动脉粥样硬化
抗心肌缺血
抗心律失常
兴奋子宫
抗菌
抑制ADP诱导的血小板聚集
增加血小板中cAMP含量
减少5-HT释放及TXA_2合成
提高SOD、GSH-Px活性
出血证
疼痛
心血管系统疾病
地榆
止血
抗菌
调节免疫功能
抗炎
抗溃疡
降血糖
抗肿瘤
上调血小板生成素受体的表达
下调肠道内TLR4、IL-23的表达
抑制肿瘤血管生成
降低IL-1水平、升高IL-10水平、下调
NF-κB蛋白活性
炎症
烧烫伤
痈肿疮毒
肿瘤的辅助治疗
云南白药
止血
镇痛
抗炎
改善血液循环
促进组织修复
兴奋子宫
抗肿瘤
增加血小板表面糖蛋白GP Ⅱb-Ⅲa
复合物及GMP140的表达
促进糖皮质激素分泌
促进bFGF和VEGF的表达
出血证
跌打损伤
消化道炎症
肿瘤

第十八章 活血化瘀药

—·笔记栏·—

第十八章授课视频及习题

第一节 概 述

凡能通利血脉、促进血行、消散瘀血的中药称为活血化瘀药或活血祛瘀药，临床用于血瘀证治疗。本类中药性味多为辛、苦、温，主要入心、肝经。

活血化瘀药按作用特点和临床应用不同可分为四类。① 活血止痛药：止痛作用强，大多活血兼行气，包括川芎、延胡索、郁金、姜黄、乳香、没药、五灵脂等；② 活血调经药：善通血脉而调经水，包括丹参、红花、桃仁、益母草、泽兰、牛膝、鸡血藤、王不留行等；③ 活血疗伤药：善于消肿止痛、续筋接骨、止血生肌敛疮，包括土鳖虫、苏木、骨碎补、马钱子、自然铜等；④ 破血消癥药：药性峻猛，大多有毒，以虫类居多，善于治疗瘀血时间长、程度重的癥瘕积聚，包括莪术、三棱、水蛭、穿山甲、斑蝥等。

一、对主治病证的认识

中医认为，脏腑气血功能障碍，血行不畅，壅遏于经脉之内，或离经之血不能及时排出或消散，瘀积于脏腑组织器官，均称为瘀血。瘀血既是病理产物，又是多种疾病的致病因素。瘀血内阻、血液运行不畅引起的病证，即为血瘀证。其临床表现以唇舌爪甲紫黯、瘀点、瘀斑，刺痛而有定处，脉涩为特点。因瘀阻部位不同出现胸闷心痛、咯血胸痛、呕血便血、胁下痞块或腹内癥块，以及跌扑损伤、痈肿疮疡等。现代医学认为血瘀证与血液流变性异常，血小板活化、黏附聚集，血液循环和微循环障碍，血栓形成等多种病理生理改变有关，以心脑血管疾病为主，也包括周围血管病、血液系统疾病、结缔组织病、代谢性疾病及骨伤科疾病等。主要表现如下。

1. 血液流变学异常　血瘀证患者血液一般均有“浓、黏、凝、聚”的倾向或表现。浓，指血液的浓度增高，表现为红细胞压积增加，血浆蛋白、Ch、TG 含量升高。黏，指血液黏稠，表现为全血和血浆黏度增加。凝，指血液凝固性增加，表现为纤维蛋白原含量增加，纤溶活性降低，血浆复钙时间缩短。聚，指红细胞、血小板聚集力增加，表现为红细胞及血小板在血浆中电泳速度减慢，血小板对凝血酶、ADP 诱导物的聚集性增加。此外，血瘀证的血液流变学特点还表现为血流剪应力的改变。血流剪应力是血流对血管壁或对血管内皮细胞的摩擦力。在生理范围的血流剪应力可诱导内皮细胞产生血管保护性的基因表达。血瘀证血行不畅，常表现为血流剪应力低下，但在血管狭窄的病变部位，局部血流剪应力升高，则可能诱导血栓形成。因此，检测血流剪应力，可以更全面地分析活血化瘀药对血液流变学的影响。

2. 微循环障碍　血瘀患者一般均有微循环障碍的表现，常见为微血管变形（管襻扭曲、痉挛、缩窄、顶端扩张等），微血流缓慢和瘀滞，微血管内凝血形成血栓，内皮细胞微结构异常，微血管周围有出血。

3. 血流动力学异常　血瘀证患者常出现血流动力学异常，主要表现为：心血管功能障碍，心脏收缩、舒张功能降低，心输出量减少，某些器官血管痉挛、狭窄或闭塞，血管阻力增加，血压升高，器官血流量减少，全身或局部器官供血不足。以冠脉状动脉、脑动脉痉挛、狭窄或栓塞多见。

二、主要研究模型与方法

活血化瘀药的研究方法主要是在构建中医血瘀证动物模型的基础上，从血流动力学、血液

—•笔记栏•—

流变学、微循环和血栓形成研究活血化瘀中药防治血瘀证的药理作用。

1. 血液流变学研究方法　血液流变学研究血液、血液成分及其在血管系统内流动与变形的规律。血液流变学研究一般包括：① 全血类指标，如血液黏度、血液触变性、血液黏弹性及血细胞比容等；② 血浆类指标，如血浆黏度、血浆纤维蛋白原等；③ 红细胞类指标，如红细胞沉降率、红细胞聚集性、红细胞变形性、红细胞膜微黏度、红细胞电泳等；④ 血小板类指标，如血小板数目、血小板黏附性、血小板聚集性、血小板释放等；⑤ 凝血指标，如凝血时间、血浆复钙时间及活化部分凝血酶时间、凝血酶原时间、血浆纤维蛋白等。

2. 血流动力学研究方法　采用血流动力学方法分析活血化瘀中药对循环系统的影响是活血化瘀药物研究的重要方法。血流动力学通过采用流体力学方法研究心脏功能（如心排血量、心脏指数、心搏指数、心腔容积、外周血管阻力等）、血管舒缩状态（如总外周血管阻力、冠状动脉血流量等）、血压及它们之间的相互关系。主要研究方法包括采用超声心电图、心导管检查、心电图等检测方法研究心脏功能（心率、心腔容积、心排血量、心脏指数、心脏收缩时间周期和舒张时间周期、心肌耗氧量等），还可通过测定冠脉、脑血流、肾和肝及后肢血流的变化研究活血化瘀药物对重要脏器血流动力学的影响。

3. 微循环研究方法　微循环是微动脉和微静脉之间的血液循环，包括微动脉、毛细血管前括约肌、毛细血管、微静脉等。血瘀证患者常表现微循环障碍，出现微血流缓慢、瘀滞，微血管变形、狭窄或闭塞，血浆白蛋白漏出、出血及血栓形成等病理变化。利用微循环障碍模型，观察微血管扩张和收缩程度、微血管管径、毛细血管网交点计数、微血管流速和红细胞聚集状态、微血管通透性研究活血化瘀中药对微循环障碍的影响。

4. 血栓形成研究方法　血瘀证与血栓形成有关。促进血栓形成的因素主要有血管内皮损伤，血小板功能异常，凝血酶活性增高及纤溶功能减弱。血栓形成实验又分为体内血栓形成实验、体外血栓形成实验。体内血栓形成实验可选择动静脉旁路血栓形成法，电刺激颈总动脉，冠状动脉、脑动脉血栓形成法，肺静脉注射凝血酶致血栓法和下腔静脉结扎法。通过测定血栓重量、长度、血栓形成时间等指标研究药物抗血栓作用，并通过测定内皮细胞功能、血小板数量和功能、凝血因子、抗凝蛋白及纤维蛋白溶解分析药物抗血栓作用机制。

体外血栓形成法是在体外旋转圆环内模拟体内的血流状态以形成血栓。该法形成的人工血栓同体内形成的血栓有类似的组织结构，可通过直接观察血栓形成过程和测定纤维蛋白血栓形成时间及特异血栓形成时间，评价药物溶栓作用的研究。

5. 血瘀证模型

（1）模拟血瘀证病理改变的动物模型：这类模型主要模拟血瘀证血液流变学异常、微循环障碍、血流动力学障碍、血栓形成等病理改变。常见的造模方法包括：高分子右旋糖酐或者肾上腺素皮下注射配合冰水游泳引起动物血液流变学异常模型；静脉持续滴注 LPS 复制弥漫性血管内凝血模型；结扎血管引起的心肌梗死模型；光化学诱导、中动脉栓塞引起的脑梗死模型；电刺激动脉血栓形成、动-静脉旁路血栓形成模型。

（2）基于中医病因的血瘀动物模型：根据中医学对血瘀证病因认识建立的血瘀证动物模型主要有寒凝血瘀模型、外伤血瘀模型、气滞血瘀模型、老年血瘀模型等。在进行中医证候研究及与疾病相关的血瘀证研究，可根据不同病因，选择与之相应的动物模型。如寒凝血瘀模型根据中医“寒邪伤阳”“寒凝血瘀”的理论，采取全身寒冷刺激造成血瘀证；外伤血瘀模型通过重物打击或挤压造成外伤性血瘀证；气滞血瘀证动物模型采用多因素刺激导致动物情志不舒造成的气滞血瘀。

三、主要药理作用

活血化瘀是中医针对血瘀证确立的重要治疗原则。“活血”即通过改善血液流变性，影响血流动力学及微循环等多种环节调节循环系统功能。“祛瘀”即祛其瘀滞，主要通过改善血液流变

—·笔记栏·—

性，减少血小板黏附、聚集和释放反应，增强抗凝及纤溶活性等多种途径发挥抗血栓形成、促进血栓溶解的作用。

1. 改善血液流变学　活血化瘀药及复方能改善血瘀证患者血液“浓、黏、凝、聚”状态。其中以丹参、赤芍、川芎、益母草、蒲黄等作用更为明显。

2. 改善微循环　血瘀证的发生大多伴有微循环异常。微循环是微动脉和微静脉之间的微血管内的血液循环。川芎、丹参、红花、益母草及活血化瘀复方类药物改善微循环主要表现在以下几个方面：① 改善微血管形态，缓解微血管痉挛；② 改善微循环内红细胞流动速度，减轻白细胞、血小板黏附与血管内皮细胞损伤，减轻微血管袢顶瘀血；③ 改善微血流，使流动缓慢的血液加速；④ 降低毛细血管通透性，减少微血管周围渗血。

3. 改善血流动力学　血瘀证引起的血流动力学障碍可见心脏泵血功能降低，心输出量减少，重要器官血流量减少。活血化瘀药具有改善心功能作用，可扩张冠状动脉、增加冠脉血流量，还可扩张脑、肝、肾、肠、肢体等不同部位的血管，降低外周阻力，增加器官组织血流量。

4. 抗血栓　血栓形成是血瘀证重要表现，血栓形成过程中，首先是血液呈浓、黏状态，血流缓慢，血小板黏附于动脉管壁内膜破损处，并通过释放多种生物活性物质，进而激活血液中其他血小板，募集更多的血小板，形成血小板血栓。随后内皮损伤释放的组织因子启动凝血过程，使纤维蛋白原转变为纤维蛋白，最终导致血栓形成。活血化瘀中药抗血栓形成的主要作用环节：① 保护血管内皮细胞，血管内皮细胞可以合成和分泌 PGI_2、抗凝血酶等抗凝物质，减少血小板活化、凝血系统激活和血栓形成。② 提高血小板 cAMP 含量，降低 Ca^{2+}，抑制 TXA_2 合成，或直接抑制 COX，减少 TXA_2 形成，抑制血小板黏附、聚集和释放。③ 改善高凝状态，降低凝血酶原及凝血酶含量。④ 增加纤溶酶活性，促进已形成的纤维蛋白溶解。活血化瘀中药抗血栓形成的主要作用机制示意图(图 18－1)。

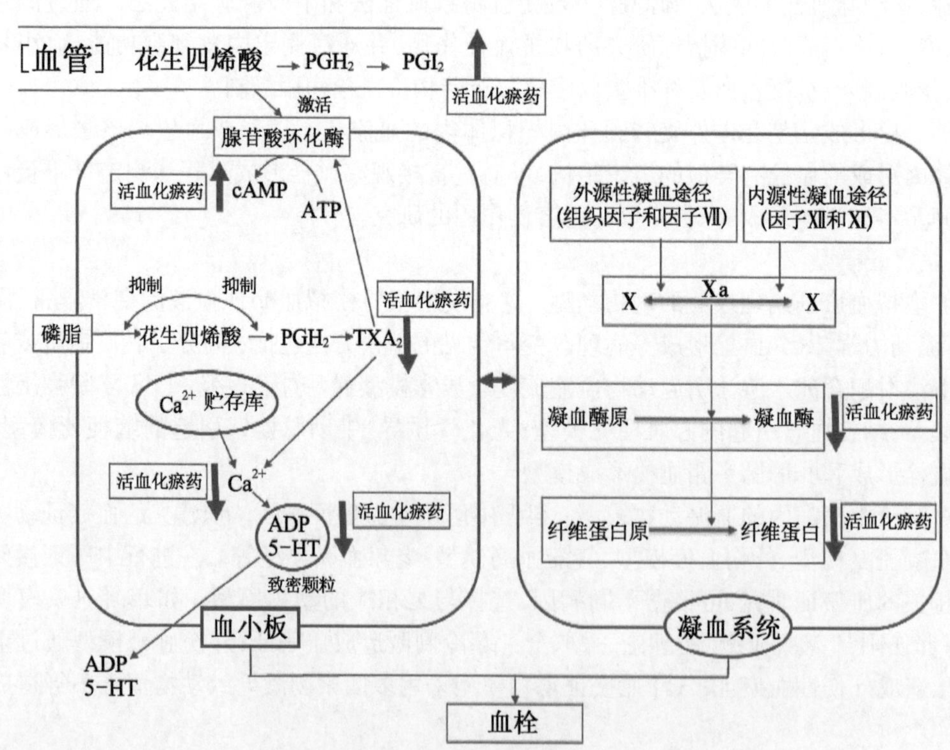

图 18－1　活血化瘀药抗血栓形成的主要机制

5. 其他　活血化瘀药具有多种药理作用，如益母草、红花、蒲黄等具有活血调经功能的活血化瘀药具有加强子宫收缩的作用，常用于治疗经闭、经行不畅、产后恶露不净等。延胡索、乳香、没药等具有活血止痛功效的中药，具有较强的镇痛作用。有些活血化瘀药具有抗炎、抗菌、抗病毒、抑制肿瘤等。

常用活血化瘀药的主要药理作用见表18－1。

表18－1　常用活血化瘀药的主要药理作用

分类	药物	改善血液流变学	血流动力学		抗血栓形成	改善微循环	其他作用
			增加冠脉流量	扩张血管			
活血止痛	川芎	+	+	+	+	+	镇静，促进骨髓造血
	延胡索	+	+	+	+		镇静，镇痛，抗溃疡
	郁金			+			利胆，降血脂，抑制肿瘤生长
	乳香			+			镇痛，增加血管通透性
活血调经	丹参	+	+	+	+	+	镇静，抗菌
	红花	+	+	+	+	+	加强子宫收缩，降血脂
	桃仁	+					润肠缓泻，镇咳，抗炎，抗过敏
	益母草	+	+	+	+	+	加强子宫收缩，利尿
活血疗伤	土鳖虫					+	镇痛，镇咳，祛痰，抑菌，促进消化
	血竭	+		+			镇痛
破血消癥	三棱	+		+	+		抗肿瘤
	莪术	+			+		抗肿瘤，抗炎，镇痛
	水蛭	+			+	+	抗肿瘤，降血脂，抗早孕

第二节　常用中药

丹参（Danshen，SALVIAE MILTIORRHIZAE RADIX ET RHIZOMA）

丹参为唇形科植物丹参 *Salvia miltiorrhiza* Bge. 的干燥根和根茎。丹参中含有非醌类化合物：丹参酮Ⅰ（tanshinone Ⅰ）、丹参酮$Ⅱ_A$（tanshinone $Ⅱ_A$）、丹参酮$Ⅱ_B$（tanshinone $Ⅱ_B$）、隐丹参酮（cryptotanshinone）、二氢丹参酮Ⅰ（dihydrotanshinone Ⅰ）等；水溶性成分酚酸类化合物，主要有丹参素和丹酚酸A、B、C等。丹参，味苦，性微寒，归心、肝经。具有活血祛瘀，通经止痛，清心除烦，凉血消痈等功效。临床用于血瘀胸痹心痛，脘腹胁痛，癥瘕积聚，跌打损伤，热痹疼痛，月经不调，痛经闭经，产后腹痛，疮疡肿痛，心烦不眠等。

一、与功效相关的药理作用

1. 抗心肌缺血　　丹参主要活性成分为丹参酮ⅡA、丹酚酸A、丹酚酸B、丹参素，可通过改善血瘀证患者血液的浓、黏、凝、聚状态，用于心肌缺血、心肌梗死的治疗。丹参抗心肌缺血作用主要包括：扩张冠脉血管、保护内皮细胞、抗氧化、抗血小板聚集。

（1）扩张冠状动脉血管：丹参长期给药可见冠状动脉血流量明显增加；丹参注射液可使微循环血流显著加快、微动脉扩张、毛细血管网开放数目增多、血液流态得到改善；丹参素可直接扩张冠状动脉，阻滞大鼠冠状动脉环血管平滑肌细胞钙内流；丹酚酸B在高钾、高钙和组胺刺激的大鼠和猪离体冠状动脉环收缩模型中，通过阻断钙通道，抑制外钙内流和内钙释放，同时通过多条通路增加冠状动脉NO生成舒张冠脉。

—•笔记栏•—

(2) 保护血管内皮细胞：丹参对血管内皮具有保护作用，主要活性物质为丹酚酸A、B，丹酚酸A可通过降低高脂血症大鼠血脂水平，保护内皮屏障功能而减轻FFA导致的内皮细胞损伤。丹酚酸B、丹参酮ⅡB主要通过改善内皮细胞分泌功能抗缺血再灌注损伤；减少大鼠心肌缺血再灌注损伤心肌组织和血浆中ET的含量，提高NOS的活性，增加NO的释放；调节ET/NO系统的平衡，维持冠脉血管张力；刺激人脐静脉内皮细胞eNOS磷酸化，促进*L*-精氨酸摄取和阳离子氨基酸转运体表达，增加NO生成，促进血管内皮细胞分泌PGI_2。

(3) 抗氧化：丹参水溶性成分是丹参中抗氧化作用的活性部位，其中丹参素及丹酚酸类成分具有显著抗氧化活性，抗氧化作用主要与化学结构中含有多个酚羟基有关，其活性强弱依次为：丹参素>丹酚酸A>丹酚酸B。主要作用机制为：清除自由基，改善心肌细胞线粒体能量代谢，提高SOD、GSH-Px活性，螯合金属离子水平等。

(4) 抗血小板聚集：丹酚酸、丹参素、隐丹参酮均可抗血小板聚集，但作用机制不同。丹酚酸A抑制AA、凝血酶和ADP诱导的血小板凝集，与其抑制磷脂酰肌醇3-激酶(phosphatidylinositol 3 kinase, PI3K)信号通路下游Akt的磷酸化有关。丹酚酸B通过促进血管内皮细胞分泌PGI_2发挥抗血小板聚集的效应，同时又减少血小板表面α颗粒膜蛋白(GMP140)的数目，抑制心肌缺血再灌注过程中产生的血小板活化；丹参素能够抑制COX-2，调节TXA_2/PGI_2的比值来预防血栓的形成；隐丹参酮则具有抑制血小板与内皮细胞黏附作用。

2. 抗脑缺血　丹参可降低沙土鼠和大鼠缺血性脑卒中的发病率和死亡率，减轻缺血后引起的脑水肿。丹参水溶性成分可影响脑缺血再灌注损伤过程中神经递质的合成和释放，促进兴奋性和抑制性氨基酸动态平衡的恢复，抑制脑水肿，阻止神经元受损，发挥脑保护作用。丹酚酸B、丹参酮ⅡA、丹参素是丹参抗脑缺血的主要有效成分，其改善缺血再灌注损伤的作用机制为：

(1) 抗氧化应激损伤：丹参素能够提高缺血脑组织内SOD和GSH-Px活性、降低MDA含量，减小脑梗死体积。

(2) 抑制钙超载：丹参酮通过阻滞Ca^{2+}内流，防止钙超载导致的内皮细胞损伤；丹参素可抑制缺氧/缺糖损伤所致的线粒体膜电位活性的降低，降低细胞内Ca^{2+}浓度，稳定线粒体膜电位而保护神经细胞。

(3) 减轻炎症反应：丹参能减弱白细胞的趋化游走，减少靶细胞在缺血区的聚集黏附，从而减轻缺血再灌注损伤；丹参多酚酸盐、丹参素、丹参酮ⅡA、丹酚酸B可抑制缺血脑组织中COX-2、NF-κB、IL-1等炎症因子表达进而减轻I/R损伤。

(4) 抑制大脑神经元细胞凋亡作用：丹参酮ⅡA可显著减轻I/R大鼠的脑组织损伤，减少Caspase-3蛋白的表达，进而延缓、减轻神经元细胞在I/R损伤后的凋亡和坏死，对脑I/R损伤大鼠有明显的神经保护作用。

3. 改善微循环　丹参注射液和丹参素可使外周微循环障碍病理动物模型的微循环血流显著加速，促进局部微循环的血液灌注及侧支循环的建立，增加毛细血管网开放数目、眼球和肠系膜微血管的交点数目；改善血液流态，表现为血液红细胞有不同程度分聚现象，血液流动由粒状转变为正常。丹参酮ⅡA能减轻NA对肠系膜微动脉的收缩作用，改善血液流态，提高肠系膜毛细血管网交点开放率，缩短微循环障碍的恢复时间。此外，丹参酮ⅡA能改善高分子右旋糖酐所致的血液微循环及淋巴微循环障碍。

4. 调血脂、抗动脉粥样硬化　丹参酮ⅡA可降低高脂血症模型大鼠体内肝脏脂质沉积，改善HDL各亚组分间的比例关系，减少ox-LDL诱导的脂质积聚和动脉粥样硬化斑块的形成。丹参素具有抗脂质蛋白氧化及氧化脂质蛋白对细胞的毒性作用，抑制内源性Ch合成，保护血管屏障，防止动脉粥样硬化斑块形成。

5. 保肝　丹参可激活胶原酶活性，促进胶原蛋白降解，明显降低慢性肝炎、肝硬化及中毒性肝损伤动物的血清Apo、ALT、保护受损的肝细胞，促进肝细胞再生和抗纤维化。其有效成分为丹参酮ⅡA、丹酚酸B。丹参可以刺激大鼠血浆纤维联结蛋白水平的升高，从而提高其网状内皮系统的吞噬功能及调理素活性，防止肝脏的免疫损伤，发挥保护肝细胞和促进细胞再生的作用。

6. 抗肿瘤　丹参注射液静滴加放疗组可以提高放疗对食管癌的抗癌活性，且毒副作用较小，能增强机体免疫机能，刺激骨髓造血，辅助升高白细胞水平。丹参酮类化合物联合化疗药对肺癌、胃癌、宫颈癌、肝癌、血液病等皆具有抗肿瘤、增敏化疗的作用，且降低化疗药物的毒副作用，其增敏机制或与细胞周期阻滞、抑制 *p53* 基因、MAPK 信号通路的磷酸化等相关。丹参酮ⅡA 对肿瘤具有杀伤作用，能诱导肿瘤细胞分化、凋亡、自噬，抑制肿瘤新生血管形成和肿瘤的转移，还可起到增敏化疗、逆转化疗药物的耐药性作用，其机制可能与抑制肿瘤细胞的 DNA 合成、干扰细胞有丝分裂、抑制抗凋亡蛋白生成、激活多种凋亡和自噬信号通路相关。

7. 镇静、催眠　丹参水提液能明显抑制小鼠自主活动，其作用与剂量成正比，能明显增强氯丙嗪和甲丙氨酯的镇静、催眠作用。

二、其他药理作用

1. 促进组织修复、再生　丹参能促进家兔小肠吻合口组织细胞及小鼠自体移植脾脏组织等的修复和再生。丹参对组织的修复和再生作用与其改善微循环、改善血液流变学特性和局部血流动力学等作用密切相关。丹参通过 NO、EGFR 等介导，改善胃溃疡大鼠黏膜微循环，从而促进胃黏膜修复。

2. 抗菌、抗炎　丹参对革兰氏阳性菌特别是金黄色葡萄球菌有较强的抑制作用，其抗菌有效成分为总丹参酮，尤以隐丹参酮的作用最强。丹参能够减弱炎症细胞的趋化和浸润，减少炎症介质的释放，减轻炎性损伤，产生抗炎作用。

3. 雌激素样作用　子宫重量法和阴道涂片法均证明丹参酮Ⅰ有温和的雌激素样作用；精囊和前列腺重量法也证明丹参酮Ⅰ有抗雄性激素样的作用。

三、中药药动学

丹参素、丹酚酸B、隐丹参酮ⅡA 在大鼠体内动力学过程均符合二室模型。丹参素在心肺组织中分布最为迅速，且易穿透血脑屏障。丹参素在大鼠体内的动力学过程符合二室模型；丹参酮ⅡA 在胃肠道组织分布较高。恒河猴静脉注射丹酚酸A 2.5、5、10 mg/kg 后，2 min 时的血药浓度（$C_{2\,min}$）分别为 28.343、45.679、113.293 mg/L。*AUC* 分别为 3.316、5.754、13.761 μg·h/L；隐丹参酮为亲脂性，容易透过血脑屏障。小鼠灌服隐丹参酮后，在胃肠道的 $t_{1/2}$ 为 3.5 h，在肝内可经脱氢转化为丹参酮ⅡA。

四、不良反应与安全性评价

丹参多酚酸盐不良反应表现有头痛、头晕、ALT 浓度升高；含丹参注射剂临床上出现不良反应多为过敏性休克、荨麻疹、过敏性哮喘、瘙痒、药疹、药热、局部红肿疼痛、月经过多、转氨酶升高等副作用。豚鼠在注射用丹参给药剂量为 267 mg/kg 时，首次注射后就出现竖毛、抓鼻、舔足、搔痒等类似过敏反应的现象，具有速发反应的特点。

五、现代应用

1. 冠心病、心绞痛　丹参注射剂、复方丹参滴丸、丹参口服液、丹参舒心胶囊、复方丹参片常用于预防和治疗瘀血痹阻所致的胸痹，相当于现代医学的冠心病；丹参注射剂静脉注射可迅速防治心绞痛发作。

2. 脑缺血　丹参为主的复方制剂（丹参川芎注射液、复方丹参注射液）常用于瘀阻脑络所致中风，相当于现代医学的脑卒中。

—•笔记栏•—

丹参抗炎药效物质基础研究

3. 痛经　复方丹参片、丹参饮加味、复方丹参当归丸及丹参酮治疗原发型及继发型痛经。

4. 肝炎、肝纤维化　丹参用于慢性肝炎,可减轻症状,促进肝功能恢复;丹参注射液联合恩替卡韦片可用于肝纤维化。

川芎(Chuanxiong, CHUANXIONG RHIZOMA)

川芎为伞形科植物川芎 *Ligusricum chuanxiong* Hort. 的干燥根茎。川芎中含有川芎嗪(ligustrazine)、蒿本内酯(ligustilide)、香桧烯(sabinene)、丁基苯肽(butylphthalide)、阿魏酸(ferulic acid)、大黄酚(chrysophanol)、原儿茶酸(protocatechuic acid)、洋川芎内酯(senkyunolide)、丁烯基酞内酯(butylidene phthalide)、丁基酞内酯(butylphthalide)等成分。川芎,味辛,性温,归肝、胆、心包经。具有活血行气、祛风止痛功效。主治血瘀气滞的痛证,瘀血痹阻的胸痹绞痛等。

一、与功效相关的药理作用

1. 扩张血管　川芎具有明显扩张血管的作用,可增加冠脉流量,改善脑血流,扩张肺、肠等动脉,可拮抗 KCl 引起的动脉收缩、$CaCl_2$ 引起的门静脉条收缩、ET-1 引起的冠状动脉收缩、$PGF_{2\alpha}$ 预处理引起的动脉收缩,扩张血管的有效成分可能是川芎嗪。川芎嗪扩张血管的机制是抑制受体介导的钙释放,如拮抗 α_1 受体,使细胞内 Ca^{2+} 释放减少,或直接抑制电压依赖性 L 型钙通道,诱导 NO 的生成等。

2. 抗血栓、抗血小板聚集　川芎具有抗血栓形成作用,可缩短血栓长度,减轻血栓干、湿重量,抗血栓形成的有效成分可能是川芎嗪和阿魏酸。川芎嗪在体内外均有明显抑制血小板聚集作用,可升高红细胞变形指数,降低全血黏度,改善血液的流变学指标,在体外显著抑制 ADP、胶原或凝血酶等诱导的血小板聚集,并可解聚已聚集的血小板。川芎嗪抗血小板聚集作用机制是抑制 TXA_2 合成酶,降低 TXA_2/PGI_2 的比值,从而抑制血小板聚集;阻滞 Ca^{2+} 内流,升高血小板 cAMP 含量。阿魏酸也可使减少 TXA_2 的合成,增加 PGI_2 的合成,达到抑制血小板聚集作用,产生抗血栓生成的作用。

3. 改善微循环　川芎具有改善微循环的作用,其改善微循环的主要成分为川芎嗪。川芎嗪能舒张微动脉,加速微循环血流速度,以及增加微血管开放数目。其扩张肺微动脉作用可降低慢性缺氧大鼠肺动脉压,升高缺氧大鼠 cGMP 含量和肺组织 *NOS* 基因 mRNA 表达的作用,也可能是川芎嗪治疗肺动脉高压的机制。

4. 抗心肌缺血　川芎具抗心肌缺血作用,保护缺血再灌注导致的损伤,其主要活性成分为川芎嗪。川芎可扩张冠脉,增加冠脉流量,降低心肌耗氧量,改善心肌缺血性心电图;川芎提取物、川芎嗪可减少结扎冠脉造成犬实验性心肌梗死范围,减轻病变程度,对心肌缺血再灌注损伤有一定的保护作用。心肌细胞内钙超载是缺血再灌注损伤的关键因素,川芎通过保护 Ca^{2+},Mg^{2+}-ATP 酶活性,阻止细胞外钙内流,细胞内钙释放,避免了钙超载对心肌细胞线粒体结构及功能的损伤。

5. 抗脑缺血　川芎具有抗脑缺血作用,川芎嗪、阿魏酸为川芎抗脑缺血主要有效成分。川芎嗪可扩张脑血管,改善软脑膜微循环,增加脑血流量,通过提高脑线粒体膜的流动性,纠正脑线粒体膜的分子缺陷,并对脑细胞膜 Ca^{2+},Mg^{2+}-ATP 酶活性有保护作用,降低细胞线粒体内钙超载,可显著减轻全脑缺血再灌注损伤,并降低 MDA 含量,增加 GSH-Px 和 SOD 活性,可清除脑缺血再灌注产生的大量自由基 ROS,产生抗氧化活性;显著减少急性实验性脑缺血后血小板 α 颗粒分泌 β-血小板球蛋白(β-TG)和血小板第 4 因子(PF4),降低血浆内 TXA_2 含量,增加 PGI_2 的含量,改善血液流变学指标,促进脑组织缺血性损害和神经系统功能障碍的恢复。川芎嗪对缺血性脑组织的保护机制可能是与其阻止细胞线粒体内钙超载引起的细胞凋亡,抗氧自

—•笔记栏•—

由基和调节血液中 TXA_2/PGI_2 平衡等有关。有助于改善脑血流流变学。阿魏酸则是通过选择性地抑制 TXA_2 合成，降低 TXA_2 水平，并清除组织 ROS，从而保护脑组织。

6. 镇静、镇痛　川芎具有镇静、镇痛作用，其镇静、镇痛主要成分是川芎嗪、川芎挥发油、阿魏酸。川芎挥发油对动物大脑皮层有抑制作用，可减少动物的自发活动，但兴奋对延脑的血管运动中枢、呼吸中枢及脊髓反射，在剂量加大后转为抑制作用。川芎可使醋酸所致的扭体次数减少，表现明显镇痛作用。川芎用于治疗偏头痛的机制可能是抑制背根神经节（dorsal root ganglia，DRG）电压门控钙通道，通过减少细胞 Ca^{2+} 的内流，促细胞 Ca^{2+} 外流，避免细胞内钙超载；促脑内 5-HT 含量升高，以调节脑血管紧张度，降低颅内压；调节 TXB_2/PGI_2 水平的比例，抗血小板聚集，改善脑循环；降低脑组织 NOS 水平。而阿魏酸则是通过抑制偏头痛先兆时血小板释放 5-HT，避免 5-HT 耗竭导致颅外动脉扩张，血流量增大引起偏头痛。

二、其他药理作用

1. 抑制心肌收缩力　川芎具有抑制心肌收缩力，增快心率的作用，川芎对心脏的作用有效成分是川芎嗪。其抑制心肌收缩力的机制可能是激活钾通道，导致细胞膜超极化而阻断电压依赖性 L 型钙通道，产生降低心肌收缩力的作用。川芎嗪增加心率的作用可被普萘洛尔阻断，推测其兴奋心脏的作用是通过影响交感神经，兴奋心脏 β 受体所致。

2. 解除子宫平滑肌痉挛　川芎具有解除子宫平滑肌痉挛作用，主要有效成分是川芎内酯、阿魏酸。川芎在小剂量下能兴奋子宫平滑肌，而在高剂量时则表现抑制作用。川芎中的成分丁烯基酞内酯、蒿本内酯、丁基酞内酯、阿魏酸均有拮抗 PGF_{2a}、催产素及 ACh 引起的子宫收缩作用，其中丁烯基酞内酯的活性最强。川芎生物碱也可对抗缩宫素引起的子宫收缩。

3. 增强免疫功能及造血功能　川芎嗪可增强免疫功能，能增强小鼠单核巨噬细胞的吞噬功能，提高大鼠淋巴细胞转化率，增强机体免疫能力。阿魏酸可增强造血功能阿魏酸钠可刺激小鼠造血功能，促进再生障碍性贫血患者的白细胞、血小板恢复。

4. 调血脂　川芎煎剂和醇提液灌胃、皮下注射给药均能明显提高大鼠、小鼠 HDL-C 含量和降低 LDL-C 含量，降低冠心病和动脉粥样硬化产生的风险。

三、中药药动学

磷酸川芎嗪口服和肌内注射均可吸收，人静脉注射川芎嗪主要分布在肝脏，其次在胆、小肠、大脑、肾，$t_{1/2}$ 为 27.5 min。对犬给予磷酸川芎嗪 30 mg/kg，采用静脉注射、肌内注射和口服 3 个途径，$t_{1/2}$ 分别是 27.53、33.62、35.55 min。单用阿魏酸具有吸收快、分布快、消除快的特点，川芎嗪和阿魏酸合用，二者可以互相延长在体内的时间。

四、不良反应与安全性评价

川芎可引起皮肤过敏反应，表现为皮肤瘙痒、红色小丘疹、胸闷、气短等症状，大剂量可引起剧烈头痛和妊娠胎动。川芎嗪静脉注射的 LD_{50} 为 0.24 g/kg，阿魏酸钠小鼠静脉给药的 LD_{50} 为 0.866 g/kg，两者合用则毒性大大下降。

五、现代应用

1. 脑缺性中风　川芎配伍丹参、郁金、黄芪、三七、槐花等组成消栓通络胶囊，用于脑缺血性中风。

2. 冠心病、心绞痛　川芎与丹参等配伍成通脉颗粒，常用于冠心病、心绞痛等。

3. 软组织损伤　川芎配伍白芷、当归、土鳖虫、红花、延胡索组成为沈阳红药，常用于软组织损伤等。

—•笔记栏•—

川芎治疗神经退行性疾病的研究

4. 头痛　川芎配以羌活等组成川芎茶调散，常用于神经性头痛、血管性头痛及感冒、鼻炎、外感风寒所致头痛等。

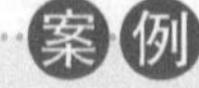

椎基底动脉供血不足性眩晕是由于椎基底动脉狭窄，脑部供血不足，导致的头晕、头痛，主要影响因素是血液流变学和动力学的改变，脑血管的粥样硬化和脊椎血管病变等。川芎具有活血行气，祛风止痛的功效。可以通利血脉，尤能上行头目，是头痛的必用之品。其主要有效成分之一——川芎嗪可阻滞钙通道，扩张血管，调节血液中 TXA_2/PGI_2 平衡，改善血液流变学，另一主要成分阿魏酸也具有抗凝血，抗血栓生成的作用。故以川芎为主的复方制剂常用于椎基底动脉不足导致的眩晕和头痛。

问题：

1. 川芎嗪抗凝血作用机制是什么？
2. 川芎抗脑缺血的作用机制是什么？

莪术（Ezhu，CURCUMEA RHIZOMA）

本品为姜科植物蓬莪术 *Curcuma phaeocaulis* Val.、广西莪术 *Curcuma kwangsiensis* S. G. Lee et C. F. Liang. 或温郁金 *Curcuma wenyujin* Y. H. Chen et C. Ling. 的干燥根茎。莪术中含有莪术二酮（curdione）、β-榄香烯（β-elemene）、莪术醇（curcumol）、吉马酮（germacrone）等挥发油物质，还含有姜黄素（curcumin）等成分。莪术，性温，味辛苦，归肝、脾经。具有破血行气，消积止痛的功效。临床上用于癥瘕痞块，瘀血经闭，胸痹心痛，食积胀痛等。

一、与功效相关的药理作用

1. 抗血栓　莪术具有抗血栓的作用，其抗血栓成分主要是姜黄素、β-榄香烯、莪术二酮等。莪术不同炮制品中，醋炙莪术作用最为显著。莪术抗血栓的机制是通过影响AA的代谢，促进 PGI_2 合成或减少 TXA_2 生成而发挥作用。

2. 抗肿瘤　莪术具有抗肿瘤的作用，其抗肿瘤作用的成分主要是β-榄香烯、莪术醇、姜黄素等。莪术具有抗多种类型肿瘤的作用，包括肝癌、肺癌、结肠癌、胃癌、乳腺癌、卵巢癌、宫颈癌、食管癌、膀胱癌、前列腺癌、黑色素瘤、白血病等肿瘤。其中β-榄香烯抗肿瘤主要机制见图18-2。

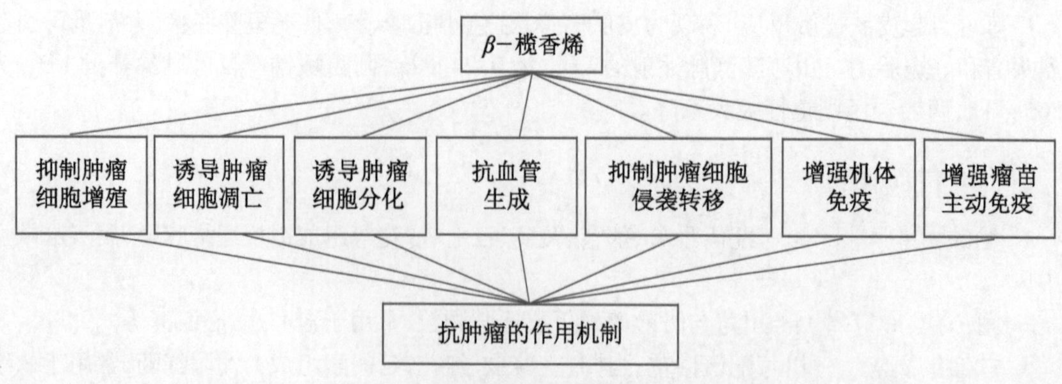

图18-2　β-榄香烯抗肿瘤的主要作用机制

3. 抗炎、镇痛　莪术具有抗炎、镇痛的作用，其抗炎、镇痛成分主要是莪术油。莪术油对多种炎症模型具有较好的抑制作用，能减轻局部水肿、减少炎症反应，同时莪术不同炮制品对化学刺激、热刺激引起的疼痛均有较强的镇痛作用，尤以醋炙莪术效果最佳。

二、其他药理作用

1. 抗菌、抗病毒　莪术具有抗菌、抗病毒的作用，其抗菌、抗病毒成分主要是莪术油。莪术油对包括金黄色葡萄球菌、大肠埃希菌、伤寒沙门菌、沙门菌均有抑制作用，还对 RSV、流感病毒有抑制作用。莪术油中的莪术醇对 RSV 有直接抑制作用，可以减轻支气管炎症反应，减轻支气管水肿，改善肺循环，改善通气功能。

2. 促进胃肠运动　莪术具有促进胃肠运动的作用，其促进胃肠运动成分主要是莪术醇。莪术促进胃肠运动的机制是通过加强胃动力，增加胃排空，兴奋肠道平滑肌发挥作用。

3. 抗肝纤维化　莪术具有抗肝纤维化的作用，其作用环节主要包括：改善血液流变学；通过调控免疫，抑制细胞凋亡。但大剂量莪术可加重免疫性肝纤维化大鼠肝损伤。

4. 抑制血管平滑肌增殖　莪术具有抑制血管平滑肌增殖的作用，其抑制血管平滑肌增殖的成分主要是姜黄素和 β-榄香烯。莪术抑制血管平滑肌增殖的作用环节主要包括：抑制 HO-1 表达，抑制细胞外 ERK/MAPK/AKT 信号通路，阻滞细胞周期等方面。

三、中药药动学

莪术醇口服吸收迅速，$t_{1/2\beta}$ 为 11.5 h，体内分布以肝、肾最高，且可通过血脑屏障，主要消除途径为肾排泄和胆汁排泄，但存在肠肝循环使一部分药在肠道被重吸收。

四、不良反应与安全性评价

莪术油明胶微球大鼠肝动脉给药的 LD_{50} 为 17.19 mg/kg，莪术醇和莪术酮腹腔注射小鼠 LD_{50} 分别为 0.25、0.41 g/kg。

五、现代应用

1. 肿瘤　榄香烯乳注射液、复方莪术油可用于包括宫颈癌、肝癌、结肠癌在内的多种肿瘤，以及癌性胸、腹水，并属于瘀毒内阻证型者。

2. 妇科疾病　莪术油制剂常用于治疗白念珠菌阴道感染、阴道炎、宫颈糜烂、子宫肌瘤等疾病，并属于气滞血瘀证型的。

延胡索（Yanhusuo，CORYDALIS RHIZOMA）

延胡索为罂粟科植物延胡索 *Corydalis yanhusuo* W. T. Wang 的干燥块茎。延胡索中含有延胡索甲素（*D*-corydaline）、延胡索乙素（tetrahydropalmatine）、巴马汀（palmatine）等生物碱物质，还含有黄酮类、脂肪酸类、挥发油等成分。延胡索，性温，味辛、苦，归肝心、肝、脾经。具活血，行气，止痛功效。临床上用于气血瘀滞引起的痛证。

一、与功效相关的药理作用

1. 抗血栓　延胡索具有抗血栓的作用，其抗血栓成分主要是延胡索乙素等。延胡索乙素静脉给药对大鼠实验性血栓形成有明显的抑制作用，并剂量依赖性地抑制 ADP、AA 和胶原诱导的血小板聚集。延胡索抗血栓的机制是通过影响 AA 的代谢，抑制血小板活性而发挥作用。

2. 抗心肌缺血　延胡索具有抗心肌缺血的作用，其抗心肌缺血成分主要是延胡索总碱

—·笔记栏·—

等，尤其是去氢延胡索甲素。延胡索能减少心肌坏死，扩张外周血管，降低血压和血脂。延胡索总碱可明显扩张冠状动脉血管，显著增加冠状动脉流量，降低心耗氧量。去氢延胡索甲素可增加冠状动脉血流量，增强心肌耐缺氧能力，减少心肌缺血性损伤。延胡索抗心肌缺血的机制是通过抑制细胞内 Ca^{2+} 释放，扩张血管，而发挥保护心肌作用。

3. 抗脑缺血　延胡索具有抗脑缺血的作用，其抗脑缺血成分主要是延胡索乙素。延胡索乙素对大鼠脑缺血再灌注损伤有保护作用，可减小脑梗死面积，减轻缺血再灌注脑电活动的抑制，减轻脑水肿，减轻脑组织病理损害及神经功能障碍。延胡索抗脑缺血的机制是通过降低脑内 Ca^{2+} 浓度，减少 LPO 生成，防止 SOD 和 LDH 活性下降，降低脑组织 MDA 而发挥作用。

4. 镇痛　延胡索具有镇痛的作用，其镇痛成分主要是延胡索甲素、延胡索乙素、延胡索丑素，其中延胡索乙素的镇痛效果最强。延胡索乙素对钝痛的作用优于锐痛，其与吗啡等成瘾性镇痛药相比，作用强度虽不如后者，但副作用少而安全，不产生药物依赖性、对呼吸没有明显抑制、无便秘等副作用。延胡索镇痛的机制主要包括：阻断多巴胺 D_2 受体，增加脑内纹状体亮氨酸脑啡肽含量；上调脊髓背根神经节 Cav1.2 亚基表达。

二、其他药理作用

1. 镇静、催眠　延胡索具有镇静、催眠的作用，其镇静、催眠的成分主要是延胡索乙素、延胡索丑素等。延胡索乙素对正常和过度兴奋的动物都具有很好的镇静、催眠作用，能明显降低小鼠自发与被动活动，较大剂量延胡索乙素有明显的催眠作用。延胡索乙素能抑制大脑皮质及皮质下的电活动，抑制中枢网状结构和下丘脑的诱发电位，阻滞脑干网状结构的一些下行功能。延胡索乙素镇静、催眠的机制主要包括：阻断脑内多巴胺受体、阻断 ACh 受体、兴奋 γ-氨基丁酸。

2. 抗溃疡　延胡索具有抗溃疡的作用，其抗溃疡成分主要是延胡索甲素、延胡索乙素等。延胡索总碱能抑制大鼠幽门结扎性、水浸应激性、醋酸性和豚鼠组胺性溃疡。去氢延胡索甲素对胃溃疡具有保护作用，能减少胃液、胃酸分泌量，降低胃蛋白酶活性。延胡索乙素也能抑制胃酸分泌。延胡索醇提物及水提物还能抑制幽门螺杆菌的生长。延胡索抗溃疡的机制可能与调节下丘脑-垂体-肾上腺系统调节儿茶酚胺，抑制幽门螺杆菌有关。

三、中药药动学

延胡索乙素在胃肠道吸收迅速，达峰较快，体内分布以脂肪中含量最高，肺、肝、肾次之，易透过血脑屏障，主要以原尿形式排出体外。

四、不良反应与安全性评价

延胡索醇提物小鼠灌胃给药的 LD_{50} 为 100 mg/kg；去氢延胡索素小鼠灌胃的 LD_{50} 为 277.5 mg/kg，静脉注射小鼠的 LD_{50} 为 8.8 mg/kg；延胡索乙素小鼠静脉注射给药的 LD_{50} 为 151 mg/kg。

五、现代应用

1. 各种疼痛　延胡索乙素注射液注射给药对内脏疾病所致疼痛、神经痛、头痛、月经痛、分娩痛和术后痛等，均有较好疗效。

2. 冠心病　延胡索醇浸膏片能治疗冠心病，能改善症状、心电图改变，降低病死率。

3. 消化道溃疡　延胡索制剂治疗胃溃疡、十二指肠溃疡和慢性胃炎等疾病。

4. 失眠症　延胡索乙素对失眠有效。

—•笔记栏•—

案例

延胡索始载于宋代《开宝本草》，即玄胡索，现代药理实验已证实延胡索中含有的生物碱类成分是主要有效成分。传统延胡索醋炙后明显提高水煎液中总生物碱的含量，其原因为醋炙时所含的脂溶性生物碱能与醋酸结合成盐，从而增加其在水中的溶解度，总生物碱的含量提高，增强其活血止痛作用。延胡索开发的药物罗通定中主要成分为左旋四氢巴马汀，在临床上应用于内脏痛、一般性头痛、月经痛、分娩后宫缩痛及疼痛所致失眠。

问题：

1. 延胡索镇痛的有效成分是什么？
2. 延胡索开发的罗通定镇痛作用机制与临床特点是什么？

桃仁(Taoren，PERSICAE SEMEN)

本品为蔷薇科植物桃 *Prunus persica*(L.) Batsch 或山桃 *Prunus davidiana*(Carr.) Franch. 的干燥成熟种子。桃仁的主要化学成分有脂质：中性脂，糖脂质，磷脂，苷类(glycosides)如苦杏仁苷(amgydalin)、野樱苷(prunasin)，糖类(saccharides)如葡萄糖、蔗糖等，黄酮类(flavonoids)，酸酚类蛋白质，氨基酸，苦杏仁苷，尿囊酶，等等。桃仁，味苦、甘，性平。有小毒。归心、肝、大肠经。具有活血祛瘀，润肠通便的功效。用于经闭、痛经、癥瘕痞块、跌扑损伤、肠燥便秘、咳嗽气喘。

一、与功效相关的药理作用

1. 扩张血管　桃仁水提液能使瘀血证大鼠小动脉舒张。此外，给家兔静脉注射桃仁水提液，可使外周脑血管血流量增加；给小鼠腹腔注射后，出现明显耳血管扩张现象。

2. 抗凝血、抗血栓　桃仁的醇提取物有抗凝血作用。桃仁对血小板聚集的抑制作用可能与桃仁具有较强的 Ca^{2+} 拮抗作用及具有提高血小板内 cAMP 的水平有关。桃仁水提物、桃仁醋酸乙酯和乙醇提取物均能缩短 ADP 诱导的血小板聚集所致肺栓塞引起的呼吸喘促时间，且乙酸乙酯提取物有显著的抗血栓作用。

3. 抗心肌缺血　桃仁石油醚提取物能降低心肌梗死大鼠心电图 ST 段的抬高，抑制血清中 CPK、LDH 的升高，降低心肌梗死面积，对心肌损伤的部位有明显的改善作用。

4. 抗肿瘤　桃仁蛋白具有抗肿瘤作用；研究表明，桃仁蛋白 A 通过抑制 Cyclin B1，使肿瘤细胞周期停留于 G_2 期，从而抑制小鼠纤维肉瘤细胞的增殖。还可以抑制组织蛋白酶 D 的表达，从而抑制肿瘤浸润转移；桃仁总蛋白对荷 S180 肉瘤小鼠动物模型免疫调节，提高 IL－2、IL－4 水平、调节 $CD4^+$/$CD8^+$细胞的比值。此外，还可以抑制小鼠体内肉瘤的生长，诱导肿瘤细胞凋亡。

5. 保肝　含苦杏仁苷的桃仁注射液可提高肝组织胶原酶的活性、抑制肝贮脂细胞的活化、促进胶原的分解，减轻肝窦毛细血管化程度，从而增加肝血流量，减轻肝损伤。桃仁的乙醇提取物可使 CCl_4 所致急性肝损伤小鼠血清 ALT 和 AST 的活性、肝匀浆中 AST 活性及 MDA 量降低，并使 SOD 活性及 GSH 水平升高，推测其保肝功效与抗脂质过氧化有关。

二、其他药理作用

1. 镇咳　桃仁中所含的苦杏仁苷水解生成的氢氰酸小剂量可抑制呼吸中枢，使呼吸运动趋于平缓而止咳，而含苦杏仁苷的桃仁提取液在腹腔注射给药后能一定程度地降低矽肺模型大

—•笔记栏•—

鼠血清铜蓝蛋白量、肺干质量,以及肺组织胶原纤维的量。

2. 调节免疫功能　针对免疫低下的状况,桃仁能提高机体的免疫功能。其中桃仁水提物可提高寒凝血瘀证模型大鼠的肝巨噬细胞数量,有助于提高寒瘀证大鼠的免疫功能。桃仁醇提物能上调 *D*-半乳糖造成的亚急性衰老大鼠的胸腺指数和脾脏指数,能防止免疫器官的萎缩。

3. 保护神经　桃仁可降低糖尿病大血管纤维化大鼠 TRIB3、Toll 样受体、AKT、MAPK 信号通路相关蛋白表达,抑制股动脉血管中 c-Jun 氨基末端激酶 *JNK1* 基因的表达,降低 JNK1 蛋白的生成与表达,降低 ERK1/2、p-ERK1/2 及 MAPK mRNA 的表达,抑制糖尿病血管病变,促进糖尿病周围神经病变的恢复。

4. 抗炎、抗过敏　桃仁对炎症初期有较强的抗渗出力,其水提物具有较强的抗大鼠实验性足跖肿胀的作用。桃仁水提取物能抑制小鼠血清中的皮肤过敏抗体和脾溶血性细胞的产生,具有抗过敏性炎症的作用。桃仁蛋白能够促进 IL-2、IL-4 的分泌,刺激免疫功能纠正失调。

三、不良反应与安全性评价

桃仁中毒的主要表现首先是对中枢神经的损害,出现头晕、头痛、呕吐、心悸、烦躁不安,继则神志不清、抽搐,并引起呼吸麻痹而危及生命。桃仁具有一定的生殖毒性,大剂量(9~17.5 g/kg)桃仁对昆明种小鼠无母体毒性或胚胎毒性,不影响其存活率,但具有致突变和致畸作用,表现为小鼠骨髓嗜多染红细胞微核发生率与健康对照组的差异具有显著性,胎鼠出现弓背、卷尾、骨化不全、同窝大小不一致等外观畸形及骨骼畸形现象。

桃仁中苦杏仁苷的代谢产物氢氰酸具有阻滞细胞呼吸、抑制呼吸中枢、刺激黏膜等毒性。苦杏仁苷对大鼠的 LD_{50} 为 522 mg/kg,大鼠在灌胃给药 80 min 后出现后腿及臀部共济失调等神经症状,继而出现鼻和爪发绀、呼吸困难、大小便失调、昏迷、抽搐并死亡,呼吸麻痹是其致死的主要原因。

四、现代应用

1. 糖尿病视网膜病变　以桃仁配伍的复方血府逐瘀胶囊(桃仁、红花、牛膝、川芎、赤芍等)可用于改善糖尿病视网膜病变。

2. 肝硬化　桃仁提取物配伍虫草菌丝可用于治疗肝硬化。

红花(Honghua, CARTHAMI FLOS)

红花为菊科植物红花 *Carthamus tinctorius* L. 的干燥花。红花中主要含有色素、黄酮类、苷类、生物碱类、木脂素类等化学成分。红花色素主要分为:红花黄色素(carthamin yellow)、红色素(carthamin red),红花黄色素为主要有效成分之一。还含有红花醌苷(carthamone)、红花苷(carthamin)等苷类。黄酮类化合物主要以山柰酚为母体和以槲皮素为母体的糖苷组成。此外,还含有红花多糖、不饱和脂肪酸的甘油酯类。红花,味辛,性温,归心、肝经。具有活血通经,散瘀止痛的功效。临床用于经闭,痛经,恶露不行,癥瘕痞块,胸痹心痛,瘀滞腹痛,胸胁刺痛,跌扑损伤,疮疡肿痛等。

一、与功效相关的药理作用

1. 兴奋子宫　红花煎剂对小鼠、兔的离体子宫均有兴奋作用。无论离体或在位子宫给药后,红花可兴奋子宫平滑肌,其紧张性或节律性明显增加,甚至强烈兴奋并可引起痉挛,该兴奋作用可被异丙嗪和酚妥拉明对抗,但不能被阿托品和吲哚美辛所对抗,说明其机制可能与兴奋

—•笔记栏•—

平滑肌细胞组胺 H_1 及 α 受体有关。红花能增强大鼠子宫肌电活动，加快其动作电位的去极化速度并增大峰电位幅度，从而兴奋子宫平滑肌细胞。其机制是通过直接作用于平滑肌细胞，加快其动作电位的去极化速度并增大峰电位幅度。

2. 抗血栓　红花通过抑制血小板聚集、抗凝血、促进纤溶、改善血液流变学等发挥抗血栓作用。红花黄色素对血小板聚集功能有显著抑制作用。羟基红花黄色素 A 高浓度对于体外抗 ADP 诱导的血小板聚集有一定的抑制作用。红花黄色素能明降低大鼠动脉血浆中 TXA_2 含量、6-keto-$PGF_{1α}$/TXA_2 比值。此外，红花黄色素体外剂量依赖性抑制 PAF 所致的血小板聚集、5-HT 释放反应及血小板内游离钙的增加。红花黄色素具有显著抗凝作用，可显著延长凝血酶原时间和凝血时间，能显著提高血浆纤溶酶原激活物的活性，使局部血栓溶解。静脉注射红花黄色素能显著提高家兔血浆组织中 t-PA 活性，并能降低其抑制剂活性。

3. 兴奋心脏　红花黄色素小剂量可使蟾蜍离体心脏轻度兴奋，心跳有力，振幅加大。大剂量则对心脏有抑制作用，使心率减慢、心肌收缩力减弱、心搏出量减少。红花黄色素预处理离体家兔心脏，左心功能、冠脉流量恢复明显，心肌酶显著降低，促进心肌 iNOS 的合成。

4. 抗心肌缺血　红花的主要成分可通过抑制脂质的过氧化反应，改善血液循环障碍。研究表明，红花注射液及主要活性成分均具有抗氧化作用。红花黄色素明显提高缺血再灌注损伤心肌的 SOD、GSH-Px 活性，降低 MDA 含量。羟基红花黄色素 A 可明显减轻离体大鼠心肌线粒体肿胀、缓解线粒体膜流动性的下降、抑制羟自由基诱导的线粒体脂质过氧化，有效治疗大鼠心肌线粒体的损伤。红花黄色素明显增加冠脉血流量、改善心肌血液供应，明显减慢结扎犬冠脉前降支结扎引起的心率加快，减少缺血心肌梗死区域和坏死区域占全心重的比例，并呈剂量相关性变化。

5. 抗脑缺血　羟基红花黄色素 A 对大鼠缺血性损伤有神经保护作用，对于局灶性永久性脑缺血大鼠，羟基红花黄色素 A 明显降低脑坏死区重量，还可以明显改善大鼠的行为缺陷。而对于全脑缺血-再灌注模型，羟基红花黄色素 A 能延长大鼠缺血后脑电图消失时间，缩短灌注后脑电图恢复时间和翻正反射恢复时间，并明显改善脑水肿情况，其作用机制可能与下调脑缺血所致的 iNOS，抗氧化保护神经系统。

6. 抗炎、镇痛　红花黄色素对甲醛性大鼠足肿胀、对组胺引起的大鼠皮肤毛细血管的通透量增加及对大鼠棉球肉芽肿形成均有明显的抑制作用。其抗炎机制可能与降低毛细血管通透性，减少炎性渗出，抑制炎症过程及肉芽增生相关。红花黄色素对小鼠有较强而持久的镇痛效应，对锐痛（热刺痛）及钝痛（化学性刺激）均有效。

二、其他药理作用

1. 降血压　红花降血压作用机制可能主要是直接或部分拮抗 α 受体而扩张血管有关。羟基红花黄色素 A 对心肌有负性调节作用，通过抑制大鼠的心肌收缩力达到降血压效果。

2. 调血脂　口服红花油可治疗高胆固醇血症、高甘油三酯血症及高非酯化脂肪酸血症。配伍红花籽油、红花黄素及其复合制剂的药理作用发现，红花黄素可降低实验性高脂血症小鼠 TG、TC、LDL 水平。

3. 激素样作用　单独使用红花具有拟雌激素样作用，但在与雌激素同时用药时，具有抗雌激素作用，依据机体雌激素水平而发挥双向调节作用。

4. 抗肿瘤　红花及其有效成分在一定浓度范围内具有明显的抗肿瘤生长作用，而这种作用与其抑制肿瘤细胞增殖及新生血管生成有关，如羟基红花黄色素 A 能抑制肿瘤细胞培养液刺激下异常增殖的血管内皮细胞，且与浓度成反比。

—•笔记栏•—

三、中药药动学

红花黄色素在瘀血大鼠的血药-时曲线符合二室开放模型，*AUC* 为49 633 μg · min/mL，$t_{1/2\alpha}$ 为1.43 min，$t_{1/2\beta}$ 为95.65 min；而正常大鼠为一室模型，*AUC* 为42 267 μg · min/mL，$t_{1/2}$ 为66.27 min，说明红花黄色素在急性瘀血大鼠体内代谢明显慢于正常大鼠体内的代谢。静脉给予羟基红花黄色素A后，在体内代谢过程符合二室模型，进入体内迅速分布，消除较快。

四、现代应用

羟基红花黄色素A的抗衰老作用研究

1. 冠心病、心绞痛　注射用红花黄色素治疗心血瘀阻证冠心病心绞痛患者，总有效率为78.0%，且可改善血液流变学，减少心绞痛发作次数及发作时间。

2. 缺血性脑病　红花注射液治疗脑梗死患者的总有效率为72.5%，也可用于短暂性脑缺血发作的治疗，并可明显改善患者血脂水平。

3. 糖尿病周围神病变　采用注射用红花注射液治疗糖尿病周围神经病变，观察组患者的总有效率85.71%，且无明显不良反应。

4. 妇科疾病　单味药或以红花为主的复方对月经不调、闭经有一定的疗效。

益母草（Yimucao，LEONURI HERBA）

益母草为唇形科植物益母草 *Leonurus japonicas* Houtt. 的新鲜或干燥地上部分。益母草中含有益母草碱（leonurine）、水苏碱（stachydrine）等生物碱物质，还含有黄酮类、脂肪酸类、挥发油等成分。益母草，性微寒，味苦、辛，归肝、心包、膀胱经。具有活血调经，利水消肿，清热解毒的功效。临床上用于月经不调，痛经经闭，恶露不尽，水肿尿少，疮痈肿毒。

一、与功效相关的药理作用

1. 调节子宫平滑肌　益母草具有调节子宫平滑肌的作用，表现为兴奋正常子宫平滑肌，而缓解痉挛的子宫平滑肌，其兴奋子宫平滑肌的成分主要是水溶性生物碱和黄酮类化合物，而缓解痉挛的子宫平滑肌的成分主要是脂溶性生物碱。益母草碱能增强产后子宫的收缩，可能与增加子宫平滑肌 Ca^{2+} 浓度有关。益母草总生物碱能明显拮抗缩宫素和 PGE_2 引起的子宫平滑肌痉挛，可能是通过降低子宫平滑肌上 PGE_2、$PGE_{2\alpha}$ 的含量有关。

2. 抗血栓形成　益母草具有抗血栓的作用。益母草抗血栓的成分主要是益母草碱、蒙花苷和芹菜素，促进血栓形成的成分主要是欧前胡素、对羟基苯甲酸乙酯。益母草总生物碱能有效拮抗 ADP 诱导的血小板聚集。益母草抗血栓的作用主要包括：延长血栓形成时间、减少血小板凝集和促进纤溶蛋白溶解。

3. 利尿、保护肾脏　益母草具有利尿和保护肾脏的作用，其利尿的成分主要是水苏碱及益母草碱，保护肾脏的成分主要是益母草碱。水苏素和益母草碱具有明显的利尿作用，显著增加尿量，水苏素作用迅速，而益母草碱作用缓和。此外，益母草碱还能改善多种因素引起的肾衰模型中肾脏组织损伤，减轻肾小管坏死。益母草利尿和保护肾脏的作用主要通过增加尿量、改善肾脏组织病理损伤、减轻肾小管坏死。

二、其他药理作用

1. 保护心肌　益母草具有保护心肌的作用，其保护心肌成分主要是生物碱和黄酮类化合物。益母草注射液对缺血再灌注损伤的心肌有保护作用。在急性心肌缺血损伤模型中，益母草生物碱和黄酮能有效抑制 LDH 活性，降低缺血性心肌组织中 MDA 的含量，提高心肌中 SOD 的活性。益母草保护心肌的作用主要包括：提高心肌抗氧化能力；减少心肌酶释放；减轻心肌重构等方面。

2. 抗炎、镇痛 益母草具有抗炎、镇痛的作用，其抗炎镇痛的成分主要是益母草碱。益母草水提物延长热刺激疼痛反应潜伏期，抑制醋酸导致的扭体反应，减轻炎症引起的耳郭和足趾肿胀，其抗炎作用与抑制 NF－κB 有关。

三、不良反应与安全性评价

鲜益母草对小鼠急性毒性最大，干益母草次之，酒炙益母草毒性最低。鲜益母草和干益母草 95%乙醇热回流提取物按含生药量计算 LD_{50} 分别为 83.089、102.93 g/kg。益母草可引起孕妇流产。

四、现代应用

1. 妇产科疾病 益母草注射剂、颗粒剂、片剂及益母草与其他中药配伍组成的复方，可用于原发性痛经、功能性子宫出血、产后宫缩不良、药流产后恶露不绝等妇产科疾病。

2. 肾病综合征 益母草注射剂、颗粒剂或片剂还可用于肾病综合征。

银杏叶（Yinxingye，GINKGO FOLIUM）

本品为银杏科植物银杏 *Ginkgo biloba* L. 的干燥叶。银杏叶中主要含有银杏双黄酮（ginkgetin）、异银杏双黄酮（isoginkgetin）、7－去甲基银杏双黄酮（bilobetin）、白果内酯（bilobalide）及银杏内酯（ginkgolides）A、B、C、M、J 等。银杏叶，性平，味甘、苦、涩。归心、肺、肾经。具有活血通脉，祛痰平喘的功效。临床用于冠心病，脑血管病等。

一、与功效相关的药理作用

1. 扩张血管 银杏叶提取物可扩张血管，降低外周阻力，增加血液灌流量。银杏叶扩管的主要成分是银杏叶内酯 B。银杏叶的扩管作用可对抗肾上腺素引起的动脉条收缩。银杏叶水提物、醇提物和单黄酮山李酚、槲皮素及银杏叶内酯 B 等均可抑制 ACE 活性，减少 Ang Ⅱ 的生成，从而松弛血管平滑肌。银杏叶内酯类成分可使 EDRF 增加，扩张血管，还可以通过增加 cGMP 的合成来扩张血管。

2. 抗血小板聚集 银杏叶具有抗血小板聚集、抗血栓作用，主要有效成分是银杏内酯、银杏黄酮类化合物。银杏内酯可抑制血小板聚集，降低血液黏度，改善血液流变学，其中银杏内酯 B 是 PAF 受体最强的拮抗剂。银杏黄酮类化合物可以抑制 ADP、5－HT 和 ADP 联合诱导的血小板凝集，还可降低血管内皮细胞羟脯氨酸代谢，使内壁的胶原或胶原纤维含量减少，防止其诱发血小板的聚集，黄酮类化合物对凝血因子也具有较强的抑制作用，表现出较好的抗凝血作用。

3. 抗脑缺血 银杏叶对缺血性脑血管病具有明显的保护作用，主要有效成分是银杏内酯和黄酮类化合物。银杏叶提取物可明显改善局灶性脑缺血和缺血再灌注大鼠的脑组织代谢，维持脑缺血状态下神经细胞的正常形态和功能，延缓、减轻脑细胞损伤，减轻脑水肿程度，减少脑缺血面积，改善脑缺血所致的行为障碍。银杏叶提取物对脑缺血再灌注损伤的保护作用可能与其下列作用有关：银杏叶提取物可使大鼠脑缺血再灌注模型脑组织中 SOD 活性升高，降低 ROS 对细胞的损伤。银杏叶提取物能明显减少 MMP－9 的合成，保护 ECM 和基底膜，降低血管通透性，减轻血管源性脑水肿。银杏叶通过调控缺血脑损伤后海马组织 *Bcl－2* 和 *Bax* 基因表达水平和抑制 *Caspase－3* 基因的表达，抑制脑细胞凋亡。银杏叶提取物和银杏内酯 B 可抑制纹状体和边缘系统 DA 代谢，还阻滞谷氨酸受体，防止兴奋性递质引起脑细胞钙超载。

4. 抗心肌缺血 银杏叶具有抗心肌缺血再灌注损伤作用，主要有效成分是银杏内酯、银

—•笔记栏•—

杏黄酮类化合物。银杏叶提取物能改善心脏内血管血流动力学和血液流变学，增加家兔冠状动脉左室支结扎造成缺血再灌注损伤模型的微动脉数，微静脉口径、流速、流量和数量。银杏叶的主要有效成分通过抗血小板聚集作用，降低血液黏度，改善血液流变学，保障心肌供血供氧；可通过扩张冠脉以提高心肌供氧及扩张外周血管，减少回心血量，减轻心脏前负荷，从而减少心肌耗氧量；银杏内酯B还可以清除氧自由基，减少ROS及炎症因子对心肌细胞的损伤，具有浓度依赖地抑制L型钙通道，减轻细胞内钙超载，对心肌细胞线粒体的损害。

5. 调血脂、抗动脉粥样硬化　银杏叶可降低血脂、抗动脉粥样硬化。银杏叶可明显降低血清Ch含量，升高血清磷脂水平，改善血清Ch与磷脂的比例。在高同型半胱氨酸诱导的大鼠动脉粥样硬化模型中，银杏叶提取物可提高血浆中6-keto-$PGF_{1\alpha}$/TXB_2比值，防止血小板聚集所致动脉粥样硬化斑块生成。银杏叶提取物可能通过抑制LOX-1的表达和增强HO-1的表达，抑制细胞因子导致的内皮细胞黏附，还能显著降低ET-1 mRNA水平、ROS和eNOS蛋白水平，对抗缺氧导致的内皮损伤。

二、其他药理作用

1. 改善学习记忆　银杏叶具有增强记忆力和防治脑痴呆的作用。银杏叶提取物能对抗东莨菪碱引起的记忆损害，对正常小鼠也有促进记忆巩固的作用，对老年性的脑功能紊乱、脑功能不全、失眠、记忆损害均有明显改善，对脑血管意外、各类型痴呆，以及识别能力衰退也均有效。其作用机制可能是：① 降低AChE活性，增加海马区ACh的含量、M受体的表达，使神经冲动传导加快，加快突触传递，使信息获得、记忆、巩固和再现等更顺利；② 拮抗引起神经元坏死的Aβ蛋白，抑制脑神经细胞凋亡；③ 诱导缺氧缺血性脑损伤后神经干细胞增殖，起到修复神经作用；④ 降低NOS活性、LPO含量，升高脑组织SOD活性、GSH含量，抗脑组织氧化损伤。

2. 保肝　银杏叶具有保肝作用，其保肝的有效成分主要是银杏叶总黄酮。银杏叶总黄酮可明显对抗CCl_4和乙醇所致小鼠血清ALT增高和肝脏MDA含量增高，减轻乙醇所致肝脏还原型GSH的耗竭。

3. 平喘　银杏叶具有平喘作用，银杏叶平喘的有效成分主要是银杏内酯。银杏叶提取物能对抗磷酸组胺、ACh引起的大鼠支气管痉挛，防止哮喘的发作。银杏内酯可明显减轻气道的炎症细胞浸润，上皮细胞损伤、脱落及黏液分泌；可明显抑制低氧所致的肺动脉高压、右心室肥厚和肺血管重建等。其可能机制是：抑制炎症细胞聚集、活化，使杯状细胞增生及黏液分泌减少，减轻肺部炎症；抑制支气管的痉挛。

三、中药药动学

健康志愿者空腹口服银杏叶提取物制剂后，用GC-MS联用法测定银杏叶内酯A、B和白果内酯的药代动力学参数，其绝对生物利用度分别为80%、88%和79%。银杏叶制剂的主要有效成分银杏黄酮苷、银杏内酯A、银杏内酯B、白果内酯在人体内的T_{max}为1.5~3 h、1~2 h、1~2 h、1~2 h；$t_{1/2\beta}$为2~4 h、4~6 h、4~6 h、3 h，大部分药物以原形自肾排出。

四、不良反应与安全性评价

少数患者可引起食欲减退、恶心、腹胀、口干、便秘、鼻塞、头晕、头痛、耳鸣、乏力、胸闷等症状，个别患者出现过敏性皮疹。小鼠灌胃银杏叶的LD_{50}大于21.5 g/kg，小鼠静脉注射银杏内酯B的LD_{50}为0.42 g/kg。

五、临床应用

1. 冠心病、心绞痛　以银杏叶中主要有效成分黄酮类化合物和内酯组成的银杏叶酮酯分

—•笔记栏•—

散片,常用于治疗冠心病、心绞痛等。

2. 中风恢复期　以银杏叶提取物为主的制剂,常用于中风恢复期等。

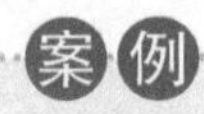

银杏叶提取物为主的制剂可用于急性缺血性脑卒中。急性缺血性脑卒中是由于脑组织局部的血供急剧减少,导致脑组织不可逆的损伤。局部损伤的脑组织会释放大量的自由基损伤神经元,而出现微循环障碍,使脑组织进一步损伤甚至坏死。银杏叶提取物为主的制剂如银杏内酯注射液可用于急性缺血性脑卒中的治疗。

问题:

1. 银杏叶制剂主要提取了哪些有效部位?
2. 银杏叶治疗脑缺血损伤的作用机制是什么?

银杏叶提取物防治内耳疾病的研究

第三节 常用方剂

补阳还五汤

补阳还五汤出自清代王清任《医林改错·卷下·瘫痿论》,由黄芪、当归尾、赤芍、地龙、川芎、红花、桃仁组成。具有补气,活血,通络的功效。临床用于中风之气虚血瘀证,半身不遂,口眼㖞斜,语言謇涩,口角流涎,小便频数或遗尿失禁,舌暗淡,苔白,脉缓无力。

一、与功效相关的药理作用

1. 抗血栓形成　补阳还五汤可抑制 ADP 诱导的血小板聚集及实验性血栓形成,降低血栓干重和血栓-体重指数。抗血栓的主要作用机制:① 改善血液流变性,减轻"浓、黏、凝、聚"状态,降低气虚血瘀模型动物全血黏度及血浆黏度,提高红细胞变形能力,抑制红细胞聚集能力,降低纤维蛋白原浓度;② 改善微循环低灌注状态,增加毛细血管开放数量;③ 抗血小板聚集,降低血栓形成后动、静脉 PAF 含量,抑制 PAF 与血小板受体结合;④ 增加纤溶系统活性,提高血浆 t-PA 活性,抑制 t-PA 抑制物活性,促进纤维蛋白溶解;⑤ 保护血管内皮功能,抑制血瘀证模型动物内皮细胞黏附分子-1(intercellular adhesion molecule-1, ICAM-1)、血管细胞黏附分子-1(vascular cell adhesion molecule-1, VCAM-1)、血小板内皮细胞黏附分子-1(platelet endothelial cell adhesion molecule-1, PECAM-1)和 iNOS 表达,减轻微血管炎症反应。

2. 抗脑缺血　脑缺血损伤是一个多环节、多因素损伤的酶促级联反应,其发病机制涉及脑组织能量代谢紊乱、兴奋性氨基酸毒性、自由基损伤、钙超载、神经细胞凋亡等多个环节。补阳还五汤可针对缺血性脑损伤的生化和代谢紊乱,阻断神经细胞坏死的不同环节,拮抗神经毒性,抑制神经细胞凋亡,促进神经功能恢复。其主要作用环节包括:① 改善脑组织能量代谢,提高 Na^+,K^+-ATP 酶、Ca^{2+},Mg^{2+}-ATP 酶、ATP 及 ADP 含量,改善脑卒中后遗症"气虚血瘀"大鼠能量代谢障碍。② 抑制钙超载,阻断细胞内钙升高,减少钙超载诱发的神经细胞损伤。③ 抑制兴奋性氨基酸毒性,降低神经细胞兴奋性谷氨酸释放,减轻神经元损伤。④ 增强抗氧化能力,提高脑组织 SOD 和 GSH-Px 活性,减轻脑缺血大鼠氧化应激损伤。⑤ 减轻炎症级联反应,一方面减少脑缺血大鼠中性粒细胞浸润,阻抑 TLR-4 介导的炎症相关信号分子的表达;另一方面可通过上调 Nrf2 和 HO-1 表达,促进细胞外信号调节激酶活化,增加抗炎因子释放,增强抗炎及神经保护作用。⑥ 抑制神经细胞凋亡,补阳还五汤可通过抑制 Caspase 依

—•笔记栏•—

赖性途径-死亡受体介导的凋亡通路，也可通过抑制线粒体和内质网应激介导的凋亡通路减轻神经细胞凋亡（图 18－3）。

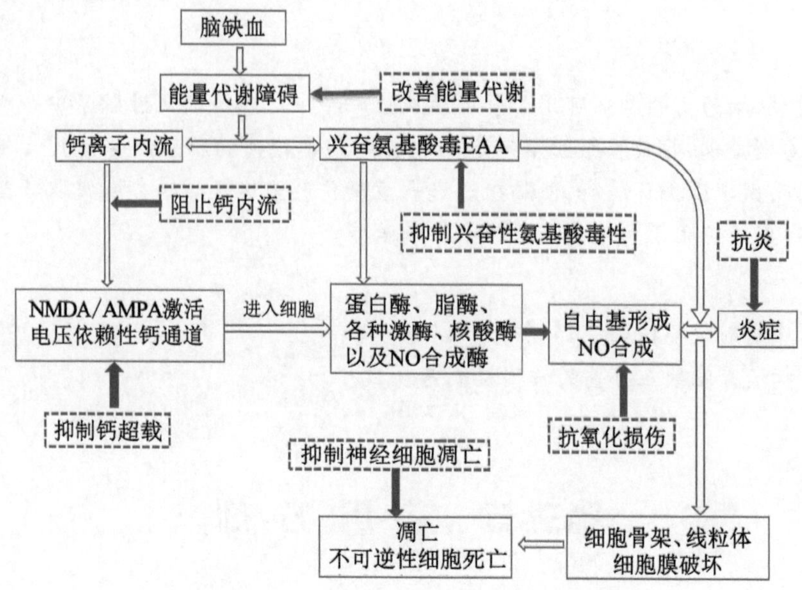

图 18－3 补阳还五汤抗脑缺血主要作用机制

3. 抗心肌缺血　补阳还五汤可扩张冠状动脉，增加冠状动脉血流量，降低心肌耗氧指数，改善心功能；可增加血清 SOD 含量，降低 MDA 含量，提高心肌对氧自由基清除能力，减轻心肌缺血损伤。

4. 调节脂质代谢　补阳还五汤可降低高脂血症大鼠血清 TC、TG 含量，提高 HDL－C 含量，降低主动脉 TC 含量。改善高脂血症模型大鼠血液流变性，降低血液黏度，减轻血小板黏附、聚集、释放，抑制凝血，增强纤溶活性。

二、其他药理作用

1. 调节免疫功能　补阳还五汤具有增强机体免疫功能作用，能增加 CTX 所致免疫功能低下小鼠胸腺和脾脏重量，增强单核巨噬细胞吞噬功能，提高血清溶血素抗体水平。补阳还五汤还具有抗炎作用，抑制佐剂性关节炎大鼠足肿胀程度，增加大鼠胸腺和脾脏指数，减少炎症细胞因子分泌。

2. 抗肝损伤　补阳还五汤能降低免疫性肝炎和急性肝损伤动物血清 ALT、AST，升高 SOD 活性，降低脂质过氧化产物 MDA 含量，改善肝功能。

3. 抗肺纤维化　补阳还五汤能减轻博来霉素诱导的肺纤维化大鼠肺泡上皮细胞受损，降低肺组织促纤维化因子表达，减轻肺组织成纤维细胞增生，延缓肺纤维化进展。

三、中药药动学

大鼠灌胃给药补阳还五汤，血浆中芍药苷、毛蕊异黄酮苷、芒柄花苷、毛蕊异黄酮和芒柄花素的 T_{max} 分别为 20、11、10、38 和 11 min，$t_{1/2}$ 分别为 8、7、7、7 和 5 h 左右。静脉注射补阳还五汤注射液后，阿魏酸、芍药苷、黄芪甲苷在大鼠体内均呈二室模型。芍药苷和阿魏酸的 $t_{1/2\alpha}$ 约为 2 min，$t_{1/2\beta}$ 约为 1 h；黄芪甲苷 $t_{1/2\alpha}$ 为 1 h，$t_{1/2\beta}$ 为 14 h。采用 UPLC－Q－TOF－MS/MS 对大鼠灌胃补阳还五汤提取物后的吸收入脑成分进行分析，发现毛蕊异黄酮苷、芍药内酯苷、芒柄花素－7－*O*－*β*－*D*－葡萄糖苷－6″－*O*－乙酰基、红花黄色素 C 和黄芪甲苷能透过血脑屏障进入正常脑组织；毛蕊异黄酮苷和芒柄花素－7－*O*－*β*－*D*－葡萄糖苷－6″－*O*－乙酰基能进入脑缺血再灌注大鼠脑组织。

—•笔记栏•—

补阳还五汤促进神经再生的研究

四、现代应用

1. 缺血性脑卒中　补阳还五汤可改善缺血性脑卒中患者神经功能缺损症状，促进脑卒中康复。补阳还五汤能改善高血压脑出血恢复期气虚血瘀型患者血液流变性，降低全血黏度、血浆黏度、血细胞比容。

2. 冠心病　补阳还五汤可缓解冠心病、冠状动脉粥样硬化性心脏病患者心绞痛症状，减少发作次数，缩短发作时间，减轻微循环障碍，改善心肌梗死恢复期患者心悸、胸闷、气短等症状。减轻气虚血瘀型冠心病患者左室重构，增强左室功能，降低血清炎症反应因子 CRP、TNF 和 IL－6。

3. 糖尿病肾病　补阳还五汤降低糖尿病肾病患者 24 h 蛋白尿、尿微量蛋白、TC、TG，减轻炎症反应，保护肾脏功能。

血府逐瘀汤

血府逐瘀汤为清代王清任《医林改错》活血化瘀方的代表方剂，组成为桃仁、红花、生地黄、川芎、赤芍、当归、枳壳、柴胡、甘草、桔梗、牛膝，具有活血祛瘀，行气止痛之功效。该方主治胸中血瘀证，症见胸痛，头痛；经闭不行，症见痛经等。本方以桃仁、红花为君，破血行瘀，通经止痛；以川芎、赤芍为臣，行气活血，化瘀止痛；柴胡疏肝解郁，畅顺气血。血府逐瘀汤可治瘀血所致胸部疾患，如胸痛、胸膜炎等。临床适用范围广泛，常用于心血管、消化、呼吸、血液、内分泌、精神神经等各系统疾病。

一、与功效相关的主要药理作用

1. 促进血管新生　血府逐瘀汤能明显促进血管新生。该方可明显促进心肌缺血大鼠缺血心肌的 FGF、Ang Ⅰ、VEGF 的表达，诱导心肌梗死边缘内皮细胞增殖、迁移和微血管的形成，从而也改善了冠脉的侧支循环，减轻心肌缺血。

2. 抗凝血、促进纤维蛋白溶解　血府逐瘀汤对凝血功能亢进和纤溶功能低下具有明显的改善作用，可延长出血时间，明显对抗胶原引起的血小板聚集，降低全血比黏度，抑制血栓的形成。实验表明，该方的调气组和活血组均能显著增强红细胞变形能力和降低全血黏度，并具有协同作用。血府逐瘀汤抗凝血、促进纤维蛋白溶解的机制可能为：活化 AT－Ⅲ，促使 AT－Ⅲ灭活凝血因子，增强抗凝系统的活性；通过影响血小板的 AA 代谢，降低血液中的 TXB_2/6－keto－PGF_{1a} 比值，从而抗血小板聚集；其显著增强红细胞变形能力，从而防止血栓生成；可显著升高 t－PA 水平、降低 PAI－1 水平，溶解纤维蛋白，从而起到保护心肌的作用。

3. 改善微循环　血府逐瘀汤可改善微循环。血府逐瘀汤能明显改善由高分子右旋糖酐造成的大鼠急性微循环障碍，降低全血黏度，改善血液流变学，并能扩张微血管，加快血流速度，并使毛细血管开放数量增多，改善血流动力学。该方还可提高网状内皮系统的活性，阻断促凝因子入血和清除血中被激活的凝血物质，从而使弥散性血管内凝血进程终止或减轻，阻止休克的进一步恶化。

4. 抗动脉粥样硬化　血府逐瘀汤具有抗动脉粥样硬化作用。该方具有降低血脂的作用，可降低实验性动脉粥样硬化家兔血清 TC、LDL－C 水平，并降低兔主动脉内膜斑块与中膜的面积比值，使动脉粥样硬化病变下降。血府逐瘀汤可平衡血浆内 PGI_2 和 TXA_2 的水平，抗血小板聚集，对动脉粥样硬化具有预防作用。血府逐瘀汤可抑制 LOX－1、TNF－α、VCAM－1、ICAM－1 及 IL－6 等炎症因子表达，减轻动脉粥样硬化病变中的血管内膜损伤。该方还可能通过影响动脉粥样硬化形成相关基因，如 PDGF、ET 及 NOS mRNA 的表达，抑制 VSMC 的增殖，阻止动脉粥样硬化的发展。

—•笔记栏•—

二、其他药理作用

1. 增强免疫功能 血府逐瘀汤对特异性和非特异性免疫均有增强作用。该方能显著提高动物腹腔巨噬细胞的吞噬能力，提高网状内皮系统对染料的廓清速度，具有增强非特异性免疫功能的作用。该方还可增加抗体生成和抗体水平，能活化 T、B 细胞参与免疫应答，增强特异性免疫功能。

2. 抗炎、镇痛 血府逐瘀汤具有抗炎和镇痛活性。该方能显著降低其血清中 TNF-α、IL-1、IL-6 等促炎症细胞因子水平，还可通过抑制肉芽组织增生过程中 DNA 的合成，从而对抗慢性肉芽肿生成，其抗炎作用还可能与增强肾上腺皮质功能有关。血府逐瘀汤起到"通则不痛"的治疗效果，通过扩张血管，改善微循环，解除平滑肌痉挛，抗炎等途径，达到镇痛效果。

3. 改善脑缺血性疾病引起的认知障碍 血府逐瘀汤可以改善缺血性疾病的血液流变学、动力学，并可减轻脑血栓恢复期和后遗症期出现的认知障碍及血管神经性头痛。其机制还可能与血府逐瘀汤保护血管，促进血管新生，抗氧化，抗凋亡，抑制炎症因子 IL-1β、TNF-α 对脑组织损伤有关。

三、临床应用

1. 心血管系统疾病 血府逐瘀汤常用于冠心病、心绞痛等。

2. 妇科疾病 血府逐瘀汤常用于月经过多、闭经、痛经、乳腺增生、慢性盆腔炎等。

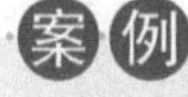

血府逐瘀汤在神经精神系统疾病中的药理作用及相关机制研究

血府逐瘀汤常用于冠心病的治疗。冠心病是由于冠脉粥样硬化引起的冠脉狭窄，导致心肌供血供氧不足，引起心绞痛，甚至是急性心肌梗死的发作。血府逐瘀汤可以扩张血管，和促进血管新生，增加冠脉流量；其中多味药材如当归、桃仁、红花、川芎等可以抑制血小板聚集，促进纤溶酶的活性，改善血液流变学；血府逐瘀汤还可以降低血液中 TC、TG、LDL-C 含量，增加 HDL-C 含量，降低血管斑块形成；并可以抗炎症因子生成对血管内壁的损伤。故而血府逐瘀汤在冠心病的治疗中有着重要的地位。

问题：

1. 血府逐瘀汤改善血液流变学的机制是什么？
2. 血府逐瘀汤治疗冠心病的作用机制是什么？

【小结】

—•笔记栏•—

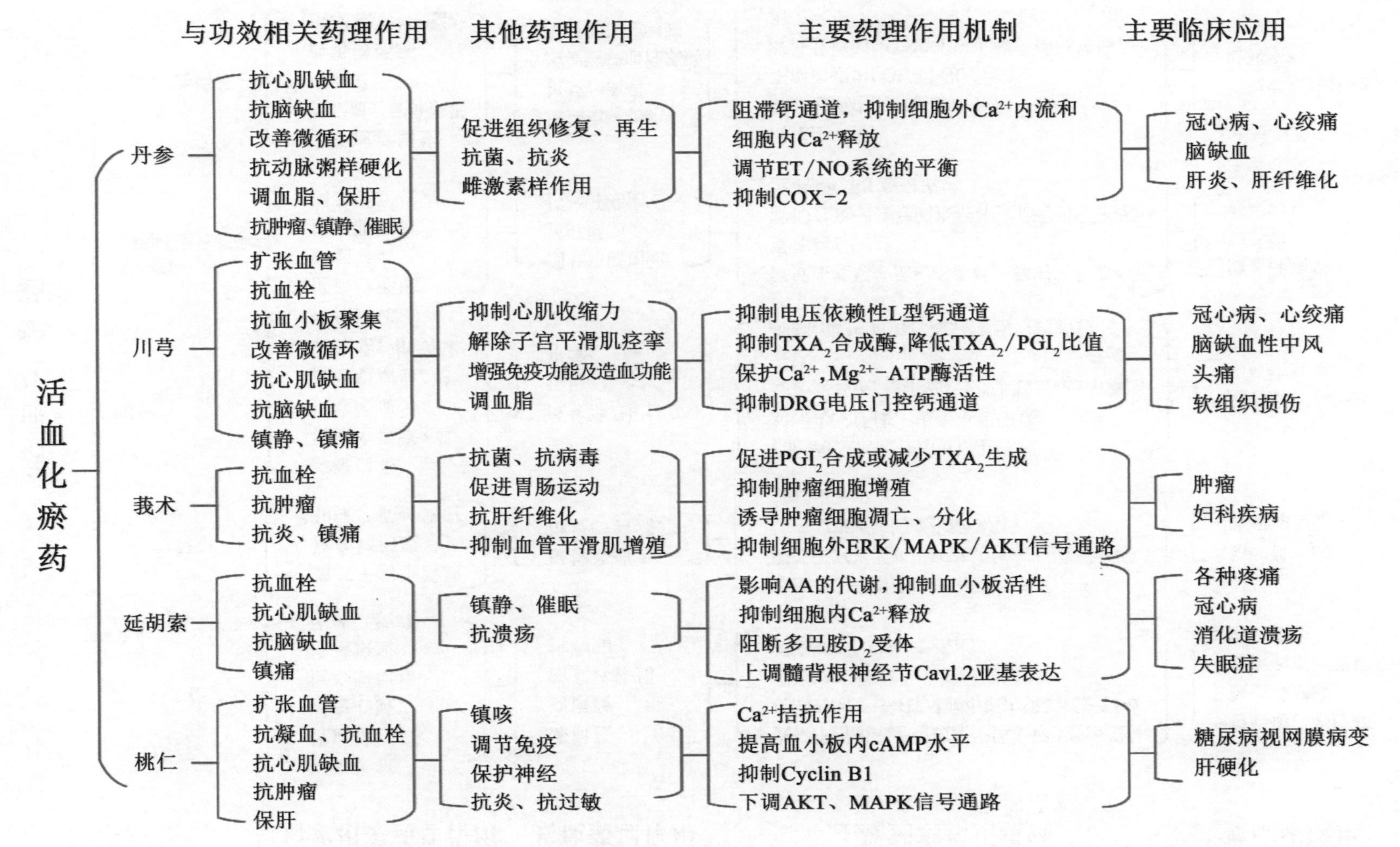
与功效相关药理作用
其他药理作用
主要药理作用机制
主要临床应用
活血化瘀药
丹参
抗心肌缺血
抗脑缺血
改善微循环
抗动脉粥样硬化
调血脂、保肝
抗肿瘤、镇静、催眠
促进组织修复、再生
抗菌、抗炎
雌激素样作用
阻滞钙通道，抑制细胞外Ca2+内流和细胞内Ca2+释放
调节ET/NO系统的平衡
抑制COX-2
冠心病、心绞痛
脑缺血
肝炎、肝纤维化
川芎
扩张血管
抗血栓
抗血小板聚集
改善微循环
抗心肌缺血
抗脑缺血
镇静、镇痛
抑制心肌收缩力
解除子宫平滑肌痉挛
增强免疫功能及造血功能
调血脂
抑制电压依赖性L型钙通道
抑制TXA2合成酶，降低TXA2/PGI2比值
保护Ca2+，Mg2+-ATP酶活性
抑制DRG电压门控钙通道
冠心病、心绞痛
脑缺血性中风
头痛
软组织损伤
莪术
抗血栓
抗肿瘤
抗炎、镇痛
抗菌、抗病毒
促进胃肠运动
抗肝纤维化
抑制血管平滑肌增殖
促进PGI2合成或减少TXA2生成
抑制肿瘤细胞增殖
诱导肿瘤细胞凋亡、分化
抑制细胞外ERK/MAPK/AKT信号通路
肿瘤
妇科疾病
延胡索
抗血栓
抗心肌缺血
抗脑缺血
镇痛
镇静、催眠
抗溃疡
影响AA的代谢，抑制血小板活性
抑制细胞内Ca2+释放
阻断多巴胺D2受体
上调髓背根神经节Cavl.2亚基表达
各种疼痛
冠心病
消化道溃疡
失眠症
桃仁
扩张血管
抗凝血、抗血栓
抗心肌缺血
抗肿瘤
保肝
镇咳
调节免疫
保护神经
抗炎、抗过敏
Ca2+拮抗作用
提高血小板内cAMP水平
抑制Cyclin B1
下调AKT、MAPK信号通路
糖尿病视网膜病变
肝硬化

—•笔记栏•—

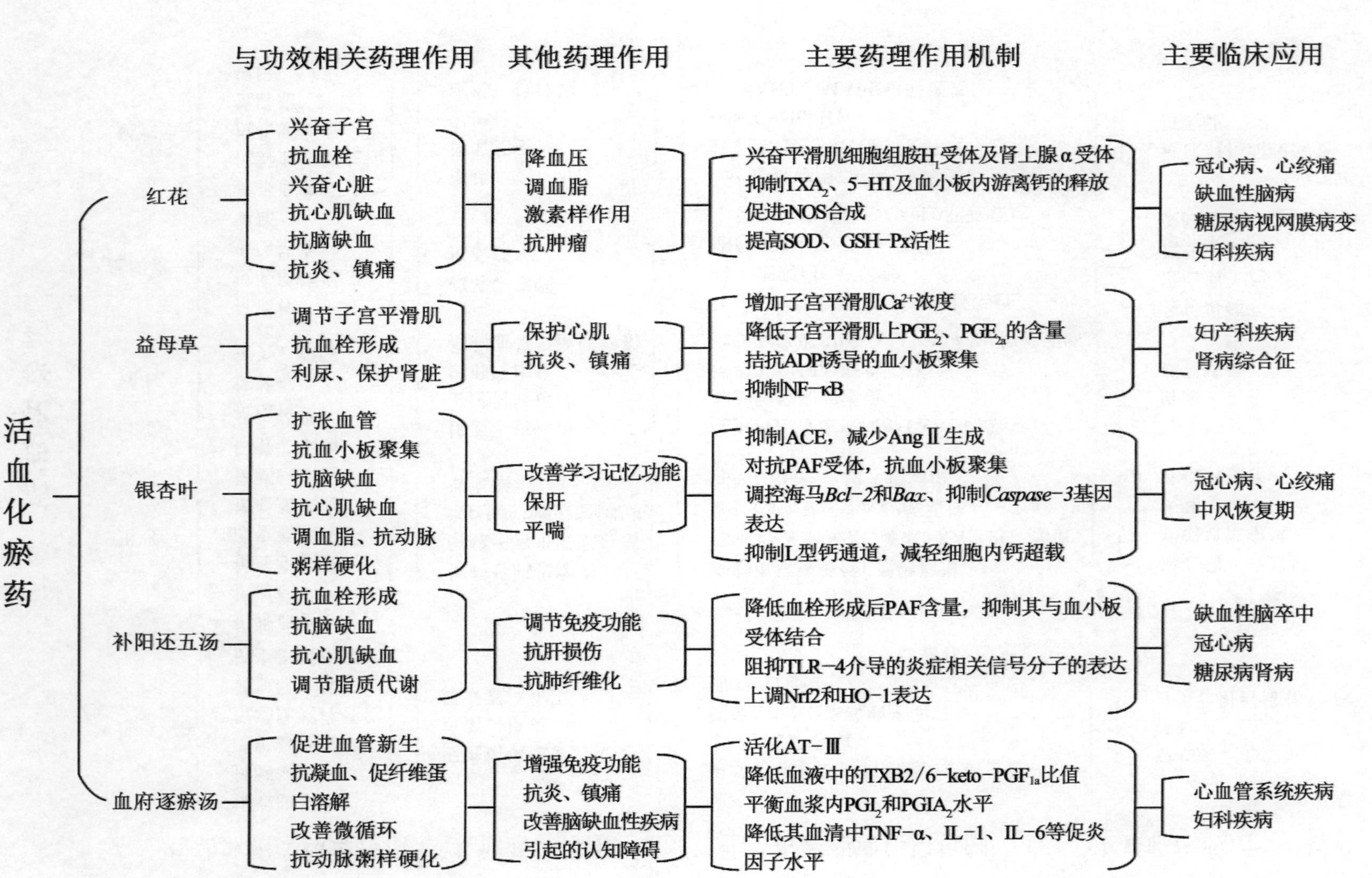
活血化瘀药
与功效相关药理作用
其他药理作用
主要药理作用机制
主要临床应用
红花
兴奋子宫
抗血栓
兴奋心脏
抗心肌缺血
抗脑缺血
抗炎、镇痛
降血压
调血脂
激素样作用
抗肿瘤
兴奋平滑肌细胞组胺H_1受体及肾上腺α受体
抑制TXA_2、5-HT及血小板内游离钙的释放
促进iNOS合成
提高SOD、GSH-Px活性
冠心病、心绞痛
缺血性脑病
糖尿病视网膜病变
妇科疾病
益母草
调节子宫平滑肌
抗血栓形成
利尿、保护肾脏
保护心肌
抗炎、镇痛
增加子宫平滑肌Ca^{2+}浓度
降低子宫平滑肌上PGE_2、PGE_{2a}的含量
拮抗ADP诱导的血小板聚集
抑制NF-κB
妇产科疾病
肾病综合征
银杏叶
扩张血管
抗血小板聚集
抗脑缺血
抗心肌缺血
调血脂、抗动脉
粥样硬化
改善学习记忆功能
保肝
平喘
抑制ACE，减少AngⅡ生成
对抗PAF受体，抗血小板聚集
调控海马*Bcl-2*和*Bax*、抑制*Caspase-3*基因
表达
抑制L型钙通道，减轻细胞内钙超载
冠心病、心绞痛
中风恢复期
补阳还五汤
抗血栓形成
抗脑缺血
抗心肌缺血
调节脂质代谢
调节免疫功能
抗肝损伤
抗肺纤维化
降低血栓形成后PAF含量，抑制其与血小板
受体结合
阻抑TLR-4介导的炎症相关信号分子的表达
上调Nrf2和HO-1表达
缺血性脑卒中
冠心病
糖尿病肾病
血府逐瘀汤
促进血管新生
抗凝血、促纤维蛋
白溶解
改善微循环
抗动脉粥样硬化
增强免疫功能
抗炎、镇痛
改善脑缺血性疾病
引起的认知障碍
活化AT-Ⅲ
降低血液中的TXB2/6-keto-PGF_{1a}比值
平衡血浆内PGI_2和$PGIA_2$水平
降低其血清中TNF-α、IL-1、IL-6等促炎
因子水平
心血管系统疾病
妇科疾病

第十九章　化痰止咳平喘药

—•笔记栏•—

第十九章授课视频及习题

第一节　概　述

凡以祛痰，缓解或制止咳嗽、喘息为主要功效的药物称为化痰止咳平喘药。按中医功效可分为化痰药和止咳平喘药，但因为多数药物兼有化痰、止咳、平喘功效，很难截然分开。本类药物主要用于痰多咳嗽、痰饮喘息及与痰饮有关的瘿瘤瘰疬、胸闷、谵妄等证。代表药有半夏、天南星、白附子、桔梗、浙贝母、川贝母、苦杏仁、紫苏子、竹茹、桑白皮、枇杷叶、百部、紫菀、款冬花、白果海藻等，常用方有二陈汤、小青龙汤、温胆汤、滚痰丸、止嗽散、定喘汤等。

一、对主治病证的认识

咳喘在中医主要从肺病辨证，大致可分虚、实两类。实证多因风、寒、燥、热等外邪侵袭和痰饮停聚于肺而成，虚证多因久病咳喘，或被它脏病变所累，导致肺气虚和肺阴虚。临床上通常咳嗽有痰者较为多见，痰多则易引起咳喘，因此痰、咳、喘三者关系密切，互为因果。

中医对“痰”的认识可分为狭义和广义。狭义的“痰”和现代医学的呼吸道咳出来的痰相似，多见于上呼吸道感染、急慢性支气管炎、肺气肿、支气管扩张等肺部疾患，可理解为有形之痰。广义的“痰”还包括无形之痰，通常指停积于脏腑经络之间各种各样的“痰证”，病理表现较为复杂，如痰浊滞于皮肤经络可生瘿瘤瘰疬，常见皮下肿块、慢性淋巴结炎、单纯性甲状腺肿等；痰阻胸肋，则胸痛、胸闷、心悸，常见于冠心病、心绞痛、高血压、心衰等；痰迷心窍，则心神不宁，谵妄、精神错乱或昏迷，常见于癫痫、精神分裂症、脑血管意外等。这类广义的痰证，中医常治以化痰散结之法。大部分中药化痰药有止咳作用，止咳药和平喘药也有化痰作用。

二、主要研究模型与方法

目前本类药物的药理研究主要针对祛痰、止咳、平喘的基本作用，对于中医广义“痰证”的研究因其药理学基础涉及面广泛，仍存在一定困难。研究本类药物常用的实验方法如下。

1. 祛痰作用研究方法　目前化痰作用的实验方法大多是针对有形之痰，常用的研究方法有呼吸道分泌量测定法（小鼠气管段酚红试验、大鼠毛细管排痰量试验、气管插管集痰法）、呼吸道分泌液中黏性成分测定法及离体和在体气管纤毛运动法，还可以取大鼠支气管肺泡灌洗液测定肺表面活性物质。

2. 止咳作用研究方法　常用的有化学物质刺激呼吸道黏膜引咳法（可用二氧化硫、浓氨水、枸橼酸等化学试剂喷雾），可选用小鼠或豚鼠，初步观察药物镇咳作用强度。如药物镇咳作用明显，还可用电刺激猫喉上神经引咳法和机械刺激豚鼠引咳法。亦可建立慢性支气管炎、肺气肿等病理模型，观察药物的止咳、平喘、祛痰等作用。

3. 平喘作用研究方法　平喘实验具体可分为离体组织实验和整体动物实验。离体组织实验主要采用气管螺旋条、气管环等，观察药物对正常支气管平滑肌有无松弛作用，对组胺、ACh等诱发的支气管收缩是否有解痉作用。整体动物实验分为两类，一类是制作哮喘模型，通常有卵蛋白或组胺、ACh喷雾致喘的豚鼠模型，主要观察哮喘豚鼠的发作潜伏期；还有以卵蛋白、灭活百日咳鲍特菌疫苗和氢氧化铝干粉致敏的大鼠哮喘模型，主要观察呼吸参数及病理组织学的变化；另一类则是与哮喘有关的抗过敏及免疫功能实验，如肥大细胞脱颗粒实验、致敏豚鼠肺组织慢反应物质测定实验、一般免疫学指标观察等。

—•笔记栏•—

4. 其他作用研究　针对受试药的功效特点，还可进行一些抗炎、抗病原微生物及抗感染实验，抗肿瘤实验，或镇静、抗惊厥等中枢神经系统实验等。

三、主要药理作用

现代药理研究表明，化痰止咳平喘药的主要药理作用如下：

1. 祛痰　桔梗、川贝母、天南星、款冬花、皂荚、前胡、紫菀等的煎剂或流浸膏口服均有祛痰作用，能使呼吸道的分泌量增加，其中以桔梗、皂荚、前胡作用较强，而款冬花较弱。上述药物的祛痰作用大多与其所含皂苷类成分有关，皂苷能刺激胃或咽喉黏膜，反射性地引起轻度恶心，增加支气管腺体的分泌，从而稀释痰液而发挥祛痰作用。有些中药则可通过促进气管黏液-纤毛运动，增强呼吸道清除异物的功能，或溶解黏痰，使痰液黏稠度下降，易于咳出。

2. 止咳　苦杏仁、半夏、桔梗、款冬花、贝母、百部、枇杷叶、紫菀等均有程度不等的镇咳作用。苦杏仁、半夏、百部等的镇咳作用部位主要在中枢神经系统，但作用稍弱。

3. 平喘　苦杏仁、浙贝母、桔梗、款冬花、枇杷叶等有一定的平喘作用。其平喘作用机制是多方面的，如苦杏仁苷在体内分解成微量的氢氰酸，抑制呼吸中枢，而达到平喘作用；川贝总生物碱和贝母素甲能扩张支气管平滑肌；款冬花醚提物对支气管有扩张作用，其平喘作用还与抗过敏等有关。本类药物除直接抑制支气管痉挛可以缓解哮喘症状外，还可改善哮喘患者的换气功能或免疫功能。

4. 其他作用　桔梗、半夏、天南星等具有不同程度的抗炎作用。此外，半夏、苦杏仁等还有抗肿瘤作用，天南星具有抗惊厥作用，海藻具有调血脂作用等。这些与本类药物治疗各种“痰证”有关。

综上所述，祛痰、止咳、平喘作用是化痰止咳平喘药治疗痰多咳嗽、痰饮喘息的主要药理作用基础，本类药物还能治疗与痰饮相关的瘰疬瘿瘤等“痰证”，这与其抗肿瘤、抗惊厥、调血脂等作用也有一定关系。常用化痰止咳平喘药的主要药理作用参见19－1。

表19－1　常用化痰止咳平喘药的主要药理作用

药　物	化痰作用	止咳作用	平喘作用	其他作用
半夏	+	+		镇吐、抗溃疡、抗肿瘤、抗早孕、调血脂、镇静催眠、抗惊厥
桔梗	+	+		抗炎、抗菌、抗氧化、免疫调节、抗肿瘤、保肝
苦杏仁	+	+	+	抗炎、泻下、镇痛、抗肿瘤、抑制胃蛋白酶活性、增强免疫功能
川贝母	+	+	+	兴奋子宫、松弛肠肌、抗溃疡、降压
紫苏子	+	+	+	抗过敏、抗氧化、降血脂、益智

第二节　常用中药

半夏(Banxia, PINELLIAE RHIZOMA)

半夏为天南星科植物半夏 *Pinellia ternata* (Thunb.) Breit. 的干燥块茎。半夏主要含有左旋麻黄碱（*L* - ephedrine）、葫芦巴碱（trigonelline）、琥珀酸（glucuronide）、黑尿酸（homogentisic acid）、甲硫氨酸（methionine）、天冬氨酸（aspartic acid）、半夏凝集素（pinelliaternata lectin）、多糖、挥发油等。半夏，味辛，性温，有毒，归脾、胃、肺经。具有燥湿化痰，降逆止呕，消痞散结的功效，外用消肿止痛。临床用于湿痰、寒痰证，呕吐，胸痹、结胸、心下痞、梅核气，痈疽肿毒、瘰疬痰核、毒蛇咬伤。

一、与功效相关的药理作用

1. 镇咳、祛痰　生半夏、法半夏、姜半夏、清半夏煎剂灌胃，对氨水刺激呼吸道或电刺激猫喉上神经、胸腔注入碘液所致的咳嗽均有明显的镇咳作用，其镇咳作用部位可能在咳嗽中枢，有效成分主要为生物碱。半夏炮制后止咳效价升高，总有机酸的含量不同程度地增加，说明有机酸也是镇咳有效组分。半夏 5 种不同溶剂提取物（乙醇、水、石油醚、乙酸乙酯、正丁醇）均具有显著的镇咳作用，其中正丁醇提取物效果最好。半夏可以提高小鼠呼吸道酚红排泌量，对寒饮蕴肺型大鼠也有祛痰疗效。

2. 镇吐、催吐　半夏加热或加明矾、姜汁炮制的各种制品，对阿扑吗啡、洋地黄、硫酸铜引起的呕吐，都有一定的镇吐作用，其镇吐机制初步认为是抑制呕吐中枢，镇吐成分为生物碱、甲硫氨酸、甘氨酸等。半夏生物碱可以拮抗 5－HT 及选择性拮抗 5－HT_3 受体激动剂 2－甲基－5－羟色胺对回肠的兴奋作用，表明拮抗 5－HT_3 受体可能是半夏防治化疗性恶心、呕吐的重要机制之一。此外，生半夏有催吐作用，但生半夏粉在 120℃焙 2~3 h，即可除去催吐成分，而不影响其镇吐作用，说明半夏催吐和镇吐作用分别由两类不同性质的成分所致。生半夏混悬液有明显的黏膜刺激作用，炮制后刺激性明显降低，其催吐作用与所含 2,4－二羟基苯甲醛葡萄糖苷有关，因其苷元有强烈的黏膜刺激作用（图 19－1）。

3. 抗胃溃疡　半夏醇提物对小鼠实验性胃溃疡有抑制作用，并有一定镇痛、抗炎作用。姜矾半夏和姜煮半夏可抑制胃液分泌，降低胃液酸度，包括游离酸和总酸，并抑制胃蛋白酶活性，对急性胃黏膜损伤有保护和促进恢复作用。但生半夏对胃黏膜有损伤作用，与其抑制胃黏膜内的 PGE_2 分泌有关。此外，半夏对胃肠运动有调节作用，生半夏和制半夏对消化系统的主要作用参见图 19－1。

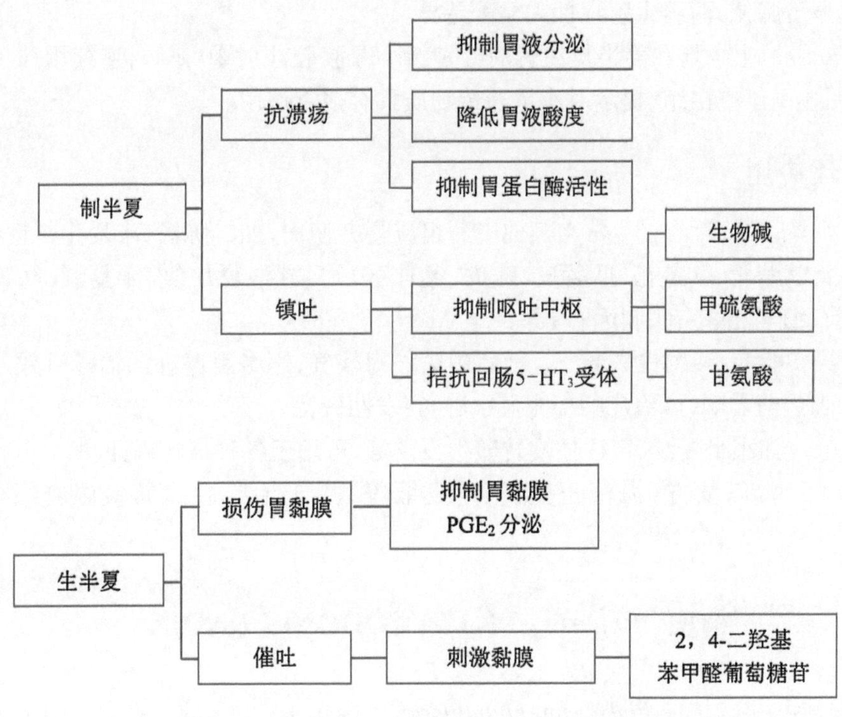

图 19－1　生半夏和制半夏催吐/镇吐作用及抗溃疡作用

4. 抗肿瘤　半夏提取物及多糖、生物碱、凝集素等成分具有抗肿瘤作用。半夏醇提物能抑制人肝癌细胞（Bel－7402）的生长和增殖。半夏多糖能抑制胆管癌细胞增殖，对艾氏腹水瘤小鼠具有一定的抗肿瘤作用；半夏中的胡芦巴碱对小鼠肝癌也有抑制作用；半夏鳞茎中分离的半夏凝集素对小鼠移植瘤有明显的抑制作用。

—•笔记栏•—

二、其他药理作用

1. 抗早孕　半夏蛋白 500 μg 兔子宫内注射，抗胚胎着床率达 100%，其机制与半夏蛋白结合在子宫内膜腺管的上皮细胞膜上，改变细胞膜功能有关。半夏蛋白 30 mg/kg 小鼠皮下注射，抗早孕率可达 100%，其机制是半夏蛋白可抑制卵巢黄体酮的分泌，使血浆黄体酮水平明显下降，子宫内膜变薄，使蜕膜反应逐渐消失，胚胎失去蜕膜支持而流产。

2. 调血脂　半夏可以阻止或延缓食饵性高脂血症的形成，并对高脂血症有一定的治疗作用，可降低 TC 和 LDL－C。

3. 镇静、催眠、抗惊厥、抗癫痫　半夏乙醇提取物能抑制小鼠的自主活动，对戊巴比妥钠诱导的睡眠有协同作用，可增加小鼠入睡次数，缩短睡眠潜伏期，延长睡眠时间；对尼可刹米所致惊厥有明显的保护作用，可延长死亡潜伏期，降低死亡率。半夏总生物碱可通过调节毛果芸香碱诱导的癫痫大鼠海马中的 γ－氨基丁酸能神经系统发挥抗癫痫作用。

三、不良反应与安全性评价

1. 刺激性　生半夏被列为有毒中药，味辛、麻舌，具有“戟人咽”的刺激性，对口腔、喉头、消化道、皮肤或黏膜有强烈刺激性，人误服后会发生肿胀、疼痛、失音、流涎、痉挛、呼吸困难，甚至窒息而死。半夏的刺激性毒性成分为其所含的具有特殊晶型的毒针晶，带有天南星科植物特有的凝集素类蛋白，可刺入机体产生毒性，诱导机体产生强烈的炎症刺激。炮制后毒性降低，因此生半夏必须炮制或煎服。

2. 生殖毒性　现代研究显示，生半夏对妊娠大鼠和胚胎均有非常显著的毒性。制半夏粉的毒性虽减小，但制半夏汤剂和生半夏汤剂 30 g/kg 均可引起孕鼠阴道出血，胚胎早期死亡数增加，胎鼠体重显著降低，两组生殖毒性无显著差异。

3. 致突变　生半夏和姜半夏注射剂分别给小鼠腹腔注射 10 g/kg，连续用药 10 天，诱发致突变频率明显高于空白组，提示对小鼠遗传物质具有损害作用。

四、现代应用

天南星科中药的安全性研究

1. 咳嗽痰多、支气管炎　常与其他中药组成复方使用，如二陈汤、半夏止咳糖浆（姜制半夏、麻黄、苦杏仁、紫菀、款冬花、瓜蒌皮、陈皮、炙甘草）、复方半夏片（姜半夏制、麻黄、桔梗、前胡、陈皮、白前、细辛、款冬花、制远志）等。

2. 咽部异物感症、突发性失音　前者中医称梅核气，用半夏厚朴汤治疗有效。用制半夏煎液加醋，加鸡蛋清含咽，可治疗咽部充血水肿、突发性失音。

3. 呕吐　如小半夏汤、黄连橘皮竹茹半夏汤等，可用于各种呕吐病证。

4. 肿瘤　常以复方（海藻玉壶汤、半夏散等）用于治疗肿瘤属痰湿凝结、瘰疬瘿瘤证者。

桔梗（Jiegeng，PLATYCODONIS RADIX）

桔梗为桔梗科植物桔梗 *Platycodon grandiflorum*（Jacq.）A. DC. 的干燥根。桔梗主要含有桔梗皂苷，分离鉴定出的桔梗皂苷类成分有 75 种，主要是 3 种主要类型：桔梗酸类（platycodic acid），如桔梗皂苷（platycodin）A、B、D；桔梗二酸类（platycogenic acid），如桔梗二酸 A、B、C；远志酸类（polygala acids），如远志皂苷 D（polygalacin D）；还含有黄酮类化合物、桔梗多糖、植物甾醇、多种氨基酸和微量元素等。桔梗，味苦、辛，性平，归肺经。具有宣肺、利咽、祛痰、排脓的功效。临床用于咳嗽痰多、胸闷不畅、咽痛音哑、肺痈吐脓等病证的治疗。

一、与功效相关的药理作用

1. 祛痰、镇咳　麻醉犬、猫灌服桔梗煎剂，均可显著增加呼吸道黏液的分泌量，其祛痰作用与氯化铵相似；正常小鼠灌服桔梗醇提物、豚鼠灌服粗制桔梗皂苷，同样显示祛痰效果。桔梗的祛痰作用机制主要是其所含的皂苷类成分经口服刺激胃黏膜，反射性增加支气管黏膜分泌，使痰液稀释而被排出。桔梗醇提物能显著减少氨水引咳小鼠的咳嗽次数，延长咳嗽潜伏期；桔梗皂苷对机械刺激豚鼠气管黏膜诱发的咳嗽有镇咳作用；蜜烘炮制的桔梗，发酵桔梗也具有明显的止咳作用。

2. 抗炎、抗菌　桔梗总皂苷对角叉菜胶或醋酸所致大鼠足肿胀、棉球所致肉芽肿及佐剂性关节炎等各种炎症模型均有抗炎作用，抗炎机制与抑制 NF-κB、iNOS 和 COX-2 表达，减少炎症因子 NO、IL-8、TNF-α 等分泌有关。桔梗总皂苷能改善 RSV 感染所致的小鼠肺炎炎症反应，其机制可能与抑制免疫应答基因-1(immune response 1, *IRG-1*)的表达有关；桔梗总皂苷还能改善肺炎支原体感染大鼠肺部组织的炎症，对肺部的修复作用可能是通过上调肺表面活性型蛋白-A(surfactant protein-A, SP-A)表达实现的。桔梗总皂苷可明显减轻慢性支气管炎模型小鼠的气道重塑改变，清除肺组织炎症因子和自由基，抑制 MMP-9 和组织基质金属蛋白酶抑制物-1(tissue inhibitor of metalloproteinase-1, TIMP-1)的表达。

另外，桔梗多酚对大肠埃希菌、金黄色葡萄球菌与沙门菌有较强的抑菌作用。桔梗皂苷 D 能降低白念珠菌对口腔黏膜的黏附感染，使白念珠菌的黏附数、菌活性逐渐降低，上清液中 IL-8 和人 β 防御素 2(human β-defensin-2, HBD-2)蛋白含量及人口腔表皮样癌细胞中的 HBD-2 mRNA 的表达量逐渐减少，说明作用机制与其参与口腔黏膜上皮细胞的免疫抑制作用有关。桔梗的抗菌、抗炎作用机制和有效成分总结见图 19-2。

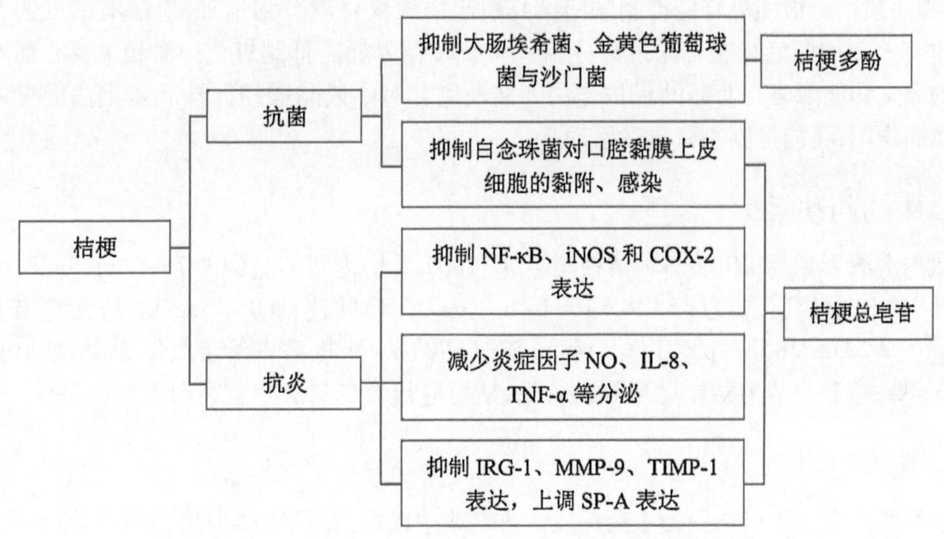

图 19-2　桔梗的抗菌、抗炎作用机制和有效成分

二、其他药理作用

1. 抗氧化　体外实验结果表明桔梗茎总黄酮、桔梗皂苷 D、桔梗多糖均有抗氧化作用。桔梗皂苷 D 可通过改善线粒体的生物合成来减轻内源性氧化损伤，而阻止 H_2O_2 诱导的体外早衰。桔梗多糖对 H_2O_2 诱导的大鼠肾上腺嗜铬细胞(PC-12)的氧化损伤具有保护作用，其作用机制可能与抑制 NADPH 氧化酶 2(NADPH oxidase 2, NOX2)过表达有关。

2. 调节免疫功能　桔梗皂苷 D 能有效促进脾淋巴细胞的增殖和巨噬细胞的吞噬功能，可通过淋巴细胞分泌 IFN-γ 和 IL-6 发挥免疫增强作用；桔梗提取物可增强细胞活性，增强 NK

—•笔记栏•—

和细胞毒性 T 细胞(cytotoxic T lymphocyte, CTL)的活性,体外可增加 CTX 刺激下脾细胞中的炎症细胞因子(如 TNF-α、IFN-γ、IL-2、IL-12)和 Ig(如 IgG、IgA),体内给药可促进 CTX 处理大鼠的白细胞、中性粒细胞和淋巴细胞数的恢复,同时增加血清炎症细胞因子(如 TNF-α、IFN-γ、IL-2、IL-12)和 Ig(如 IgG、IgA)水平。

3. 抗肿瘤　桔梗对肺癌、乳腺癌、肝癌、胃癌等多种肿瘤具有抑制作用,主要成分是桔梗皂苷 D。桔梗皂苷 D 体外可以抑制肺癌细胞的生长并诱导其凋亡,口服对人肺鳞癌细胞 H520 荷瘤裸鼠体现较明显的抗肿瘤活性。桔梗皂苷 D 体内外对乳腺癌也有明显的抑制作用,与阿霉素联合应用对乳腺癌 MCF-7 和 MDA-MB-231 细胞的抑制效果较单独应用更为明显。桔梗皂苷 D 能通过降低 MMP-2 和 MMP-9 的表达而抑制人肝癌 HCCLM3 细胞的迁移与侵袭;桔梗皂苷 D 可有效抑制胃癌 BGC-823 细胞增殖,降低其侵袭及迁移能力;桔梗茎叶皂苷对 H22 肝癌移植瘤具有明显的抑制作用,其机制可能与促进肿瘤细胞凋亡及提高机体免疫力有关。桔梗皂苷 D 通过调控抑癌基因 *KLF4* 表达抑制子宫内膜癌细胞迁移和侵袭,并诱导其凋亡。桔梗皂苷类成分具有抑制血管生成的作用,可能是其阻止肿瘤生长和转移的机制之一。桔梗水提物能抑制肿瘤肺转移,提高 NK 细胞的杀伤活性,延长小鼠生存期。

4. 保肝　桔梗多糖和不同剂量的纳米硒桔梗多糖复合物对 CCl_4 诱导的小鼠肝损伤有不同程度的保护作用。桔梗皂苷 D 还具有抗肝纤维化作用,机制可能与降低 TGF-β1 和上调骨形成蛋白-7(bone morphogenetic protein-7, BMP-7)的表达、抑制肝星状细胞(hepatic stellate cell, HSC)的细胞增殖和活化有关。

此外,桔梗水提物或醇提物均可降低正常家兔和四氧嘧啶性糖尿病家兔的血糖。桔梗皂苷可降低大鼠肝内 Ch 含量,增加 Ch 和胆酸的排泄,调节 LDLR 而降低血 Ch。桔梗水提取物可抑制胰脂肪酶的活性,降低高玉米油饲料喂养大鼠的血浆 TG 水平。桔梗皂苷预处理能减少心肌缺血/再灌注损伤。桔梗皂苷能抑制幽门结扎引起的大鼠胃液分泌增加,对醋酸诱发的大鼠慢性溃疡也有效。桔梗皂苷还可通过部分调节 MAPK 信号通路抑制氧化应激相关凋亡而对热应激引起的睾丸功能障碍有明显的保护作用。桔梗皂苷对小鼠醋酸扭体法和压尾法的疼痛反应都呈现镇痛作用,还能抑制小鼠自发活动。

三、中药药动学

大鼠单次灌胃给予 10 mg/kg 桔梗皂苷 D 后,0.5 h 达到 C_{max}(13.7±4.5) μg/L, $t_{1/2}$ 为(1.48±0.13) h, $AUC_{0-24\,h}$ 为(35.4±16.1) h·μg/L;静脉注射 0.5 mg/kg 桔梗皂苷 D 后,$AUC_{0-24\,h}$ 为(2 203±258) h·μg/L, $t_{1/2}$ 为(6.57±0.70) h。单次灌胃给予大鼠 3%桔梗皂苷提取物 500 mg/kg,检测血清中桔梗皂苷 D 的含量,桔梗皂苷 D 的口服生物利用度为 0.29%。

四、现代应用

呼吸系统疾病　以桔梗为主药组成的方剂或中成药(桔梗克咳糖浆、复方桔梗止咳片)治疗呼吸系统疾病,如急性上呼吸道感染、急慢性支气管炎、支气管哮喘、病毒性肺炎等,均取得较好的疗效。

五、不良反应与安全性评价

口服桔梗极少毒副反应,偶见恶心、呕吐,重者可见四肢出汗、乏力、心烦。桔梗皂苷有很强的溶血作用,溶血指数为 1∶10 000,故不能注射给药。

以桔梗水提取物每天 300、1 000 和 3 000 mg/kg 予以 SD 大鼠灌胃进行 13 周的重复给药亚慢性毒性实验,均未观察到对临床体征、体重、食物和水消耗、眼科检查、尿液分析、血液学、血清生化、尸检结果和器官重量的相关影响,仅观察到一些适应性非不良变化,因此桔梗水提取物未发现任何靶器官不良反应的剂量被认为是每天≥3 000 mg/kg。

苦杏仁(Kuxingren，ARMENIACAE SEMEN AMARUM)

苦杏仁为蔷薇科杏属植物山杏 *Prunus armeniaca* L. var. *ansu* Maxim.、西伯利亚杏 *Prunus sibirica*L.、东北杏 *Prunus mandshurica*(Maxim.)Koehne 或杏 *Prunus armeniaca* L. 的干燥成熟种子。苦杏仁中含脂肪油约 50%、苦杏仁苷(amygdalin)约 3%、蛋白质及多种游离氨基酸。此外，尚含有苦杏仁苷酶(amygdalase)、苦杏仁酶(emulsin)及樱苷酶(prunase)等。苦杏仁，味苦，性微温，有小毒。归肺、大肠经。具有降气止咳平喘、润肠通便的功效。主治咳嗽气喘，胸满痰多，肠燥便秘等证。

一、与功效相关的药理作用

1. 镇咳、平喘、祛痰　苦杏仁炮制品水煎液有显著的祛痰作用；苦杏仁苷灌胃，可减少 SO_2 致咳小鼠的咳嗽频数；苦杏仁水煎液能改善油酸致呼吸窘迫症兔的病理和异常生化指标。苦杏仁镇咳、平喘的有效成分为苦杏仁苷，苦杏仁苷口服后，经肠道微生物酶分解或被苦杏仁本身所含苦杏仁酶分解而产生微量的氢氰酸，抑制呼吸中枢，使呼吸加深，咳嗽减轻，痰易咳出，达到镇咳、平喘的作用。

2. 抗炎　苦杏仁的胃蛋白酶水解产物对大鼠棉球肉芽肿炎症有抑制作用；对佐剂性关节炎大鼠，能延长优球蛋白溶解时间，抑制结缔组织增生，但对Ⅰ期和Ⅱ期损伤的发展无抑制作用。苦杏仁水溶性部位无上述活性。苦杏仁中胃蛋白酶水解产物和蛋白质成分 KR－A 和 KR－B 有明显抗炎作用。苦杏仁苷能有效调节 TNF－α、IL－1β、COX－2、c－fos 和 iNOS 等因子的表达，发挥抗炎作用。

3. 致泻　苦杏仁含丰富的脂肪油，具有润滑性泻下作用，可润肠通便。

4. 增强免疫功能　苦杏仁苷对安静、饥饿及寒冷状态下的小鼠均能提高腹腔巨噬细胞对鸡红细胞的吞噬百分率及吞噬指数。苦杏仁苷小鼠肌内注射能明显促进脾脏 T 细胞的增殖和 NK 细胞的活性，对小鼠肝库普弗细胞(Kupffer cell)的吞噬功能有明显促进作用。

二、其他药理作用

1. 保护胃黏膜、抗肝纤维化　苦杏仁苷被酶催化分解形成氢氰酸的同时，也产生苯甲醛。苯甲醛在体外及在健康者或溃疡病者体内，均有抑制胃蛋白酶的消化功能。苦杏仁苷可显著抑制慢性胃炎大鼠胃蛋白酶活性，对胃黏膜有一定的保护作用。苦杏仁苷皮下注射，对小鼠肝细胞增生有明显的促进作用。苦杏仁苷对二甲基亚硝胺诱导的大鼠肝纤维化有显著改善作用。

2. 镇痛　苦杏仁的胃蛋白酶水解产物对醋酸引起的小鼠扭体反应有抑制作用。小鼠热板法和醋酸扭体法证实苦杏仁苷皮下注射有镇痛作用，无耐受性，无竖尾反应及烯丙吗啡诱发的跳跃反应。从苦杏仁中提得的蛋白质成分 KR－A 和 KR－B 静脉注射能抑制小鼠扭体反应，具有镇痛效应。

3. 抗肿瘤　苦杏仁苷水解生成的氢氰酸和苯甲醛对癌细胞呈现协同杀伤作用。苦杏仁苷能促进胰蛋白酶消化癌细胞的透明样黏蛋白被膜，使白细胞更容易接近并杀伤癌细胞。苦杏仁苷与 β－葡萄糖苷酶合用可明显提高抗癌作用。苦杏仁苷被 β－葡萄苷酶特异性激活后促进凋亡相关基因 *Bax* 表达，增强同型半胱氨酸(Hcy)的 Caspase－3 的活性而诱导大肠癌 Lovo 细胞凋亡。

三、中药药动学

苦杏仁苷在人及家兔体内的中药药动学过程均符合二室模型。药物除分布于血液及血流

—•笔记栏•—

量较丰富的器官和组织外，还有相当部分分布于肌肉组织。人静脉给药的 $t_{1/2\alpha}$ 约为 6 min；$t_{1/2\beta}$ 约为 120 min；*CL* 约为 99 mL/min。苦杏仁生品及霜制品口服后在血液和组织中均未检出苦杏仁苷原形，而检出了苦杏仁苷代谢产物野樱苷。肾小球滤过是苦杏仁有效成分的主要排泄方式。

四、不良反应与安全性评价

口服大量苦杏仁（儿童 10~20 粒，成人 40~60 粒）会引起急性中毒，其机制主要是氢氰酸与细胞线粒体内的细胞色素氧化酶 Fe^{3+} 起反应，从而抑制酶的活性，使组织细胞呼吸受阻，导致死亡。中毒症状有眩晕、头痛、呼吸急促、恶心、呕吐、发绀、昏迷、惊厥等，心电图 T 波改变、房性期前收缩，停药后以上反应均可消失。严重者救治不当可致死亡。

中毒解救：苦杏仁中毒主要用亚硝酸钠和硫代硫酸钠解救。先静脉注射 3% 亚硝酸钠 10 mL，使血红蛋白形成高铁血红蛋白，后者与细胞色素氧化酶竞争氰基，形成氰化高铁血红蛋白，从而使细胞色素氧化酶恢复活性。随后注射 25% 硫代硫酸钠 50 mL，在硫氰化酶的作用下，与氰化物反应，形成无毒的硫氰酸盐，迅速由尿排出体外（图 19－3）。

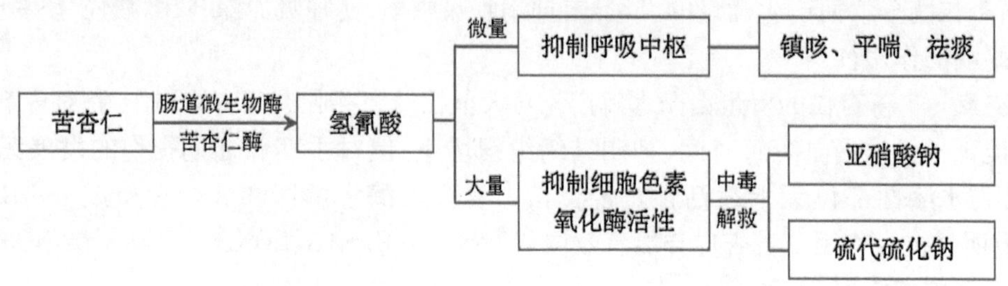

图 19－3 苦杏仁苷分解产生氢氰酸对机体的影响

五、现代应用

1. 咳嗽、支气管炎　与麻黄等配伍治疗有效，成药有杏仁止咳合剂。
2. 肺结核、咯血　苦杏仁与黄芩、百合等配伍，治疗肺结核咯血。
3. 习惯性便秘　苦杏仁含丰富的脂肪油，有润肠通便作用。

川贝母（Chuanbeimu，FRITILLARIAE CIRRHOSAE BULBUS）

川贝母为百合科植物川贝母 *Fritillaria cirrhosa* D. Don、暗紫贝母 *Fritillaria unibracteata* Hsiao et K. C. Hsia、甘肃贝母 *Fritillaria przewalskii* Maxim.、梭砂贝母 *Fritillaria delavayi* Franch.、太白贝母 *Fritillaria taipaiensis* P. Y. Li 或瓦布贝母 *Fritillaria unibracteata* Hsiao et K. C. Hsia var. *wabuensis*（S. Y. Tang et S. C. Yue）Z. D. Liu, S. Wang et S. C. Chen 的干燥鳞茎。按性状不同分别习称"松贝""青贝""炉贝"和"栽培品"。川贝母主要含川贝母碱（fritimine）、青贝碱（chinpeimine）、西贝母碱（即西贝素，sipemine）、松贝碱甲和乙（sonpeimine A、B）等。暗紫贝母含松贝宁（songbeisine）、蔗糖等；甘肃贝母含岷贝碱甲、乙（minbeimine A、B）等；梭砂贝母含西贝母碱、梭砂贝母碱（delavine）、梭砂贝母酮碱（delavinone）、川贝母酮碱（chuanbeinone）等。此外，还含皂苷类成分。川贝母，味苦、甘，性微寒，归肺、心经。具有清热化痰，润肺止咳，散结消痈的功效。主治虚劳咳嗽，肺热躁咳，瘰疬疮肿，乳痈，肺痈等证。

一、与功效相关的药理作用

1. 镇咳、祛痰　川贝母的流浸膏、生物碱小鼠灌胃，对氨水或 SO_2 刺激引起的咳嗽无明显镇咳作用，但能使小鼠呼吸道酚红分泌量增加，有明显祛痰作用。猫腹腔注射川贝醇提取物，对电刺激喉上神经引起的咳嗽有显著镇咳作用；大鼠灌胃川贝醇提取物或川贝总苷，均有祛痰作用。多种川贝母均有促进小鼠气管排泌作用，其中暗紫贝母作用较强，太白贝母与梭砂贝母作用相近。

2. 平喘　贝母醇提取物和总生物碱对组胺所致豚鼠离体气管平滑肌痉挛有明显松弛作用。总生物碱对由 ACh 和组胺所致豚鼠哮喘有显著平喘作用。

二、其他药理作用

1. 对消化系统的影响　西贝母碱对离体豚鼠回肠、兔十二指肠和在体的犬小肠有松弛作用；能对抗 ACh、组胺和氯化钡所致痉挛，作用与罂粟碱相似。平贝母总碱皮下注射或腹腔注射，对大鼠幽门结扎性溃疡、吲哚美辛所致溃疡及应激性溃疡都有抑制作用，其作用与抑制胃蛋白酶活性有关。

2. 对心血管系统的影响　猫静脉注射川贝母碱可引起血压下降，并伴有短暂呼吸抑制。犬静脉注射西贝母碱可引起外周血管扩张，血压下降，此时心电图无变化。猫静脉注射湖北贝母总碱，有短时中等降压作用，并伴有心率减慢。湖北贝母醇提物和总碱，对离体兔耳血管有扩张作用，平贝母水溶性成分对 PAF 诱导血小板聚集有抑制作用，腺苷为其主要有效成分。

三、中药药动学

西贝母碱灌胃大鼠的中药药动学参数：$t_{1/2}$ 为 32.6 min，C_{max} 为 5.00 μg/mL，T_{max} 为 14.8 min。

四、不良反应与安全性评价

川贝母所含生物碱成分具有抗 ACh 作用，过量使用可引起中毒，表现为副交感神经抑制，出现头昏、口干咽燥、面颊潮红、口齿不清，继而出现意识障碍、谵妄，伴有精神运动性兴奋、言语及动作增多、躁动不安、皮肤潮红、瞳孔散大、对光反射消失、呼吸急促等症状。小鼠静脉注射川贝母碱的最小致死量为 40 mg/kg，兔为 12～15 mg/kg。大鼠静脉注射西贝母碱的 LD_{50} 为 148.8 mg/kg。

五、现代应用

咳嗽　对急慢性支气管炎、上呼吸道感染等引起的咳嗽、咳痰不利，川贝片或蛇胆川贝液有良好的止咳、祛痰作用。对咳嗽少痰、阴虚久咳，川贝母有良好的止咳效果，可用川贝散等。

紫苏子（Zisuzi，PERILLAE FRUCTUS）

紫苏子为唇形科植物紫色 *Perilla frutescens*（L.）Britt. 的干燥成熟果实。紫苏子中含油脂 40%以上，其中有迷迭香（rosmarinic acid）、α－亚麻酸（α－linolenic acid）、亚油酸（linoleic acid）、油酸等。此外，还含有维生素和氨基酸类化合物。紫苏子，味辛，性温，归肺经。具有降气化痰，止咳平喘，润肠通便的功效。主治痰壅气逆、胸中满闷、咳嗽气喘、呕吐反胃、肠燥便秘等证。

一、与功效相关的药理作用

1. 镇咳、祛痰、平喘　炒紫苏子水提取物、醇提取物和醚提取物均有不同程度的镇咳作

—•笔记栏•—

用。炒苏子水提取物有良好的祛痰作用。炒紫苏子水提取物和醚提取物对 ACh 和组胺等量混合液诱导的豚鼠哮喘均有平喘作用。

2. 抗过敏　炒紫苏子醇提取物能降低 OVA 致敏小鼠血清 IgE 水平,亦能降低 IgE 所致的Ⅰ型过敏反应肥大细胞脱颗粒及组胺释放,降低 OVA 攻击小鼠死亡率,延长存活时间。

二、其他药理作用

1. 抗氧化　炒紫苏子醇提物和水提物小鼠灌胃可降低小鼠脑和血浆中 MDA 浓度和增强 SOD 活性,发挥抗氧化作用。

2. 调血脂　紫苏子中富含 α-亚麻酸能明显降低血清中的 TG 含量,通过抑制 HMG-CoA 还原酶的活性,抑制内源性 Ch 的合成,并能增加 HDL 的含量。

3. 益智　紫苏子中的脂肪油,可减少小鼠跳台错误次数,能明显提高小鼠水迷路测验的正确百分率,缩短到达终点时间,并能促进小鼠脑内核酸及蛋白质的合成,调节小鼠脑内单胺类神经递质水平,具有促进小鼠学习记忆的作用。

三、中药药动学

紫苏子油软胶囊灌胃家兔的中药药动学参数:$t_{1/2}$ 为 7.044 h,C_{max} 为 110.237 μg/mL,T_{max} 为 3.279 h。

四、不良反应安全性评价

紫苏子所含的油脂类成分可刺激肠道蠕动,故脾胃虚弱,消化不良,长期腹泻者忌用;紫苏子能促进消化液的分泌和加强胃肠道的蠕动作用,不利于溃疡面的愈合,故胃溃疡、十二指肠溃疡者忌用。

五、现代应用

1. 支气管炎　紫苏子配伍苦杏仁共研为末,加白蜜,用于慢性支气管炎的痰多咳喘。

2. 便秘　常与麻仁、苦杏仁等配伍使用。

第三节　常 用 方 剂

小青龙汤

小青龙汤出自张仲景的《伤寒论》,由麻黄(去节)、芍药、细辛、干姜、炙甘草、桂枝(去皮)、五味子、半夏组成。具有解表散寒,温肺化饮,止咳平喘之功效。主治外感风寒,内停水饮,痰饮咳喘等证。

一、与功效相关的药理作用

1. 平喘　小青龙汤水煎液灌胃对组胺致豚鼠哮喘有明显抑制作用;能减少 OVA 致哮喘大鼠的气道阻力,增加肺动态顺应性,减少嗜酸性粒细胞。小青龙汤醇提取液及含药血清可松弛豚鼠离体气管平滑肌,并能拮抗组胺、ACh、氯化钡所致气管平滑肌的痉挛性收缩。去麻黄、半夏后的小青龙汤醇提液也有很强的解痉作用;麻黄、细辛、五味子水煎剂的解痉作用较麻黄、细辛、干姜水煎剂强,提示五味子在全方发挥平喘作用中具有重要作用。小青龙汤平喘机制见图 19-4。

2. 止咳　小青龙汤能延长 SO_2 和浓氨水刺激引咳小鼠的咳嗽潜伏期,减少咳嗽次数。

3. 抗过敏　小青龙汤对 OVA 诱发的嗜酸性细胞脱颗粒反应、小鼠迟发型过敏反应、蛋清

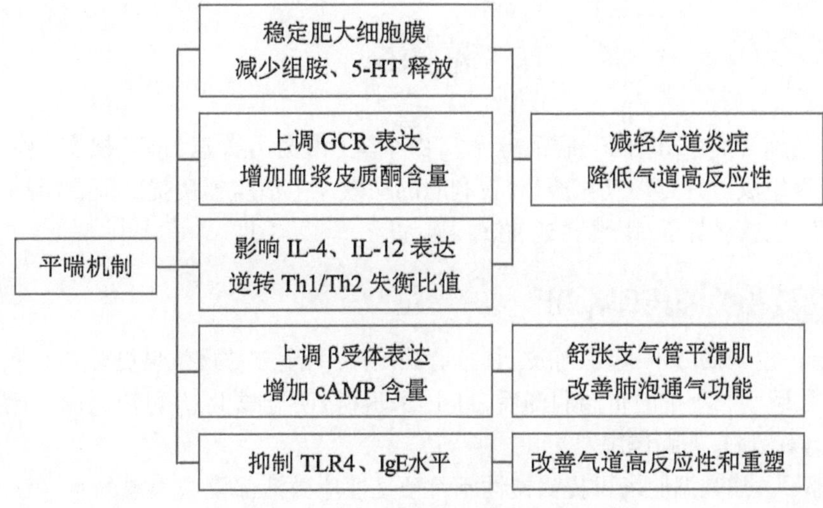

图19-4　小青龙汤的平喘机制

和豚鼠抗蛋清Ⅰ血清诱发的被动皮肤过敏反应，均有抑制作用。其作用机制与抑制肥大细胞释放组胺有关。小青龙汤可降低白三烯C4（leukotriene C4，LTC4）、IgE水平，抑制炎症介质分泌，从而改善鼻黏膜水肿，缓解鼻炎症状，发挥抗鼻过敏反应的作用。

4. 抗炎、抗内毒素　小青龙汤对组胺、5-HT引起的炎症反应有抑制作用，并促进小鼠抗内毒素抗体的产生。小青龙汤可调节血清IFN-γ、IL-1β、降钙素原（procalcitonin，PCT）水平，抑制重症肺炎后大量炎症因子的释放。

二、其他药理作用

增强免疫功能　小青龙汤能增强小鼠腹腔巨噬细胞吞噬功能。小青龙汤能调整慢性阻塞性肺疾病急性加重期患者Th1/Th2细胞因子水平，从而调整机体的免疫应答，改善机体免疫。

三、中药药动学

小青龙汤颗粒灌胃大鼠后，麻黄碱和伪麻黄碱血浆C-T曲线呈一室模型，$t_{1/2}$分别约为1、3 h。人口服小青龙汤后麻黄碱T_{max}为1~4 h，尿中麻黄碱、去甲麻黄碱、伪麻黄碱和去甲伪麻黄碱的排泄$t_{1/2}$为4~5 h。

四、不良反应安全性评价

小青龙汤治疗过敏性鼻炎，部分患者出现消化道症状和皮肤瘙痒感等副作用。小青龙汤辛温偏燥，不宜久服。有些虚火上炎的患者服后出现咽痛、虚汗、口鼻发热、耳鸣、大便秘结等症状，甚至出现心跳加快、血压升高，严重者可致眩晕和咳痰带血。

五、现代应用

1. 支气管哮喘　小青龙汤传统用于外寒里饮咳喘，可缓解支气管哮喘。

2. 支气管炎　用于急慢性支气管炎、老慢支急性发作、喘息型支气管炎等有良好疗效。

3. 过敏性鼻炎　可改善过敏性鼻炎的流涕、鼻塞、鼻黏膜充血肿胀等症状。

4. 慢性阻塞性肺疾病　小青龙汤可广泛应用于慢性阻塞性肺疾病外寒内饮、痰湿（饮）阻肺者。

5. 急性呼吸窘迫综合征　小青龙汤可明显抑制炎症效应，改善急性呼吸窘迫综合征临床症状。

小青龙汤治疗慢性阻塞性肺疾病的作用机制研究

—•笔记栏•—

温胆汤

温胆汤出自陈言的《三因极一病证方论》，由半夏（汤洗7次）、竹茹、枳实（麸炒去瓤）、陈皮、炙甘草、茯苓组成。具有理气化痰，和胃利胆的功效。主治胆郁痰扰之证，症见胆怯易惊、头眩心悸、心烦不眠、夜多异梦、呕恶呃逆、眩晕、癫痫。

一、与功效相关的药理作用

1. 祛痰　温胆汤方中半夏、陈皮、甘草有祛痰作用，全方祛痰效果更好。

2. 镇静、催眠　小鼠灌胃温胆汤后，自主活动次数明显减少，并可协同戊巴比妥钠延长小鼠睡眠时间，具有镇静、催眠作用。

3. 抗抑郁　加减温胆汤可提高慢性不可预见性应激抑郁模型大鼠的水平活动格数和垂直活动次数，改善抑郁症状。温胆汤可显著升高帕金森病大鼠内侧前额叶皮层内、纹状体内DA、5-HT、NA含量，帕金森病模型大鼠的蔗糖消耗量显著增加、强迫游泳的不动时间缩短，表明温胆汤对帕金森病伴抑郁行为具有治疗作用。

4. 抗精神分裂症　温胆汤可增加大鼠纹状体中MAO活性及DA代谢产物3,4-二羟基苯乙酸、高香草酸含量。此外，还可降低模型大鼠海马组织中精神分裂症易感基因*NRG1*及其受体ErbB4蛋白的表达，具有抗精神分裂症作用。

5. 镇吐　温胆汤中半夏、生姜均有一定的镇吐作用。

二、其他药理作用

1. 抗心肌纤维化　温胆汤能抑制自发性高血压大鼠心肌组织TGF-β_1和胰岛素样生长因子-1（insulin-like growth factor-1, IGF-1）mRNA的表达，从而降低心肌细胞外基质胶原的合成，缓解或逆转心肌纤维化。

2. 降血脂　高血脂模型大鼠灌服温胆汤后可减轻体质量，降低血清TC、TG、LDL-C含量和脂肪指数；提高SOD活性，降低MDA含量，具有抗氧化作用，机体内脂质氧化程度降低，有利于减轻细胞受损程度，对抑制高血脂引起的动脉粥样硬化有重要作用。

三、现代应用

1. 精神类疾病　温胆汤可用于治疗Ⅱ型精神分裂症、抑郁症、小儿抽动-秽语综合征等精神类疾病。

2. 失眠　温胆汤可延长失眠患者的睡眠时间，改善睡眠质量。

3. 咳嗽　温胆汤可明显减少上呼吸道感染患者咳嗽次数，痰易咯出。

4. 高脂血症　温胆汤单独使用或联合西药使用可有效调节异常血脂水平。

【小结】

—•笔记栏•—

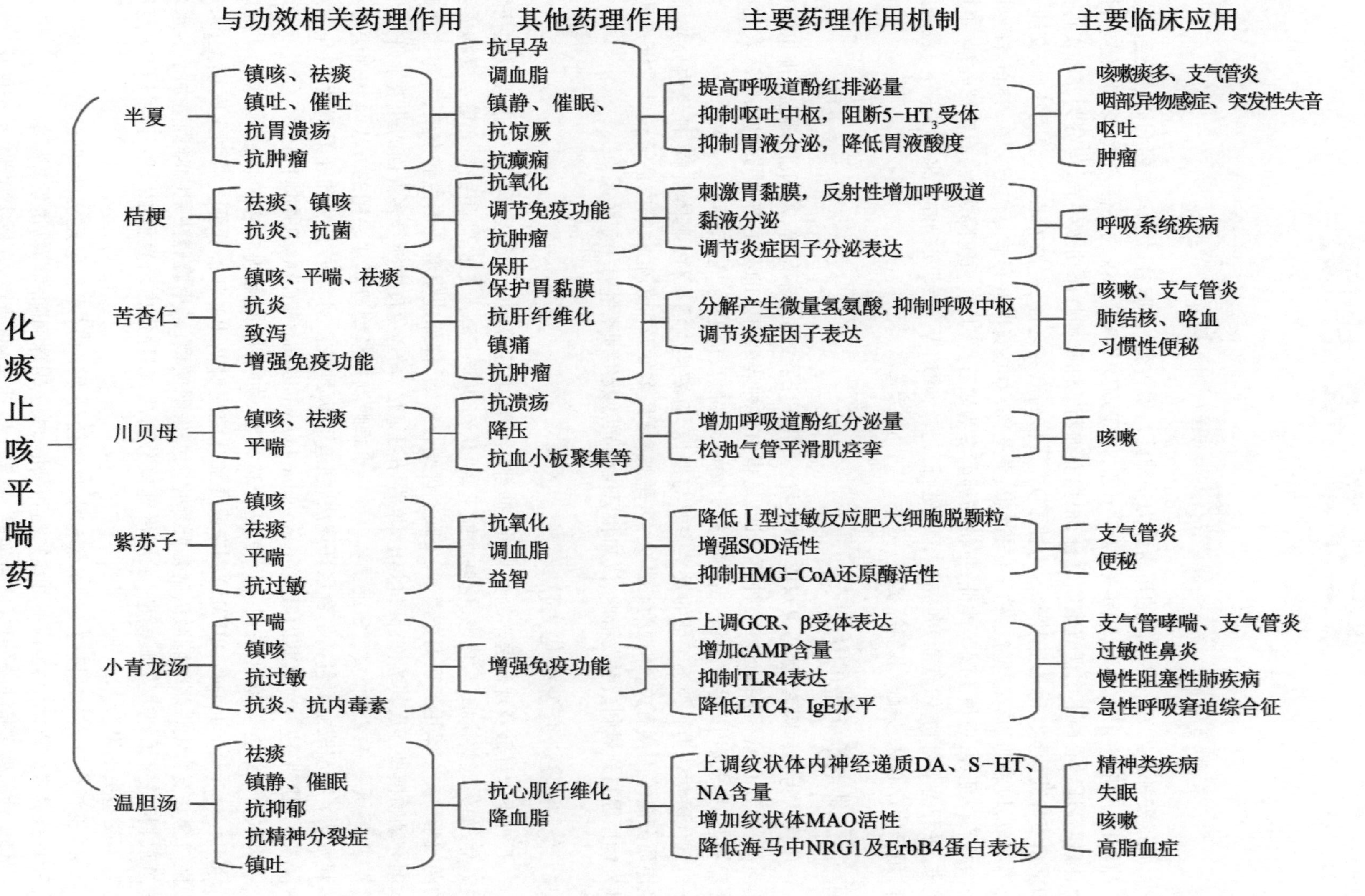

与功效相关药理作用
其他药理作用
主要药理作用机制
主要临床应用
化痰止咳平喘药
半夏
镇咳、祛痰
镇吐、催吐
抗胃溃疡
抗肿瘤
抗早孕
调血脂
镇静、催眠、
抗惊厥
抗癫痫
提高呼吸道酚红排泌量
抑制呕吐中枢，阻断5-HT3受体
抑制胃液分泌，降低胃液酸度
咳嗽痰多、支气管炎
咽部异物感症、突发性失音
呕吐
肿瘤
桔梗
祛痰、镇咳
抗炎、抗菌
抗氧化
调节免疫功能
抗肿瘤
保肝
刺激胃黏膜，反射性增加呼吸道
黏液分泌
调节炎症因子分泌表达
呼吸系统疾病
苦杏仁
镇咳、平喘、祛痰
抗炎
致泻
增强免疫功能
保护胃黏膜
抗肝纤维化
镇痛
抗肿瘤
分解产生微量氢氰酸，抑制呼吸中枢
调节炎症因子表达
咳嗽、支气管炎
肺结核、咯血
习惯性便秘
川贝母
镇咳、祛痰
平喘
抗溃疡
降压
抗血小板聚集等
增加呼吸道酚红分泌量
松弛气管平滑肌痉挛
咳嗽
紫苏子
镇咳
祛痰
平喘
抗过敏
抗氧化
调血脂
益智
降低Ⅰ型过敏反应肥大细胞脱颗粒
增强SOD活性
抑制HMG-CoA还原酶活性
支气管炎
便秘
小青龙汤
平喘
镇咳
抗过敏
抗炎、抗内毒素
增强免疫功能
上调GCR、β受体表达
增加cAMP含量
抑制TLR4表达
降低LTC4、IgE水平
支气管哮喘、支气管炎
过敏性鼻炎
慢性阻塞性肺疾病
急性呼吸窘迫综合征
温胆汤
祛痰
镇静、催眠
抗抑郁
抗精神分裂症
镇吐
抗心肌纤维化
降血脂
上调纹状体内神经递质DA、S-HT、
NA含量
增加纹状体MAO活性
降低海马中NRG1及ErbB4蛋白表达
精神类疾病
失眠
咳嗽
高脂血症

第二十章　安神药

—•笔记栏•—

第二十章授课视频及习题

第一节　概　　述

凡以安神定志为主要作用的药物称为安神药。安神药,多味甘、性平,主要归心、肝经,具有安神养心、平肝潜阳的功效,主治心神不宁证,用于烦躁不安、惊悸或心悸不眠、多梦、健忘、惊痫、癫狂等证。心神不宁证有虚实之分,根据安神药的性味和临床功效差异,可分为养心安神药和重镇安神药两类。养心安神药多为种子类,具甘润滋养之性,有滋养心肝、养阴补血、交通心肾等功效,代表药物有酸枣仁、柏子仁、远志、灵芝等,养心安神方有酸枣仁汤、天王补心丹等,用于治疗心悸怔忡,虚烦不眠等虚证;重镇安神药多为矿石类,具质重沉降之性,有重镇安神、平惊定志、平肝潜阳等功效,代表药物有朱砂、磁石、龙骨、琥珀等,重镇安神方有朱砂安神丸、磁朱丸等,用于治疗心悸、失眠、多梦等实证。

一、对主治病证的认识

中医认为多种因素,如心火炽盛、痰火扰心、肝阳上扰、阴血不足等,均可影响心主神志的功能活动,导致心神不宁病证。心神不宁证,是指由多种病因引发的心主神志的异常,临床表现有狂躁易怒、神志不宁、惊悸癫痫,或失眠多梦、神志萎靡、反应迟钝、健忘等。

现代医学认为心神不宁证的发生主要与遗传、应激性生活事件、躯体疾病、神经内分泌、神经递质分泌等因素有关,体现为心律失常、睡眠障碍、癫痫及抑郁症和焦虑症等精神系统疾病,其发病原因与外界刺激引发精神、认知和思维的异常及生理紊乱有一定关系。

二、主要研究模型与方法

心神不宁证涉及现代医学的失眠症、抑郁症和焦虑症等精神系统疾病,另外也涉及共病性失眠症,如失眠共病抑郁、焦虑、免疫功能下降、认知功能下降或心血管相关病变等。安神方药的药效学研究多采用睡眠剥夺模型、失眠病证结合模型、抑郁症模型及焦虑症模型,并可围绕睡眠剥夺动物模型开展其抗抑郁、抗焦虑、增强学习记忆、增强免疫功能等多方面的药效学研究。

1. 睡眠剥夺模型和失眠病证结合模型　　睡眠剥夺模型造模常采用的方法是物理法与化学刺激法。物理法主要包括平台水环境法、强迫运动剥夺法、水上转盘法和轻柔刺激法;化学刺激法常采用腹腔注射对氯苯丙氨酸(para-chlorophenylalanine, PCPA)和咖啡因。

失眠病证结合模型常采用多因素复合造模法,如采用夹尾刺激叠加快速眼球运动睡眠(rapid eye movement sleep, REMS)剥夺或叠加腹腔注射 PCPA 制备肝郁气滞型失眠模型;采用慢性束缚法复合慢性疼痛刺激法制备肝郁化火型失眠模型;采用腹腔注射咖啡因叠加平台水环境睡眠剥夺复制阴虚型失眠模型;采用母乳鼠分离法、多种焦虑刺激叠加腹腔注射 PCPA 复制心肾不交型失眠模型。

2. 抑郁症及焦虑症模型　　抑郁症模型包括行为绝望(小鼠悬尾实验和强迫大小鼠游泳实验)、孤养或分离模型、慢性不可预知温和刺激、大鼠嗅球摘除和药物诱发等模型。

焦虑症模型包括非条件化(旷场实验、高架十字迷宫、明暗箱、洞板实验等)和条件化(饮水冲突、不确定空瓶刺激)等模型。

3. 镇静与催眠作用的研究方法　　镇静作用的实验方法有抖笼法、空场实验法、洞板实验法、滚筒法、走动时间法、举双前肢法、红外探测法等,可测定安神药对实验动物的自主活动次数及活动类型的影响。

催眠作用多采用戊巴比妥钠协同睡眠时间实验。安神药协同阈剂量或阈下剂量的戊巴比妥钠睡眠实验，通过测定动物入睡潜伏期、睡眠持续时间和入睡率观察催眠作用，也可通过描记自由活动动物的脑电图，研究安神药对实验动物的睡眠时间及觉醒-睡眠时相的影响。

4. 增强学习记忆能力的研究方法　养心安神药一般具有脑保护作用，可以增强学习记忆能力。脑保护作用研究可采用电惊厥休克、东莨菪碱或乙醇、睡眠剥夺所致的动物学习记忆障碍模型，通过水迷宫实验、避暗实验及跳台实验等测定方法，评价安神药增强学习记忆能力作用。

5. 抗抑郁及抗焦虑作用的研究方法　抗抑郁作用研究方法主要是根据安神药的作用特点，选择不同复制机制的抑郁症模型，研究安神药对抑郁症模型动物的行为表现，脑内单胺类神经递质含量等方面的影响。

抗焦虑作用研究方法应用多种焦虑症模型，通过测量动物的焦虑样行为水平，包括探究、相互接触、运动活性、僵住等行为水平，借以评价安神药的抗焦虑作用。

三、主要药理作用

现代药理研究表明，安神药治疗心神不宁证主要涉及以下药理作用。

1. 镇静、改善睡眠　中医学认为本类药物一般都有镇静、改善睡眠作用，如酸枣仁、远志、灵芝、朱砂、磁石、龙骨、琥珀及酸枣仁汤、朱砂安神丸等能减少小鼠自主活动次数，具有抑制苯丙胺等中枢兴奋药及协同巴比妥类药物的中枢抑制作用；酸枣仁、夜交藤、磁石、龙骨及酸枣仁汤、天王补心丹、朱砂安神丸等安神药具有延长非快速眼动睡眠（non rapid eye movement sleep，NREMS）深睡期持续时间的作用，对 NREMS 的浅睡期和 REMS 无影响。

2. 增强学习记忆　多数安神药能改善学习记忆能力，如酸枣仁、远志、灵芝、柏子仁等。酸枣仁水煎液、酸枣仁黄酮和酸枣仁汤及远志提取物、远志皂苷和远志皂苷元可改善东莨菪碱所致痴呆动物模型的学习记忆能力，改善小鼠水迷宫和跳台实验中学习记忆能力。

3. 抗抑郁　养心安神药多具有抗抑郁作用。酸枣仁、远志、灵芝、柏子仁等可改善行为绝望，或慢性不可预知温和刺激等模型动物的抑郁样行为，增加其脑内单胺类神经递质含量。

4. 抗焦虑　安神药多具有抗焦虑作用。酸枣仁、远志、灵芝、朱砂等可改善高架十字迷宫，明暗箱等模型动物的焦虑样行为，调节脑内单胺类神经递质含量和 γ-氨基丁酸能神经元功能。

综上所述，安神药安神定志功效与其镇静、改善睡眠、增强学习记忆能力、抗抑郁与抗焦虑等药理作用有关。常用安神药的主要药理作用参见表 20-1。

表 20-1　常用安神药的主要药理作用

类别	药物	镇静	改善睡眠	增强学习记忆	抗抑郁	抗焦虑	其他作用
养心安神类	酸枣仁	+	+	+	+	+	抗心肌缺血、抗脑缺血
	远志	+	+	+	+	+	防治阿尔茨海默病、祛痰、镇咳、抗心肌缺血、抗肿瘤
	灵芝	+	+	+			抗癫痫、防治阿尔茨海默病、抗帕金森病、增强免疫功能、抗肿瘤、降血糖、保肝、抗炎、延缓衰老
重镇安神类	龙骨	+	+		+		促凝血、收敛、增强免疫功能
	朱砂	+	+		+	+	抑菌
	磁石	+	+				抗惊厥、镇痛、抗炎、止血

—•笔记栏•—

第二节 常用中药

酸枣仁(Suanzaoren，ZIZIPHI SPINOSAE SEMEN)

酸枣仁为鼠李科植物酸枣 *Ziziphus jujuba* Mill. var. *spinosa* (Bunge) Hu ex H. F. Chou 的干燥成熟种子。酸枣仁中含有酸枣仁皂苷 A(jujuboside A)等皂苷，斯皮诺素(spinosin)等黄酮，酸枣仁碱 A(sanjoinineA)等生物碱和脂肪油等成分。酸枣仁，性平，味甘、酸，归肝、胆、心经。具有养心补肝，宁心安神，敛汗，生津的功效。临床用于虚烦不眠，惊悸多梦，体虚多汗，津伤口渴。

一、与功效相关的药理作用

1. 镇静、改善睡眠　酸枣仁具有镇静、改善睡眠作用，有效成分主要是酸枣仁皂苷、酸枣仁皂苷 A、酸枣仁黄酮、斯皮诺素、酸枣仁生物碱和酸枣仁碱 A，均可减少小鼠的自主活动次数，协同延长戊巴比妥钠所致的睡眠时间。酸枣仁水提物可延长电刺激睡眠剥夺大鼠的睡眠时间和 NREMS 时间。斯皮诺素可协同延长戊巴比妥钠所致的睡眠时间，NREMS 和 REMS 时间。5-羟色胺能神经元和 γ-氨基丁酸能神经元介导酸枣仁的镇静、改善睡眠作用。具体作用机制与成分见图 20-1。

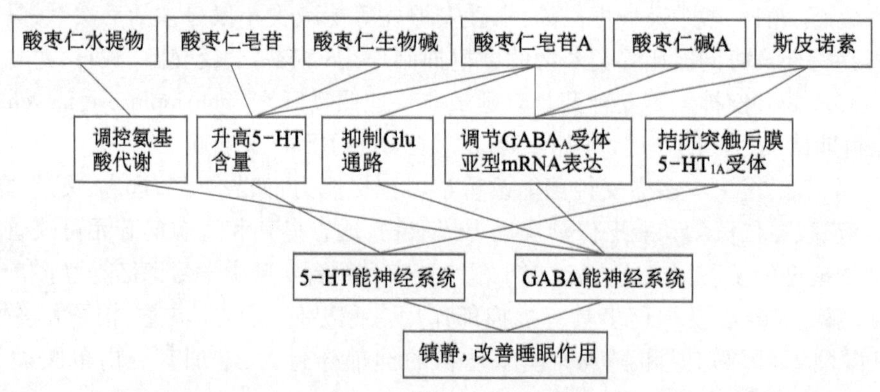

图 20-1　酸枣仁镇静、改善睡眠作用的主要成分与机制

2. 抗抑郁　酸枣仁具有抗抑郁作用，有效成分主要是酸枣仁皂苷、黄酮和生物碱，均可缩短行为绝望抑郁模型动物的绝望不动时间。酸枣仁生粉可拮抗慢性不可预知温和刺激模型动物的抑郁样行为，减少前额叶 5-HT 和 DA 含量。酸枣仁皂苷和酸枣仁生物碱均可降低慢性应激抑郁小鼠脑内 MAO 活性而发挥抗抑郁作用。

3. 抗焦虑　酸枣仁具有抗焦虑作用。酸枣仁醇提物和水提物均可改善阴虚模型动物的焦虑样行为。斯皮诺素通过调节 GABA$_A$ 受体与 5-HT$_{1A}$ 受体发挥其抗焦虑作用。

4. 增强学习记忆　酸枣仁具有增强学习记忆作用，有效成分为酸枣仁黄酮、斯皮诺素和脂肪油。酸枣仁水提物可增强正常小鼠、记忆获得障碍和记忆再现障碍模型动物的学习记忆能力，还可改善 PCPA 睡眠剥夺大鼠的学习记忆功能。酸枣仁黄酮、酸枣仁脂肪油、斯皮诺素均可改善多种学习记忆障碍模型的学习记忆功能。5-HT$_{1A}$ 受体，海马磷酸化胞外信号调节激酶/cAMP 应答元件结合蛋白/脑源性神经营养因子(phosphorylatable extracellular signal-regulate kinase/cAMP response element binding protein/brain-derived neurotrophic factor, ERK/CREB/BDNF)信号参与斯皮诺素的增强学习记忆作用。

二、其他药理作用

1. 抗心肌缺血　酸枣仁具有抗心肌缺血作用，其有效成分为酸枣仁皂苷和酸枣仁皂苷 A。

酸枣仁醇提物可以改善垂体后叶素致心肌缺血大鼠的心电图。酸枣仁皂苷对多种因素所致的心肌缺血模型和缺氧-复氧心肌细胞模型具有保护作用。酸枣仁皂苷 A 可减轻缺血再灌注造成的心肌损伤。作用机制主要涉及减轻钙超载和抗脂质过氧化损伤，减少心肌细胞凋亡。

2. 抗脑缺血　酸枣仁皂苷 A 对脑缺血及脑缺血再灌注损伤具有保护作用。抗脑缺血机制主要与抑制海马谷氨酸能神经和抗脂质过氧化损伤，减少神经细胞凋亡有关。

三、中药药动学

大鼠灌胃给予酸枣仁水提取物，酸枣仁皂苷 A 的 T_{max} 为 1 h，C_{max} 为 19.44 ng/mL，$t_{1/2}$ 为 1.94 h；斯皮诺素的 T_{max} 为 0.3 h，C_{max} 为 45.22 ng/mL，$t_{1/2}$ 为 3.01 h。

四、不良反应与安全性评价

酸枣仁不良反应属 A 型不良反应，临床常见皮疹、瘙痒、恶心、头晕、唇麻、舌僵、流涎、冷汗等不良反应。酸枣仁水提物的最大耐受剂量为 340 g/kg，相当于成人一次用量的 326 倍。

五、现代应用

1. 失眠　以酸枣仁为主的复方酸枣仁汤、枣仁安神胶囊可用来治疗失眠，改善失眠患者的睡眠质量。

2. 神经衰弱　以酸枣仁为主的复方酸枣仁汤、枣仁安神胶囊可用来治疗神经衰弱，具有较好的效果。

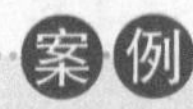

在中医临床治疗失眠的复方中，酸枣仁为出现频率最高的单味药之一。失眠患者多表现为日间功能下降，如认知功能下降、易于疲劳、焦虑样和抑郁样情绪增加等。酸枣仁不仅具有镇静、改善睡眠作用，而且具有抗焦虑、抗抑郁和增强学习记忆作用。

问题：

1. 酸枣仁改善睡眠有效成分是什么？
2. 与镇静催眠药相比，酸枣仁改善睡眠作用的特点有哪些？

远志（Yuanzhi，POLYGALAE RADIX）

远志为远志科植物远志 *Polygala tenuifoia* Willd. 或卵叶远志 *P. sibirica* L. 的干燥根。远志中含有 tenuifolin、polygalasaponin 等远志皂苷、远志寡糖酯，呫酮、3,4,5-三甲氧基肉桂酸（3,4,5-trimethoxyclnnamicacid）、多糖等。远志，性温，味苦、辛，归心、肾、肺经。具有安神益智，交通心肾，祛痰，消肿的功效。临床用于心肾不交引起的失眠多梦，健忘惊悸，神志恍惚，咳痰不爽，疮疡肿毒，乳房肿痛。

一、与功效相关的药理作用

1. 镇静、改善睡眠　远志具有镇静、改善睡眠作用。远志可协同增强戊巴比妥钠中枢抑制作用，主要成分为 3,4,5-三甲氧基肉桂酸、tenuifolin 和 polygalasaponin。Tenuifolin 还可延长小鼠的睡眠时间，延长 NREMS 和 REMS 时间。远志镇静，改善睡眠作用机制为激活 γ-氨基丁酸能神经元和抑制去甲肾上腺素能神经元功能。

—•笔记栏•—

2. 抗抑郁　远志具有抗抑郁作用,可减少行为绝望抑郁模型和慢性不可预知温和刺激模型动物的抑郁样行为,有效成分为3,6-二芥子酰基蔗糖。抗抑郁机制为抑制单胺类神经递质的再摄取和抑制MAO活性。

3. 抗焦虑　远志具有抗焦虑作用。远志皂苷可调节5-HT_{1A}受体和下丘脑-垂体-肾上腺轴,增加小鼠在高架十字迷宫中开臂时间比例和洞板实验中钻头次数,表现出抗焦虑作用。

4. 增强学习记忆　远志具有增强学习记忆作用,主要成分为远志皂苷和远志寡糖酯。远志可改善多种学习记忆障碍模型,锰中毒、衰老和睡眠剥夺等模型动物的学习记忆能力。远志增强学习记忆作用机制包括增强突触可塑性、提高中枢胆碱能神经功能、改善下丘脑-垂体-肾上腺轴功能、抗氧化、调节脑内单胺类神经递质的含量。

5. 防治阿尔茨海默病　远志具有防治阿尔茨海默病作用,主要成分为远志皂苷。作用机制包括直接或间接抑制Aβ形成、抑制过度磷酸化Tau蛋白的表达、抑制中枢胆碱酯酶活性、抗脂质过氧化损伤、减少炎症反应、促进海马突触传递长时程增强(long-term potentiation, LTP)、抑制神经细胞凋亡、促进神经细胞再生。

6. 祛痰、镇咳　远志具有祛痰、镇咳作用。远志及其炮制品均具有祛痰镇咳作用,通过刺激胃黏膜引起轻度恶心,从而反射性增加支气管分泌而发挥祛痰作用。

二、其他药理作用

1. 抗心肌缺血　远志具有抗心肌缺血作用,主要成分为远志皂苷。远志皂苷对心肌缺血再灌注损伤模型具有保护作用,该作用与抗脂质过氧化损伤,减少炎症反应及减轻钙超载有关。

2. 抗肿瘤　远志具有抗肿瘤作用,主要活性成分为远志多糖。远志多糖可降低荷瘤小鼠VEGF、EGFR和白细胞分化抗原34(cluster of differentiation 34, CD34)的转录水平和蛋白质水平,抑制SKOV3异种移植肿瘤的生长。远志多糖还可抑制卵巢腺癌SKOV3细胞和人卵巢癌OVCAR3细胞增殖。远志多糖抗肿瘤机制与其调节线粒体代谢、诱导肿瘤细胞凋亡和下调端粒酶活性有关。

三、中药药动学

远志水提取物灌胃给予学习记忆障碍模型大鼠,远志讪酮Ⅲ为双吸收峰,药-时曲线在15 min和180 min各有一个吸收峰,$C_{max,1}$和$C_{max,2}$分别为0.48 mg/L和0.42 mg/L。

四、不良反应与安全性评价

远志不良反应属A型不良反应,临床常见面红、丘疹、恶心、呕吐、舌麻、心慌、头晕、燥热等不良反应。

远志不同炮制品的醇提液和水提液的毒性有所差异,其LD_{50}的大小依次为:制远志醇提物(3.12 g/kg)<生远志醇提物(3.80 g/kg)<蜜远志醇提物(4.81 g/kg)<制远志水提物(13.94 g/kg)<生远志水提物(14.02 g/kg)<蜜远志水提物(14.95 g/kg)。

五、现代应用

1. 失眠　远志与茯神、龙齿、朱砂等配伍,或与人参、龙齿、茯神等配伍治疗失眠多梦。

2. 抑郁症　以远志为主的复方,如开心散,用于治疗抑郁症。

3. 阿尔茨海默病　远志常与石菖蒲配伍防治阿尔茨海默病。

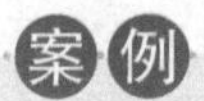

远志能益智强志，故有远志之名。药王孙思邈也将远志列为益智方药的第一味。远志为中医临床治疗阿尔茨海默病的核心药味，亦是名老中医治疗老年性痴呆方剂中出现频率居于前列的药味之一。

问题：

1. 远志防治阿尔茨海默病的有效成分是什么？
2. 远志防治阿尔茨海默病的作用机制是什么？

灵芝(Lingzhi, GANODERMA)

灵芝为多孔菌科真菌赤芝 *Ganoderma lucidum*(Leyss. ex Fr.)Karst. 或紫芝 *G. sinense* Zhao, Xu et Zhang 的干燥子实体。灵芝中含有多糖、三萜、甾醇、生物碱和挥发油等成分。灵芝，性平，味甘，归心、肺、肝、肾经。具有补气安神，止咳平喘的功效。临床用于心神不宁，失眠心悸，肺虚咳喘，虚劳短气，不思饮食。

一、与功效相关的药理作用

1. 镇静、改善睡眠　灵芝具有镇静、改善睡眠作用。灵芝水提物和醇提物能减少小鼠自主活动次数，协同增强戊巴比妥钠中枢抑制作用。灵芝水提物还可延长大鼠的睡眠时间和 NREMS 时间。灵芝镇静、改善睡眠作用与调节 TNF-α 分泌和氨基酸类神经递质释放有关。

2. 抗癫痫　灵芝孢子粉具有抗癫痫作用，可改善癫痫大鼠发作的级别、潜伏期及持续时间。灵芝抗癫痫作用机制包括调节脑内氨基酸类神经递质的释放；抗脂质过氧化损伤；调节钙调蛋白依赖性蛋白激酶(calmodulin-dependent protein kinase, CaMK)活性，抑制神经元凋亡；下调脑中 Caspase-3、NF-κB 和 Bax 的表达，抑制细胞凋亡；抑制炎症细胞因子释放，降低病变神经元兴奋性；促进神经生长因子(nerve growth factor, NGF)、BDNF 和胶质细胞源性神经营养因子(glial cell derived neurotrophic factor, GDNF)表达，促进神经修复。

3. 增强学习记忆　灵芝具有增强学习记忆作用。灵芝醇提物可提高学习记忆障碍模型动物脑内 ACh 水平，改善其学习记忆功能。灵芝水提物可提高正常小鼠的学习记忆能力，与其增加脑内 5-HT 和 DA 含量有关。灵芝三萜和灵芝孢子粉可改善癫痫大鼠的学习记忆能力，其机制为增强海马突触可塑性和增强中枢胆碱能神经功能。

4. 防治阿尔茨海默病　灵芝具有防治阿尔茨海默病作用。灵芝对阿尔茨海默病模型大鼠的学习记忆能力下降具有改善作用，主要成分为灵芝三萜和多糖。灵芝防治阿尔茨海默病的作用机制包括抑制过度磷酸化 Tau 蛋白的表达；减轻 Aβ 的神经毒性及减少脑内 Aβ 沉积；抗脂质过氧化损伤；改善脑内能量代谢；减少谷氨酸含量，调节海马 N-甲基-D-天冬氨酸受体(N-methyl-D-aspartic acid receptor, NMDAR)2B 亚单位表达；减少海马神经元的退行性变化与凋亡。

5. 抗帕金森病　灵芝具有抗帕金森病作用。灵芝孢子粉和灵芝孢子油可改善帕金森病模型大鼠的行为表现，其作用机制包括抗氧化应激损伤；减少神经炎症反应；减轻 Caspase-3 的表达，抑制细胞凋亡；促进脑内单胺类神经递质的释放。

6. 增强免疫功能　灵芝具有增强免疫功能作用，主要成分为灵芝多糖。灵芝多糖可增强 B 细胞、T 细胞、巨噬细胞、NK 细胞等多种免疫细胞的功能，释放各种趋化因子和细胞因子，增强特异性与非特异性免疫。

—•笔记栏•—

7. 抗肿瘤　灵芝具有抗肿瘤作用,主要成分为灵芝三萜和多糖。灵芝对体内异种移植肿瘤和体外多种肿瘤细胞表现出不同程度的抑制作用。灵芝抗肿瘤作用与调节免疫功能、抑制肿瘤细胞增殖、诱导肿瘤细胞凋亡、抑制肿瘤转移和血管生成有关。

二、其他药理作用

1. 降血糖　灵芝具有降血糖作用,主要成分为灵芝多糖。灵芝多糖可提高糖尿病模型动物胰岛素的敏感性,促进胰岛素分泌,产生降血糖作用。降血糖机制包括调节脂肪和蛋白质代谢;修复胰岛 β 细胞,增加胰岛素分泌;促进葡萄糖转运和氧化。

2. 保肝　灵芝具有保肝作用,主要成分为灵芝三萜和多糖。灵芝保肝作用与降低肝损伤模型的转氨酶含量,调血脂、抗氧化、抑制炎症细胞因子释放等有关。

3. 抗炎　灵芝具有抗炎作用。灵芝水提物对二甲苯诱导的鼠耳肿胀有抑制作用。灵芝三萜可抑制 LPS 刺激巨噬细胞引起的炎症反应。灵芝多糖可减轻 LPS 激活的 BV-2 小胶质细胞炎症反应和小鼠乳腺炎反应。

4. 延缓衰老　灵芝中的多糖与三萜类成分可增强机体对自由基的清除能力、减轻自由基损伤、抗脂质过氧化损伤,进而达到延缓衰老的目的。

三、中药药动学

大鼠灌胃给予灵芝三萜,其灵芝酸单体可以被直接吸收入血。灵芝酸 C_2 可以快速吸收入血,T_{max} 为 25.19 min,并且消除缓慢,具有双吸收峰。大鼠灌胃给予灵芝酸 T 后,药-时曲线在 60 min 和 180 min 各有一个吸收峰,其绝对生物利用度为 41.98%,灵芝醇 F 的生物利用度为 10.5%。灵芝酸 D 吸收进入大鼠血浆后,快速生成灵芝酸 B,灵芝酸 D 和其代谢产物灵芝酸 B 的中药药动学特性相近,且均有双吸收峰。

灵芝与肿瘤免疫治疗

四、不良反应与安全性评价

灵芝水煎液口服不良反应少见。灵芝超微粉(8.4 g/kg)连续灌胃 90 天,大鼠未见明显毒性。

五、现代应用

1. 失眠　灵芝胶囊、复方灵芝胶囊、灵芝菌液、灵芝颗粒等可治疗失眠。

2. 神经衰弱　灵芝片、灵芝糖浆可治疗神经衰弱。

3. 恶性肿瘤　灵芝袍子粉可辅助治疗恶性肿瘤。

第三节　常用方剂

酸枣仁汤

酸枣仁汤出自《金匮要略》,由酸枣仁、茯苓、知母、川芎、甘草组成。功效是养血安神、清热除烦。临床用于治疗心悸、盗汗、头目眩晕、咽干口燥、舌红、脉细弦等虚劳,虚烦不眠证。

一、与功效相关的药理作用

1. 镇静、改善睡眠　酸枣仁汤具有镇静、改善睡眠作用,主要成分为酸枣仁汤的脂肪油、挥发油、黄酮和皂苷。酸枣仁汤可延长慢性束缚应激大鼠的 NREMS 时间,恢复大鼠的正常睡眠结构。酸枣仁汤通过调节 γ-氨基丁酸能神经元和 5-HT 能神经元发挥其镇静、改善睡眠作用。

2. 抗焦虑　酸枣仁汤具有抗焦虑作用。酸枣仁汤抗焦虑作用的物质基础是酸枣仁汤多

—·笔记栏·—

糖和黄酮。其作用机制涉及调节下丘脑β-内啡肽、中枢神经肽Y和海马5-HT含量；提高大鼠脑内GABA与Glu的比例，抑制神经兴奋。

3. 抗抑郁　酸枣仁汤具有抗抑郁作用。酸枣仁汤可改善慢性不可预知温和刺激模型动物的抑郁样行为。作用机制包括增加海马BDNF和受体型酪氨酸激酶B(receptor tyrosine kinase,B, RTKB)表达，促进神经元存活；减少海马前炎症细胞因子表达；增加脑内单胺类神经递质NA和5-HT的含量；激活环腺苷酸/蛋白激酶A/cAMP反应元件结合蛋白(cyclic AMP/protein kinase A/cyclic AMP response binding protein, cAMP/PKA/CREB)信号通路。

4. 增强学习记忆　酸枣仁汤可拮抗多种睡眠剥夺所致的学习记忆功能下降。酸枣仁汤增强学习记忆作用途径包括调节脑内单胺类和氨基酸类神经递质的含量；降低脑内NO含量，抑制NOS活性；抑制海马Toll样受体4(toll Like Receptor 4, TLR4)/NF-κB和Nod样受体蛋白3炎性小体通路，减轻神经炎症；降低AChE活性，提高海马ACh含量。

二、其他药理作用

1. 保肝　酸枣仁汤具有保肝作用，可以提高急性肝衰竭模型小鼠的存活率，减轻肝脏病变程度，抑制血清转氨酶活性及炎症细胞因子的释放。

2. 调血脂　酸枣仁汤具有调血脂作用。酸枣仁汤可降低实验高脂血症大鼠的TG、TC、LDL和ApoB，升高HDL和ApoA。

三、中药药动学

大鼠口服酸枣仁汤后，斯皮诺素、酸枣仁皂苷BⅠ、芒柄花苷、知母皂苷EⅠ易于吸收入血。斯皮诺素、知母皂苷BⅡ、芒柄花苷易于透过血脑屏障。

四、不良反应与安全性评价

酸枣仁汤口服不良反应少见，个别患者服用有头晕、头痛、腹胀、恶心、便秘、疲乏等症状。

五、现代应用

1. 失眠　酸枣仁汤单用或联合镇静催眠药可治疗失眠。
2. 焦虑症　酸枣仁汤可治疗广泛性焦虑症。
3. 抑郁症　酸枣仁汤可改善抑郁症患者的临床症状。
4. 神经衰弱　酸枣仁汤可用来治疗神经衰弱，具有较好的效果。

酸枣仁汤治疗失眠的研究

—•笔记栏•—

【小结】

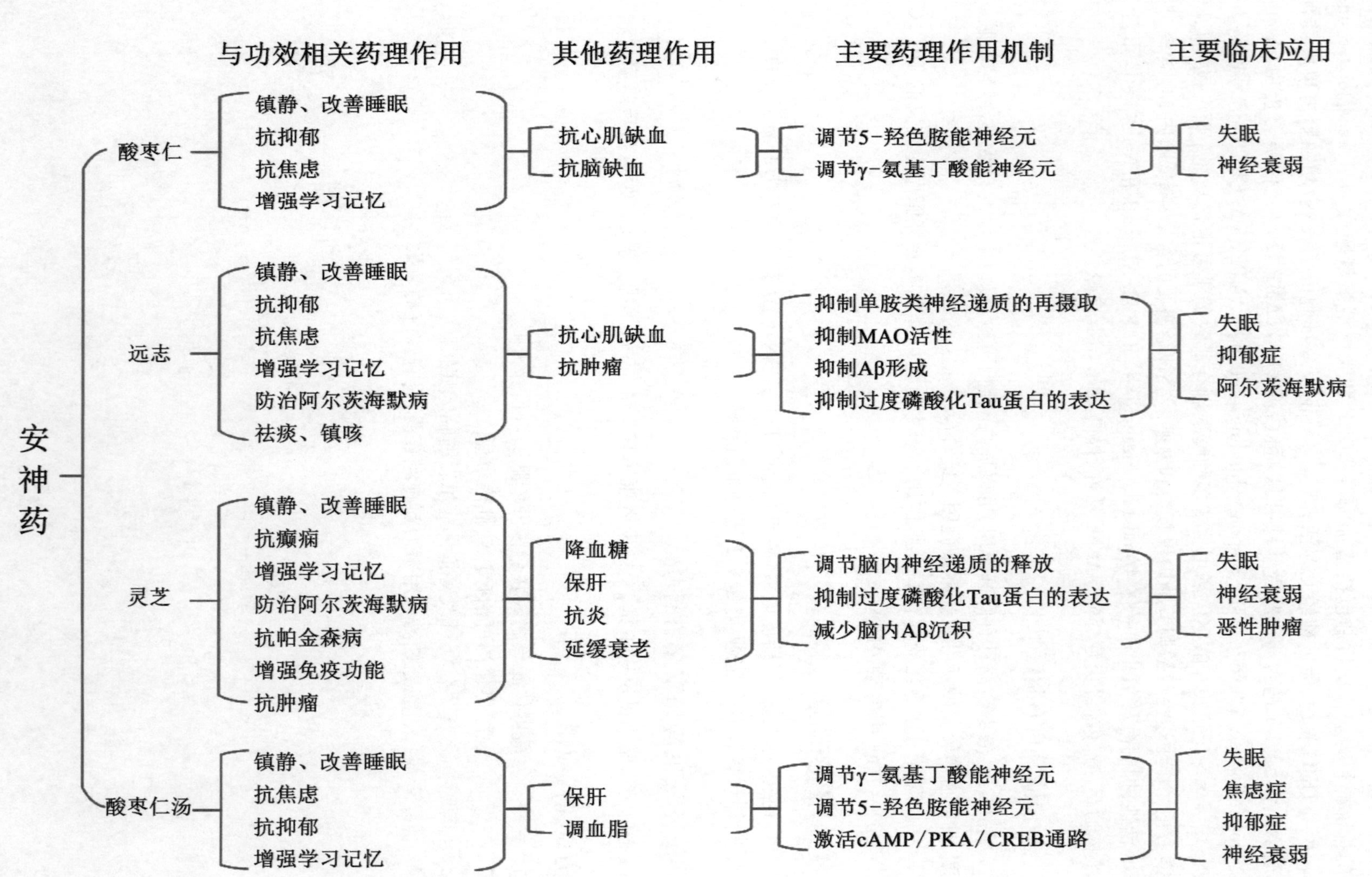
安神药
与功效相关药理作用
其他药理作用
主要药理作用机制
主要临床应用
酸枣仁
镇静、改善睡眠
抗抑郁
抗焦虑
增强学习记忆
抗心肌缺血
抗脑缺血
调节5-羟色胺能神经元
调节γ-氨基丁酸能神经元
失眠
神经衰弱
远志
镇静、改善睡眠
抗抑郁
抗焦虑
增强学习记忆
防治阿尔茨海默病
祛痰、镇咳
抗心肌缺血
抗肿瘤
抑制单胺类神经递质的再摄取
抑制MAO活性
抑制Aβ形成
抑制过度磷酸化Tau蛋白的表达
失眠
抑郁症
阿尔茨海默病
灵芝
镇静、改善睡眠
抗癫痫
增强学习记忆
防治阿尔茨海默病
抗帕金森病
增强免疫功能
抗肿瘤
降血糖
保肝
抗炎
延缓衰老
调节脑内神经递质的释放
抑制过度磷酸化Tau蛋白的表达
减少脑内Aβ沉积
失眠
神经衰弱
恶性肿瘤
酸枣仁汤
镇静、改善睡眠
抗焦虑
抗抑郁
增强学习记忆
保肝
调血脂
调节γ-氨基丁酸能神经元
调节5-羟色胺能神经元
激活cAMP/PKA/CREB通路
失眠
焦虑症
抑郁症
神经衰弱

第二十一章 平肝息风药

第一节 概 述

—•笔记栏•—

第二十一章授课视频及习题

凡具有平肝潜阳、息风止痉功效的药物,称为平肝息风药。平肝息风药多性寒或平,入肝经,多具沉降之性,少数药物兼具有安神之效归于心经。本类药物主要用于治疗肝阳上亢及肝风内动等证。根据平肝息风药的功效、主治的不同,可分为平肝潜阳药和息风止痉药两类。平肝潜阳药主要用于肝阴不足、阴不维阳、肝阳亢逆于上所致的头晕头痛、耳鸣耳聋、烦躁不安及惊悸癫狂等症,多以动物的贝壳类和矿石类药物居多,主要有石决明、珍珠母、牡蛎等。息风止痉药具有息风解痉之功效,主要用于温热病的高热神昏、惊风抽搐、热极生风,或肝血不足、筋失濡养、虚风内动,或风阳夹痰、风痰上扰、突然昏倒、不省人事、口吐白沫、四肢抽搐的癫痫惊狂,或口眼㖞斜的面瘫中风,或风毒内袭、外风引动内风的角弓反张、挛急抽搐的破伤风症,以及中风后遗症的半身不遂等证,主要有羚羊角、钩藤、天麻、牛黄等。

一、对主治病证的认识

中医认为,肝阳上亢证通常是由于肾阴不足、不能滋养于肝或肝阴不足,阴不维阳而导致肝阳上亢。其临床多表现为眩晕耳鸣,头目胀痛,面红目赤,急躁易怒,失眠多梦,腰膝酸软,头重脚轻,舌红少津,脉弦或弦细数。肝风内动证泛指因风阳、火热、阴血亏虚等所致。其临床表现为眩晕耳鸣,头目胀痛,面红目赤,急躁易怒,失眠多梦,腰膝酸软,头重脚轻,舌红少津,脉弦或弦细数。可兼见口干舌燥,心悸健忘,失眠多梦等证。现代医学认为肝阳上亢证或肝风内动证与高血压、脑血管病及其后遗症的表现相似。温病时也可见热极生风,出现痉证。其临床表现为手足震颤,抽搐痉挛甚至角弓反张等症状,多见于流行性脑脊髓膜炎、乙型脑炎等。

二、主要研究模型与方法

平肝息风药研究思路和方法主要在"肝阳上亢、肝风内动"中医证的认识的基础上,围绕平肝息风药的降压及对中枢神经系统的抑制作用而开展。

1. 降压作用的研究模型和方法　肝阳上亢引起的头、目眩晕,头痛,耳鸣,心烦与高血压病的临床症状十分相似。观察药物有无降压作用,是研究平肝息风药物的一项重要观察指标。常用的动物高血压模型包括自发性高血压动物模型、药物诱发的高血压动物模型(如血管紧张素Ⅱ、NOS 抑制剂)及手术途径"二肾一夹"方法建立的肾性高血压大鼠模型。此外,自发性高血压大鼠模型给予温热药(如附子、干姜和肉桂等)建立符合中医证候特点的肝阳上亢高血压模型。

血压测定方法有直接测压法和间接测压法,直接测压法主要用于急性试验和慢性试验,具有创伤性;间接测压法是非创伤性测压方法,也是常说的尾压法、可重复测压。影响血压的细胞因子常有 NO、PGI_2、ET、ALD、心钠素等,通过平衡调节维持血管张力,试验常通过测定动物用药前后舒张压和收缩压的变化及检测血清中相关细胞因子含量变化评估药效,通过 cAMP、cGMP 的检测及比值的变化,反映药物对于疾病阴阳的调节作用。

2. 对中枢神经系统抑制作用的研究模型和方法　肝风内动常见症状与中枢神经系统功能亢进或失调的表现。息风止痉药的功效与其具有的镇静、抗惊厥、解热、镇痛等中枢抑制作用有关。

—•笔记栏•—

(1) 镇静、催眠：药物对动物一般活动的影响可通过观察动物行为活动的改变来体现。可以直接观察，通过观察动物用药后是否出现安静、闭目、嗜睡的现象及出现时间评估药效。也可采用仪器测定动物的自发活动情况，常用抖笼法、光电管法、运动测量计法等描记活动曲线或通过计数、分级等方法进行定量测定，更加客观地评估药效，如观察肌肉协调动作常用转棒法、滚筒法等，以小鼠从恒速转动棒或筒上掉落的次数，判断动物协调动作失灵情况来测定药物对中枢神经系统的抑制作用或对骨骼肌的松弛作用。此外，试验还通过监测动物脑电波来判断动物的睡眠情况。

(2) 抗惊厥：惊厥的病因有多种，如高热、缺氧缺血、颅内出血、颅内感染维生素 D 缺乏等均可以引发惊厥，常见的惊厥动物模型有戊四氮诱导的动物惊厥模型、热水浴诱导的动物高热惊厥模型、士的宁诱导的动物惊厥模型、电刺激诱导的动物惊厥模型、发热诱导的动物惊厥模型。应用最广泛的是电惊厥法，常用最大电休克发作法，使小鼠产生强直性惊厥，观察药物的抗惊厥作用。也可用化学物质(致惊剂)引起惊厥。戊四唑、苦味素、士的宁、氨基脲为常用的致惊剂。戊四唑致惊厥亦为筛选抗癫痫小发作药物常用的惊厥模型。试验常通过观察动物用药后是否停止抽动、恢复意识主观评价药效，也可通过脑电波监测、HPLC 测定动物大脑海马区 GABA 等神经递质含量，客观地评价药效。

三、主要药理作用

1. 降血压　平肝息风药大多具有不同程度的降压作用，其降压作用表现缓慢而持久。如天麻、钩藤等可扩张外周血管，降低外周阻力而产生降压作用，该作用直接和反射性地抑制血管运动中枢有关。

2. 镇静、抗惊厥　平肝息风药大多具有不同程度的镇静、抗惊厥作用。可以调节中枢单胺类神经系统的功能，其中钩藤碱可以使脑干、下丘脑、皮层的 NA 产生减少，并具有拮抗或抑制谷氨酸释放；天麻、钩藤、牛黄、地龙、羚羊角、牡蛎等可以减少自主活动，具有增强戊巴比妥钠、硫喷妥钠、水合氯醛等药的中枢抑制作用，对抗戊四氮、咖啡因或电刺激所引起的惊厥；天麻、钩藤、牛黄、地龙、全蝎等还有抑制大脑皮层异常放电的作用，从而达到抗惊厥的作用。

3. 解热、镇痛　多数平肝息风药具有不同程度的解热、镇痛作用。羚羊角能降低伤寒、副伤寒疫苗所致的体温升高；牛黄可以抑制 2,4 -二硝基苯酚、酵母或大肠埃希菌内毒素引起的大鼠发热，且能降低正常大鼠的体温。

4. 抗血栓　平肝息风药具有抗血栓的药理作用。通过抑制血小板释放 AA 而减少 TXA_2 合成、激活纤溶酶原、增加红细胞变形能力等产生抗血栓作用。天麻、钩藤、地龙、全蝎等均有不同程度的抑制血小板聚集、抗血栓形成作用。钩藤中的钩藤碱可抑制血小板释放 AA，减少 TXA_2 合成而抑制血小板聚集；地龙具有激活纤维酶原的作用，具有促进纤溶作用，能直接溶解纤维蛋白及血块。

常用平肝息风药的主要药理作用见表 21 - 1。

表 21-1 常用平肝息风药的主要药理作用

药 物	降 压	镇静、抗惊厥	解热、镇痛	抗血栓	其 他 作 用
天麻	+	+	+	+	抗心肌缺血、抗脑缺血、改善学习记忆、抗衰老、抗骨质疏松、调节免疫功能、改善脂质代谢
钩藤	+	+	+	+	抗脑血、解痉、抗过敏反应、抗炎、镇痛、抗心律失常
地龙	+	+	+		调节平滑肌运动、调节免疫功能
牛黄	+	+		+	利胆、保肝、促红细胞生成、抗菌、抗病毒、调节免疫功能

第二节 常用中药

天麻(Tianma, GASTRODIAE RHIZOMA)

天麻为兰科植物天麻(*Gastrodia elata* Bl.)的干燥块茎。产自四川、云南、贵州等地。天麻的药用化学成分主要是酚类化合物、苷类、甾醇、有机酸等。酚类化合物主要有天麻素(gastrodinl)(含量约0.3%以上)、天麻苷元(对羟基苯甲醇,gastrodigenin)、对羟基苯甲醛(p-hydroxybenzaldehyde)、香兰素(vanillin)、香草醇(vanillyl alcohol)等,尚含有糖类化合物等。天麻,味甘,性平,归肝经。具有息风止痉,平抑肝阳,祛风通络的功效。用于小儿惊风,癫痫抽搐,破伤风,头痛眩晕,手足不遂,肢体麻木,风湿痹痛。

一、与功效相关的药理作用

1. 降血压　天麻注射液能降低外周阻力使血压迅速下降。天麻素有显著降血压作用,且降低收缩压的作用比降低舒张压和平均压的作用更明显。天麻素对中央动脉血管顺应性有改善作用,使主动脉、大动脉等血管弹性增强,增强血管对血压的缓冲能力。天麻素能显著降低自发性高血压大鼠(SHR)的收缩压(SBP),同时显著降低血清中的血管紧张素Ⅱ(AngⅡ)和ALD水平,明显下调心肌组织的血管紧张素1型受体(angiotensin 1 receptor, AT_1R)的mRNA和蛋白水平,激活心肌组织中过氧化物酶体增殖物激活受体γ(peroxisome proliferator-activated receptor γ, PPARγ)的mRNA表达和蛋白合成。天麻素提取物还能显著增加血管内皮细胞中NO的产生和提高eNOS的活性,抑制血管内皮细胞Ca^{2+}内流和细胞内Ca^{2+}释放(图21-1)。

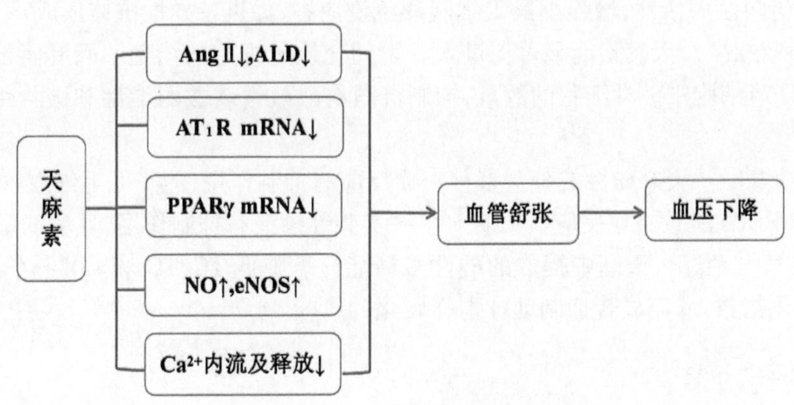

图21-1 天麻素的降压作用机制

2. 镇静、抗惊厥、抗癫痫　天麻粉、天麻水煎剂、天麻素及其苷元等均能减少小鼠自发活动,延长巴比妥钠引起的小鼠睡眠时间,对抗咖啡因引起的中枢兴奋作用。天麻素可透过血脑屏障,在脑组织中降解为天麻苷元,天麻苷元为脑内苯二氮草受体的配基,作用于苯二氮草受体产生镇静、抗惊厥等中枢抑制作用。此外,天麻的镇静作用与抑制脑内中枢多巴胺、去甲肾上腺素能神经末梢对DA和NA的重摄取和储存有关。天麻、香兰素、天麻素及其苷元、香草醇等均能拮抗戊四氮所致小鼠惊厥,延长惊厥潜伏期,降低死亡率。天麻能抑制脑电图癫痫样放电。香草醇在不产生中枢镇静作用的剂量下能改善脑电波,抑制癫痫发作。

3. 抗眩晕　天麻醇提物、天麻多糖能改善旋转诱发的小鼠厌食症状,对抗旋转后小鼠自主活动的降低。天麻苷元能竞争性抑制地西泮等药物与其受体结合,抑制神经冲动向前庭外侧多突触神经元传导,减弱脑干网状结构上行传递系统,产生抗眩晕的作用。

—·笔记栏·—

4. 抗心肌缺血 天麻水、醇提取物或天麻注射液能对抗垂体后叶素或冠脉结扎致实验性心肌缺血，降低血清 MDA 水平，保护心肌细胞，缩小心肌梗死面积。天麻素可使体外培养的心肌细胞心搏频率加快，心肌收缩力加强，且心肌细胞内糖原、核糖核酸、脱氧核糖核酸、三磷酸腺苷酶、琥珀酸脱氢酶和 LDH 显著增加，具有促进心肌细胞能量代谢的作用。天麻抗心肌缺血作用的机制与天麻抗自由基产生、改善细胞能量代谢相关，天麻素是其抗心肌缺血的主要活性成分。

5. 保护脑神经细胞 天麻甲醇提取物和天麻素能抑制 Glu 释放，减少 Glu 引起的神经细胞死亡，维持细胞膜的流动性，减轻神经元损伤程度。天麻素还能减轻缺血再灌注或缺氧缺糖引起的神经元损伤。

6. 改善学习记忆、延缓衰老 天麻提取物能改善东莨菪碱、亚硝酸钠、乙醇所致的小鼠记忆获得、巩固和再现障碍。天麻多糖对衰老大鼠有改善学习记忆的作用。天麻或天麻素对阿尔茨海默病模型大鼠学习记忆的损伤有改善作用，天麻素及其苷元是改善记忆的主要物质基础。口服天麻能提高 *D*-半乳糖致衰老小鼠红细胞 SOD 活性，降低心肌脂褐质的含量。天麻素注射液可使大鼠血、肝、肾、海马、皮质等多种组织中 SOD 和 GSH-Px 活性明显升高。天麻多糖可清除自由基，抗氧化损伤，从而延缓衰老。

7. 抗血小板聚集、抗血栓 天麻素抑制 ADP 和 PAF 诱导的血小板聚集。天麻素、天麻苷元和天麻多糖均有抗血小板聚集、抗血栓作用。天麻素可以显著延长凝血时间和降低纤维蛋白原含量，天麻素抗凝机制主要与其干扰血纤维蛋白分子之间的旋钮-孔相互作用有关，抑制血栓形成。天麻的乙酸乙酯提取物能显著刺激纤溶酶活性。

二、其他药理作用

1. 增强免疫功能 天麻多糖可增加机体免疫功能。天麻素注射液能增强小鼠巨噬细胞吞噬功能和血清溶菌酶活性，增强小鼠 T 细胞的免疫应答，促进特异性抗体形成。

2. 抗骨质疏松 天麻素能显著促进人骨髓间充质干细胞的增殖。天麻素能减少巨噬细胞系(RAW264.7)细胞中破骨细胞的数量，抑制抗酒石酸酸性磷酸酶活性和破骨细胞特异性基因的表达。

3. 抗炎、镇痛 天麻酚性成分对多种炎症反应有抑制作用，能降低毛细血管通透性，直接对抗 5-HT 和 PGE_2 所致炎症反应。天麻对多种实验性疼痛有抑制作用，且呈剂量依赖性。

4. 改善脂质代谢 天麻中提取的酸性多糖能显著降低 TC、TG 和 LDL-C 水平，显著降低动脉粥样硬化指数，从而显著抑制动脉粥样硬化的风险。

三、中药药动学

家兔、犬和大鼠静脉注射天麻素后体内中药药动学符合二室模型，该药由中央室向周边室分布较快。家兔口服天麻素吸收比较差，但天麻素大鼠灌胃给药生物利用度高达 86.1%。静脉给药后在体内迅速分布至肾、肝、小肠等。天麻素消除 $t_{1/2}$ 为 4 h 左右，主要通过肾脏排泄、不易在体内蓄积。

四、不良反应与安全性评价

雄性和雌性小鼠腹腔注射天麻浸膏的 LD_{50} 分别为 61.4 g/kg 和 51.4 g/kg。小鼠静脉注射天麻注射液 LD_{50} 为 39.8 g/kg。小鼠腹腔注射香草醇和香草醛的 LD_{50} 分别为 891.3 mg/kg 和 946.0 mg/kg。小鼠静脉注射天麻苷元的 LD_{50} 为 337 mg/kg，灌胃给药则大于 1 000 mg/kg。大鼠和小鼠于受孕后 6~15 天，灌胃给予乙酰天麻素无胎盘和胎仔发育的明显不良反应。使用单味天麻或含天麻的复方制剂时，也可能会出现头晕、胸闷气促、恶心、呕吐、心跳及呼吸加快、皮肤瘙痒等过敏症状。静脉注射大剂量天麻素可造成患者出现发热反应。

五、现代应用

1. 高血压　含天麻的复方如天麻钩藤片、复方天麻片等临床上常用于高血压及高血压所致头晕头痛的辅助治疗,可有效控制患者血压。

2. 惊厥　以天麻为主的复方如天麻钩藤颗粒、醒脾散用于因癫痫、破伤风、流脑等所致惊厥患者的治疗。

3. 眩晕　用天麻注射液治疗各种眩晕综合征,对梅尼埃病、药物性眩晕、椎底动脉供血不足等有较好疗效。

4. 神经衰弱　复方天麻颗粒常用于神经衰弱、失眠健忘的治疗。

5. 疼痛　含天麻的复方可用于疼痛的治疗,如天麻头风灵胶囊可对抗改善血管神经性头痛、手脚麻木、慢性腰腿酸痛、三叉神经痛、坐骨神经痛等症状。

钩藤(Gouteng, UNCARIAE RAMULUS CUM UNCIS)

钩藤为茜草科植物钩藤 *Uncaria rhynchophylla*(Miq.) Miq. ex Havil、大叶钩藤 *Uncaria macrophylla* Wall.、毛钩藤 *Uncaria hirsuta* Havil.、华钩藤 *Uncaria sinensis*(Oliv.) Havil. 或无柄果钩藤 *Uncaria sessilifructus* Roxb. 的干燥带钩茎枝。钩藤含多种吲哚类生物碱,主要有钩藤碱(rhynchophylline)、异钩藤碱(isorhynchophylline)、去氢钩藤碱(corynoxeine)、异去氢钩藤碱(isocorynoxeine)、毛钩藤碱(hirsutine)等,总生物碱含量约为 0.22%,其中钩藤碱含量占总碱的 34.5%~51%,尚含有甾醇类、多酚类、糖苷类等化合物。钩藤,性凉、味甘,归肝、心包经。具有清热平肝,息风定惊的功效。临床用于头痛眩晕,感冒夹惊,惊痫抽搐,妊娠子痫,高血压等。

一、与功效相关的药理作用

1. 降血压　钩藤煎剂、钩藤总碱、异钩藤碱、钩藤碱对正常血压或高血压动物,无论麻醉或不麻醉动物,均有降压作用,降压的同时有负性心率作用。钩藤碱和异钩藤碱是钩藤降压的主要化学成分,异钩藤碱的降压作用强于钩藤碱,且在降压的同时不减少肾血流量。钩藤碱降压作用呈现三相变化:先降压,继之快速升压,然后持续下降,重复给药无快速耐受现象。钩藤降压机制是直接和反射性地抑制血管运动中枢,扩张外周血管,降低外周阻力,并能阻滞交感神经和神经节,抑制神经末梢递质的释放。钩藤碱可抑制血管平滑肌外钙内流和内钙释放,产生扩血管的作用。钩藤中化学成分降压作用的强弱顺序如下:异钩藤碱>钩藤碱>钩藤总碱>钩藤中非生物碱类成分。

2. 镇静、抗癫痫　钩藤有中枢镇静作用,且作用呈剂量依赖性增强。该作用与其调节不同脑区单胺类递质如 DA、NA、5-HT 的释放有关。钩藤能显著抑制中枢神经系统的突触传递,降低致癫痫大鼠的离体海马脑片 CAI 区顺向诱发 PS 的幅度,表现出明显的抗癫痫作用。

3. 抗惊厥　钩藤碱能够增高大鼠脑内高香草酸及 3,4-二羟苯乙酸的含量,降低红藻氨酸引发的震颤发生率,表现出抗惊厥作用。

4. 抗血小板聚集、抗血栓　钩藤碱可抑制 AA、胶原及 ADP 诱导的血小板聚集,抑制血栓形成。钩藤碱抗血小板聚集和抗血栓形成的机制与抑制血小板膜释放 AA,进而减少 TXA_2 合成相关。

5. 抗脑缺血　钩藤碱对大鼠脑缺血再灌注损伤有保护作用。其机制与抑制自由基产生、增加自由基消除有关;钩藤中钩藤中的氧化吲哚碱如异钩藤碱、钩藤碱对脑神经细胞有保护作用,该作用与阻碍 Ca^{2+} 内流而对 Glu 诱发的神经细胞死亡有关。

6. 解痉　钩藤总碱灌胃或注射能抑制组胺引起的豚鼠哮喘。钩藤碱、异钩藤碱、去氢钩

—•笔记栏•—

藤碱均能不同程度地抑制 ACh 引起的小鼠离体肠管收缩。钩藤碱对催产素和高钾去极化后 Ca^{2+}引起的大鼠离体子宫收缩有抑制作用。

二、其他药理作用

1. 抗过敏　钩藤颗粒对 2,4－二硝基氟苯所致迟发型过敏反应有抑制作用，对Ⅳ型过敏反应、单核巨噬细胞吞噬功能及免疫器官等均有抑制作用。

2. 抗心律失常　钩藤碱和异钩藤碱能抑制离体豚鼠心房的自发频率，抑制肾上腺素诱发的异位节律，延长功能性不应期和降低兴奋性。麻醉大鼠静脉注射钩藤总碱，对乌头碱、氯化钡、氯化钙诱发的心律失常均有对抗作用。钩藤碱和异钩藤碱的这一作用与阻滞 L 型钙通道、阻滞钾通道，抑制 Na^+内流有关。

3. 镇痛、抗炎　钩藤的醇提液对热板法和扭体法所致小鼠疼痛有明显的镇痛作用，且能降低耳郭肿胀模型小鼠的耳郭肿胀，降低毛细血管通透性，有一定的抗炎作用。

三、中药药动学

钩藤碱在体内分布广泛，该类生物碱易通过血脑屏障，在脑内含量较高，在肝脏中含量也较高。大鼠灌胃钩藤碱约 2 h 后，体内浓度达到高峰，主要以原形经粪便和尿排泄。大鼠腹腔注射异钩藤碱后符合二室模型，分布广泛，在肝、脑、肺、肾及肌肉组织等均有分布，消除较快，在体内不易蓄积。

四、不良反应与安全性评价

钩藤煎剂小鼠腹腔注射的 LD_{50} 为 29.0 g/kg；钩藤总碱小鼠灌胃和腹腔注射的 LD_{50} 分别为 514.6、144.3 mg/kg；钩藤碱小鼠腹腔注射和静脉注射的 LD_{50} 分别为 162.3、105 mg/kg；异钩藤碱小鼠腹腔注射和静脉注射的 LD_{50} 分别为 217、80 mg/kg。

五、现代应用

钩藤总生物碱抗抑郁作用机制研究

1. 高血压　钩藤总碱片剂治疗高血压，尤以阴虚阳亢型高血压疗效显著。降压效果平稳且持久。

2. 头痛　含钩藤的复方正天丸常用于肝阳上亢引起的偏头痛、紧张性头痛、神经性头痛、颈椎病型头痛、经前头痛等的治疗。

3. 惊厥　含钩藤的复方小儿急惊散常用于小儿高热引起的惊厥、抽搐。

地龙（Dilong，PHERETIMA）

地龙环节动物门钜蚓科动物参环毛蚓 *Pheretima aspergillum*（E Perrier）、通俗环毛蚓 *Pheretima vulgaris* Chen、威廉环毛蚓 *Pheretima guillelmi*（Michaelsen）或栉盲毛蚓 *Pheretima pectinifera* Michaelsen 的干燥体。前一种习称“广地龙”，后 3 种习称“沪地龙”。地龙含 15 种氨基酸，其中以亮氨酸（jeucine）和谷氨酸（glutamic acid）含量最高，含有 AA、琥珀酸（succinic acid）等有机酸。还含有蚯蚓解热碱（lumbrifebrine）、蚯蚓素（jumbritin）、蚯蚓毒素（terrestrolumbrolysin）、黄嘌呤（xanthine）、腺嘌呤（adenine）等成分。地龙，性寒，味咸，归肝、脾、膀胱经。具有清热定惊，通络，平喘，利尿的功效。临床常用于高热神昏，惊痫抽搐，关节痹痛，肢体麻木，半身不遂，肺热喘咳，尿少水肿，高血压。

一、和功效相关的药理作用

1. 改善血液流变性　地龙提取液可降低血液黏度和血小板聚集性，增强红细胞变形能力，降低红细胞刚性指数。地龙中含有纤溶酶样物质，具有促进纤溶作用，能直接溶解纤维蛋白及血块，该作用在煮沸或烘干后消失。地龙还具有激活纤溶酶原的作用，家兔静脉注射地龙醇提取注射液可明显延长血小板血栓和纤维蛋白血栓形成时间，使血栓长度和干重减少，并降低血液黏度。地龙煎剂在体外对牛凝血酶促进人血纤维蛋白原凝聚有明显抗凝血酶作用。

2. 降血压　地龙乙醇浸液、水浸液均具有降压的作用，对于正常大鼠和肾性高血压大鼠模型均有降压作用。地龙的降压机制可能是由于它直接作用于脊髓以上的中枢神经系统或通过某些内感受器反射地影响中枢神经系统，引起部分内脏血管的扩张而使血压下降。此外，地龙中类 PAF 成分也是其产生降压作用的原因之一。

3. 镇静、抗惊厥　地龙醇浸液对小鼠、家兔有镇静作用。小鼠腹腔注射地龙醋酸铅处理的提取液，可明显对抗戊四氮和咖啡因引起的惊厥，但不能对抗士的宁引起的惊厥，提示其抗惊厥作用部位是在脊髓以上的中枢神经部位。

4. 解热、镇痛　蚯蚓水浸剂对大肠埃希菌内毒素及温热刺激引起的发热家兔均有良好的解热作用，但较氨基比林的作用弱。广地龙散对健康人体温无降低作用，对感染性发热患者降温作用优于阿司匹林，对非感染性发热亦有效。地龙醇提物对醋酸和热板法所致的小鼠疼痛反应均有较强的抑制作用。

5. 平喘　豚鼠腹腔注射地龙液可明显延长卵蛋白引起的过敏性哮喘潜伏期，延长吸入组胺引起的哮喘潜伏期，但对吸入乙酸胆碱引起的哮喘则无影响。地龙对豚鼠离体气管由组胺引起的收缩有明显抑制作用。从蚯蚓提出的含氮成分对大鼠、家兔肺灌注法有显著扩张支气管作用，并能对抗组胺和毛果美香碱引起的支气管收缩。

二、其他药理作用

1. 兴奋子宫平滑肌　地龙对离体和在体的子宫平滑肌均有兴奋作用，剂量增大时可呈痉挛性收缩。

2. 增强免疫功能　地龙具有增强机体免疫功能的作用。地龙富含的氨基酸、多种矿物质、微量元素是其增强免疫功能的药效物质基础。

三、中药药动学

广地龙热浸剂给小鼠静脉注射 LD_{50} 为 3.85 g/kg，腹腔注射 LD_{50} 为 95~115 g/kg，给大鼠灌胃，连续 45 天未发现毒性反应。小鼠腹腔注射广地龙注射液，LD_{50} 为 40.7 g/kg。按动物急性死亡率法估测蚯蚓毒素的中药药动学参数，其在体内属一级动力学消除，呈一室模型，$t_{1/2}$ 为 31.2 min，仅为抗凝血酶成分 $t_{1/2}$ 的 22.3%，因毒性组分 $t_{1/2}$ 短，所以地龙多次连续给药不易造成蓄积中毒。

四、不良反应与安全性评价

地龙可致过敏性休克、皮肤瘙痒、过敏性肠炎等过敏反应。地龙多次连续给药不易造成蓄积中毒，但口服过量可致中毒，表现为头痛、血压先升后降、心悸、呼吸困难等。

五、现代应用

1. 高热、惊厥　复方地龙胶囊对流感、上呼吸道感染、支气管炎、肺炎等引起的高热有效，还能缓解肺炎、流脑、乙脑及高热所导致的惊厥。

2. 支气管哮喘　含地龙的复方喘舒宁片在临床上常用于治疗支气管哮喘。

3. 高血压　40%的地龙酊对原发性高血压有较好的疗效。

—·笔记栏·—

牛黄(人工牛黄)[Niuhuang(Rengong Niuhuang), BOVIS CALCULUS(BOVIS CALCULUS ARTIFACTUS)]

牛黄为牛科动物牛 *Bos taurus domesticus* Gmelin 的干燥胆结石。天然牛黄主要含有胆汁酸(bile acid)、胆色素(bilin)、胆固醇(cholesterol)、肽类物质、氨基酸、脂类、微量元素等。牛黄,性凉,味甘,归心、肝经。具有清心,豁痰,开窍,凉肝,息风,解毒的功效。临床常用于热病神昏,中风痰迷,惊痫抽搐,癫痫发狂,咽喉肿痛,口舌生疮,痈肿疔疮。

天然牛黄由于价格等原因,含有牛黄的中药复方多以人工牛黄代替。人工牛黄由牛胆粉(niudanfen pulvis billis bovis)、胆酸(cholicacid)、猪去氧胆酸(hyodeoxycholic acid)、牛磺酸(*taurine*)、胆红素(bilirubin)、胆固醇(cholesterol)、微量元素等加工制成。为黄色疏松粉末。具有清热解毒,化痰定惊的功效。临床常用于痰热谵狂,神昏不语,小儿急惊风,咽喉肿痛,口舌生疮,痈肿疔疮等。

一、与功效相关的药理作用

1. 对中枢神经系统的作用

(1) 镇静:牛黄能显著减少小鼠自发活动,并能减轻樟脑、咖啡因引起的小鼠兴奋,增强水合氯醛、乌拉坦、吗啡、苯巴比妥及戊巴比妥的镇静作用,如能使戊巴比妥纳所致小鼠睡眠时间延长,促使阈下剂量的水合氯醛导致的小鼠翻正反射消失等。人工牛黄、牛磺酸、胆酸钙亦有不同程度的镇静作用。

(2) 抗惊厥:牛黄对樟脑、咖啡因、可卡因、印防己毒素、戊四氮等引起的惊厥有预防或延长惊厥潜伏期的作用,但对士的宁引起的惊厥则无效。人工牛黄与天然牛黄均有抗惊厥活性。人工牛黄,亦能防止可卡因或咖啡因引起的惊厥,效果比同量牛黄还好。

(3) 解热:天然牛黄和人工牛黄均可抑制 2,4-二硝基苯酚、酵母或大肠埃希菌内毒素引起的大鼠发热,并能降低正常大鼠的体温。

2. 抗炎　牛黄及人工牛黄均具有抗炎的作用,可显著抑制巴豆油、二甲苯、角叉菜胶等引起的小鼠局部炎症反应;抑制蛋清、甲醛诱导大鼠足跖肿胀及棉球引起的小鼠肉芽组织增生;对醋酸引起的小鼠腹腔毛细血管通透性增加、多形核细胞游走及大鼠甲醛滤纸性肉芽组织增生均有显著抑制作用。

3. 镇咳、祛痰　牛黄具有镇咳、祛痰作用。胆酸、去氧胆酸有明显的镇咳作用和祛痰作用。人工牛黄在小鼠酚红排泌实验及犬气管痰液引流实验中均有祛痰效果。胆酸钠能明显抑制电刺激猫喉上神经引起的咳嗽反应。离体豚鼠肺灌流法表明胆酸钠有扩张支气管的作用,并能对抗组胺、毛果芸香碱引起的支气管痉挛。

4. 强心、降血压　牛黄能明显增强离体蛙心、豚鼠心脏及猫心乳头肌的心肌收缩力、心率,人工牛黄对离体蛙心亦有显著的强心作用。牛黄既能显著对抗高 Ca^{2+} 时心肌搏动细胞数的减少及心律不齐搏动细胞数和心率的增加,亦能使低 Ca^{2+} 所引起的心搏异常正常化。牛黄能抑制内毒素所致大鼠心率减少及心电图 ST 段升高等缺血性心功能紊乱。牛黄或胆酸钙可降低自发性或肾性高血压大鼠血压,也可降低正常大鼠血压,其降压作用可能与扩张血管及抗肾上腺素作用有关。

5. 利胆、保肝、调节胃肠运动　牛黄水提取液能显著增加其胆汁分泌。大多数胆酸尤其是去氧胆酸均能松弛奥狄括约肌,有显著的利胆作用。牛磺酸 *N*-二硫代氨基甲酸钠对于 CCl_4 引起的急性和慢性大鼠肝损害有显著的保护作用。牛黄粉混悬液中的水溶部分及水不溶部分对 ACh 引起的小鼠离体小肠痉挛有明显的拮抗作用,其中水溶部分作用最强。胆酸盐对肠道浆膜面有抑制作用,但对黏膜面则刺激豚鼠离体回肠收缩,加大剂量则致痉挛。胆红素较大剂量

—•笔记栏•—

对离体大鼠十二指肠、豚鼠回肠有兴奋作用。

6. 促进红细胞生成　　牛黄能显著促进红细胞生成，能使急性失血家兔网织红细胞急剧增多，红细胞及血红蛋白恢复时间明显缩短。人工牛黄能明显抑制 CTX 引起的小鼠红细胞数减少。牛黄对纤维蛋白溶解有较强的纤维活化作用。

7. 抗菌、抗病毒　　人工牛黄可抑制金黄色葡萄球菌。牛黄对流行性乙型脑炎病毒有直接灭活作用，并对皮下感染乙脑病毒的小鼠有显著保护作用。去氧胆酸钠、胆酸、胆红素及人工牛黄亦都有一定的保护效果。但牛黄对脑内感染的乙脑病毒则无效。

二、其他药理作用

1. 抗肿瘤　　牛黄对小鼠 S37、S180 肉瘤的抑制率分别为 54.3%~72.5%与 60%；但对艾氏腹水癌实体型及腹水型则均无作用。

2. 增强免疫功能　　牛黄与人工牛黄皆可提高巨噬细胞的吞噬功能，人工牛黄能明显抑制 CTX 引起的小鼠红细胞数减少。

三、中药药动学

牛黄酸在家兔体内的药代学特征属于二室模型，肌内注射吸收良好，维持时间较长，口服吸收不规则。

四、不良反应与安全性评价

小鼠腹腔注射牛黄的 LD_{50} 为 675.8 mg/kg。小鼠灌胃去氧胆酸的 LD_{50} 分别为 1.52 g/kg 和 1.06 g/kg。牛黄使用过量可导致中毒，表现为胃肠活动增加、腹泻；骨骼肌活动增加、痉挛，严重时则抑制。

五、现代应用

1. 惊厥　　临床上人工牛黄片及以牛黄为主的复方如牛黄抱龙丸、万氏牛黄清心丸、醒脑静脉注射射液等，可以治疗小儿高热惊厥、急性感染疾病高热惊厥、乙型脑炎引起的惊厥等。

牛黄代用品的研究

2. 急性呼吸道感染　　急性肺炎、支气管炎、肺炎流感伴局部感染的疾病临床常选用含牛黄的复方，如人工牛黄片可治疗小儿肺炎、小儿珍贝散可治疗小儿气管炎及支气管炎、蛇胆川贝液或散治疗咳嗽有良好的疗效、牛黄解毒片（胶囊、软胶囊、丸）常用于治疗由急性炎症引起的咽喉肿痛。

3. 新生儿呼吸暂停　　牛黄醒脑注射液常用于治疗新生儿呼吸暂停。

4. 皮肤科疾病　　牛黄软膏常用于疖、痈肿、疔毒等皮肤科疾病的治疗。

第三节　常 用 方 剂

天麻钩藤饮

天麻钩藤饮源于胡光磁的《杂病证治新义》，由天麻、钩藤、石决明、山栀、黄芩、川牛膝、杜仲、益母草、桑寄生、夜交藤、朱茯神十一味药组成。具有清热活血，补益肝肾的功效。主治肝阳偏亢，肝风上扰证。

一、与功效相关的药理作用

1. 降血压　　天麻钩藤饮有缓和、稳定和持久的降压作用，可治疗肝阳上亢引起的高血压、原发性高血压或者腹主动脉狭窄、高盐型高血压等。其降压机制有如下几条途径。

—•笔记栏•—

(1) 抑制肾素-血管紧张素系统：天麻钩藤饮可以降低血清内 ALD 和血管紧张素Ⅱ的水平。

(2) 阻滞 L 型钙通道：阻滞血管平滑肌细胞的 L 型钙通道，抑制细胞外 Ca^{2+} 内流。

(3) 调节 NO、血管紧张素的分泌：天麻钩藤饮能提高肝阳上亢证高血压模型大鼠血清 NO 和 NOS 的含量，降低血管紧张素(Ang)的含量，进而保护和调节血管内皮分泌功能。

2. 抑制心肌重构　天麻钩藤饮具有明显的抑制心肌纤维化作用，能提升大鼠血清心脏 MMP-1 水平，降低其抑制物 TIMP-1 的水平，从而促进心肌胶原的降解。天麻钩藤饮能减缓或逆转高血压心肌纤维化，其机制可能与抑制心肌中 TGF-β1 和 IGF-1 的表达有关。

3. 镇静、镇痛　天麻钩藤饮能协同戊巴比妥的中枢抑制作用，减少小鼠自主活动、抗惊厥。天麻钩藤饮对醋酸所致小鼠扭体反应有抑制作用，并呈相应的量效关系。

4. 抗脑缺血　天麻钩藤饮能抗大鼠局灶性脑缺血，抑制血小板聚集，增加脑血流量，改善缺血区微循环，促进神经再生，改善大鼠的学习记忆能力。

二、其他药理作用

1. 抗帕金森病　天麻钩藤饮可改善帕金森病大鼠的神经行为学变化，还可抑制帕金森病模型大鼠多巴胺能神经元凋亡，其作用与促进 Bcl-2 表达和抑制 Bax 激活有关。

2. 抗氧化　天麻钩藤饮可抑制小鼠肝、心、脑组织过氧化脂质的生成，降低缺血大鼠脑组织匀浆中的 MDA 含量，提高 SOD 活性。

三、不良反应与安全性评价

小鼠腹腔注射和灌胃给药天麻钩藤饮的 LD_{50} 分别为 58.04 g/kg 和 537.8 g/kg，后者为临床用药剂量的 208 倍。

天麻钩藤饮降血压机制的研究

四、临床应用

1. 原发性高血压　天麻钩藤饮在降低患者血压水平的同时又可改善患者的伴随症状，如头痛、眩晕、失眠等。

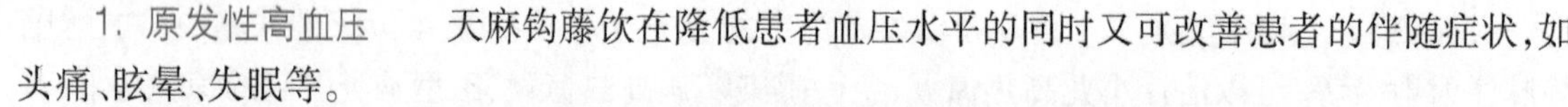

2. 脑卒中　天麻钩藤饮配合针灸治疗患者脑卒中效果显著。

3. 面部痉挛　天麻钩藤饮治疗面部痉挛效果显著，可有效降低面部抽搐频率。

4. 椎动脉型颈椎病　天麻钩藤饮加葛根可有效治疗椎动脉型颈椎病。

【小结】

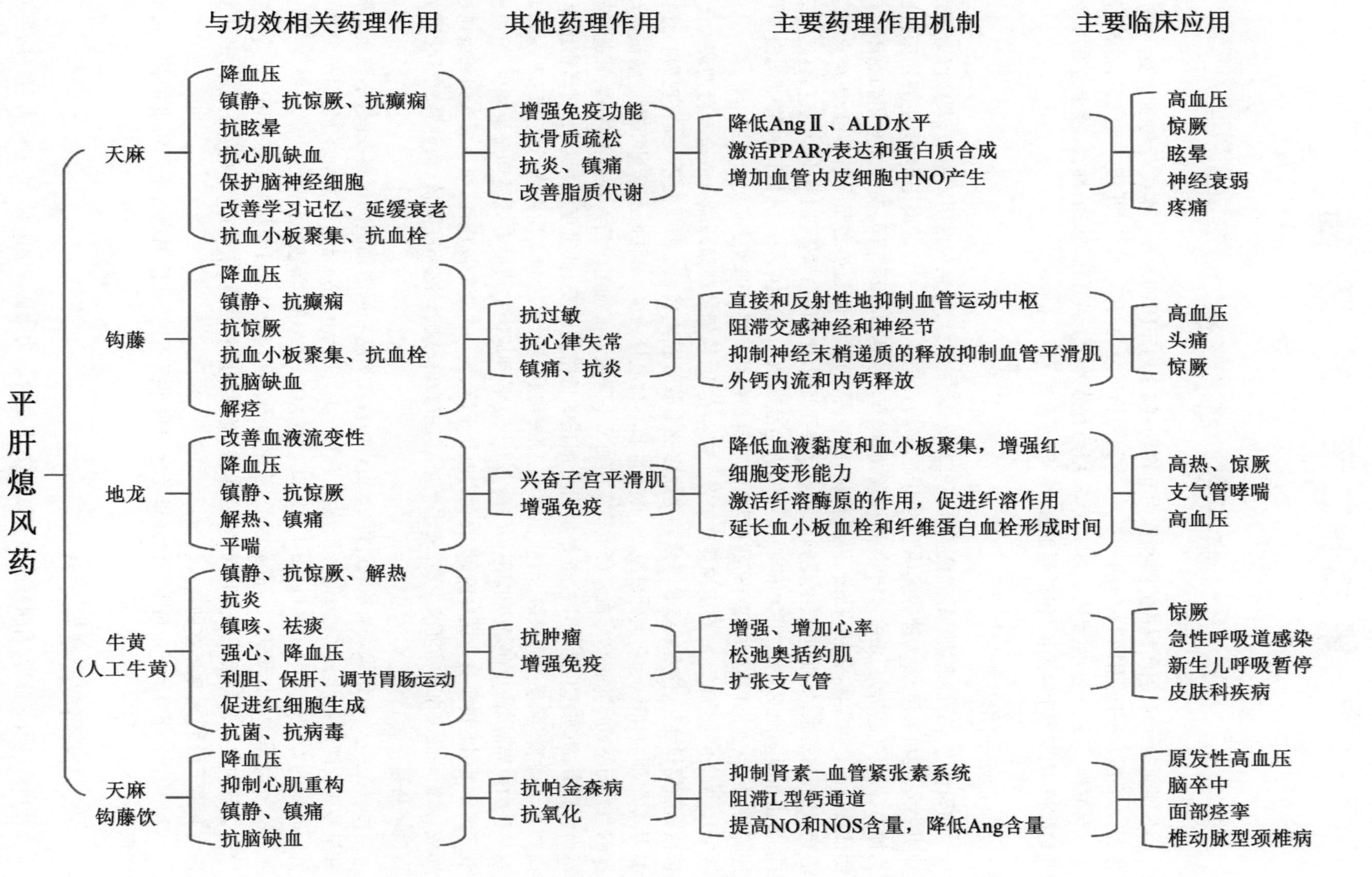
与功效相关药理作用
其他药理作用
主要药理作用机制
主要临床应用
平肝熄风药
天麻
降血压
镇静、抗惊厥、抗癫痫
抗眩晕
抗心肌缺血
保护脑神经细胞
改善学习记忆、延缓衰老
抗血小板聚集、抗血栓
增强免疫功能
抗骨质疏松
抗炎、镇痛
改善脂质代谢
降低Ang Ⅱ、ALD水平
激活PPARγ表达和蛋白质合成
增加血管内皮细胞中NO产生
高血压
惊厥
眩晕
神经衰弱
疼痛
钩藤
降血压
镇静、抗癫痫
抗惊厥
抗血小板聚集、抗血栓
抗脑缺血
解痉
抗过敏
抗心律失常
镇痛、抗炎
直接和反射性地抑制血管运动中枢
阻滞交感神经和神经节
抑制神经末梢递质的释放抑制血管平滑肌
外钙内流和内钙释放
高血压
头痛
惊厥
地龙
改善血液流变性
降血压
镇静、抗惊厥
解热、镇痛
平喘
兴奋子宫平滑肌
增强免疫
降低血液黏度和血小板聚集，增强红
细胞变形能力
激活纤溶酶原的作用，促进纤溶作用
延长血小板血栓和纤维蛋白血栓形成时间
高热、惊厥
支气管哮喘
高血压
牛黄
（人工牛黄）
镇静、抗惊厥、解热
抗炎
镇咳、祛痰
强心、降血压
利胆、保肝、调节胃肠运动
促进红细胞生成
抗菌、抗病毒
抗肿瘤
增强免疫
增强、增加心率
松弛奥括约肌
扩张支气管
惊厥
急性呼吸道感染
新生儿呼吸暂停
皮肤科疾病
天麻
钩藤饮
降血压
抑制心肌重构
镇静、镇痛
抗脑缺血
抗帕金森病
抗氧化
抑制肾素-血管紧张素系统
阻滞L型钙通道
提高NO和NOS含量，降低Ang含量
原发性高血压
脑卒中
面部痉挛
椎动脉型颈椎病

—•笔记栏•—

第二十二章　开窍药

—·笔记栏·—

第二十二章授课视频及习题

第一节　概　　述

凡能通关开窍、启闭醒神的药物称为开窍药，临床用于闭证治疗。本类药物多性温，味辛，芳香，入心经。根据药性和主治病证不同，本类药物可分为两类：① 凉开药，味辛、苦，性凉，善于开窍醒神，清热止痛，主要用于热闭证，常用药有冰片；② 温开药，味辛，性温，善于芳香辟秽，开窍醒神，主要用于寒闭证，包括麝香、石菖蒲、苏合香等。

一、对主治病证的认识

中医认为，热毒、痰浊、风阳、瘀血等邪气壅盛，蒙闭清窍，导致气血阴阳逆乱，蒙蔽清窍而致神明失司，神机失用，发为神昏或昏厥的病证，即为窍闭神昏证。该证属于实证，主要临床特征为神志昏迷、气息粗大、牙关紧闭、两手握拳、脉搏有力。因其病因不同，又分为寒闭和热闭。热闭证常兼见高热烦躁、谵语、抽搐、舌红苔黄、脉数等表现，多由温热之邪内陷心包，或痰火内蒙心窍，或肝阳暴张，气血逆乱，上犯脑府所致。寒闭证常兼见面白唇青、四肢不温、苔白脉迟等表现，多由寒湿痰浊或秽浊之气内陷心包及气机逆乱所致。现代医学认为，窍闭神昏证与血流供应障碍、炎症、血脑屏障功能障碍及神经功能障碍等多种生理病理改变有关。

1. 血流供应障碍　窍闭神昏证患者大多存在心、脑等局部循环障碍或全身微循环障碍。包括冠脉粥样硬化、栓塞或痉挛等致一支或多支血管管腔狭窄和心肌供血不足，表现为心脏收缩力减弱，顺应性减低，射血分数减低，心搏量和心排血量减少，动脉血氧含量下降。脑供血动脉的急性闭塞或严重狭窄或血管严重狭窄伴血压下降致局部脑组织持续地低灌注，血管造影显示血管狭窄、闭塞，CT 和 MRI 检查显示病变部位的低密度改变、低密度梗死区出现高密度影。高血压、凝血障碍、动脉瘤破裂、动静脉畸形、脑海绵状畸形等致脑实质内血管破裂，CT 检查显示颅脑内边界清晰的圆形或卵圆形均匀高密度区。各种原因造成的有效循环血量减少，组织血液灌流不足引起的全身微循环障碍，表现为血压下降、循环血管低反应性、血小板聚集和微血栓形成、微循环灌注血管密度减少、乳酸水平增高、中心静脉血氧饱和度降低、动静脉二氧化碳分压差增高等。

2. 炎症　在组织缺血缺氧过程中，出现中性粒细胞和巨噬细胞的聚集浸润，小胶质细胞和星型胶质细胞活化，表现为促炎细胞因子 IL－1β、IL－6、TNF－α 和 CXC 趋化因子配体 1 [chemokine(C－X－C motif) ligand 1, CXCL1]、CXCL2、CXCL5 等表达升高。

3. 血脑屏障功能障碍　促炎因子、趋化因子、凝血酶、中性粒细胞来源的 MMP－9 等改变脑微血管内皮细胞骨架，破坏细胞间紧密连接，降解细胞外基质，增加血脑屏障通透性，破坏脑内水和离子稳态，形成脑水肿。

4. 神经功能障碍　窍闭神昏证患者常出现半身不遂、言语困难等不同程度的神经功能缺损。

二、主要研究模型与方法

开窍药以通关开窍、启闭醒神为主要功效，其适应证为闭证。中医有“心主神明”和“脑为元神之府”的认识，结合开窍药的功效和闭证临床表现的病理生理基础，针对开窍药的药理学研究主要集中在中枢神经系统和循环系统。

1. 开脑窍——对中枢神经系统作用

(1) 调节血脑屏障结构和功能：建立脑微血管内皮细胞、周细胞和星型胶质细胞共培养体外血脑屏障模型，通过检测细胞跨膜电阻值、荧光素钠通透性，结合 LC - MS 技术，观察药物影响血脑屏障结构的基本特性。应用正常大鼠，或建立大鼠大脑中动脉栓塞、大脑中动脉栓塞再灌注模型，采用透射电镜、荧光示踪结合微透析技术，观察药物对血脑屏障细胞间紧密连接、细胞内囊泡等血脑屏障病理形态和超微结构的变化；采用分子生物学方法或免疫荧光组化技术观察药物对 P - gp 等转运蛋白、水通道蛋白等血脑屏障功能相关蛋白的影响，探讨开窍药的作用机制。

(2) 保护神经血管单元：建立脑缺血、缺氧等动物模型，或是糖氧剥夺、过氧化物损伤的细胞模型，采用电化学方法测定脑组织、脑脊液及神经元中神经递质及其代谢物的含量，观察药物对神经递质代谢的影响；采用荧光探针和生化检测技术测定脑组织中能量代谢酶活性，有氧呼吸和糖酵解的水平，观察药物对神经元能量代谢的影响；采用荧光探针或同位素标记方法检测脑组织钙平衡系统功能和钙分布，观察药物对脑组织细胞内钙浓度的影响；采用流式细胞技术或生化检测方法测定脑组织中氧化还原系统功能和相关抗氧化酶活性，观察药物对自由基代谢的影响；通过酶联免疫吸附方法测定脑组织和神经元、小胶质细胞中炎症因子的变化，观察药物对脑内炎症反应的影响。

2. 开心窍——对循环系统作用

(1) 血液流变学：采集家兔耳缘静脉血浆，应用毛细血管黏度计、血液流变分析仪等测定、分析药物对血浆黏度、高切全血黏度和低切全血黏度等血液流变学参数的影响。采集家兔耳缘静脉制备富血小板血浆，应用血小板聚集仪测定药物对胶原、ADP 等不同诱导剂诱导血小板聚集的影响。采用 Chandler 环体外法建立体外血栓形成试验，观察药物对体外血栓的长度、湿重和干重的影响。

(2) 保护心肌组织：建立冠状动脉结扎、腹腔注射异丙肾上腺素致心肌缺血动物模型，或是缺氧复氧、阿霉素损伤所致的细胞模型，采用免疫组化染色测定心肌损伤面积、心肌纤维结构、炎症细胞浸润，观察药物对心肌组织病理形态学改变的影响；采用影像检查技术测定心脏结构、室壁活动度和血流信息、观察药物对心脏结构和功能的影响；采用生化检测技术测定心肌组织中心肌酶、SOD 和 MDA 的含量变化，观察药物对心肌细胞损伤、自由基清除和脂质过氧化的影响；采用荧光探针结合流式细胞分析或荧光成像测定线粒体膜电位，观察药物对线粒体结构和功能的影响。

三、主要药理作用

1. 调节中枢神经系统功能　开窍药对中枢神经系统作用，常因药物及其成分、给药途径和剂量、动物种属及机体功能状态的不同而表现为兴奋或抑制作用。石菖蒲、冰片、安宫牛黄丸等开窍方药对中枢多表现为镇静作用，麝香对中枢既有兴奋作用又有抑制作用，麝香酮多次给药可缩短戊巴比妥钠引起的睡眠时间。

2. 抗脑缺血　开窍药及其成分易通过血脑屏障，发挥神经保护作用。麝香能减轻缺血神经元超微结构的异常，麝香酮调节单胺类神经递质的降解，改善中枢神经系统功能。冰片对缺血脑组织具有保护作用，其作用机制与调节血脑屏障通透性的异常改变，减轻氧化应激损伤，抑制炎症反应，减少神经细胞凋亡，促进神经发生。石菖蒲提取物对缺血再灌注损伤神经元有保护作用，其机制与调节脑内氧化-还原反应失衡，促进抗氧化稳态的恢复，减少氧化应激损伤，降低兴奋性氨基酸神经毒性作用，降低神经元内的钙超载并维持线粒体膜电位，改善线粒体质子泵活性和能量代谢异常等相关。

3. 改善认知功能　开窍方药一般具有益智作用，可改善多种认知功能障碍动物的学习记忆能力。麝香酮改善痴呆动物记忆能力的减退，其机制与提高痴呆鼠细胞内钙摄取量、提高血

—•笔记栏•—

清 SOD 活性、脑组织 MDA 含量及 MAO 活性有关。石菖蒲挥发油成分 α-细辛醚和 β-细辛醚对东莨菪碱、亚硝酸钠、乙醇、铝损伤致记忆障碍模型均有不同程度的改善作用,其机制与增加脑组织中 ACh 含量,减轻小胶质细胞介导的神经炎症反应,抑制海马中 Glu 兴奋性毒性,修复神经突触可塑性相关。

4. 抗心肌缺血　石菖蒲挥发油成分 β-细辛醚改善心肌缺血再灌注损伤大鼠的心脏功能,提高射血分数,其机制与抑制炎症反应和心肌细胞凋亡相关。冰片和苏合香均能够改善急性心肌梗死大鼠的心电图和心肌酶谱异常和左心室功能,减轻缺血所致心肌损伤。

5. 抗炎　麝香、冰片等均有抗炎作用。麝香对急性、慢性炎症均有抑制作用,抑制炎症病理发展过程中的血管通透性提高、白细胞游走和肉芽肿形成等。冰片抗炎镇痛作用明显,减轻术后伤口疼痛,降低痤疮丙酸杆菌致大鼠耳郭肿胀度和机械痛阈,其机制与减少巨噬细胞和淋巴细胞浸润,抑制炎症因子释放和疼痛神经信号传递有关。

综上所述,与开窍方药通关开窍、启闭醒神等功效相关的药理作用为调节中枢神经系统功能、抗脑缺血、改善认知功能、抗心肌缺血、抗炎等药理作用。主要的物质基础有麝香酮、α-细辛醚和 β-细辛醚等。

常用开窍药的主要药理作用见表 22-1。

表 22-1　常用开窍药主要药理作用总括表

药　物	对中枢神经系统的作用	抗脑缺血	改善认知功能	抗心肌缺血	抗炎	其　他　作　用
麝香	±	+	+	+	+	兴奋呼吸中枢、抗血小板聚集、兴奋子宫
石菖蒲			+	+		解痉、抗病原微生物
冰片		+		+	+	镇痛、抗菌、抗病毒、促渗透、抗生育、提高血脑屏障通透性
苏合香		+		+		抗血小板聚集、抗血栓
安宫牛黄丸	+	+			+	抗动脉粥样硬化

第二节　常 用 中 药

麝香(Shexiang, MOSCHUS)

麝香为鹿科动物林麝 *Moschus berezovskii* Flerov、马麝 *Moschus sifanicus* Przewalski 或原麝 *Moschus moschiferus* Linnaeus 成熟雄体香囊中的干燥分泌物。麝香含有大环酮类、含氮杂环类、甾体类和多肽类化合物、脂肪酸和酯类化合物、无机化合物等。主要芳香成分为属大环酮类化合物的麝香酮(muscone)和降麝香酮(normuscone)。麝香,性辛、温,味苦,归心、脾经。具有开窍醒神,活血通经,消肿止痛的功效。临床用于治疗热病神昏,中风痰厥,气郁暴厥,中恶昏迷,经闭,癥瘕,难产死胎,胸痹心痛,心腹暴痛,跌扑伤痛,痹痛麻木,痈肿瘰疬,咽喉肿痛。

一、与功效相关的药理作用

1. 调节中枢神经系统功能　麝香对中枢神经系统表现为兴奋和抑制的双向调节作用,这种调节作用与麝香的给药剂量和机体的功能状态密切相关。一般情况下,小剂量兴奋中枢,大剂量抑制中枢;对处于抑制状态的中枢有兴奋作用,对处于兴奋状态的中枢有抑制作用。麝香和麝香酮缩短大鼠腹腔注射戊巴比妥钠后的睡眠时间,其机制与激活肝微粒体羟化酶,加速肝脏内戊巴比妥钠的代谢有关。麝香酮减少小鼠腹腔注射士的宁后 30 min 内的惊厥次数。

2. 抗脑缺血　人工麝香对脑卒中具有明显的保护作用,能够降低急性局灶性脑缺血再灌注损伤大鼠的死亡率、改善神经行为学评分和减少脑梗死体积。麝香酮下调局灶性脑缺血模型大鼠梗死体积,下调缺血海马神经元谷氨酸转运体 EAAC1 mRNA 的表达,减少逆向转运 Glu,减轻脑缺血时兴奋性神经毒性。麝香和麝香石油醚提取部位改善脑缺血再灌注损伤小鼠血脑屏障通透性的异常增高;麝香保护脑缺血再灌注损伤大鼠血脑屏障结构完整,其机制与下调 VEGF、MMP－9 水平有关。

3. 改善认知功能　麝香酮改善东莨菪碱致痴呆大鼠和小鼠、*D*－半乳糖致痴呆小鼠、APP/PS1 小鼠学习记忆能力的减退,该作用与提高痴呆大鼠、小鼠细胞内钙摄取量,提高血清 SOD 活性,抑制 MAO 活性,降低脑组织 MDA 含量,增强神经突触可塑性有关。麝香酮减轻早期创伤性脑损伤大鼠神经元凋亡,提高学习记忆能力,改善神经功能缺失。

4. 抗心肌缺血　麝香改善阻断冠状动脉引起的大鼠急性心肌缺血,减少心肌梗死面积,抑制 LDH 和 CK。麝香酮降低心肌缺血再灌注损伤大鼠心肌细胞中 LDH、CK 和 MDA 的表达,增加 SOD 的释放,抑制心肌细胞外 Ca^{2+} 内流、Caspase－3 的活性并上调抗凋亡蛋白 Bcl－2 表达。

5. 抗血小板聚集　人工麝香抑制寒凝血瘀大鼠血小板聚集,延长凝血酶时间、凝血酶原时间和凝血活酶时间。

6. 耐缺氧　麝香和人工麝香延长亚硝酸盐中毒、减压缺氧等急性缺氧损伤小鼠的存活时间。麝香注射液延长常压缺氧小鼠的存活时间,延长急性呼吸停止后脑电波的存在时间。

7. 抗炎　麝香酮抑制弗氏完全佐剂诱导的小鼠慢性炎性疼痛,抑制 LPS 诱导的小胶质细胞的活化和 IL－6、TNF－α 等促炎症细胞因子的表达,其机制与麝香酮通过调节 NOX4/JAK2－STAT3 通路和 NLRP3 炎症小体,抑制小胶质细胞激活介导的炎症反应有关。

8. 兴奋子宫　麝香对离体和在体子宫均有兴奋作用,增强子宫收缩力,加速收缩频率,对妊娠后期的子宫作用更加明显。人工合成麝香酮具有抗早孕作用,可终止小鼠妊娠,该作用与抑制孕激素生成相关。

二、其他药理作用

促进损伤修复　麝香酮通过影响骨髓间充质干细胞的迁移和分化促进骨损伤的修复。麝香酮促进酒精诱导的股骨头坏死大鼠和骨髓间充质干细胞中碱性磷酸酶活性,上调成骨基因 *COL1* 和 *OCN* 基因表达,增强骨密度,促进骨髓间充质干细胞分化能力。麝香酮可促进外源性骨髓间充质干细胞在颅骨损伤大鼠体内的迁移。

三、中药药动学

麝香酮静脉给药后,在大鼠体内符合二室开放模型,而在家兔和犬体内符合三室开放模型,大鼠灌胃给药后符合二室模型。麝香酮经口给药吸收快,血和脑中 T_{max} 均为 1.5 h;静脉注射后药物快速向各组织分布,5~15 min 后大脑、心、脾、肝、肾和肺浓度达峰,肝中浓度最高;在大鼠、兔和犬体内分布容积分别为 22、51 和 7 L/kg 左右, $t_{1/2}$ 分别为 2、5 和 6 h 左右。

四、不良反应与安全性评价

小鼠静脉注射麝香酮的 LD_{50} 为 152~172 mg/kg,腹腔注射的 LD_{50} 为 270~290 mg/kg。麝香酮对斑马鱼胚胎发育有毒性作用,表现为鱼体脊柱弯曲、心包水肿发育异常。

五、现代应用

1. 冠心病、心绞痛　麝香保心丸、牛黄清心丸等用于治疗冠心病、心绞痛等。

—•笔记栏•—

人工麝香的研制与业化

2. 风湿性关节炎、类风湿性关节炎　麝香风湿胶囊、大活络丹等用于治疗风湿性关节炎、类风湿性关节炎。

3. 咽喉肿痛　含麝香的六神丸等用于治疗口炎、口疮、扁桃体炎所致咽喉肿痛。

此外，麝香还可用于治疗外伤、白癜风、小儿麻痹等。

石菖蒲(Shichangpu，ACORI TATARINOWII RHIZOMA)

石菖蒲为天南星科植物石菖蒲 *Acorus tatarinowii* Schott 的干燥根茎。石菖蒲含有多种挥发油，主要为β-细辛醚(β-asarone)、α-细辛醚(α-asarone)、石竹烯(caryophyllene)、α-葎草烯(α-humulene)、石菖醚(sekishone)等。石菖蒲，性温，味苦、微辛，气芳香，归心、胃经。具有开窍豁痰，醒神益智，化湿开胃的功效。临床用于治疗神昏癫痫，健忘失眠，耳鸣耳聋，脘痞不饥，噤口下痢。

一、与功效相关的药理作用

1. 镇静　石菖蒲水提液和挥发油能够降低大鼠脑电图频率和振幅。石菖蒲水提液和醇提液有协同戊巴比妥钠睡眠作用，表现为快速入睡和睡眠持续时间延长。β-细辛醚减少小鼠自主活动，缩短戊巴比妥钠睡眠持续时间。

2. 抗惊厥、抗癫痫　石菖蒲挥发油能延长士的宁致惊厥小鼠的潜伏期，减少惊厥次数，小鼠用药后出现自发活动减少。石菖蒲水提液和去油水煎液延长士的宁致惊厥小鼠的死亡潜伏期及死亡时间并降低惊厥小鼠死亡率。石菖蒲挥发油、水提液和去油水煎液降低谷氨酸钠所致小鼠惊厥的发生率，缩短小鼠惊厥持续时间。石菖蒲挥发油对电刺激皮层、海人酸致惊厥大鼠，休克、戊四唑致惊厥小鼠均有对抗作用，对癫痫大、小发作均有一定疗效，其机制可能与石菖蒲挥发油调控海马 PKC 表达从而减少神经元凋亡相关。石菖蒲及α-细辛醚抑制戊四氮诱发的幼鼠癫痫发作和额叶皮层的异常放电。

3. 改善认知功能　石菖蒲去油煎剂、总挥发油、α-细辛醚和β-细辛醚对各类型记忆障碍模型均有不同程度的改善作用，明显提高学习记忆能力。石菖蒲水提醇沉液能够促进正常小鼠的记忆获得，改善东莨菪碱、亚硝酸钠和乙醇诱发的记忆获得、巩固和再现障碍。石菖蒲水提醇沉液改善 $AlCl_3$ 致痴呆大鼠学习记忆能力，海马 CA3 区突触后膜致密物质增厚。石菖蒲挥发油和β-细辛醚改善 NIH 老年小鼠学习记忆障碍，其机制与降低脑内 AChE 活性，增加 ACh 含量，促进 *c-jun* 基因表达相关。石菖蒲水溶性部位与挥发油部位均能改善 $A\beta_{1-42}$ 致阿尔茨海默病小鼠学习记忆能力。β-细辛醚改善海马区注射 Aβ 致阿尔茨海默病大鼠、APP/PS1 双转基因阿尔茨海默病小鼠、*D*-半乳糖诱导衰老大鼠和 $AlCl_3$ 损伤致阿尔茨海默病大鼠的学习记忆障碍。

4. 抗脑缺血　石菖蒲挥发油、β-细辛醚、乙醚提取液、醋酸乙酯提取液、正丁醇提取液、水提液 6 个有效部位均能降低缺血再灌注损伤大鼠脑含水量，减轻大鼠脑水肿。α-细辛醚和β-细辛醚能够快速透过血脑屏障入脑，作用于缺血部位。α-细辛醚和β-细辛醚能够减小脑缺血灌注损伤大鼠/小鼠脑梗死体积，改善脑水肿和神经行为学评分，促进神经功能恢复，降低死亡率。

5. 抗抑郁　石菖蒲能够缩短小鼠悬尾试验和大鼠强迫游泳试验的不动时间，石菖蒲水提物能够减少大鼠在获得性无助后的逃避次数。

6. 抗心肌缺血　β-细辛醚能够减少缺血再灌注损伤大鼠的心肌梗死面积，改善左心室功能，提高射血分数，其机制与抑制炎症反应和 NLRP3 炎症小体介导的心肌细胞凋亡相关。

7. 调节脂代谢　石菖蒲挥发油和β-细辛醚能够改善高黏血症模型大鼠全血低切黏度和

血浆黏度,降低动脉粥样硬化大鼠血清 TC 和 LDL－C 水平。

8. 解痉　石菖蒲去油煎剂、总挥发油、α－细辛醚和 β－细辛醚能抑制离体家兔肠管的自发性收缩,拮抗 ACh、磷酸组胺和氯化钡诱发的肠管痉挛。石菖蒲挥发油、α－细辛醚和 β－细辛醚能够延长卵蛋白雾化吸入致豚鼠哮喘发作潜伏期和跌倒潜伏期,拮抗组胺和 ACh 引起的平滑肌收缩。

二、中药药动学

石菖蒲挥发油给药后,β－细辛醚在小鼠体内符合二室模型,T_{max} 为 10 min, $t_{1/2\alpha}$ 为 6.5 min, $t_{1/2\beta}$ 为 93.6 min, β－细辛醚在小鼠体内绝对生物利用度为 26%。石菖蒲挥发油给药后,β－细辛醚在新西兰兔体内符合二室模型,$t_{1/2\alpha}$ 为 18.3 min, $t_{1/2\beta}$ 为 114.5 min,在新西兰兔体内绝对生物利用度为 9%。β－细辛醚灌胃给药在大鼠体内符合一室模型,T_{max} 为 12 min, $t_{1/2}$ 为 54 min,易通过血脑屏障。在大鼠中静脉内注射 β－细辛醚(2.22 mg/kg)和 α－细辛醚(2.36 mg/kg)的 $t_{1/2}$ 分别为 13.40、28.88 min, *CL* 为 0.196、0.112 mL·kg/min。

三、不良反应与安全性评价

石菖蒲挥发油小鼠灌胃、腹腔注射和皮下注射的 LD_{50} 分别为 4.706、0.23、0.157 mL/kg;水煎剂小鼠腹腔注射的 LD_{50} 为 53 g/kg; α－细辛醚小鼠腹腔注射的 LD_{50} 为 332.5 mg/kg。α－细辛醚对鼠伤寒沙门菌 *TA98*、*TA100* 有致突变效应,以 185.2 mg/kg 给大鼠灌胃后可出现骨髓细胞染色体畸变率增加。

四、现代应用

1. 中枢性昏迷　以石菖蒲为主的复方如涤痰汤、温胆汤、生铁落饮等用于治疗中风、肺性脑病、乙型脑炎所致昏迷。

2. 癫痫　石菖蒲配伍人参、远志、茯苓治疗癫痫发作。

3. 失眠、健忘　开心散、安神定志丸等用于治疗失眠、健忘等情志疾病。

4. 肠炎　石菖蒲汤等用于治疗肠炎、痢疾等属肠道湿热者。

此外,石菖蒲也可用于治疗支气管哮喘、痴呆、突发性耳聋、跌打损伤、风湿痹痛等。

冰片(Bingpian, BORNEOLUM)

冰片为樟科植物樟 *Cinnamomum cam phora*(L.)Presl 的新鲜枝、叶经提取加工制成(天然冰片);或以松节油、樟脑为原料,用化学方法合成的人工合成品(机制冰片或合成龙脑)。天然冰片主要成分为右旋龙脑(*D*-borneol);机制冰片主要成分为龙脑(borneol)和异龙脑(isoborneol)(龙脑的差向异构体),其整体构成冰片的外消旋体。冰片,性凉,味辛、苦,归心、脾、肺经。具有开窍醒神,清热止痛的功效。临床用于治疗热病神昏,惊厥,中风痰厥,气郁暴厥,中恶昏迷,胸痹心痛,目赤,口疮,咽喉肿痛,耳道流脓。

一、与功效相关的药理作用

1. 抗脑缺血　冰片对大鼠、小鼠实验性脑缺血具有保护作用,降低脑组织的含水量和血脑屏障通透性,改善神经功能评分,减少梗死体积,增强 SOD 活性、降低 MDA 活性从而减轻氧化应激损伤,降低促炎因子 TNF－α 等的表达来抑制炎症反应,减少神经细胞凋亡,发挥神经保护作用。

2. 镇痛、抗炎　局部外用冰片能够减轻术后患者的伤口疼痛。冰片降低痤疮丙酸杆菌致大鼠耳郭肿胀度和机械痛阈,减少巨噬细胞和淋巴细胞浸润,抑制 IL－6 和 TNF－α 蛋白和基因

—•笔记栏•—

表达。冰片中的龙脑或异龙脑抑制大鼠蛋清性足跖肿胀和巴豆油合剂涂耳致小鼠耳郭肿胀,该作用与拮抗 PG 和抑制炎症介质释放相关。

3. 抗心肌缺血　冰片能够改善急性心肌梗死大鼠的心电图异常和左心室功能,降低 B 型肌酸激酶(creatine kinase－MB, CK－MB)、LDH 等心肌酶活性,增强 SOD 活性。

4. 抗血小板聚集　冰片能够抑制血小板聚集,延长凝血酶原和凝血酶时间,其机制与抑制 5－HT 诱导的血小板内 Ca^{2+} 浓度升高相关。

5. 抗病原微生物　油剂和粉剂冰片对金黄色葡萄球菌、耐药性金黄色葡萄球菌和白色葡萄球菌均有较强的抑菌作用。冰片能够增厚中耳炎患者外耳道分泌物中分离的黑曲菌,其抗真菌的机制与破坏真菌细胞的结构而致真菌溶解死亡相关。

二、其他药理作用

促进药物吸收

(1) 促进药物透过血脑屏障：在生理状态下,冰片能够开放 SD 大鼠血脑屏障,以开放海马区与下丘脑区域最为明显。冰片也能够使脑微血管内皮细胞和星形胶质细胞共培养的体外血脑屏障的开放,促进 P－gp 底物地高辛和维拉帕米透过血脑屏障。在病理状态下,冰片能够促进黄芪、川芎嗪、葛根素、栀子苷等药物透过血脑屏障。

(2) 促进药物透过血眼屏障：冰片增加家兔房水及玻璃体中的伊文思蓝含量,提高血眼屏障通透性。

(3) 促进药物透过黏膜：冰片促进京尼平苷在鼻腔内的迅速吸收;冰片促进胰岛素透口腔黏膜的吸收。

(4) 促进药物透过皮肤：冰片对外用皮质激素、去角质剂、抗菌药和抗增生药等多种皮肤外用药有促皮渗透作用,提高外用药疗效。

(5) 促进药物透过胃肠道：冰片促进磷酸川芎嗪、盐酸小檗碱、木通皂苷 D 和罗丹明-123 在肠道的吸收,提高生物利用度,其机制与调节 P－gp、紧密连接蛋白和膜转运蛋白相关。

三、中药药动学

冰片给药后,血中检测到龙脑和异龙脑。冰片在胃肠道吸收迅速,并广泛分布于肝、肾、心、脑等血流丰富的组织,经胃肠大循环后极易透过血脑屏障。大鼠口服冰片后,冰片在血清和脑中 T_{max} 分别为 21、48 min, C_{max} 分别为 16.4、57.5 μg/g。小鼠静脉注射 ^{3}H－冰片 $t_{1/2\alpha}$ 为 2.8 min,小鼠口服或静脉注射 ^{3}H－冰片后 $t_{1/2\beta}$ 分别 18、5.3 h。冰片可经肝微粒体代谢成 4 种代谢产物,主要以原形从粪、尿排出, $t_{1/2}$ 为 2~5 h,多次给药后 $t_{1/2}$ 延长至 9 h 左右,冰片不仅通过肝、肾排泄,还可以通过肺从呼吸或其他途径排出。

四、不良反应与安全性评价

小鼠灌胃给予天然冰片后可出现短暂的兴奋状态,继而转入抑制,表现为昏睡不醒直至死亡。大鼠灌胃给予左旋龙脑后出现过度活动和翻正反射消失等表现。小鼠灌胃天然冰片、龙脑、异龙脑和合成冰片的 LD_{50} 分别为 2.72、2.879、2.269 和 2.507 g/kg。268.5~1 074 μmol/L 冰片致受精 48 h(48 hpf)斑马鱼胚胎出现脊柱弯曲、心囊水肿、卵黄囊水肿和游泳异常,增加受精 96 h(96 hpf)斑马鱼胚胎畸形率,提示高剂量冰片对斑马鱼胚胎发育有一定的影响,建议孕妇、哺乳期妇女和婴幼儿慎用含有冰片的药物。

五、现代应用

1. 冠心病、心绞痛　冠心苏合丸、苏冰滴丸等用于治疗冠心病、心绞痛。

2. 口腔溃疡、咽喉肿痛　冰硼散等少许吹敷患处，可消炎止痛，促进溃疡愈合，用于治疗口腔溃疡、咽喉肿痛。

3. 牙痛、头痛　牛黄上清丸、三香散等用于治疗牙痛、头痛。

此外，冰片还可治疗蛲虫病、烧伤烫伤和化脓性中耳炎。

—•笔记栏•—

冰片促进药物透过血-脑屏障的研究

苏合香（Suhexiang，STYRAX）

苏合香为金缕梅科植物苏合香树 *Liquidambar orientalis* Mill. 的树干渗出的香树脂经加工精制而成。苏合香粗制品主要为树脂和油状液体。树脂由树脂酯类及树脂酸类组成，树脂酯为树脂醇类与桂皮酸（cinnamic acid）苯甲酸（benzoic acid）结合而成的酯类；树脂酸主要为齐墩果酮酸（oleanonic acid）。油状液体大多由芳香族化合物和萜类化合物组成，芳香族化合物主要为桂皮酸及其酯类，萜类主要为单萜及倍半萜类。油状液体的主要成分包括 α-蒎烯（α-pinene）、β-蒎烯（β-pinene）、月桂烯（myrcene）、莰烯（camphene）、柠檬烯（limonene）、异松油烯（terpinolene）、桂皮醛（cinnamaldwhyde）等。苏合香，性温，味辛，归心、脾经。具有开窍、辟秽、止痛的功效。临床用于治疗中风痰厥，猝然昏倒，胸痹心痛，胸腹冷痛，惊痫。

一、与功效相关的药理作用

1. 抗脑缺血　苏合香耐常压缺氧，延长常压缺氧下小鼠的存活时间。苏合香降低脑缺血再灌注模型大鼠脑含水量、减轻缺血脑组织的氧化应激损伤和 NO 诱导的神经毒性，抑制炎症介质释放，改善缺血侧脑组织形态结构改变。

2. 抗心肌缺血　苏合香减少心脏冠状动脉左前降支结扎大鼠心肌梗死面积，改善心肌细胞坏死，降低左心室舒张末压和左心室内压均值，降低 CK-MB、LDH 和 AST 活性，抑制心肌细胞凋亡。

3. 抗血小板聚集　苏合香降低大鼠血液黏度和红细胞压积，降低血小板聚集，改善大鼠血液流变学。苏合香脂及其成分桂皮酸对胶原、ADP 和 AA 诱导的血小板聚集均有明显的抑制作用。苏合香缩短家兔体外血栓形成的长度，减轻血栓重量。苏合香能够延长体内和体外血浆复钙时间、凝血酶原时间和白陶土部分凝血活酶时间，降低血浆纤维蛋白原含量，促进纤溶酶活性。

4. 抑制子宫平滑肌　苏合香对大鼠在体和离体子宫平滑肌有抑制作用。

二、中药药动学

苏合香经口服给药后，其主要成分肉桂酸在大鼠体内符合一室模型。口服吸收速度快，血中 T_{max} 为 0.30 h，表观分布容积为 60.76 L/kg，$t_{1/2}$ 为 6.74 h。

三、不良反应与安全性评价

新生儿服用过量苏合香丸可出现呼吸抑制，ALT、AST 升高；严重时伴呼吸节律不齐，轻度发绀，双眼睑水肿，甚至出现弥漫性脑水肿。

四、现代应用

1. 脑卒中　苏合香丸等用于改善缺血性脑卒中的症状。

2. 冠心病、心绞痛　冠心苏合丸、苏冰滴丸等用于治疗冠心病、心绞痛，可解除胸闷，改善心电图，减轻心绞痛症状。

—•笔记栏•—

第三节 常用方剂

安宫牛黄丸

安宫牛黄丸源于清代吴瑭的《温病条辨》，全方由牛黄、水牛角、麝香、珍珠、朱砂、雄黄、黄连、黄芩、栀子、郁金和冰片等组成。安宫牛黄丸具有清热解毒，镇惊开窍的功效。常用于治疗热病，邪入心包，高热惊厥，神昏谵语。

一、与功效相关的药理作用

1. 镇静　安宫牛黄丸增强戊巴比妥钠或硫喷妥钠对中枢神经系统的抑制作用，延长小鼠睡眠时间。安宫牛黄丸对抗苯丙胺的中枢兴奋作用，减少小鼠自发活动。

2. 解热　安宫牛黄丸对伤寒菌苗，伤寒、副伤寒甲和乙三联菌苗所致家兔发热具有解热作用，作用可持续至药后5 h。

3. 抗脑卒中　安宫牛黄丸对缺血性脑卒中、出血性脑卒中和颅脑外伤具有明显的保护作用。安宫牛黄丸能够降低大脑中动脉栓塞和大脑中动脉缺血再灌注大鼠的脑梗死体积，改善脑水肿，降低脑组织中的LDH和MDA含量，升高SOD活性和GSH含量，减少炎症介质释放，抑制神经元凋亡而对脑缺血发挥保护作用。安宫牛黄丸对尾状核注入自体股动脉血、胶原酶等所致大鼠脑出血损伤也具有保护作用，改善大鼠神经功能障碍，减轻脑水肿，抑制NOS活性，降低兴奋性Glu、MMP－9和TNF－α表达。安宫牛黄丸改善脑外伤大鼠血脑屏障形态结构异常，减轻脑水肿和脑梗死体积，抑制神经元凋亡，提高记忆提取能力。

4. 抗炎　安宫牛黄丸及其所含的雄黄能够抑制LPS诱发的神经小胶质细胞的活化，下调TNF－α、iNOS、IL－1β和COX－2的基因和蛋白质表达，拮抗LPS引起的脑内炎症反应。

5. 抗动脉粥样硬化　安宫牛黄丸改善高脂饮食诱导的$ApoE^{-/-}$小鼠动脉粥样硬化的发展，抑制慢性炎症，减少斑块胶原纤维，减少炎症细胞浸润相关。

二、中药药动学

大鼠灌胃安宫牛黄丸后，朱砂中的汞T_{max}约为0.5 h，主要分布在血液和肾脏中；雄黄中的砷T_{max}约为1 h，主要分布于血液中。大鼠灌服安宫牛黄丸24 h后，约83%的汞和25%的砷经由粪便排出。通过研究天然牛黄和安宫牛黄丸中胆汁酸中药药动学发现，安宫牛黄丸中某些非牛黄成分可促进天然牛黄胆汁酸的吸收与组织分布。

三、不良反应与安全性评价

安宫牛黄丸（6倍临床用量）及等量的朱砂、雄黄与氯化汞、甲基汞、亚砷酸钠和砷酸氢二钠分别对小鼠连续灌胃8周，安宫牛黄丸、朱砂和雄黄的肝、肾毒性远低于常见的汞化物和砷化物，提示汞、砷的体内过程和毒性与其化学形式及在相应组织蓄积的程度相关。

四、现代应用

安宫牛黄丸的研究进展

1. 脑卒中　在常规治疗的基础上，安宫牛黄丸口服或鼻饲改善缺血性、出血性脑卒中及颅脑外伤所致昏迷、手足抽搐等症状。

2. 急性感染性疾病伴高热、昏迷　安宫牛黄丸缓解流行性脑脊髓膜炎、乙型脑炎、中毒性肺炎等所致的高热、惊厥、抽搐，甚至是意识障碍。

此外，安宫牛黄丸还可用于肺性脑病、肝性脑病、肝炎、癫痫等。

—•笔记栏•—

【小结】

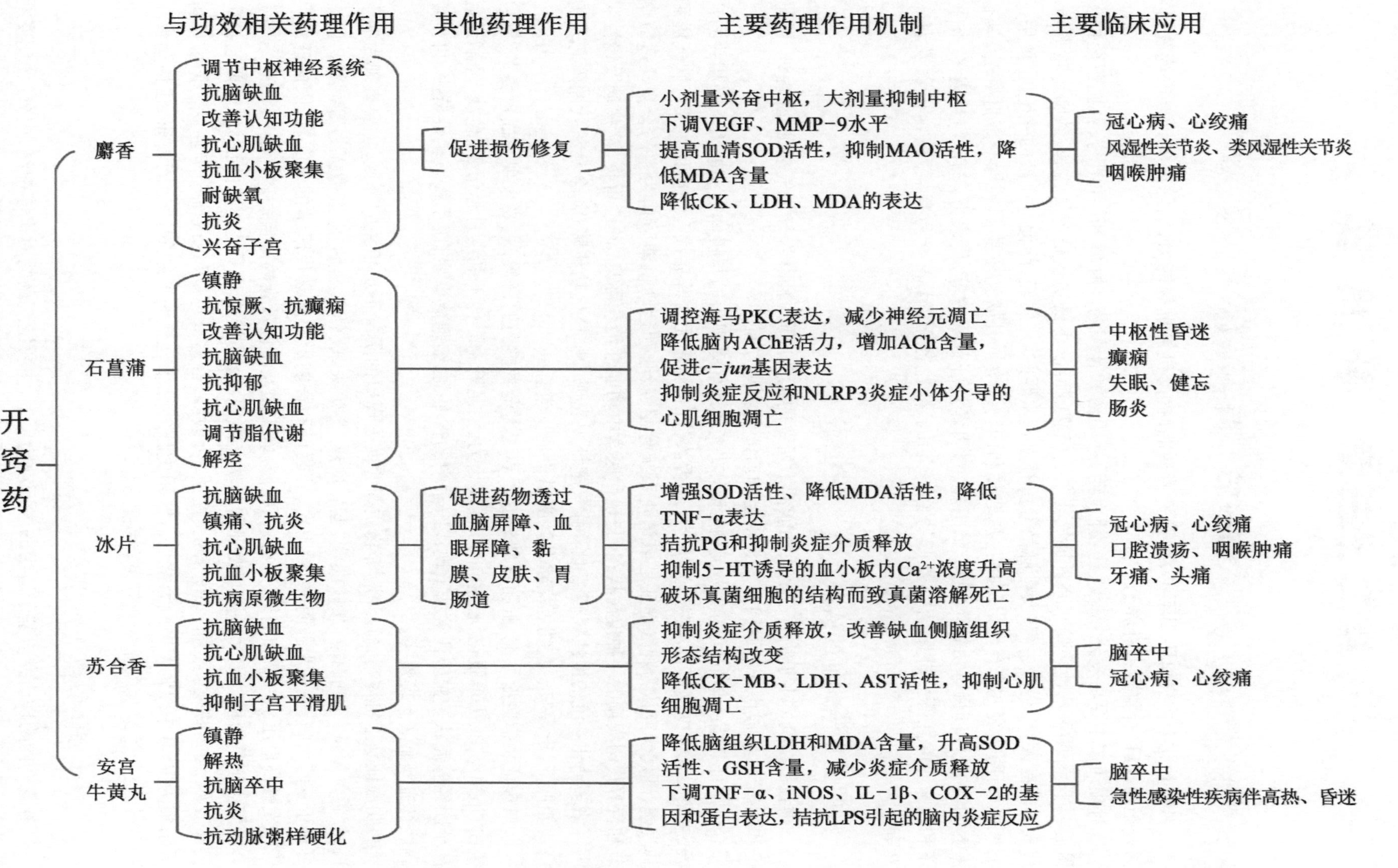
与功效相关药理作用
其他药理作用
主要药理作用机制
主要临床应用
开窍药
麝香
调节中枢神经系统
抗脑缺血
改善认知功能
抗心肌缺血
抗血小板聚集
耐缺氧
抗炎
兴奋子宫
促进损伤修复
小剂量兴奋中枢，大剂量抑制中枢
下调VEGF、MMP-9水平
提高血清SOD活性，抑制MAO活性，降低MDA含量
降低CK、LDH、MDA的表达
冠心病、心绞痛
风湿性关节炎、类风湿性关节炎
咽喉肿痛
石菖蒲
镇静
抗惊厥、抗癫痫
改善认知功能
抗脑缺血
抗抑郁
抗心肌缺血
调节脂代谢
解痉
调控海马PKC表达，减少神经元凋亡
降低脑内AChE活力，增加ACh含量，
促进c-jun基因表达
抑制炎症反应和NLRP3炎症小体介导的心肌细胞凋亡
中枢性昏迷
癫痫
失眠、健忘
肠炎
冰片
抗脑缺血
镇痛、抗炎
抗心肌缺血
抗血小板聚集
抗病原微生物
促进药物透过血脑屏障、血眼屏障、黏膜、皮肤、胃肠道
增强SOD活性、降低MDA活性，降低TNF-α表达
拮抗PG和抑制炎症介质释放
抑制5-HT诱导的血小板内Ca^{2+}浓度升高
破坏真菌细胞的结构而致真菌溶解死亡
冠心病、心绞痛
口腔溃疡、咽喉肿痛
牙痛、头痛
苏合香
抗脑缺血
抗心肌缺血
抗血小板聚集
抑制子宫平滑肌
抑制炎症介质释放，改善缺血侧脑组织形态结构改变
降低CK-MB、LDH、AST活性，抑制心肌细胞凋亡
脑卒中
冠心病、心绞痛
安宫牛黄丸
镇静
解热
抗脑卒中
抗炎
抗动脉粥样硬化
降低脑组织LDH和MDA含量，升高SOD活性、GSH含量，减少炎症介质释放
下调TNF-α、iNOS、IL-1β、COX-2的基因和蛋白表达，拮抗LPS引起的脑内炎症反应
脑卒中
急性感染性疾病伴高热、昏迷

第二十三章　补 虚 药

—•笔记栏•—

第二十三章授课视频及习题

第一节　概　　述

凡能补充人体气血阴阳不足，改善脏腑功能，提高机体抗病能力，消除虚弱证候的药物，称为补虚药，也称补益药或补养药。

补虚药按主要功效分为补气药、补血药、补阴药和补阳药。补气药、补阳药、补血药药性多偏温或平，补阴药药性多偏寒凉。补气药主要归脾、肺经，主要功效是健气益脾、敛肺止咳平喘，代表方药有人参、黄芪、甘草及生脉散等。补血药主要归心、肝经，能促进血液的化生，主要用于治疗血虚证，代表方药有当归、白芍、熟地黄和四物汤等。补阴药主要归肺胃经或肝肾经，具有滋养阴液、生津润燥等功效，多用于肺阴虚、胃阴虚及肝肾阴虚等，代表方药有沙参、麦冬、枸杞子和六味地黄丸等。补阳药主要归肾经，多用于补益肾阳，代表方药有鹿茸、淫羊藿及肾气丸等。

一、对主治病证的认识

虚证是指机体由于物质不足或功能低下所致的正气虚弱的证候，分为气虚证、血虚证、阴虚证和阳虚证，形成虚证的原因有先天不足和后天失养两方面。

气虚证是指人体的元气耗损、脏腑组织功能减退而表现出的与机体抗病能力下降相关的证候，主要表现为少气懒言、神疲乏力、自汗、舌淡苔白、脉虚无力等症状。气虚证主要有脾气虚和肺气虚，现代研究认为脾气虚证是以消化系统分泌、吸收和运动机能障碍为主的全身性适应调节和营养代谢失调的一种疾病状态，与现代医学中功能性消化不良、慢性胃炎、溃疡病及慢性腹泻等诸多消化系统的慢性疾病相似。肺气虚证则表现为肺换气功能障碍、全身氧代谢障碍及免疫功能低下，出现咳、痰、喘等症状及呼吸道炎症反应。

血虚证是指血液亏虚、脏腑百脉失养而表现出全身虚弱的证候，主要表现为面色萎黄、唇色淡白、爪甲苍白、头晕眼花、心慌心悸、神疲乏力、手足麻木屈伸不利及月经量少、色淡、经期延后甚至闭经等症状。血虚证常见于现代医学中的贫血、白细胞减少症、血小板减少性紫癜、再生障碍性贫血等血液系统疾病。

阴虚证是指机体精、血、津液等物质损耗而表现出的阴气不足相关的证候，主要表现为咽干口燥、舌红少苔、耳鸣目眩、腰膝酸痛、五心烦热、心烦失眠、骨蒸潮热、脉细数无力等症状。阴虚可见于五脏六腑，常见为肺阴虚、胃阴虚、肝阴虚和肾阴虚。从现代医学的角度看，阴虚证常见于原发性高血压、肿瘤、肺结核、冠心病、糖尿病、失眠及慢性肾衰竭等疾病。

阳虚证是指机体阳气损耗而表现出的功能减退或虚弱、热量不足相关的证候，主要表现为畏寒肢冷、腰膝酸软或冷痛、小便清长、便溏、舌淡胖、苔白滑、脉沉迟或细弱等症状。阳虚以脾肾阳虚为主，其中以肾阳虚最为常见。肾阳虚证常见于现代研究中的性功能障碍、慢性肾炎水肿、慢性支气管炎及风湿性关节炎等疾病。

二、主要研究模型与方法

补虚药的药理研究应基于适当的虚证动物模型，主要围绕药物对机体神经-内分泌-免疫网络功能、组织及系统功能、物质代谢、应激反应和自由基生成等影响而开展。

1. 虚证动物模型

（1）气虚证动物模型：气虚证动物模型制备方法较多，以脾气虚、心气虚、肺气虚模型为主。

1）脾气虚模型：① 泻下法，主要采用大黄和番泻叶；② 破气苦降加饮食失节法，以厚朴三物汤加饮食失节复制脾气虚模型；③ 过劳加饮食失节法，通过游泳等消耗体力造成过劳加饮食失节制造脾气虚模型。

2）心气虚模型：常在疲劳、控食等的基础上使用普萘洛尔或垂体后叶素耗心气，并将气虚定位于心。也有通过睡眠剥夺、高脂饮食、多次少量放血等方法制备心气虚模型。

3）肺气虚模型：常采用二氧化硫、香烟、锯末等进行烟熏损耗肺气诱导动物出现符合肺气虚证的病理生理变化。

（2）血虚证动物模型：血虚模型构建方法包括放血法、放射损伤法、化学损伤法、营养性饥饿法等。放血法致血虚模型，可降低外周血液的红细胞和血红蛋白，不影响造血功能；化学损伤模型多采用 CTX 所致白细胞减少性贫血模型；辐射损伤法可影响骨髓造血功能，使骨髓造血细胞和外周血细胞均减少。

（3）阴虚证动物模型：主要用糖皮质激素及甲状腺素制备阴虚模型，如甲状腺干粉饲喂、左甲状腺素注射及短程大剂量糖皮质激素给药等制备阴虚模型。

（4）阳虚证动物模型：阳虚证模型中主要是肾阳虚模型，可分为肾上腺皮质功能抑制模型、甲状腺功能抑制模型和性腺功能抑制模型。主要应用大剂量的可的松、氢化可的松等激素及肾上腺切除等方法制备肾上腺皮质功能抑制模型；通过喂服甲状腺激素合成抑制剂如丙硫氧嘧啶、甲巯咪唑等制备甲状腺功能抑制模型；采用腺嘌呤和雷公藤多苷给药及睾丸/卵巢切除等制备性腺功能抑制模型。

2. 神经-内分泌-免疫网络的研究方法

（1）对机体免疫功能的研究方法：采用免疫低下及免疫功能紊乱的虚证动物模型，研究补虚药对巨噬细胞表面受体及吞噬活性，NK 细胞表面标志和杀伤功能，T 细胞增殖、表面标志、亚群及功能，B 细胞增殖、表面标志及分泌抗体功能及整体免疫功能等的影响。

（2）对内分泌系统功能的研究方法：采用内分泌功能失调的虚证动物模型，研究补虚药调节内分泌功能的作用，主要考察对 3 条内分泌轴的影响：① 下丘脑-垂体-肾上腺皮质轴功能，观察肾上腺皮质激素样作用，测定肾上腺皮质激素生物合成和释放及尿中 ALD 含量等；② 下丘脑-垂体-性腺轴功能：采用性激素样功能实验，测定性激素含量等；③ 下丘脑-垂体-甲状腺轴功能，采用甲状腺素样作用实验，测定甲状腺激素含量等。

（3）中枢神经系统功能的研究方法：采用各种记忆障碍或神经损伤的虚证动物模型，观察补虚药对行为学、神经递质含量和受体功能的影响。

3. 对组织和系统功能的研究方法

（1）消化系统功能的研究方法：可通过离体肠管、胃溃疡等模型观察补虚药对离体肠管张力、收缩力及对胃酸、胃蛋白酶、胃黏膜等的影响。

（2）心血管功能的研究方法：采用各种心衰、心律失常、冠心病和休克模型，观察补虚药对实验动物心肌收缩力、心排血量、血压等的影响，阐释补虚药在抗心肌缺血、扩张冠状动脉、治疗心律失常等方面的机制。

（3）物质代谢的研究方法：虚证往往表现出蛋白质、核酸含量低下，糖代谢紊乱及脂质代谢紊乱等，可以通过虚证模型，检测血清蛋白、γ-球蛋白、胰岛素、CHOL、TG 的含量，研究补虚药对蛋白质和核酸的合成、糖代谢和脂质代谢的影响。

（4）应激反应的研究方法：研究采用游泳实验、耐缺氧实验、耐低温、高温实验及心理应激模型来研究补虚药的抗应激作用。

（5）自由基损伤的研究方法：可通过测定血液或组织中的 SOD 及 MAO 的活性、MDA 及 CAT 含量、羟自由基水平等来观察补虚药的清除自由基能力。

—•笔记栏•—

三、主要药理作用

补虚药的药理作用广泛，不同类型的补虚药既有相似的作用，也有各自的特点，主要涉及以下的药理作用。

1. 调节免疫功能　虚证患者常出现机体免疫功能低下或紊乱，补虚药可改善免疫器官萎缩，如人参、麦冬、鹿茸等均可增加脾脏和胸腺重量；补虚药可改善机体非特异性免疫功能，如人参、黄芪、党参、枸杞子等能升高外周血白细胞数量、增强吞噬细胞的吞噬功能；补虚药也可调节细胞免疫功能，如人参、黄芪、灵芝、当归等能提高淋巴细胞数量及转化率，山药、淫羊藿等可提高外周血中 T 细胞比例；补虚药还可调节体液免疫功能，如人参、黄精、菟丝子、肉桂、冬虫夏草等可增加血清中 IgG、IgA、IgM 等抗体水平。此外，某些补虚药也具有抑制免疫功能的作用，如沙参多糖可降低淋巴细胞增殖转化率，抑制迟发型超敏反应。

2. 改善中枢神经系统功能　补虚药对神经系统的作用主要包括益智、提高学习记忆功能和神经保护作用。如人参增加中枢神经 M 受体密度，增加海马齿状回基础突触传递活动，调节大脑皮层兴奋性，改善神经递质传递功能；人参、黄芪、党参、枸杞子等可显著提高学习记忆能力，对学习记忆过程 3 个阶段：记忆获得、记忆巩固和记忆再现都有改善作用；人参、黄芪、灵芝等对脑缺血再灌注损伤均有保护作用。

3. 调节内分泌系统功能　虚证患者常见下丘脑-垂体-内分泌腺轴功能低下或紊乱，补虚药可调节下丘脑-垂体-肾上腺皮质/性腺/甲状腺轴功能。例如，人参、黄芪、白术、熟地黄、当归、鹿茸、杜仲、玄参及生脉注射液等均具有促进肾上腺皮质功能的作用；鹿茸、紫河车、冬虫夏草、刺五加、淫羊藿等均具有增强性腺轴功能的作用；紫河车、红参等具有增强甲状腺功能的作用，同时人参还可防治过量甲状腺引起的甲状腺功能亢进和 6-甲硫氧嘧啶导致的甲状腺功能减低症。

4. 改善其他系统和器官功能

（1）改善心血管系统功能：补虚药对心血管系统具有广泛且复杂的作用。补气药如人参、党参、黄芪、生脉散等均具有改善心功能、调节血压、抗休克的作用。其中人参、生脉散等对血压具有双向调节作用，发挥升压或降压作用与剂量及机体状态有关。此外，人参、麦冬、党参、生脉散等具有抗心肌缺血作用，能扩张冠状动脉、增加冠脉血流量、改善心肌血氧供应，提高心肌抗缺氧能力，缩小心肌梗死面积。

（2）促进造血系统功能：补血药、补气药、补阴药均有不同程度地促进造血功能的作用，以补血药的作用更为显著。如人参、党参、黄芪、菟丝子、熟地黄、当归、四物汤等对失血性贫血、缺铁性贫血、溶血性贫血有一定的补血作用，不仅能提高红细胞数量和血红蛋白含量，还能有效修复化学药品及放射线对造血组织的损伤，促进骨髓造血干细胞、祖细胞增殖，恢复外周血细胞数量。

（3）调节消化系统功能：多数补气药能调节胃肠运动，如人参、党参、黄芪、白术、甘草、四君子汤等均能调节胃肠道平滑肌运动，促进小肠吸收功能，具有抗溃疡、保护胃黏膜的作用。

5. 改善机体物质代谢　补虚药主要通过促进蛋白质和核酸合成、调节糖代谢及改善脂质代谢影响机体物质代谢过程发挥作用。例如，人参能促进睾丸和骨髓 DNA、RNA 及蛋白质的生物合成，黄芪能促进血清和肝脏蛋白质的更新；枸杞子、麦冬等均具有不同程度的降血糖作用，并能减轻多种糖尿病并发症；人参、当归、何首乌、枸杞子、六味地黄汤等能改善脂质代谢，具有降低 CHOL 和 TG 的含量，并能减少脂质在主动脉壁的沉积。

6. 抗自由基损伤　许多补虚药都有延缓衰老的作用，抗氧化自由基损伤是其重要的作用途径。例如，人参、黄芪、肉苁蓉、四君子汤等有清除自由基、降低组织 MDA 含量及提高 SOD 活性的作用。

7. 抗肿瘤　人参、刺五加、黄芪、甘草、大枣、白术、党参、当归、枸杞子、补骨脂、冬虫夏草、鹿茸、天冬、麦冬等对实验性动物肿瘤均具有不同程度的抑制作用。

综上所述，补虚药的药理作用非常广泛，具有改善机体免疫功能、调节中枢神经系统及内分泌系统功能、调节心血管系统和消化系统功能、促进机体造血功能、促进物质代谢、抗氧化自由基损伤、抗肿瘤等作用，主要药理作用见表 23-1。上述药理作用是其补充机体气血阴阳不足、改善脏腑功能、增强机体抗病能力、消除虚弱证候等功效的药理学基础。

表 23-1　常用补虚药的主要药理作用

类别	药物	调节免疫功能	神经保护	调节内分泌	心血管保护	促进骨髓造血	调节消化	调节物质代谢	抗自由基	抗肿瘤	其他作用
补气药	人参	+	+	+	+	+	+	+	+	+	保护肝肾功能、抗炎、抗病毒、抗氧化、抗抑郁、抗痴呆、抗动脉粥样硬化、抗骨性关节炎
	黄芪	+	+	+	+	+	+	+	+	+	肾脏保护、抗骨质疏松
	甘草	+		+	+		+	+	+	+	抗菌、抗病毒、抗炎、抗过敏、镇咳、祛痰、解毒
补血药	当归	+	+	+	+	+		+		+	抗损伤、保肝、抗抑郁
	何首乌	+	+	+	+	+		+	+	+	乌发、促进毛发生长、抗炎、保肝、抗骨质疏松、保护肾脏、抗病原微生物
补阳药	冬虫夏草	+		+	+	+		+	+	+	保护肾功能、平喘
	淫羊藿	+		+	+	+		+	+		调节骨代谢、抗炎
	杜仲		+		+			+	+	+	保肝、护肾、抗骨质疏松、安胎、抗炎
	肉苁蓉	+	+	+			+		+		抗疲劳与抗应激、抗骨质疏松、保肝、保护肾脏
补阴药	枸杞子	+	+	+	+	+		+	+	+	保肝、视网膜保护、抗疲劳
	麦冬	+		+	+	+	+	+	+	+	平喘、镇咳、抗炎、改善肺损伤
	石斛	+	+	+	+		+	+	+	+	治疗白内障、抗疲劳、保肝

第二节　常用中药

人参（Renshen，GINSENG RADIX ET RHIZOMA）

本品为五加科植物人参 *Panax ginseng* C. A. Mey. 的干燥根和根茎。人参的主要有效成分为人参皂苷（ginsenoside），其多数是达玛烷型皂苷，按其苷元结构可分为人参二醇类（panaxadiol）、人参三醇类（panaxatriol）和齐墩果酸类（oleanic acid）等三类。人参二醇类主要有 $Ra_{1\sim3}$、$Rb_{1\sim3}$、Rc、Rd、Rg_3；人参三醇类主要有 Re、Rf、Rg_1、Rg_2、Rh_1；齐墩果酸类主要包括人参皂苷 Ro。人参中的糖类成分有人参多糖、单糖、寡糖。此外，还含有多肽、氨基酸、挥发油等。人参，味甘、微苦，性微温，归脾、肺、心、肾经。具有大补元气、复脉固脱、补脾益肺、生津养血、安神益智的功效。临床上用于体虚欲脱，肢冷脉微，脾虚食少，肺虚喘咳，津伤口渴，内热消渴，气血亏虚，久病虚羸，惊悸失眠，阳痿宫冷。

一、与功效相关的药理作用

1. 增强免疫功能　　人参皂苷和多糖是人参增强免疫功能的主要有效成分。人参皂苷能增加正常小鼠脾脏、胸腺的重量，增强巨噬细胞的吞噬功能；可提高大鼠脾淋巴细胞和巨噬细胞

—•笔记栏•—

的增殖和吞噬能力,增加脾细胞 IL－2 产生和 IL－2 受体表达,并提高巨噬细胞 MHCⅡ抗原表达和 TNF－α 释放;可促进小鼠脾脏 NK 细胞活性,并能在 ConA 存在下诱生 IFN－γ 和 IL－2,增强对病毒的抵抗能力;提高正常大鼠血清中 IL－2 及补体 C_3、C_4 的含量。人参能升高小鼠血清 IgG、IgA、IgM 的水平,升高 SRBC 免疫小鼠血清中溶血素的浓度,促进 T、B 细胞致分裂原 PHA、ConA、LPS 诱导的淋巴细胞转化。此外,人参还能对抗免疫抑制剂引起的免疫功能低下,通过影响神经内分泌系统增强免疫功能。

2. 增强内分泌功能

(1) 增强肾上腺皮质功能: 人参能促进下丘脑-垂体-肾上腺(HPA)轴功能,使其功能增强。人参皂苷 Rb_1、Rb_2 等能使正常和切除一侧肾上腺大鼠的肾上腺重量增加、肾上腺内维生素 C 含量显著降低,血中嗜酸性粒细胞增多,尿中 17－羟皮质类固醇排泄量增加。

(2) 增强性腺功能: 人参有兴奋下丘脑-垂体-性腺(HPG)轴功能的作用。人参皂苷具有兴奋垂体分泌促性腺激素的作用,加速大鼠的性成熟过程,加速未成年雌性小鼠动情期的出现,使子宫和卵巢重量增加,黄体激素分泌增多;也可使雄性幼年动物睾丸及附睾的重量增加、输精管直径扩大,使睾丸中精子数增多,精子活动力增加,精子体外生存期延长。

(3) 增强甲状腺功能: 人参醇提物可使家兔垂体前叶促甲状腺激素释放增加,提高血液中甲状腺激素的水平,具有增强甲状腺功能的作用。

3. 调节物质代谢

(1) 促进核酸、蛋白质合成: 人参皂苷能促进睾丸、骨髓等的 DNA、RNA 及蛋白质的生物合成;激活 RNA 聚合酶活性,使大鼠肝细胞核 RNA 合成速率明显增加;提高 ^3H－亮氨酸的掺入率,增加蛋白质合成。以人参皂苷 Rb_1、Rb_2 和 Rd 促进 RNA 合成的作用最强。

(2) 调血脂: 人参调血脂作用的有效成分主要为人参多糖及皂苷。人参皂苷可明显降低高脂血症大鼠血清 TC、TG 和非酯化脂肪酸含量,升高血清 HDL－C 和磷脂含量,减轻肝细胞脂肪性病变,从而改善轻度脂肪肝、降低动脉硬化指数。人参调血脂作用主要与激活脂蛋白脂肪酶(lipoprotein lipase, LPL)和脂肪酶,促进脂质代谢,影响 Ch 及血中脂蛋白的合成、分解、转化和排泄有关。

(3) 调节血糖: 人参皂苷、人参多糖及人参糖肽对四氧嘧啶、链脲佐菌素引起的大鼠和小鼠高血糖均有降低作用。人参总皂苷可刺激大鼠离体胰腺释放胰岛素,并可促进葡萄糖引起的胰岛素释放,也可提高小鼠血中胰岛素水平。另外,人参对糖代谢有双向调节作用,对注射胰岛素诱发的血糖降低有回升作用。

4. 保护心血管

(1) 强心、抗休克: 人参皂苷具有强心作用,可增强多种动物的心肌收缩力,减慢心率,增加心排出量和冠脉流量;大剂量则减弱心肌收缩力。其强心作用机制与促进 CA 的释放及抑制心肌细胞膜 Na^+－Ca^{2+}交换、使 Ca^{2+}内流增加有关,其作用与强心苷相似。人参对多种原因造成的休克有防治作用,可延长过敏性休克和烫伤性休克动物的生存时间,提高心源性休克家兔存活率,增强失血性循环衰竭动物的心肌收缩力。

(2) 扩血管、调节血压: 人参对血压具有双向调节作用,与剂量和机体机能状态有关。小剂量可使麻醉动物血压升高,大剂量使血压降低。人参既可使高血压患者血压降低,又可使低血压或休克患者血压回升。人参对整体动物的冠状动脉、脑血管、椎动脉、肺动脉均有扩张作用,可增加和改善这些器官的血液循环。人参扩张血管的主要有效成分是人参皂苷 Re、Rb_1、Rg_1、Rc,作用机制可能与诱导 NO 产生、调节血管平滑肌功能有关。

(3) 抗心肌缺血: 人参皂苷可改善结扎冠状动脉前降支所致心肌梗死家兔模型的心电图,缩小心肌梗死范围,加速心肌缺血损伤的恢复。人参皂苷 Rb_1 可抑制急性心肌梗死大鼠心室重构,提高心肌舒张功能,减小左心室梗死面积。人参皂苷 Rb_1、Re 和 Rg_2 可拮抗心肌缺血再灌注损伤后细胞凋亡。人参皂苷 Rb、Ro 对乳鼠心肌细胞缺氧、再供氧及心肌缺血再灌注损伤有保护作用。

(4) 抗心律失常: 人参皂苷对多种原因造成的心律失常如早搏、心动过速、心室颤动、心室扑动与室性停搏等均有保护作用。人参皂苷抗心律失常作用主要与阻滞钙通道、减轻心肌肥厚和重构作用有关；人参皂苷 Rg_1、Rh_1 可阻滞大鼠心肌细胞 L、T 型钙通道，缩短钙通道开放频率和开放时间。

(5) 抗血栓：人参可激活腺苷酸环化酶和抑制磷酸二酯酶(phosphodiesterase，PDE)活性，升高血小板内 cAMP 含量，从而抑制血小板聚集；也可通过抑制血小板内 COX 和 TXA_2 合成酶，拮抗 Ca^{2+} 作用抑制血小板聚集。

5. 增强造血功能　人参能促进骨髓细胞的有丝分裂，增加正常及贫血动物红细胞、白细胞及血红蛋白含量；当骨髓受到抑制时，人参增加外周血细胞数的作用更为明显。人参总皂苷可增加贫血小鼠骨髓有核细胞和红细胞总数，促进血红蛋白和血小板回升。人参总皂苷可提高大鼠和人髓系多向造血祖细胞、粒细胞-巨噬细胞集落形成单位和红细胞系集落形成单位的集落生成率，提高红细胞生成素、粒细胞-巨噬细胞集落刺激因子(granulocyte-macrophage colony stimulating factor，GM-CSF)的基因、蛋白质表达水平。

6. 调节中枢神经功能

(1) 促进中枢兴奋与抑制平衡：人参对中枢神经系统既有兴奋作用，又有抑制作用。人参通过加强大脑皮质的兴奋过程，使兴奋与抑制过程得到平衡，提高脑力工作效率。人参对中枢神经功能的作用与其成分和用量有关，人参皂苷 Rg 类有兴奋作用，Rb 类有抑制作用；小剂量主要为兴奋，大剂量则为抑制。

(2) 增强学习记忆能力：人参增强学习记忆的主要有效成分为人参皂苷 Rb_1 和 Rg_1。人参能改善多种化学物质造成的实验动物记忆障碍，表现为对樟柳碱诱导的小鼠记忆获得障碍、对蛋白质合成抑制剂环己酰亚胺和亚硝酸诱导的小鼠记忆巩固不良、对乙醇诱导的小鼠记忆再现缺损等均有改善作用。人参皂苷对电休克、脑缺血、药物和应激等多种记忆障碍模型的学习记忆缺损有保护作用。人参增强学习记忆的作用机制可能是：① 促进脑内物质代谢；② 提高脑内胆碱能神经系统功能和单胺类神经递质活性；③ 保护神经细胞，促进神经细胞发育和突触传递；④ 增加脑血流量，改善能量代谢。

(3) 抗脑缺血：人参皂苷对脑缺血损伤有保护作用，可明显降低脑缺血引起的海马锥体细胞损伤，延长被动回避实验的反应潜伏期，阻止迟发型神经元死亡。人参皂苷 Rg_3 对脑缺血致神经细胞线粒体损伤有保护作用，人参皂苷 Rb_1、Rg_1 可促进神经元突起再生，增强神经元抗损伤与凋亡能力。

人参调节中枢神经系统的主要有效成分及药理作用参见图 23-1。

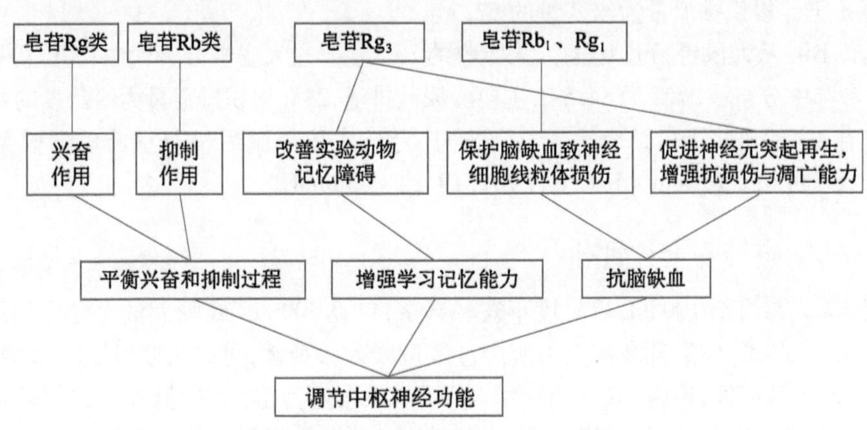

图 23-1 人参调节中枢神经系统的主要有效成分及药理作用

7. 抗应激、抗氧化　人参能维持机体内环境的稳定性，增强机体对物理、化学和生物学等多种有害刺激的非特异性抵抗能力，即具有"适应原样作用"。人参水煎液和人参皂苷具有明显的抗疲劳作用，可延长小鼠游泳时间，抑制游泳大鼠肌糖原的降低。人参皂苷对慢性束缚的疲

—•笔记栏•—

劳大鼠,可减轻其肾上腺皮质超微结构的病理性变化,具有增加活动、运动和记忆能力等作用。人参皂苷 Rb_1、Rc 和 Rg_2 作为抗氧化剂可以延长溶血的滞后时间。除人参皂苷 Rh_2 和 Rg_3 外,其他所有 20(*S*)-原人参二醇(PD)和 20(*S*)-原人参三醇(PT)型人参皂苷均能保护人红细胞免受氯化血红素诱导的溶血作用。

8. 延缓衰老 人参皂苷具有延长动物寿命、促进细胞增殖和延长其存活时间等作用。人参皂苷可延缓神经细胞衰老,减少老龄大鼠海马 CA3 区神经细胞内 LPF,延缓线粒体及其他细胞器的衰老。人参可以通过抑制 MAO-B 活性、提高 SOD 和 CAT 的活性、降低细胞膜流动性、调控免疫炎症细胞因子和增强免疫功能等途径发挥延缓衰老的作用。

二、其他药理作用

1. 保护肝肾 人参皂苷 Ro 对半乳糖和 CCl_4 诱发大鼠肝细胞损伤有抑制作用,齐墩果酸也能抑制半乳糖胺引起的大鼠急性肝损伤。对夹闭双侧肾动脉致急性缺血/再灌注肾损伤模型大鼠,人参皂苷 Rb_1 可缩小肾小管坏死面积,减轻肾功能损害;对单侧输尿管梗阻模型大鼠,人参皂苷 Rg_1 可抑制肾小管上皮细胞凋亡和促进其增殖,抑制间质纤维化和肾小球硬化。

2. 抗肿瘤 人参皂苷是人参抗肿瘤作用的主要成分,其次为人参多糖。人参有效成分可以调控多种信号通路发挥抗肿瘤作用,主要包括 PI3K/Akt/mTOR、MAPK、JAK/STAT、Wnt/β-catenin、EGFR、NF-κB 等。人参皂苷 Rg_3 可通过抑制 p38 MAPK 通路激活而抑制 MMP-2 的表达;可激活 p38 MAPK 通路而抑制 AQP1 的表达,从而抑制肿瘤细胞的侵袭和转移。

3. 抗炎 人参皂苷在炎症疾病中具有多种药理学效应。由于其不同的化学结构,不同的人参皂苷具有不同的药理学作用,其抗炎机制主要是通过抗氧化作用、调节炎症细胞因子的表达、调节 PI3K/Akt、p38 MAPK 等信号通路及调节肠道菌群实现的。

4. 抗病毒 人参皂苷可通过直接杀灭病毒、干扰感染细胞信号传导途径、阻断病毒感染过程等机制发挥广谱的抗病毒作用。人参皂苷对多种病毒如 H9N2 亚型猪流感病毒、H3N2 甲型流感病毒、RSV、HSV-1 等有不同程度的抑制作用。

此外,人参还有抗抑郁、抗动脉粥样硬化、抗骨性关节炎等药理作用。

三、中药药动学

人参皂苷 Rg_1 口服自上消化道吸收迅速,在大鼠胃肠吸收率为 1.9%~20%,分布广泛,在肝、肾含量最高,经胆汁、尿、粪排泄,12 h 经尿累积排泄量为给药量的 23.5%,其在胆汁中排泄较尿中快,4 h 胆汁累积排泄量为给药量的 57.2%。

人参皂苷 Rb_1 从大鼠胃肠道吸收差,未吸收的 Rb_1 主要在大肠被分解代谢;大鼠静脉注射后,在肾、心、肝和肺中分布多,$t_{1/2}$ 为 14.5 h,主要经尿液排泄,24 h 累积排泄量为给药量的 44.4%。

人参皂苷 Rc 的血浆蛋白结合率较高,分布广泛。大鼠灌服后呈双室药动学模型,$t_{1/2\alpha}$ 为 7.30 min、$t_{1/2\beta}$ 为 1 091.67 min,*AUC* 为 1 701.19 μg·min/mL。

四、不良反应与安全性评价

人口服 3%人参酊剂 100 mL 后轻度不安和兴奋,口服 200 mL 或服大量人参粉,可出现玫瑰糠疹、瘙痒、头痛、眩晕、体温升高甚至出血。过量口服人参糖浆,可致失眠、欣快、头痛、心悸、血压升高,少数人表现抑郁,称为"人参滥用综合征"。人参不宜滥用,过量服食或用药不当,可出现类似皮质类固醇中毒症状,如皮疹、食欲减退、低血钾等,也可引起性早熟。

五、现代应用

1. 休克 针对大失血及急、慢性疾病所致虚脱与休克,用独参汤、参附汤或人参注射液治疗有一定疗效。

—•笔记栏•—

人参皂苷抗肿瘤作用的研究

2. 冠心病　以人参为主，配以生地黄、麦冬、郁金、丹参，水煎服，治疗冠心病有效。

3. 白细胞减少症　白细胞减少症患者可用人参注射液治疗。

4. 高脂血症　红参粉使高脂血症患者中 TC、TG、FFA 及过氧化脂质显著降低，HDL－C 升高，动脉硬化指数下降。

5. 肿瘤　口服人参香茶片（含人参、香茶菜、枳壳）治疗中晚期胃癌术后一般情况尚好者，明显延长生存期。

此外，人参对心肌炎、脑梗死恢复期、慢性肾炎、重症肌无力、类风湿性关节炎、阳痿、改善学习记忆等均有一定疗效。

黄芪（Huangqi，ASTRAGALI RADIX）

黄芪为豆科植物蒙古黄芪 *Astragalus membranaceus*（Fisch.）Bge. var. *mongholicus*（Bge.）Hsiao 或膜荚黄芪 *Astragalus membranaceus*（Fisch.）Bge. 的干燥根。黄芪中含有皂苷类、多糖、黄酮类及氨基酸、微量元素、甾醇类等成分，其中黄芪甲苷（astragaloside Ⅳ，As－Ⅳ）和黄芪多糖（astragalus polysaccharide，APS）是其主要活性成分。黄芪，味甘，性微温，归脾、肺二经。具有补气升阳，固表止汗，利水消肿，生津养血，行滞通痹，托毒排脓，敛疮生肌的功效。用于气虚乏力，食少便溏，中气下陷，久泻脱肛，便血崩漏，表虚自汗，气虚水肿，内热消渴，血虚萎黄，半身不遂，痹痛麻木，痈疽难溃，久溃不敛。

一、与功效相关的药理作用

1. 调节免疫功能　黄芪水煎液、注射液和有效成分对机体免疫系统具有调控作用。黄芪水煎液能提高巨噬细胞活性，活化中性粒细胞，提高外周血中白细胞的数量，增强小鼠脾脏 NK 细胞的活性。增强 B 细胞免疫功能，促进体内抗体的生成，提高受 CTX 抑制小鼠的血清凝集素、溶血素抗体的水平；对抗泼尼松龙致免疫器官的萎缩及外周白细胞的减少，促进抗体生成。黄芪发挥免疫调节作用的主要有效成分为 APS 和 As－Ⅳ。APS 可增强动物巨噬细胞的吞噬活性；促进 GM－CSF 的生成，刺激未成熟的粒细胞、巨噬细胞的分化成熟；抑制黏膜局部淋巴细胞活性和炎症因子的表达；并促进小鼠淋巴细胞转化和 T 细胞有丝分裂。As－Ⅳ 能通过活化 Src/MEK/ERK 通路，促进小鼠 T 细胞的增殖；促进下丘脑－垂体－肾上腺（HPA）轴功能，抑制辅助性 T 细胞（Th）亚型 Th1 细胞因子，调节哮喘及迟发型过敏反应中 Th1/Th2 平衡。APS 能够使脾虚小鼠 IL－2 活性升高，增强外周淋巴细胞对 IL－12 的反应性，诱导 IFN－γ、IL－3、IL－4 和 IL－6 等细胞因子分泌。As－Ⅳ和 APS 均能促进浆细胞增生和抗体形成，提高小鼠脾细胞总数（图 23－2）。

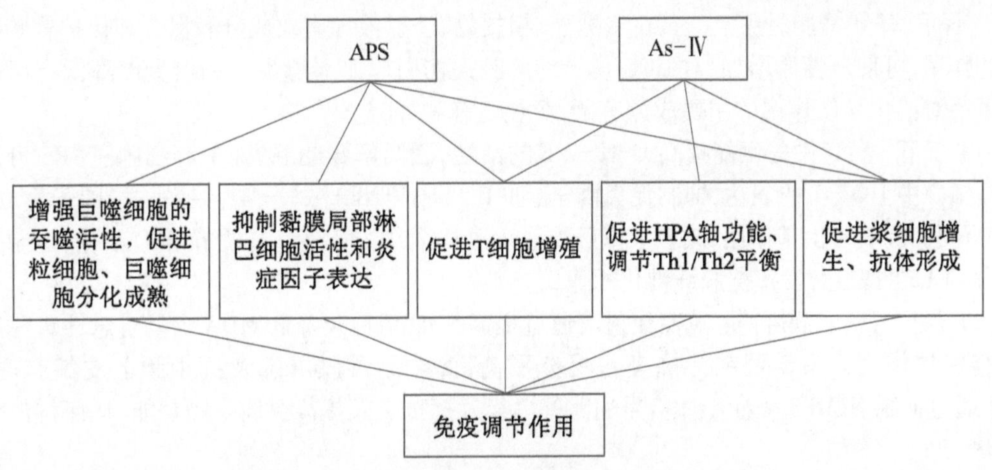

图 23－2　黄芪免疫调节作用的主要成分及机制

—•笔记栏•—

2. 保护心脑血管　黄芪水煎液、总提取物、总皂苷和有效成分对心脑血管具有保护作用。

(1) 强心：黄芪具有强心作用，对中毒或疲劳、心脏衰竭的作用更明显，使心脏收缩振幅增大，心输出量增多，并能增强腹主动脉结扎致慢性心衰动物的心脏收缩功能，使收缩速度加快、收缩时间缩短。黄芪总皂苷可改善急性心肌梗死犬的心肌收缩、舒张功能，增加冠脉流量，对心功能有保护作用。

(2) 调节血压：黄芪对血压具有一定的双向调节作用，黄芪水煎液对多种动物均有降压作用，可控制自发性高血压大鼠血压的上升幅度；当动物血压降至休克水平时，黄芪可使血压上升且保持稳定，其降压成分主要为 GABA 和 As-Ⅳ。

(3) 保护心肌：黄芪对病毒性心肌炎有治疗作用，能对抗缺血再灌注和糖尿病引起的心肌损伤。黄芪总提取物及 APS 对体外培养的心肌细胞具有保护作用，能减轻实验性缺氧、复氧对心肌细胞的损伤作用。APS 和 As-Ⅳ是黄芪抗病毒性心肌炎的主要成分，其作用机制包括：① 抑制氧自由基，抗心肌脂质过氧化损伤；② 降低细胞内游离钙的浓度，减轻钙超载；③ 调控凋亡基因转录，减少心肌细胞凋亡和损伤；④ 减轻病毒性心肌炎中心肌穿孔素介导的细胞毒性作用和炎症反应。

(4) 保护脑组织：黄芪提取物对大鼠全脑缺血再灌注损伤有一定保护作用，减轻脑水肿和病理性损伤，抑制海马迟发型神经元死亡。黄芪抗脑缺血的作用机制包括：① 减少缺血性脑损伤后兴奋性 Glu 释放；② 清除氧自由基，抗脂质过氧化损伤；③ 抑制炎症因子 IL-1β、TNF-α、IL-6 的表达，减轻炎症反应；④ 抑制神经细胞凋亡。

(5) 促进造血功能：黄芪可升高外周血细胞，防治辐射致小鼠外周血细胞、骨髓有核细胞数的减少，促进造血干细胞的分化和增殖。APS 对人骨髓 GM-CSF、红细胞集落的形成均有促进作用，增强小鼠对 CTX 毒性的耐受性，促进丝裂霉素 C 致骨髓抑制小鼠骨髓和脾脏造血祖细胞的增殖和成熟。APS 对造血系统的作用机制包括：① 保护和改善骨髓造血微环境；② 促进外周造血干细胞的增殖和动员；③ 促进内源性造血因子的分泌。

3. 调节糖脂代谢　黄芪水煎液及有效成分能调节能量代谢、氨基酸代谢及脂质代谢稳态。

(1) 调节血糖：黄芪对正常小鼠的血糖含量无明显影响，但可降低葡萄糖负荷后的小鼠血糖水平，对抗肾上腺素引起的小鼠血糖升高和苯乙双胍致小鼠实验性低血糖现象，而对胰岛素性低血糖无明显影响。APS 可调节 1 型糖尿病动物血糖。APS 和 As-Ⅳ均能降低 2 型糖尿病大鼠的血糖，改善糖耐量异常，改善胰岛素抵抗。

(2) 促进蛋白质和核酸代谢：黄芪水煎液可以显著促进血清和肝脏蛋白质的更新，对体外培养的肝细胞、骨髓造血细胞 DNA 合成均有促进作用。

(3) 降血脂：黄芪水煎液可明显降低高脂血症小鼠血清 TC、TG、LDL-C 水平。

4. 保肝、保护胃肠黏膜　黄芪水煎液、粗提物、注射液和有效成分有保肝和保护胃肠黏膜屏障的作用，可使肝糖原增加，对 CCl_4 诱导的肝脏损伤引起血清总蛋白和白蛋白降低有回升作用。黄芪对消化系统作用的主要成分有硒、黄芪皂苷和 APS。

(1) 保肝：黄芪中的硒能提高 GSH-Px 的活性，激活解毒酶系，保护肝细胞。APS 可通过上调肝组织中 HO-1 的表达，抑制促炎因子(如 IL-1β、TNF-α)分泌，促进抗炎因子生成(如 IL-10)发挥抗氧自由基作用，改善大鼠肝缺血再灌注损伤。黄芪皂苷调节 HSC 活化，抑制星状细胞内 CCL2 的表达，发挥抗肝纤维化的作用。

(2) 保护胃肠黏膜屏障：黄芪注射液通过提高 SOD 活性及降低 MDA 含量对急性胃黏膜损伤具有保护作用。APS 可维持抗炎与促炎平衡，保护肠黏膜屏障及抗小肠上皮细胞凋亡。As-Ⅳ通过抑制 NLRP3 炎症小体信号通路等途径发挥抗炎及提高黏膜屏障功能，从而抗溃疡性结肠炎。

5. 缓解哮喘、改善肺纤维化　黄芪活性成分 As-Ⅳ和 APS 可缓解哮喘，改善支气管肺发育不良和肺纤维化。As-Ⅳ通过升高肺组织中 $CD4^+CD25^+Foxp3^+$ 调节性 T 细胞(Treg)的数量，诱导 IFN-γ、IL-10 分泌，缓解 OVA 诱导的小鼠过敏性哮喘。APS 通过抑制炎症反应和氧化应激反应，实现对支气管肺发育不良新生大鼠的保护作用。APS 可减轻慢性阻塞性肺疾病大鼠炎症反应。As-Ⅳ能逆转博来霉素引起的气道上皮细胞上皮间质转化，从而改善肺纤维化。

6. 延缓衰老　黄芪提取物及活性成分能抑制自由基的产生和清除体内过剩的自由基，增加 SOD 活性、降低 MDA 含量，从而发挥抗衰老的作用。其主要活性成分是皂苷类和 APS，作用机制涉及：① 发酵黄芪能促进人胚肺二倍体成纤维细胞增殖，抑制衰老蛋白的表达，发挥抗细胞衰老作用；② As-Ⅳ改善氢化可的松诱导的小鼠记忆损伤和障碍，机制与抑制脑内淀粉样前蛋白及其 mRNA 和 β-分泌酶 mRNA 表达，增加 α-分泌酶 mRNA 表达有关；③ As-Ⅳ抑制海马神经元细胞内钙超载和细胞的凋亡；④ As-Ⅳ促进脑缺血模型大鼠海马区神经干细胞增殖和分化，作用与其上调 NGF mRNA 表达有关；APS 促进大鼠周围神经损伤修复，机制与其上调细胞内 cAMP 水平，增加 NGF 蛋白的表达，促进神经再生有关；⑤ APS 通过增强 SOD、GSH-Px 和 CAT 活性，显著降低 MDA 含量，提高机体抗氧化能力和直接清除自由基，从而发挥抗衰老作用。

7. 保护肾脏　黄芪水提液、乙酸乙酯和正丁醇组分均对小鼠有利尿作用，机制与下调下丘脑视上核、室旁核细胞抗利尿激素的过表达及 Na^+,K^+-ATP 酶活性有关。APS 可抑制高糖诱导下肾小管上皮细胞凋亡，保护肾组织。As-Ⅳ能缓解 2 型糖尿病肾病的进程。

二、其他药理作用

1. 抗肿瘤　黄芪可作为抗肿瘤药或化疗药物的增效减毒剂，用于治疗肺癌、胃癌、乳腺癌等恶性肿瘤。黄芪抗肿瘤作用的主要活性成分包括 APS 和黄芪皂苷，一方面能增强机体的细胞免疫和体液免疫功能，加强对肿瘤细胞的杀伤和抑制作用；另一方面能诱发细胞凋亡，减低 S 期的肿瘤细胞数量；同时能减少放化疗对机体免疫功能的损伤，促进蛋白质的合成和能量代谢，发挥辅助治疗肿瘤功效。

2. 抗骨质疏松　黄芪水提液能够通过抗氧化效应有效改善去卵巢大鼠的骨量丢失和骨代谢从而改善绝经后骨质疏松。

三、中药药动学

As-Ⅳ经口服给药绝对生物利用度极低；静脉注射给药后在体内分布较广，以肺、肝浓度最高。人静脉注射给药后通过尿药估算 $t_{1/2}$ 约为 3 h，尿液累积排泄率为 2%；大鼠和家兔静脉注射后血浆 C-T 曲线符合二室模型，$t_{1/2\alpha}$ 为 10 min 左右，$t_{1/2\beta}$ 为 1~2 h，胆汁和尿液累积排泄率分别为 31%和 18%。

四、不良反应与安全性评价

关于黄芪不良反应的报道主要集中在黄芪注射制剂，主要表现为过敏反应、呼吸困难、胸闷、腹泻等。

五、现代应用

1. 呼吸系统疾病　黄芪可用于喘息型支气管炎、阻塞性肺气肿、老年慢性支气管炎的治疗。

2. 心脑血管系统疾病　黄芪可治疗心脑血管系统疾病，如冠心病、充血性心衰、脑血栓；黄芪注射液可治疗病毒性心肌炎、心功能不全。黄芪也可治疗血液系统疾病，如白细胞减少症、原发性血小板减少性紫癜、贫血等。

3. 肾炎　大剂量黄芪可治疗慢性肾炎，减少蛋白尿，改善氮质血症。

4. 抗肿瘤辅助治疗　参芪扶正注射液用于胃癌、肺癌的辅助治疗。

—•笔记栏•—

黄芪活性成分改善过敏性哮喘的研究

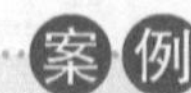

黄芪素有"补气圣药"之称,《本草疏证》曰:"黄芪利营卫之气,故凡营卫间阻滞,无不尽通,所谓源清流自洁也",体现黄芪补气、行滞通痹的功效,因此,临床应用黄芪可治疗心血管疾病,发挥强心、增加心搏出量、扩张外周血管等作用,黄芪颗粒可减少小儿病毒性心肌炎患者炎症因子进而减轻心肌损伤,提高 T 细胞介导的细胞免疫利于患儿预后恢复。黄芪注射液可以降低病毒性心肌炎患儿心肌酶谱中 CK、CK－MB 和肌钙蛋白水平,减轻心肌损伤。黄芪注射液能够改善急性心肌梗死患者心功能,调节 NO、SOD 和 ET 水平而改善心血管内皮功能,也可以缓解患者疲劳、自汗、胸闷等症状。

问题:

1. 黄芪"利营卫之气"的作用体现在哪些方面?
2. 黄芪治疗心肌疾病的药理作用机制有哪些?

甘草(Gancao, GLYCYRRHIZAE RADIX ET RHIZOMA)

甘草为豆科植物甘草 *Glycyrrhiza uralensis* Fisch. 、胀果甘草 *Glycyrrhiza inflata* Bat. 或光果甘草 *Glycyrrhiza glabra* L. 的干燥根和根茎。甘草主要含三萜类(triterpenoids)和黄酮类(flavonoids)化学成分。三萜类成分主要包括甘草酸(glycyrrhizic acid)和甘草次酸(glycyrrhetinic acid)。黄酮类成分主要包括甘草素(liquiritigenin)、甘草苷(liquiritin)、异甘草素(isoliquiritigenin)、新甘草苷(neoliquiritin)。此外,甘草还含有生物碱类及糖类等其他化学成分。甘草,性平,味甘,归心、肺、脾、胃经。具有补脾益气,清热解毒,祛痰止咳,缓急止痛,调和诸药的功效。临床用于脾胃虚弱,倦怠乏力,心悸气短,咳嗽痰多,脘腹、四肢挛急疼痛,痈肿疮毒,缓解药物毒性、烈性。

一、与功效相关的药理作用

1. 肾上腺皮质激素样作用　　甘草具有肾上腺皮质激素样作用,甘草浸膏、甘草酸及甘草次酸均有去氧皮质酮样作用,能使多种动物的尿量及钠排出量减少,钾排出量增加,表现为盐皮质激素样作用;同时,可使大鼠胸腺萎缩,肾上腺重量增加,血中嗜酸性粒细胞和淋巴细胞减少,抑制垂体释放黑素细胞刺激素;并使肾上腺维生素 C 含量降低,嗜酸细胞、淋巴细胞减少,表现为糖皮质激素样作用。甘草制剂只有在肾上腺皮质功能存在,如醛固酮和氢化可的松存在的情况下,才产生皮质激素样作用。其机制包括: ① 兴奋下丘脑-垂体-肾上腺(HPA)轴,促进皮质激素的合成;② 甘草次酸的结构与皮质激素结构相似,有直接的糖皮质激素样作用,并能竞争性抑制皮质激素在肝内的代谢失活,间接提高糖皮质激素的血药浓度。

2. 调节免疫功能　　甘草具有调节免疫功能作用,其主要活性成分为甘草酸和甘草多糖。甘草酸可增强巨噬细胞的吞噬能力及细胞免疫功能,调节淋巴细胞数量和功能,纠正外周血 T 细胞亚群的紊乱,但对体液免疫有抑制作用。甘草多糖能提高小鼠脾淋巴细胞转化率;降低荷瘤小鼠调节性 T 细胞的比例。甘草免疫调节作用的主要环节包括: ① 增强机体免疫功能,促进外周 T 细胞增殖与活性增强;② 抑制 PLA 的活性,减少 PG 的产生;③ 调节多种细胞因子的生成与分泌。

3. 抗菌、抗病毒　　甘草具有抗菌、抗病毒作用,甘草抗菌的成分以黄酮类化合物为主,对多种革兰氏阴性菌和革兰氏阳性菌具有较强的抑制作用。体内、体外实验证明,甘草查尔酮 A、甘草次酸、异甘草素均可与药物联合使用,抑制细菌耐药性。

甘草中的有效成分可以抑制 HIV、肝炎病毒、流感病毒、冠状病毒、RSV、严重急性呼吸综合征(severe acute respiratory syndrome, SARS)病毒等,具体抗病毒机制见图 23－3。

4. 抗炎　　甘草具有显著的抗炎作用,对小鼠化学性耳肿胀、大鼠棉球肉芽肿、甲醛性足肿

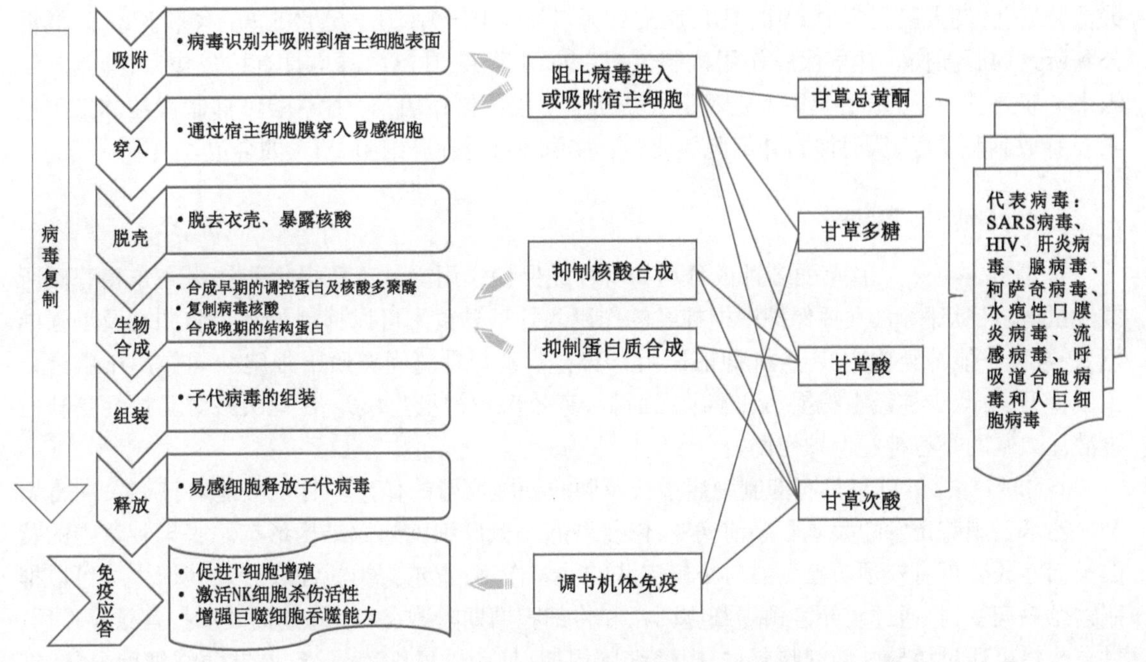

图 23-3　甘草抗病毒的主要活性成分与作用机制

胀、角叉菜胶性关节炎等模型均有抑制作用，其主要活性成分有甘草酸、甘草次酸、甘草多糖及异甘草素等。甘草抗炎作用涉及的机制有：① 选择性地抑制与 AA 发生级联反应的代谢酶——PLA_2 和 LOX 的活性，从而抑制 PGE_2 的合成与释放；② 抑制 iNOS 和 COX-2 的表达，抑制 NO 的生成；③ 抑制血管细胞黏附分子及 E-选择素的表达，减少巨噬细胞炎症介质组胺、5-HT 的释放；④ 提高 SOD 活性，抑制活性氧生成。

5. 解毒　甘草对误食毒物（毒蕈）及药物中毒（敌敌畏、喜树碱、顺铂、咖啡因等）均有一定的解毒作用，其主要活性成分是甘草酸。甘草解毒的主要作用机制为：① 甘草酸水解后释放的葡萄糖醛酸可与含羧基或羟基的毒物结合，形成无毒或低毒的葡萄糖醛酸结合物，减少毒物的吸收；② 甘草酸可与生物碱发生沉淀，减少毒物的吸收；③ 甘草酸水解后释放的甘草次酸，结构类似氢化可的松，具有肾上腺皮质激素样作用，可以提高机体对毒物的耐受能力；④ 甘草酸可使肝 CYP3A4 的基因及蛋白质的表达增加，加快毒物和致癌物的代谢；甘草次酸还可抑制 CYP 同工酶活性，以提高肝脏 CYP 的含量，增强肝脏的解毒能力。

6. 镇咳、祛痰　甘草具有镇咳、祛痰作用，其主要活性成分有甘草次酸、甘草黄酮及甘草酸。甘草流浸膏可缓解咽喉的炎症刺激反应，发挥镇咳作用；还可促进咽喉和支气管腺体分泌增多，稀释痰液使其便于排出，发挥祛痰作用。甘草流浸膏、甘草次酸、甘草黄酮对氨水和二氧化硫引起的小鼠咳嗽均有镇咳作用，其镇咳强度为：甘草次酸>甘草黄酮>甘草流浸膏。甘草酸可抑制 LPS 引起的小鼠杯状细胞增殖，抑制黏液过度产生和气道上皮细胞炎症反应。甘草镇咳、祛痰作用机制主要包括刺激支气管道腺体分泌，稀释痰液便于排出，刺激支气管舒张等。

7. 抗溃疡　甘草具有抗溃疡作用，主要活性成分有甘草苷、甘草素、甘草次酸及甘草酸。抗溃疡作用的主要机制包括：① 直接在胃内吸附胃酸而降低胃液酸度，改善胃肠道环境；② 抑制胃液、胃酸分泌，增加胃黏膜细胞的己糖胺成分，提高胃黏膜的保护能力；③ 促进消化道上皮细胞分泌表皮生长因子（epidermal growth factor, EGF），降低胃黏膜的通透性，修复胃黏膜受损屏障；④ 刺激胃黏膜上皮细胞合成和释放有黏膜保护作用的内源性 PG。

8. 解痉　甘草具有解痉作用，其主要有效成分为黄酮类化合物。异甘草素和甘草素能够对氯化钡、ACh、组胺引起的胃肠道痉挛性收缩发挥解痉作用。

9. 保肝　甘草具有保肝作用，其主要活性成分有甘草酸、甘草次酸。二者均能缓解 CCl_4 诱导的实验动物肝损伤，降低炎症因子的表达水平。甘草炮制雷公藤后，能够降低雷公藤所致

—•笔记栏•—

大鼠肝毒性,使大鼠血清中 AST、ALT、肌酐和尿素氮及 IL－1β、IL－6、TNF－α 水平下降,降低雷公藤所致的肝损伤。甘草保肝作用机制包括：① 甘草酸、甘草次酸均具有抗炎作用,抑制肝组织中炎症因子释放;② 甘草酸对乙型肝炎病毒有直接抑制作用;③ 甘草酸可抑制线粒体细胞色素 C 释放到胞质中,从而抑制肝细胞坏死;④ 甘草酸可诱导肝细胞 DNA 的合成。

二、其他药理作用

1. 保护神经　甘草的多种成分均具有神经保护作用。甘草醇提物能够提高东莨菪碱所致大鼠学习记忆障碍,发挥保护中枢神经的作用。甘草总黄酮可以抑制神经细胞凋亡及增强中枢 5－羟色胺能神经功能,产生抗抑郁作用。异甘草素与骨髓间充质干细胞共同作用于脑梗死大鼠模型,可减少神经组织损伤和脑梗死面积,有效保护神经。18β－甘草次酸对局灶性脑缺血再灌注大鼠的具有神经保护作用。

2. 抗肿瘤　甘草具有抑制肿瘤增长及肿瘤细胞增殖的作用。甘草酸能够抑制黄曲霉素和二乙基亚硝胺诱发的大鼠肝癌前病变,修复肝癌小鼠肝细胞超微结构形态。胀果甘草中的黄酮类活性成分可有效预防巴豆油对小鼠皮肤的促癌作用;查尔酮类活性成分及其衍生物可以抑制宫颈癌病变,且通过诱导宫颈癌细胞凋亡和将细胞周期阻滞在 G_2/M 期而发挥抗宫颈癌作用。甘草次酸可通过诱导肿瘤细胞凋亡、阻遏细胞周期、抑制肿瘤细胞侵袭、诱导肿瘤细胞分化、抑制肿瘤多药耐药等途径发挥抗癌作用。

3. 抗心律失常　甘草次酸和甘草黄酮类成分可阻滞 L 型钙通道,明显对抗乌头碱和结扎左冠状动脉前降支等各种原因诱发的室性心律失常,并具有负性频率和负性传导作用,减少室颤。

4. 降血脂　甘草黄酮能有效减轻食源性肥胖症小鼠腹部脂肪组织的重量,以及降低肝脏和血浆中 TG 的水平。甘草酸灌胃给药可明显抑制大鼠、小鼠、家鸽实验性血脂增高,能促进机体 Ch 含量降低,磷脂降低。

三、中药药动学

甘草提取物口服利用度极低,有肠道首过效应。血浆中可检测到甘草酸及甘草次酸。甘草酸口服绝对生物利用度约为 4%,在消化道内绝大部分转化为甘草次酸而被吸收,甘草次酸在大鼠和人体内 T_{max} 分别为 12~16 h 和 8~12 h,二者血浆蛋白结合率均大于 95%,主要与白蛋白结合。甘草酸静脉注射后符合二室模型,分布迅速,肝脏浓度最高。甘草次酸在体内血浆中 12 h 达到最大血药浓度,C_{max} 为 850±111 μg/L，$t_{1/2\beta}$ 为 8. 80±2. 18 h,MRT 为 16. 1±1. 6 h，*AUC* 为 11. 6±0. 22 μg/L。

四、不良反应与安全性评价

甘草不可多服,因其会产生类肾上腺素样副作用,导致低血钾症,临床表现为水肿、瘫软、头疼、心悸、眩晕等症状。小鼠皮下注射甘草浸膏的绝对致死量(absolute lethal dose，LD_{100})为 3. 6 g/kg,甘草次酸小鼠腹腔注射的 LD_{50} 为 308 mg/kg。长期服用甘草会出现低血钙症状,临床表现为抽搐,严重者可使肾上腺皮质机能减退。高剂量口服甘草酸(每天 400 mg)可引起心脏功能障碍、水肿和高血压等副作用。

五、现代应用

1. 止咳祛痰、支气管炎、慢性咽炎　甘草水提物及甘草的复方制剂,如甘草片、复方甘草口服液、止咳散、连花清瘟胶囊等均具有良好的止咳祛痰及治疗支气管炎、慢性咽炎的作用。

2. 消化道溃疡　甘草流浸膏、甘草锌及甘草复方制剂对消化道溃疡有较好疗效,如胃、十二指肠溃疡。

3. 肝病　甘草具有较好的抗炎、抗病毒作用，复方甘草酸苷片、甘草甜素片、甘草酸二铵胶囊等在临床上用于治疗各种类型的肝病。

此外，甘草还可以用原发性慢性肾上腺皮质功能减退症（又称艾迪生病）、食物中毒、皮肤病（荨麻疹、皮炎、湿疹等）、上呼吸道感染、肾上腺皮质功能减退症等。

当归（Danggui，ANGELICAE SINENSIS RADIX）

本品为伞形科植物当归 *Angelica sinensis*（Oliv.）Diels 的干燥根。含挥发油、多糖及水溶性成分。挥发油中藁本内酯（ligustilide）约为45%，此外还有正丁烯酰内酯（*n*-butylidene phthalide）、当归酮（angelic ketone）、月桂烯（myrcene）及莰烯类等。水溶性成分有阿魏酸（ferulic acid）、琥珀酸（succinica acid）等，另含多糖、多种氨基酸、维生素及无机元素等。当归，味甘、辛，性温，归肝、心、脾经。具有补血活血，调经止痛，润肠通便的功效。临床用于血虚萎黄，眩晕心悸，月经不调，经闭痛经，虚寒腹痛，肠燥便秘，风湿痹痛，跌扑损伤，痈疽疮疡等。

一、与功效相关的药理作用

1. 促进骨髓造血　当归能升高外周血红细胞、白细胞、血红蛋白等含量，对放射线照射或化学药物引起的骨髓造血功能抑制作用尤为明显。当归注射液明显改善免疫诱导再生障碍性贫血小鼠骨髓增生程度，修复骨髓微环境，增加骨髓单个核细胞计数。当归多糖是其促进骨髓造血功能的主要组分，皮下注射可使苯肼及^{60}Co γ 射线照射引起的贫血小鼠模型粒-单系祖细胞和晚期红系祖细胞生成率明显升高。

2. 改善贫血　当归多糖可以缓解多种原因引起的贫血，铁调素是由肝脏合成并分泌的一种参与铁调节的肽激素，可以下调膜铁转运蛋白、抑制血清铁的释放，负调控体内铁平衡。当归多糖通过阻断 IL－6/STAT3 和 BMP/SMAD 途径抑制炎性铁调素，从而缓解贫血；此外，当归多糖还可以通过 IKK－IkBα 途径，促进红细胞生成而改善贫血。

3. 抑制血小板聚集、抗血栓　当归水煎液口服可延长大鼠血浆凝血酶时间及凝血活酶时间。当归注射液能调整 PGI_2/TXA_2 比值趋于平衡进而抑制血小板聚集。静脉注射当归水溶液或阿魏酸钠，能明显抑制大鼠颈总动脉与颈外静脉旁路血栓的形成，使血栓重量明显减轻。当归可使血管内皮剥脱后再狭窄大鼠模型的血浆及全血黏度、红细胞聚集指数及刚性指数、红细胞压积等明显降低，红细胞变形能力显著增强。当归水煎液抗血栓作用可能与增加纤溶酶活性、抗凝血、抑制血小板聚集等作用有关。

4. 降血脂、抗动脉粥样硬化　当归注射液可明显降低高脂血症模型家兔血中 TG 水平，明显减少主动脉斑块面积。经阿魏酸喂饲的高脂血症大鼠模型，其血清 Ch 水平的升高得到明显抑制，但对 TG 和磷脂无明显影响。阿魏酸降血脂作用机制与抑制肝脏中甲羟戊酸-5-焦磷酸脱羟酶的活性，从而使肝脏内 Ch 合成减少有关。此外，当归及阿魏酸可通过降低脂质过氧化水平，保护血管内皮，达到抗动脉粥样硬化的作用。

5. 抗心肌缺血　当归水提物和阿魏酸能够增加垂体后叶素引起的急性心肌缺血小鼠心肌营养性血流量。静脉滴注当归注射液可缩小结扎冠状动脉左前降支引起的犬急性心肌梗死的梗死面积，改善缺血性心电图。离体大鼠心肌缺血-再灌注实验表明，当归水提液及阿魏酸钠可减少心肌细胞内 Ca^{2+}、Na^{+}蓄积，减少脂质过氧化产物 MDA 生成及 CPK、LDH、AST 的释放，改善心功能及心肌超微结构改变。

6. 抗心肌梗死后纤维化　当归注射液对于结扎冠状动脉前降支的大鼠心肌梗死模型，可以抑制巨噬细胞在非梗死区的浸润，下调 TGF－β_1 的表达，阻断促纤维化发生的环节，减轻心肌梗死后非梗死区反应性胶原的过度沉积，防止心肌梗死后心肌纤维化，从而改善心脏功能。

—·笔记栏·—

7. 抗心律失常　当归水提物、醇提物可对抗肾上腺素、强心苷、$BaCl_2$ 等诱发的动物心律失常。静脉注射当归醇提取液可预防乌头碱诱发大鼠心律失常，也可以对抗肾上腺素、ACh 引起的心律失常，腹腔注射对大鼠心肌缺血-再灌注引发的心律失常有明显保护作用。当归总酸对氯仿、肾上腺素、乌头碱、$BaCl_2$ 等诱发的动物心律失常有明显保护作用。

8. 抗脑缺血损伤　当归能促进大脑中动脉栓塞模型大鼠脑缺血损伤后神经生长，修复相关蛋白 cyclin D1 和生长相关蛋白-43(growth associated protein-43, GAP-43)的表达，减少细胞凋亡。另外，当归能促进缺血再灌注脑损伤后血管生成。

9. 扩张血管、降血压　当归可以扩张冠状血管、脑血管、肺血管及外周血管。静脉注射当归注射液可使清醒高血压犬的血压先升后降，25 min 后恢复正常。静脉注射当归挥发油可引起清醒肾型高血压犬的血压明显下降，但对心率无明显影响。动脉注射当归注射液可使麻醉犬股动脉血流量明显增加，大剂量还能缓解 NA 引起的血管痉挛和血流量减少。当归扩张外周血管作用与 α 受体、β 受体无关。

10. 调节子宫平滑肌　当归对动物子宫平滑肌具有兴奋和抑制的双重作用。当归中的挥发油类成分可对抗垂体后叶素、肾上腺素或组胺引起的子宫平滑肌收缩。当归水溶性或醇溶性的非挥发性成分则可兴奋多种动物的在体子宫平滑肌。此外，当归的作用与子宫所处状态有关。当归可通过子宫平滑肌抑制进而缓解痛经。但对于崩漏等伴有子宫收缩不全的病理状态，当归则可通过对子宫平滑肌的兴奋作用加以改善。

11. 增强免疫功能　当归及当归多糖、阿魏酸等多种活性成分可明显促进机体免疫功能。当归水浸液可明显提高小鼠腹腔巨噬细胞吞噬鸡红细胞的能力。当归水溶液或当归多糖皮下注射既能增强正常小鼠巨噬细胞吞噬功能，又能对抗 CTX 对小鼠腹腔巨噬细胞的抑制作用。当归水煎液能明显促进小鼠绵羊红细胞(sheep red blood cell, SRBC)抗体溶血素(IgM)的产生和血清中抗体效价。腹腔注射当归多糖能增加溶血空斑形成细胞数，显著增加 IgM。此外，当归尚有诱生 IFN 作用。当归注射液还可明显促进 IL-2 等细胞因子的生成。

当归补血活血的相关作用及机制见图 23-4。

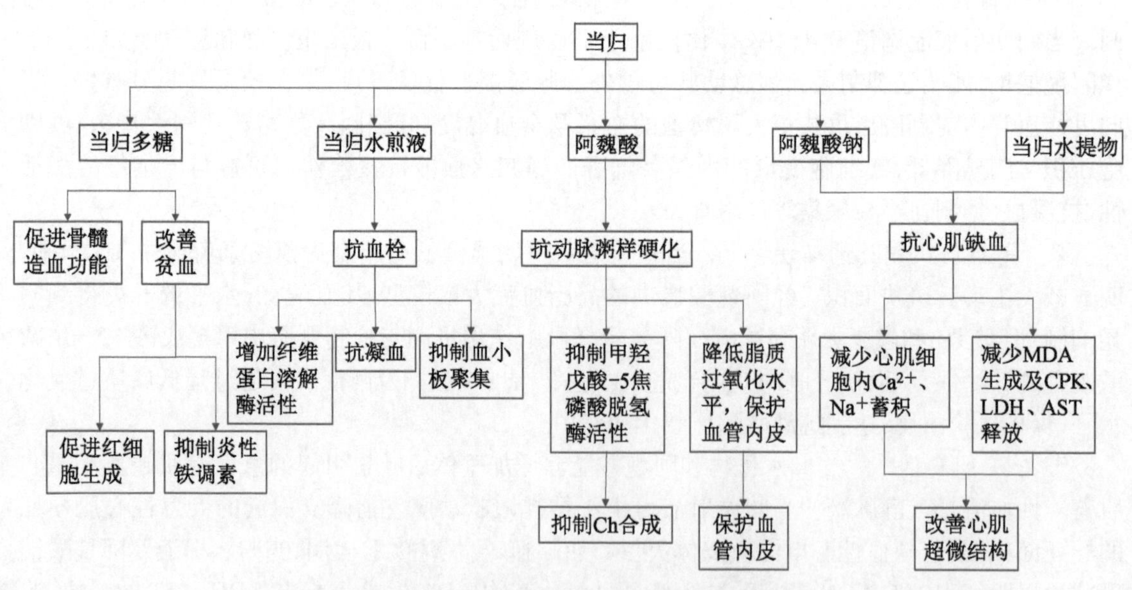

图 23-4　当归补血活血的相关作用及机制

二、其他药理作用

1. 抗损伤　当归可通过改善肌肉血液循环，促进软骨细胞 DNA、蛋白多糖及胶原的合成等途径，对神经损伤、肌肉萎缩及关节软骨损伤等起到保护作用。此外，当归注射液对气管内灌注博来霉素造成的急性肺损伤大鼠模型的肺泡炎症有明显减轻作用。当归可降低小鼠放射性肺损伤过程中 TNF－α 表达水平。当归对兔坐骨神经缺血再灌注损伤也有一定保护作用。

2. 保肝　当归对 D－氨基半乳糖、CCl_4 造成的小鼠及大鼠肝损伤均有一定的保护作用，可减轻炎症反应，降低血清转氨酶水平，保护细胞 ATP 酶、葡萄糖－6－磷酸酶、5－核苷酸酶等的活性，并可使肝细胞超微结构得到改善。

3. 抗抑郁　当归在抑郁症治疗方面具有明确疗效。当归抗抑郁的主要成分为有机酸类、苯肽类、多炔类。所涉及的机制有促进海马神经再生、调节神经递质系统、抗氧化应激、调节细胞因子、抗炎症损伤。

4. 抗肿瘤　当归多糖是被研究较多的抗肿瘤活性成分，白血病是一组异质性疾病，影响血液、骨髓和淋巴系统，有研究显示，不同剂量的当归多糖可以不同程度地延长白血病小鼠的存活时间，并同时能检测到血液中白细胞、淋巴细胞数量及血浆相关炎症因子增多；当归多糖还可以通过激活线粒体凋亡抑制宫颈癌裸鼠的肿瘤增殖。

三、中药药动学

当归石油醚萃取物（藁本内酯浓度分别为 3.77、1.88 mg/mL）以 10 mL/kg 给大鼠灌胃，藁本内酯在大鼠体内药动学特性研究显示，主要药动参数 C_{max} 分别为 0.38±0.04、0.33±0.02 μg/mL；$t_{1/2\beta}$ 分别为 4.08±0.25、3.06±0.82 h；AUC 分别为 0.95、0.61 μg/mL·h。表明藁本内酯具有吸收快，消除亦快，在体内维持有效血药浓度时间较短、分布广等特点。

四、不良反应与安全性评价

口服当归不良反应少。当归注射液静脉滴注偶可引起过敏反应，应予注意。当归挥发油小鼠皮下注射和灌服的 LD_{50} 分别为 298、960 mg/kg，藁本内酯小鼠腹腔注射的 LD_{50} 为 520 mg/kg，阿魏酸钠小鼠静脉注射和灌服的 LD_{50} 分别为 1.7、3.6 g/kg。

五、现代应用

1. 贫血　当归与其他中药配伍使用对多种病因引起的血红蛋白、红细胞、白细胞减少有较好疗效。

当归治疗阿尔茨海默病的研究

2. 血栓闭塞性脉管炎　当归注射液治疗血栓闭塞性脉管炎，可使患者肢体血流图明显好转，症状及体征同时得到改善。

3. 心脑血管系统疾病　阿魏酸钠注射液具有保护脑细胞、抗心肌缺血、降血压、抗血栓、降血脂等作用，用于冠心病、脑血管疾病有效。

4. 妇科疾病　当归对痛经、闭经、月经不调、慢性盆腔炎、功能性子宫出血、更年期综合征等均有一定疗效。

此外，当归尚可用于治疗迁延性或慢性肝炎、腰腿痛、肩周炎、心律失常等。

何首乌（Heshouwu，POLYGONI MULTIFLORI RADIX）

何首乌为蓼科植物何首乌 *Polygonum multiflorum* Thunb. 的干燥块根。何首乌含有葡萄糖苷类、醌类、磷脂类与黄酮类等成分。葡萄糖苷类成分主要为二苯乙烯苷类，如 2,3,5,4′－四羟基二苯乙烯－2－O－β－D－葡萄糖苷（2,3,5,4′－tetrahydroxystilbene－2－O－beta－D－glucopyranoside，TSG）、何首乌乙素、何首乌丙素、白藜芦醇及其苷类等。醌类成分以蒽醌类含量最高，如大黄素、芦荟大黄素、大黄酚、大黄酸、大黄素甲醚等。磷脂类包括磷脂酰乙醇胺（phosphatidyl ethanolamine）、可巴烯（copaene）、二十烷和十六烷酸甲酯等。黄酮类包括苜蓿素（tricin）、芦丁、

—•笔记栏•—

木樨草素、槲皮素、山柰酚等。何首乌,性微温,味苦、甘、涩,归肝、心、肾经。生何首乌具有解毒,消痈,截疟,润肠通便的功效。临床用于疮痈,瘰疬,风疹瘙痒,久疟体虚,肠燥便秘。制何首乌具有补肝肾,益精血,乌须发,强筋骨,化浊降脂的功效。临床用于血虚萎黄,眩晕耳鸣,须发早白,腰膝酸软,肢体麻木,崩漏带下,高脂血症。

一、与功效相关的药理作用

1. 抗氧化、延缓衰老　何首乌能够延长果蝇成虫、秀丽隐杆线虫、老年鹌鹑的寿命,延缓 *D*-半乳糖诱导的衰老症状;提高 DNA 修复能力,促进细胞分裂、增殖,延缓细胞进入衰老期;提高记忆获得性障碍小鼠和 Aβ 诱导的阿尔茨海默病大鼠的学习、记忆能力。何首乌延缓衰老作用与抗氧化、改善神经-内分泌功能密切相关。TSG 和多糖成分均能抑制氧自由基形成,并通过升高 SOD、GSH-Px 活性促进自由基清除,降低过氧化脂质水平。TSG 可抑制 MAO-B 活性,增加脑组织 5-HT、NA 与 DA 含量,抑制神经元凋亡。TSG 与大黄素-8-*O*-*β*-*D*-葡萄糖醛酸苷(emodin-8-glucoside, EG)可以抑制 AChE 活性,增强 ChAT 活性,提高 ACh 水平,提高学习记忆功能。卵磷脂成分能够维持神经元的细胞膜结构,抑制大脑衰退。

2. 保护神经　何首乌醇提物能改善血管性认知障碍大鼠、1 型糖尿病大鼠和经 $Aβ_{1-4}$ 注射大鼠的学习记忆能力。TSG 也能增强老年大鼠、快速老化小鼠 8(senescence-accelerated mouse prone 8, SAMP8)及 *D*-半乳糖所诱导衰老小鼠的学习记忆功能。何首乌醇提物和 TSG 能够有效地抑制神经毒素 1-甲基-4-苯基-1,2,3,6-四氢吡啶(1-methyl-4-phenyl-1,2,3,6-tetrahydropyridine, MPTP)所诱导的动物多巴胺神经元损害,改善模型动物的行为学表现。对于阿尔茨海默病模型动物,TSG 可通过调节 ERK1/2 与钙/钙调素依赖性蛋白激酶Ⅱ(calcium/calmodulin-dependent protein kinase Ⅱ, CaMKⅡ),增强学习记忆功能。细胞试验发现何首乌及 TSG 能够降低 1-甲基-4-苯基吡啶(1-methyl-4-phenylpyridinium, MPP^+, MPTP 的代谢产物)、$Aβ_{25-35}$、Glu 和 H_2O_2 对 PC12、SH-SY5Y、SK-N-SH、HT22 等细胞株的损害作用。神经保护机制涉及保护线粒体,改善细胞能量代谢,激活 PI3K/Akt 信号,抗氧化和抑制凋亡等。

3. 调节血脂、抗动脉粥样硬化　何首乌水提物、醇提物和超临界提取物能降低高脂血症动物血清 TC、TG 和 LDL-C 水平,升高 HDL-C 水平。调血脂作用与以下机制有关:促进肠道胆汁酸排泄,抑制脂质吸收;保护血管内皮,抑制主动脉内皮脂质沉积与斑块形成;上调肝脏 PPAR-α,抑制 HMG-CoA 还原酶活性;提高脂酶活性;抗氧化与抗炎。主要有效成分是二苯乙烯苷、多糖、蒽醌及卵磷脂类成分。

4. 促进造血功能　制首乌醇提物可增加小鼠骨髓造血干细胞、粒-单核细胞系祖细胞及红系祖细胞数目,提高外周血网织红细胞的比例。灌胃给予制首乌水煎液能增加 CTX 所诱导贫血大鼠的 RBC 数目和 Hb 含量。

5. 抗炎、调节免疫功能　何首乌醇提物与 TSG 能够抑制二甲苯、角叉菜胶和醋酸等致炎剂所诱导的急性炎症,相关机制包括抑制 NF-κB、COX-2 和 iNOS 的表达与活性。何首乌的免疫调节作用与多糖、蒽醌苷类成分有关,能够提高免疫低下动物巨噬细胞、NK 细胞的活性,促进 T 细胞与 B 细胞增殖,调节 T 细胞亚型之间的平衡。

6. 保护肝脏　生何首乌与制何首乌可降低 CCl_4、醋酸泼尼松和硫代乙酰胺引起的肝脂蓄积,降低肝损伤大鼠血清转氨酶 ALT、AST 水平,减轻肝脏脂质过氧化损伤。何首乌也可抑制胆汁酸合成,促进其肠道排泄。主要有效成分是蒽醌类成分大黄素、大黄酸。多糖类成分的保肝作用与清除氧自由基有关。

7. 抗骨质疏松　何首乌能抑制 CTX、糖皮质激素、切除卵巢及糖尿病等诱导的骨质丢失,增强骨碱性磷酸酶活性,促进骨前体细胞分化成为成骨细胞。

8. 抗肿瘤　何首乌蒽醌类成分具有抗肿瘤作用。其总蒽醌苷能抑制前胃癌(MFC)和肉

—•笔记栏•—

瘤(S180)移植性肿瘤生长。大黄素对结肠癌和头颈鳞状细胞癌也具有明显抑制作用,与其诱导肿瘤细胞凋亡密切相关。

9. 乌发、促进毛发生长　何首乌中富含锰、钙等元素,可补充机体内相应元素的不足。生首乌能提高小鼠毛发黑色素、α-黑素细胞刺激素、黑皮质素1受体及酪氨酸酶含量。此外,何首乌灌胃或局部用药可促进小鼠毛发生长,该作用与其增加肝细胞生长因子(hepatocyte growth factor, HGF)、成纤维细胞生长因子(fibroblast growth factor, FGF)、IGF-1等有关。

二、其他药理作用

1. 保护肾脏　通过抗氧化应激,TSG可对糖尿病肾病大鼠表现出早期肾脏保护作用。

2. 抗病原微生物　何首乌蒽醌类成分对金黄色葡萄球菌、伤寒沙门菌、真菌及流感病毒等病原微生物具有一定抑制作用。

三、中药药动学

何首乌二苯乙烯苷类和蒽醌类成分在灌胃给药后可吸收入血,不同成分相互影响各自的吸收过程。TSG主要在胃以原形形式吸收。大鼠灌胃给予TSG, T_{max} 为40 min, C_{max} 为31.9 mg/L。TSG在肝脏经Ⅱ相代谢产生葡萄糖醛酸结合产物,后者经胆汁排泄,经肠道菌和酶代谢为原形,可重新吸收入血。大黄素主要在小肠吸收,代谢速度快,生物利用度较低。大黄酸易于在小肠、大肠吸收,在空肠段吸收最强;其在肝脏进行葡萄糖醛酸化的Ⅱ相代谢,原形和代谢物可经肝、肾脏排泄。

四、不良反应与安全性评价

何首乌具有肝毒性,蒽醌类和二苯乙烯苷类成分是何首乌的主要毒性成分。基础实验研究发现大黄素、大黄酸具有潜在肾毒性、肺毒性、致突变作用和胚胎毒性。

何首乌的不良反应与炮制方法、给药剂量和用药方式有关。临床上,消化系统不良反应报道最多,主要为肝损伤、黄疸、腹泻、腹痛、恶心、呕吐等。何首乌也可导致皮肤过敏反应。其他已报道的不良反应还包括药物热、精神症状等。

五、现代应用

1. 须发早白、白发　何首乌制剂如乌精胶囊、七宝美髯丸、首乌丸、首乌延寿片或颗粒等可用于治疗肝肾精血不足引起的须发早白和脱发。

何首乌的肝毒性机制研究

2. 心绞痛、高脂血症　心元胶囊(何首乌、丹参、麦冬)可用于具心肾阴虚、心血瘀阻证候的稳定型、劳累型心绞痛;首乌丸与心元胶囊也可用于高脂血症。

此外,何首乌分别与党参、黄精、茯苓、泽泄、黄芪、菟丝子等配伍治疗肝肾亏虚等引起的月经不调、卵巢早衰、冠心病、非酒精性脂肪性肝病等疾病。

冬虫夏草(Dongchongxiacao, CORDYCEPS)

冬虫夏草为麦角菌科真菌冬虫夏草菌 *Cordyceps sinensis*(BerK.)Sacc. 寄生在鳞翅目蝙蝠蛾科昆虫幼虫上的子座和幼虫尸体的干燥复合体。冬虫夏草,性味甘、平,归肺、肾经。冬虫夏草中含有虫草素(cordycepin)、腺苷(adenosine)、肌苷(inosine)、氨基酸(aminoacid)、甾醇(sterol)、脂肪酸(fatty acid)等成分。具有补肺益肾、止血化痰的功效。临床用于肾虚精亏,阳痿遗精,腰膝酸痛,久咳虚喘,劳嗽咯血等证。

一、与功效相关的药理作用

1. 调节免疫功能　冬虫夏草水提物、虫草菌浸液可增强小鼠的固有免疫,调节体液免疫

—•笔记栏•—

和细胞免疫。

(1) 增强固有免疫功能：冬虫夏草可提高小鼠巨噬细胞的吞噬功能和 NK 细胞的活性，可对抗 CTX 引起的免疫功能低下。

(2) 调节体液免疫：冬虫夏草可刺激 B 细胞增殖和抗体的产生，提高血清溶血素、IgM 水平。

(3) 调节细胞免疫：冬虫夏草提高外周血 T 细胞的数量，调整失衡的 T 细胞亚群，诱导 IL－2 产生。同时，冬虫夏草有显著的免疫抑制作用，能抑制穿透性异种角膜移植的排斥反应，延长小鼠同种异体皮肤移植皮片的存活时间，虫草菌丝口服液可延长异体心脏移植大鼠存活时间。

虫草多糖、虫草表多糖、虫草素是调节免疫功能的主要成分。虫草多糖可激活 NF－κB 通路，促进正常巨噬细胞产生 NO，但在炎症条件下，虫草素能抑制 NF－κB 的激活，抑制 NO 生成。表明在不同的病理状态下，虫草成分分别对巨噬细胞发挥不同作用。虫草多糖可促进 DC 的成熟，虫草 DNA 则能活化骨髓来源 DC。虫草表多糖可促进脾细胞、胸腺细胞增殖，升高 TNF－α、IFN－γ 和 IL－2 水平。虫草素则表现出不同的影响，如上调外周血单核细胞 IL－10 水平，抑制 PHA 诱导的 IL－2、IFN－γ 等的产生(图 23－5)。

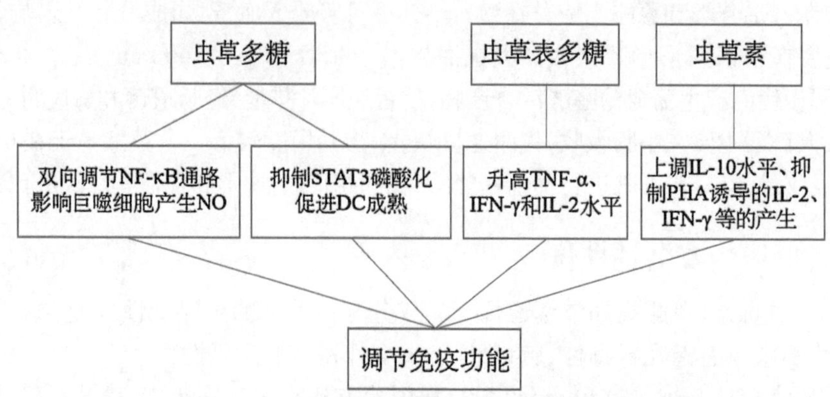

图 23－5　冬虫夏草调节免疫功能的药理机制

2. 影响内分泌系统功能

(1) 性激素样作用：冬虫夏草水煎液具有雄性激素和雌性激素样作用。雄性大鼠灌服冬虫夏草或人工培养的蚕蛹虫草后血浆睾酮含量增加，体重、包皮腺、精囊、前列腺的重量增加，促进精子生成。冬虫夏草能调节雌性大鼠雌激素水平，增加受孕百分率和产子数。

(2) 调节肾上腺皮质功能：冬虫夏草可增加小鼠肾上腺重量，提高血浆皮质醇、醛固酮水平。

3. 保护肾脏　冬虫夏草水提液对肾炎、肾功能衰竭、药物和缺血造成的肾损伤、肾纤维化均有防治作用。冬虫夏草能降低肾切除导致的肾功能不全大鼠病死率，降低血清肌酐和尿素氮，对环孢素及庆大霉素造成的急性肾损伤的肾小管有保护作用。虫草多糖能改善肾功能、增加肾血流量、促进肾小管的修复与再生、纠正代谢紊乱。麦角固醇衍生物 H1－A 能减少 IgA 肾病模型小鼠系膜区 IgA 免疫复合物的沉积，减少肾小球损伤。虫草素可通过抑制 NADPH 氧化酶及 ROS 的产生，减少肾小管上皮细胞上皮间质转化，还可上调 HGF，抑制肾间质成纤维细胞的活化，保护肾脏。

4. 平喘　冬虫夏草和虫草菌丝的水提液可明显扩张支气管。对抗 ACh 诱发的豚鼠哮喘。对于慢性阻塞性肺疾病大鼠，冬虫夏草可扩张支气管，降低气道阻力，提高肺顺应性。虫草酸和虫草多糖能修复已受损的肺泡细胞；*D*－甘露醇和虫草酸可抗炎、止咳化痰和舒张肺支气管平滑肌；虫草素和腺苷改善呼吸道功能，这与其影响阴离子从上皮细胞基底面向外表面转移有关。

二、其他药理作用

1. 延缓衰老　冬虫夏草具有抗氧自由基的作用，可抑制邻苯三酚自氧化产生超氧化阴离子体系，降低心肌及肝脏匀浆 LPO 的含量。对模型动物脑内 MAO－B 活性有抑制作用。

2. 降血糖、降血脂　冬虫夏草提取物可促进高血糖模型动物胰岛细胞分泌胰岛素,降低血糖水平。还能降低高脂血症动物血清 TC、TG、β-脂蛋白含量,改善脂质代谢紊乱。虫草多糖能降低糖尿病模型小鼠或大鼠的血糖和糖基化血清蛋白水平。

3. 抗肿瘤　冬虫夏草子实体热水提取物能抑制小鼠 Lewis 肺癌的原发灶产生和自发肺部转移。可提高荷瘤小鼠淋巴细胞增殖活性,增强 NK 细胞活性。虫草菌丝还可增强其他抗癌药物的抗癌活性。虫草多糖类激活巨噬细胞及 T 细胞,释放细胞因子、激活宿主免疫反应而抑制肿瘤生长;虫草素与核苷类物质竞争 DNA 或 RNA 聚合酶,抑制核酸的合成,产生抗肿瘤作用;虫草素激动 A3 腺苷受体,影响 Wnt 信号通路,从而抑制肿瘤增殖。

三、中药药动学

大鼠静脉注射腺苷或虫草素 10 mg/kg 后,经腺苷脱氨酶迅速代谢,二者 $t_{1/2\beta}$ 分别为 10.4、1.6 min。

四、现代应用

1. 呼吸系统疾病　冬虫夏草可治疗慢性支气管哮喘、慢性阻塞性肺疾病等。

2. 抗肿瘤辅助治疗　冬虫夏草可辅助治疗肿瘤,如肝癌、乳腺癌、宫颈癌、肺癌、头颈部癌、胰腺癌、胃癌、恶性淋巴瘤、平滑肌瘤、前列腺癌等.

3. 泌尿系统疾病　冬虫夏草可用于慢性肾炎、肾病综合征、慢性肾功能衰竭等的治疗,宁心宝胶囊、金水宝胶囊、百令胶囊、至灵胶囊等冬虫夏草制剂可用于各类肾病的辅助治疗。

4. 心血管系统疾病　冬虫夏草可治疗高血压、冠心病、心律失常、高脂血症、病毒性心肌炎等。

5. 消化系统疾病　冬虫夏草可用于慢性活动性肝炎、肝硬化。

淫羊藿(Yinyanghuo, EPIMEDII FOLIUM)

淫羊藿为小檗科植物淫羊藿 *Epimedium brevicornu* Maxim.、箭叶淫羊藿 *Epimedium sagittatum* (Sieb. et Zucc.) Maxim.、柔毛淫羊藿 *Epimedium pubescens* Maxim. 或朝鲜淫羊藿 *Epimedium koreanum* Nakai 的干燥叶。淫羊藿中含有淫羊藿苷(icariin)、淫羊藿次苷(icarisid)、朝藿定(epimedin)、宝藿苷(baohuoside)等成分。淫羊藿,性温,味辛、甘,归肝、肾经。具有补肾阳、强筋骨、祛风湿等功效。临床用于肾阳虚衰,阳痿遗精,筋骨痿软,风湿痹痛等。

一、与功效相关的药理作用

1. 性激素样作用　淫羊藿具有雄激素样作用,促进附睾及精囊腺的发育,提高血浆中睾酮水平,可提高活性氧所致膜功能损伤的精子活性、尾部膨胀率和顶体完整率,改善精子超微结构。淫羊藿也具有雌激素样作用,提高雌性动物垂体对促性腺激素释放激素(gonadotropin-releasing hormone, GnRH)的反应性,提高卵巢对黄体生成素(luteinizing hormone, LH)的反应性,升高雌二醇、LH、卵泡刺激素(follicle-stimulating hormone, FSH)的水平。淫羊藿水煎液可增强小鼠性腺功能,改善阳虚证候大鼠的阳虚症状,升高性激素水平。淫羊藿苷可促进附睾及精囊腺的发育,对睾丸间质细胞表现为雄激素样作用,升高阴茎海绵体平滑肌中 cGMP 的浓度,舒张海绵体,增强阴茎勃起功能。淫羊藿苷可延缓卵母细胞巢破裂,抑制原始卵泡的发育,减少卵母细胞凋亡,从而增加卵巢中卵母细胞的储备量,表现为雌激素样作用。淫羊藿多糖通过影响垂体内分泌功能,升高性激素水平。淫羊藿总黄酮还可刺激雌二醇、皮质酮的分泌及促进 LH 产生(图 23-6)。

—•笔记栏•—

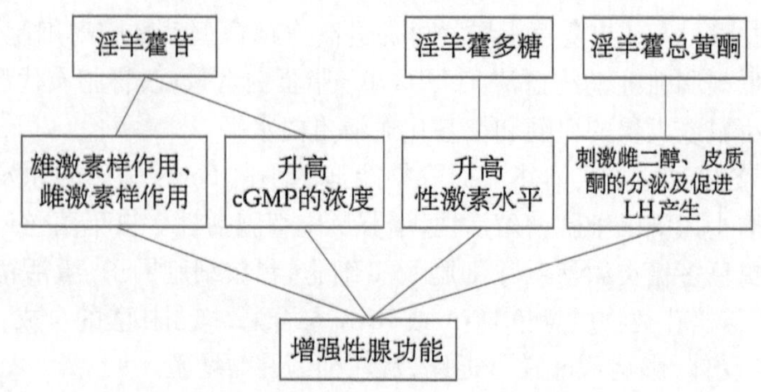

图 23-6 淫羊藿增强性腺功能的主要成分及机制

2. 增强免疫功能 淫羊藿水煎液可增强泼尼松致阳虚证小鼠的免疫功能。淫羊藿可促进巨噬细胞分泌 IL-1β 和 TNF-α，提高巨噬细胞的吞噬功能，还可增强细胞免疫和调节体液免疫功能。淫羊藿多糖和淫羊藿苷都能增强正常及 CTX 损伤的巨噬细胞的吞噬功能，能够加速胸腺细胞向外周释放，使其活性增强。淫羊藿苷能通过降低抑制性 T 细胞、产生集落刺激因子(colony stimulating factor, CSF)样活性而增强 T 细胞功能。

3. 改善骨质疏松 淫羊藿提高糖皮质激素诱导的骨质疏松大鼠成骨细胞的数量和活性，增加骨面积和骨密度；抑制去睾丸大鼠破骨细胞功能，使钙化骨形成增加，降低骨近端骨小梁的骨吸收率；促进骨折早期血肿机化吸收、软骨钙化、骨痂生长及外骨痂桥接，促进后期骨痂改建，使板层骨提早出现和髓腔再通。淫羊藿水提液能够抑制破骨细胞，促进成骨细胞生长，淫羊藿醇提物能够抑制软骨细胞凋亡。淫羊藿苷具有调节下丘脑-垂体-卵巢轴的功能及类激素样作用；能够上调骨生长相关因子 TGF-β1、BMP-2 的表达，诱导骨髓间充质干细胞骨向分化；降低破骨细胞内的 Ca^{2+} 浓度，抑制破骨细胞的骨吸收，改善骨质疏松。

4. 延缓衰老 淫羊藿有延缓衰老作用，如影响细胞传代，延长生长期，调节免疫功能和内分泌系统，改善机体代谢等。淫羊藿多糖和总黄酮提高老龄小鼠下丘脑中单胺类神经递质含量，抑制脑及全血中胆碱酯酶活性。淫羊藿苷改善快速老化小鼠的学习记忆能力，其机制与升高血清雌激素水平有关。淫羊藿苷还能够促进神经干细胞的重建和自我更新，从而增强老龄大鼠的学习和记忆能力。

二、其他药理作用

1. 保护心脑血管 淫羊藿能增加脑血流量，扩张脑血管，对脑缺血缺氧有保护作用。淫羊藿还具有缓慢而持久的强心作用，恢复衰竭心脏的收缩力；能扩张冠状动脉，使心肌营养血流量提高，对垂体后叶素引起的急性心肌缺血有保护作用。淫羊藿水煎液及醇浸出液可恢复心衰动物的心肌收缩力、增加冠脉流量。

2. 促进造血功能 淫羊藿苷促进脾淋巴细胞产生 CSF 样活性，促进机体造血并诱导细胞成熟；可诱导机体产生 IL-2、IL-3、IL-6 等，作用于骨髓多能干细胞，促使血细胞增殖、分化、成熟。

三、中药药动学

大鼠灌胃淫羊藿提取物 10 g/kg，测定朝藿定 A、B、C 和淫羊藿苷的药代动力学参数，$t_{1/2}$ 分别约为 2、2.5、3.5、2.5 h。大鼠灌胃淫羊藿苷，$t_{1/2}$ 为 3.6 h。

四、不良反应与安全性评价

淫羊藿最大给药剂量为 10 g，小鼠灌胃淫羊藿的 LD_{50}>80 g/kg。长期口服淫羊藿叶煎液可导致药物性肝损伤。

—•笔记栏•—

五、现代应用

1. 男科疾病　　淫羊藿传统用于肾虚阳痿遗精，可治疗慢性前列腺炎、前列腺增生症、勃起功能障碍。

2. 骨关节疾病　　淫羊藿可用于风寒湿痹，可治疗腰部、膝部骨性关节炎。仙灵骨葆（淫羊藿、续断、补骨脂、地黄、丹参、知母）胶囊口服可治疗骨质疏松。

3. 血液、心血管系统疾病　　淫羊藿可治疗血小板减少性紫癜，癌症放化疗引起的白细胞减少症；也可治疗冠心病。

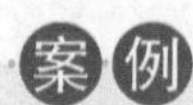

《本草正义》曰："淫羊藿，禀性辛温，专壮肾阳"，能"益气力、强志、坚筋骨，皆元阳振作之功"，因此淫羊藿常用于治疗骨关节病，如骨质疏松、骨折后修复、类风湿性关节炎、退行性腰椎管狭窄等。以淫羊藿为君药的复方成药，如仙灵骨葆胶囊，能够调节机体内平衡，降低血沉，提高体内的钙磷水平，增加骨矿物质密度（bone mineral density, BMD），促使成骨细胞的增殖与衍化，抑制破骨细胞的吸收活动，从而加快骨质的修复与骨重建。

问题：

1. 淫羊藿调节骨代谢的有效成分有哪些？
2. 淫羊藿治疗骨质疏松的药理基础是什么？

淫羊藿苷治疗类风湿性关节炎的研究

杜仲（Duzhong，EUCOMMIAE CORTEX）

本品为杜仲科植物杜仲 *Eucommia ulmoides* Oliv. 的干燥树皮。杜仲中含有松酯醇二葡萄糖苷（pinoresinoldiglucoside）、京尼平苷（geniposide）、绿原酸（chlorogenic acid）、桃叶珊瑚苷（aucubin）、咖啡酸（caffeic acid）、槲皮素（quercetin）等成分。杜仲，性温，味甘，入肝、肾经。具有补肝肾，强筋骨，安胎的功效。临床用于肝肾不足，腰膝酸痛，筋骨无力，头晕目眩，妊娠漏血，胎动不安。

一、与功效相关的药理作用

1. 降压　　杜仲皮提取物的降压作用已经过多年的临床实践证明，被认为是"世界上无副作用的高质量天然降压药"，目前杜仲中含有的已确定的降压成分包括松脂醇二葡萄糖苷、丁香脂素二葡萄糖苷、桃叶珊瑚苷、槲皮素、芦丁、咖啡酸、阿魏酸等。其中松脂醇二葡萄糖苷、脱氢二松柏醇二糖苷和丁香脂素二葡萄糖苷对血压有双向调节作用。研究表明，杜仲降压的机制可能与调节 NO 水平、肾素-血管紧张素系统（RAS）等舒张动脉，抑制 cAMP 磷酸二酯酶的活性，升高 cAMP 的浓度从而抑制 Ca^{2+} 的内流，以及利尿等作用相关（图 23－7）。

2. 保肝　　杜仲具有明显的保肝作用，其保肝物质基础可能为醇提取物、原儿茶酸、松脂醇和桃叶珊瑚苷等成分，主要作用机制包括：增强肝脏 SOD 的活性，升高 GSH、GSH－Px 的水平；抑制脂质过氧化，降低过氧化产物 MDA 的生成；抑制 NF－κB 的活性，减轻肝脏的炎症反应；降低 AST 和 ALT 的活性。

3. 保护肾脏　　杜仲保护肾脏作用显著，其药效物质基础主要为木脂素类成分。杜仲可改善自发性高血压大鼠单侧输尿管阻塞造成的大鼠肾间质纤维化，作用机制可能与下调 α－SMA、fibronectin 的表达有关。杜仲还可减轻镉对大鼠造成的肾损害，该作用与增强 Na^+，K^+－ATP 酶、CAT 和 GSH 的活性有关。

4. 预防骨质疏松　　杜仲具有调节骨代谢、抗骨质疏松的作用。杜仲中木脂素、桃叶珊瑚

—•笔记栏•—

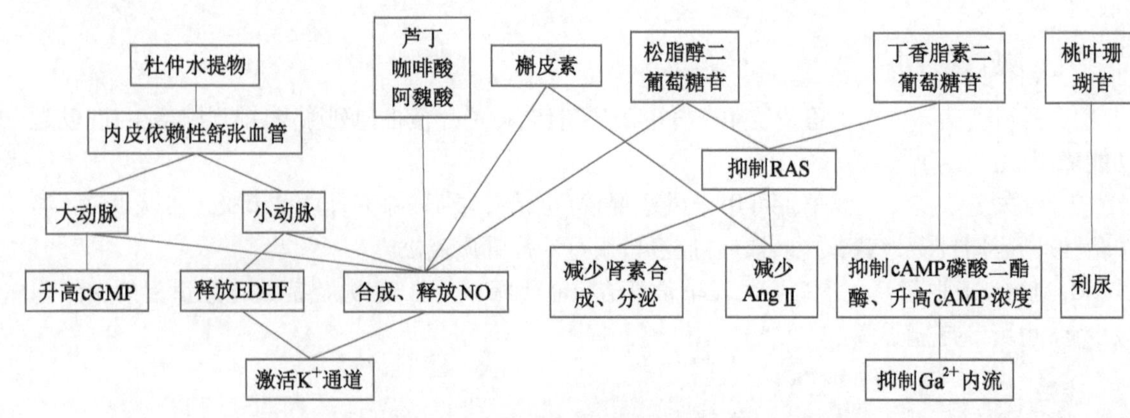

图 23-7 杜仲降压主要成分及机制

苷、京尼平苷、京尼平苷酸是发挥上述作用的有效成分。杜仲皮60%乙醇提取物既可以促进体外成骨细胞增殖,对大鼠尾悬吊所致骨质疏松具有明显的预防作用,能明显抑制尾悬吊引起的骨质减少,保护股骨骨小梁的微结构,改善大鼠股骨生物力学性能,也可以防止雌激素缺乏引起的骨丢失和骨小梁结构的恶化,从而保持骨的生物力学能力。还有实验证明杜仲皮对铅暴露大鼠骨形成的刺激和骨吸收的抑制均有保护作用。此外,杜仲皮中的木脂素也可以预防骨流失。

5. 安胎　杜仲安胎的药效物质基础可能为水萃取部位,研究显示杜仲经过盐炙后安胎作用增强。杜仲可有效抑制大鼠离体子宫自发活动的频率和收缩强度、对抗垂体后叶素引起的子宫收缩,杜仲安胎可能的机制包括改善母胎免疫调节、补充微量元素、调节血管内皮细胞的功能、增强肾上腺皮质功能及抗氧化作用。

二、其他药理作用

1. 降血脂　杜仲能够降低血浆TG、Ch、FFA和LDL。目前认为绿原酸、槲皮素、桃叶珊瑚苷和京尼平苷等与降脂作用有关。其机制主要有:① 抑制HMG-CoA还原酶和胆固醇酰基转移酶的活性,阻碍肝中脂肪酸和Ch的合成;② 升高ApoA水平,通过PPAR信号通路调节脂肪酸的氧化,尤其是β氧化;③ 促进ApoB分泌,增强溶酶体活性。

2. 降血糖　杜仲多糖对四氧嘧啶致糖尿病小鼠有一定降血糖作用,杜仲叶中的黄酮醇糖苷可抑制糖化作用。槲皮素、黄芪苷、异槲皮素、槲皮素-3-*O*-α-*L*-吡喃阿拉伯糖-(1→2)-葡萄糖苷是已知的重要降糖成分。其主要降糖机制:① 抑制α-葡萄糖苷酶和淀粉酶的活性,抑制碳水化合物的分解;② 增强糖酵解酶活性,减弱糖异生酶葡萄糖-6-磷酸酶、磷酸烯醇丙酮酸羧激酶的活性;③ 抑制糖基化,阻碍终末期糖基化产物的生成,减少糖尿病并发症的发生;④ 升高血浆中胰岛素水平,增强胰岛β细胞活性,改善胰岛素抵抗。

3. 抗炎　杜仲具有一定抗炎作用,其水提物、70%醇提物、乙酸乙酯部位、正丁醇部位、桃叶珊瑚苷元等都具有抗炎效果。杜仲皮能抑制LPS诱导的TNF-α和IL-6的产生、减少COX-1水平的升高和PGE_2、CO的产生。杜仲皮的不同提取物均可改善类风湿性关节炎大鼠踝关节肿胀,抑制血清和脾脏的细胞因子水平,提高RANKL/OPG,降低MMP-9表达。杜仲水提物通过抑制PI3K/Akt通路来抑制关节炎的进展,从而延缓软骨退化,减少炎症细胞因子并阻止MMP-3的分泌。

4. 抗肿瘤　杜仲的抗肿瘤作用主要与增强宿主免疫力、促进肿瘤细胞凋亡有关。其抗肿瘤成分可能为杜仲总多糖、杜仲总黄酮等。杜仲黄酮能显著降低H22肝癌小鼠移植瘤的瘤质量,明显升高荷瘤小鼠的脾脏指数,其机制可能与其调节IL-2和TNF-α等细胞因子的分泌,增强荷瘤小鼠免疫功能,提高机体抗氧化能力有关。杜仲多糖能够抑制大鼠Sarcomal 180细胞的生长,其机制与清除氧自由基,增强抗氧化酶SOD、GSH活性及提高机体免疫力有关。

5. 保护神经　杜仲具有一定的神经保护作用,其物质基础可能为环烯醚萜类、桃叶珊瑚苷等。作用机制包括：抑制 AChE 活性；阻断了 6－羟基多巴（6－OHDA）诱导的 NF－κB 核转位，PI3K/Akt 和 GSK－3β 磷酸化，减轻氧化应激，减缓神经元细胞死亡；杜仲可通过减轻髓神经的损伤而保护神经根，减轻非机械压迫性髓核对神经根损伤后所致的机械痛觉过敏，提高痛阈。另外，杜仲皮中的环烯醚萜类对淀粉样蛋白 $A\beta_{25-35}$ 诱导的大鼠 PC－12 细胞损伤也具有保护作用。

三、中药药动学

松脂醇二葡萄糖苷、京尼平苷、京尼平苷酸、桃叶珊瑚苷、绿原酸均为口服杜仲入血后的有效成分，容易分布到肝、脾、肾等供血丰富的组织，但分布量差异明显。病理状态下杜仲有效成分在大鼠体内的代谢有显著不同，与正常大鼠相比，松脂醇二葡萄糖苷和京尼平苷酸在自发性高血压大鼠体内的 $t_{1/2}$、C_{max} 和 AUC_{0-t} 显著增加，V_d/F 和 Cl/F 显著降低。

四、不良反应与安全性评价

杜仲口服不良反应较少。小鼠灌胃给予杜仲煎剂 120 g/kg，观察 7 天，无死亡。小鼠腹腔注射杜仲煎剂 LD_{50} 为 17.30±0.52 g/kg。亚急性试验显示，杜仲煎剂对大鼠、豚鼠、兔及犬的肾组织有轻度的水肿变性，心、肝及脾组织无病变。

五、现代应用

1. 高血压　复方杜仲汤、降压饮、杜仲颗粒、杜仲-10 味水丸等临床用于治疗肝阳上亢型高血压、妊娠合并慢性高血压等。

2. 腰膝疼痛　全杜仲胶囊、妙济丸、青娥丸、腰痛丸等用于治疗腰椎间盘突出症、肝肾亏虚型膝骨关节炎、肾虚腰痛、腰膝无力等。

3. 中风　强力天麻杜仲丸用于治疗中风。

4. 安胎　孕康合剂、孕康颗粒可用于肾虚型流产。

5. 动脉硬化、高脂血症　强力定眩胶囊可用于动脉硬化、高脂血症等。

肉苁蓉（Roucongrong，CISTANCHES HERBA）

肉苁蓉为列当科植物荒漠肉苁蓉 *Cistanche deserticola* Y. C. Ma 或管花肉苁蓉 *Cistanche tubulosa*（Schenk）Wight 的干燥带鳞叶的肉质茎。肉苁蓉含有苯乙醇苷类、环烯醚萜类、木脂素类、糖类及生物碱类等成分。苯乙醇苷类主要包括松果菊苷（echinacoside）、毛蕊花糖苷（verbascoside）、肉苁蓉苷（cistanoside A～I）等成分；环烯醚萜类包括 8－表马钱子酸（8－epiloganic acid）、8－表去氧马钱子酸酸（8－epideoxyloganic acid）、京尼平酸（geniposidic acid）、苁蓉素（cistanin）、苁蓉氯素（cistanchlorin）、益母草苷（leonurid）等。肉苁蓉，性温，味甘、咸，归肾、大肠经。具有补肾阳，益精血，润肠通便的功效。临床用于肾阳不足，精血亏虚，阳痿不孕，腰膝酸软，筋骨无力，肠燥便秘。

一、与功效相关的药理作用

1. 延缓衰老　肉苁蓉能够延长 *D*－半乳糖所诱导衰老小鼠的运动时间，增强快速老化痴呆小鼠（SAMP8）的学习记忆功能。抗氧化作用是肉苁蓉抗衰老的主要机制。肉苁蓉苯乙醇苷类和多糖类成分均能清除自由基，增强 SOD、GSH－Px 活性，抑制脂质过氧化反应。对于 *D*－半乳糖导致的衰老小鼠模型，多糖成分也能够通过恢复肠道微生物-脑轴稳态发挥抗氧化应激和抑制外周炎症作用，缓解衰老小鼠认知功能衰退。肉苁蓉抗衰老作用也与改善线粒体能量代谢及调节 cAMP/PKA/CREB 信号通路有关。

2. 抗疲劳、抗应激　肉苁蓉能够缓解运动疲劳。肉苁蓉醇提物可以减轻大量运动对大鼠

—·笔记栏·—

睾酮水平的影响,降低血清乳酸和尿素氮含量,提高肌肉蛋白质合成与糖原储备。对于“肾阳虚”模型小鼠,肉苁蓉能够延长小鼠耐寒时间和运动时间。目前认为苯乙醇苷类是肉苁蓉抗疲劳的主要有效成分。

3. 保护神经

(1) 抗脑组织缺血-再灌注损伤:肉苁蓉总苷可通过激活 Nrf-2/Keap-1 通路促进神经重构和血管再生,维持血脑屏障的结构完整性,减少脑中动脉阻塞/再灌注大鼠脑损伤。苯乙醇苷类成分松果菊苷抑制脑组织缺血-再灌注损伤作用与促进神经元线粒体融合有关:松果菊苷选择性与酪蛋白激酶 2α′亚型(casein kinase 2α′ subunit, CK2α′)结合,通过变构作用招募碱性转录因子 3(basic transcription factor 3, BTF3),促使 CK2α′/BTF3 复合物形成,激活 Wnt/β-catenin 信号通路并促进线粒体融合。

(2) 增强学习记忆功能:肉苁蓉能够增强正常小鼠学习记忆功能,也能改善血管性痴呆模型大鼠与阿尔茨海默病模型大鼠的学习认知障碍。主要有效成分是肉苁蓉总苷与多糖,作用机制涉及抗氧化、调节 ACh 代谢、促进神经元突起生长与突触形成、抑制神经元的凋亡等。

(3) 抗帕金森病和抗抑郁:肉苁蓉苯乙醇苷类成分能升高脑组织 NGF 水平,增强黑质酪氨酸羟化酶的表达,提高纹状体 DA 水平。多糖成分能改善 6-羟多巴胺(6-hydroxydopamine, 6-HODA)诱导的帕金森模型大鼠行为学,其机制与激活 Wnt/β-catenin 信号通路,抑制糖原合成酶激酶-3β(glycogen synthase kinase-3β, GSK-3β)活性有关。肉苁蓉抗抑郁作用的活性成分包括苯乙醇苷类与环烯醚萜类,能够增加抑郁症模型大鼠 5-HT 和 BDNF 的水平。

4. 改善生殖系统功能 肉苁蓉可以调节下丘脑-垂体-肾上腺轴与下丘脑-垂体-性腺轴,提高血清雌二醇及睾酮水平,增强下丘脑雄激素受体表达及下丘脑、垂体和子宫雌激素受体表达。甜菜碱、毛蕊花糖苷具有雄激素样作用,能增加雄性去势大鼠精囊、前列腺、包皮腺、提肛肌的重量。肉苁蓉的抗氧化作用可保护精子免受过氧化损害,改善 CTX 所致的小鼠生精障碍和雷公藤多苷导致的雄性小鼠不育,降低羟基脲诱导的睾丸毒性。肉苁蓉对卵巢早衰也具有改善作用:对于雷公藤多苷诱导的卵巢早衰大鼠,肉苁蓉能够降低血清卵泡刺激素浓度,升高雌二醇与抗米勒管激素(anti-Müllerian hormone, AMH)水平,抑制卵巢 TNF-α、INF-γ 的蛋白表达,减少卵巢组织细胞凋亡。

5. 抗骨质疏松 肉苁蓉可提高快速老化骨质疏松模型小鼠(SAMP6)与卵巢切除所诱导骨质疏松大鼠的骨密度。对于成骨细胞,肉苁蓉通过激活 MAPK 和 NF-κB 信号通路增强成骨细胞活性,促进骨盐沉积,增强成骨作用。对于破骨细胞,苯乙醇苷类通过抑制 NF-κB 活化及增强 PI3K/Akt 信号抑制破骨细胞功能。肉苁蓉苯乙醇总苷、毛蕊花糖苷、甜菜碱促进蛋白质合成作用亦有利于成骨。

6. 增强免疫功能 肉苁蓉总苷与多糖能增强巨噬细胞吞噬功能与 NK 细胞活性,促进 T 细胞增殖与分化。多糖成分能够诱导 DC 成熟,促进 DC 活化,具有免疫佐剂作用。松果菊苷能增加衰老小鼠胸腺和脾脏质量,对抗辐射引起的免疫功能降低,保护化疗荷瘤小鼠的造血功能和免疫功能。

7. 促进排便 肉苁蓉水提物、糖类与总苷类成分可提高便秘模型动物的肠推进率,缩短首次排便时间。肉苁蓉的润肠通便作用机制与升高胃肠激素(胃动素、血管活性肠肽、5-HT)、增强结肠平滑肌收缩以抑制肠道水吸收有关。

综上所述,肉苁蓉补肾阳、益精血、润肠通便的功效与抗疲劳、延缓衰老、神经保护、改善生殖系统功能、抗骨质疏松、增强免疫功能和促进排便作用相关。

二、其他药理作用

1. 保护肝脏 肉苁蓉苯乙醇苷类成分能降低 CCl_4 和 *D*-半乳糖胺诱导的肝细胞损害,改善 CCl_4 诱导的肝纤维化模型动物肝细胞有氧代谢,抑制 HSC 活化与增殖,促进 HSC 凋亡。肉

—•笔记栏•—

苁蓉对免疫性肝纤维化也具有抑制作用。肉苁蓉保肝作用的主要机制为抗氧化。

2. 抗高原脑水肿、抗肺水肿　　肉苁蓉苯乙醇苷类可以改善高原脑水肿和肺水肿,降低高原肺动脉高压。

3. 保护肾脏、保护心肌　　肉苁蓉对缺血心肌及庆大霉素诱导的急性肾损伤具有保护作用,抗氧化是其主要作用机制。

三、中药药动学

肉苁蓉苯乙醇苷类成分口服生物利用度低。松果菊苷灌胃给予大鼠,其绝对生物利用度为0.83%。毛蕊花糖苷灌胃后主要通过胃和小肠吸收入血,但绝对生物利用度仅为0.12%。毛蕊花糖苷主要分布于小肠、肺、胃等器官组织,可透过血脑屏障与睾丸屏障。毛蕊花糖苷经肠道菌群代谢生成咖啡酸、羟基酪醇和间甲氧基苯乙酸等产物,主要经粪便与尿液排泄。松果菊苷的主要代谢部位是大肠,与肠道菌有关,代谢为毛蕊花糖苷、异毛蕊花糖苷、去咖啡酰基毛蕊花糖苷、3,4-二羟基苯乙醇和黄大花洋地黄苷等。

四、不良反应与安全性评价

小鼠灌胃给予荒漠肉苁蓉醇提物和管花肉苁蓉粉末的最大耐受量均大于15 g/kg。大鼠灌胃给予荒漠肉苁蓉粉末90天,无毒副反应水平为:雄性7.8 g/kg,雌性8.9 g/kg。分别连续2天和5天灌胃给予小鼠10 g/kg管花肉苁蓉粉末,对骨髓微核发生率和精子畸形率没有明显影响。

五、现代应用

1. 血管性痴呆　　中成药苁蓉总苷胶囊、复方苁蓉益智胶囊(制何首乌、荷叶、肉苁蓉、地龙、漏芦)可用于治疗轻、中度血管性痴呆。

2. 帕金森病　　苁蓉总苷胶囊、苁蓉益肾颗粒(五味子、肉苁蓉、菟丝子、茯苓、车前子、巴戟天)临床单用或与西药联用治疗帕金森病。

松果菊苷的神经保护作用机制研究

3. 生殖功能障碍　　肉苁蓉与菟丝子、淫羊藿、当归、山药等配伍,治疗月经不调、闭经、卵巢早衰、女性不孕症、更年期综合征等妇科疾病。含肉苁蓉的中成药如苁蓉补肾丸能治疗阳痿、遗精,苁蓉益肾颗粒单独或与西药联用可用于治疗早泄、弱少精子症、男性勃起功能障碍、卵巢早衰、月经不调等。

4. 疲劳综合征　　苁蓉益肾颗粒临床用于肾虚型慢性疲劳综合征。

5. 便秘　　肉苁蓉与麻仁、茯苓、姜半夏、桂枝、甘草等组成复方,治疗普通或顽固性便秘;肉苁蓉与其他中药配伍,可治疗女性产后便秘;苁蓉通便口服液可治疗老年便秘。

枸杞子(Gouqizi,LYCII FRUCTUS)

枸杞子为茄科植物宁夏枸杞 *Lycium barbarum* L. 的干燥成熟果实。枸杞子中含有枸杞多糖(lyciumbarbarum polysaccharide, LBP)、甜菜碱、黄酮类、类胡萝卜素、玉米黄质、维生素、氨基酸及微量元素等成分。枸杞子,味甘,性平,归肝、肾经。具有滋补肝肾,益精明目的功效。临床用于虚劳精亏,腰膝酸痛,眩晕耳鸣,内热消渴,血虚萎黄,目昏不明。

一、与功效相关的药理作用

1. 增强免疫功能

(1) 增强非特异性免疫:枸杞子的多种提取物及活性成分均有增强非特异性免疫功能的作用。口服枸杞子水提物或肌内注射醇提物可明显促进网状内皮系统的吞噬功能,提高巨噬细胞吞噬率及吞噬指数。枸杞子水提物还可增强中性粒细胞吞噬活性,增加溶血空斑形成细胞数。

—•笔记栏•—

LBP 能够明显升高 CTX 和^{60}Co 照射所致的白细胞数量降低,升高腹腔巨噬细胞 C_3b 和 Fc 受体的数量与活性。

(2) 增强特异性免疫: ① 枸杞子具有较强的体液免疫作用,LBP 是其增强免疫功能的主要活性成分。LBP 对 LPS、ConA 及 SRBC 诱导的小鼠脾细胞均有促进增殖的作用。② 枸杞子也具有增强细胞免疫的作用,LBP 能增加总 T 细胞及其亚群百分比和淋巴细胞转化率,提高人外周血单核细胞、*IL*-2 和 *TNF*-α 基因的表达水平;对 T 细胞具有选择性的促增殖作用,而对 B 细胞增殖无明显影响。

2. 抗衰老　LBP 具有显著的抗氧化、抗衰老的作用。LBP 能显著地延长果蝇或小鼠的平均寿命。LBP 可以抑制自然衰老、STZ、高脂饮食、缺氧等条件诱导的氧化应激,提高血、肝脏、脑、心脏、骨骼肌等器官中抗氧化酶的活性,提高抗氧化能力,抑制脂质过氧化水平。LBP 还可以提高衰老模型小鼠肝组织 SOD 的活性及血清总 SOD 和 Cu/Zn SOD 活性。

3. 保肝　枸杞子具有保护肝脏的作用,LBP 是其主要有效成分。LBP 可使 CCl_4 所致的 ALT 明显降低,抑制 iNOS 和 COX-2 的表达,阻止内质网的损伤,恢复肝细胞的功能,并促进肝细胞再生,从而改善小鼠肝损伤。枸杞子具有明显抑制乙醇所致 ALT 升高的作用,对大剂量饮酒造成的肝损伤具有保护作用,能改善大鼠酒精性肝病模型肝细胞线粒体的形态,减轻肝细胞的脂肪变性和炎症坏死程度。枸杞子保护肝脏环节包括: 降低 ALT,降低肝细胞脂质过氧化作用,促进蛋白质合成,抑制炎症因子,保护肝细胞膜结构,促进肝细胞再生和肝功能恢复。

4. 保护生殖系统　LBP 对雄性大鼠睾丸组织具有良好的保护作用,降低高温引起的生精细胞损伤、改善生精功能障碍、提高性激素水平、促进睾丸生殖细胞正常发育。枸杞子保护生殖系统机制为: ① 纠正热应激状态下所引起的下丘脑-垂体-性腺轴功能紊乱,使不良因素刺激后的大鼠性激素水平升高;② 清除自由基,抑制脂质过氧化链式反应的启动和扩展,保护细胞膜免受氧化应激损伤,进而能在一定程度上降低活性氧诱导的睾丸细胞 DNA 损伤,有利于维护睾丸细胞的正常结构和功能。

5. 降血糖、降血脂　LBP 通过改善胰岛 β 细胞功能及增加胰岛素敏感性的双重作用而实现降血糖目的。LBP 可明显增强受损胰岛细胞内 SOD 的活性,提高胰岛细胞的抗氧化能力,减轻过氧化物对细胞的损伤,降低 MDA 生成量,对四氧嘧啶损伤的离体大鼠胰岛细胞有一定的保护作用。枸杞子降血糖的作用机制包括: 改善胰岛素 β 细胞功能,增加胰岛素敏感性;增加胰岛细胞 SOD 活性,保护受损胰岛细胞。LBP 对高脂血症的大鼠血脂有明显改善作用,能显著降低血清 TC、TG 含量。

6. 抗疲劳　枸杞子具有抗疲劳作用,LBP 是其主要有效成分。脉冲式电流直接刺激蟾蜍离体腓肠肌的研究表明: LBP 可使肌肉收缩持续时间下降,肌乳酸含量下降,对肌肉收缩幅度没有影响,对脂质过氧化的含量无明显影响。LBP 显著增加小鼠肌糖原、肝糖原储备量,提高运动前后血液 LDH 总活性,加快运动后血尿素氮的清除速率,增加小鼠耐力,增强对负荷的适应性,加速疲劳消除的作用。

7. 保护视网膜　枸杞子具有视网膜保护作用,LBP 是其主要有效成分。视网膜节细胞丢失是青光眼的主要病理学特征,LBP 对慢性高眼压大鼠的视网膜节细胞具有保护作用,抑制小胶质细胞的激活,增加慢性高眼压损伤大鼠视网膜节细胞的存活率。LBP 可对抗 MCAO 导致的缺血性视网膜神经元凋亡,可使糖尿病视网膜组织中抗坏血酸水平和 SOD 活性提高,降低过氧化脂质水平,从而对抗视网膜组织的氧化损伤。枸杞子视网膜保护作用机制包括: ① 保护慢性高眼压后视网膜节细胞;② 提高视网膜组织中抗坏血酸水平和 SOD 活性,对抗氧化损伤,减少血视网膜屏障的破坏。

二、其他药理作用

1. 保护神经　枸杞子具有视神经保护作用,LBP 在多种体内、外模型中验证均具有神经保护的功能。LBP 对于 MCAO 诱导的神经损伤具有保护作用。在双侧海马注射 $A\beta_{1-40}$ 制备的阿尔茨海默病大鼠模型中，LBP 也可以通过增强海马 SOD、GSH-Px 活性、降低 MDA 含量及促进齿状回 5-溴 2′-脱氧尿苷（5-bromo-2′-deoxyuridine, BrdU）（胸苷的合成核苷类似物）染色阳性细胞表达，改善阿尔茨海默病大鼠学习记忆功能。在体外细胞水平，LBP 可以在 PC12 神经细胞中抑制 6-羟基多巴胺诱导的细胞凋亡。

2. 抗肿瘤　枸杞子具有一定的抗肿瘤作用。LBP 能改善荷瘤小鼠的一般状况，延长腹水型荷瘤小鼠的生存时间，抑制实体型肿瘤的生长。体外实验提示，LBP 能抑制人宫颈癌 Hela 细胞及人胃腺癌 MGC-803 细胞的增殖，抑制癌细胞克隆的形成。LBP 可以和卡氮介、CTX 等化疗药物合用，具有协同作用，提高抗肿瘤作用，降低毒副反应。枸杞子抗肿瘤作用的机制主要包括：① 抗诱变作用；② 控制癌灶发展，抑制肿瘤生长；③ 对放射治疗有明显增敏和防护作用；④ 与化疗联用，增效减毒。

三、不良反应与安全性评价

枸杞子水煎液口服不良反应少，小鼠腹腔注射其水溶性提取物的 LD_{50} 为 83.2 g/kg。甜菜碱盐酸盐大鼠静脉注射 2.4 g/kg，未见毒性反应，小鼠腹腔注射的 LD_{50} 为 18 g/kg。另外，枸杞子中含有亚油酸成分，亚油酸可导致腹痛、腹泻。

四、现代应用

1. 老年保健　口服枸杞子或枸杞子提取物可不同程度地提高机体免疫功能，降低 Ch 含量，改善睡眠。

2. 肿瘤　LBP 可减少放、化疗对造血系统的抑制及胃肠道反应，并改善免疫功能低下状态。

3. 高脂血症　枸杞子对高脂血症有一定效果，枸杞子治疗肾阴虚、肾阳虚、肝阳上亢、气血虚证型的高脂血症有一定效果，其中对于肾阴虚和肝阳上亢型效果尤为明显。

4. 糖尿病视网膜病变　枸杞子或 LBP 对糖尿病视网膜病变患者有一定疗效。

5. 男性不育症　以枸杞子为主的复方（如五子衍宗丸）常用于治疗肾虚精亏所致的阳痿不育、遗精早泄，相当于现代医学的性功能障碍、男子不育症属于肾虚精亏者。

麦冬（Maidong, OPHIOPOGONIS RADIX）

麦冬为百合科植物麦冬 *Ophiopogon japonicus*（L. f）Ker-Gawl. 的干燥块根。麦冬中含有多种甾体皂苷、多糖、高异黄酮类、挥发油、有机酸等成分，其中鲁斯可皂苷元（Ruscogenin, RUS）、麦冬皂苷 D（ophiopogonin D）是麦冬的主要皂苷类活性成分。麦冬，味甘、微苦，性微寒，归心、肺、胃经。具有养阴生津、润肺清心的功效。临床用于肺燥干咳，阴虚痨嗽，喉痹咽痛，津伤口渴，内热消渴，心烦失眠，肠燥便秘等。

一、与功效相关的药理作用

1. 保护心血管

（1）改善心功能：麦冬注射液明显改善失血性休克大鼠的左心室功能，改善循环而使血压回升；缓解结扎左冠状动脉前降支诱导的犬心脏泵血功能减退，改善左室压力上升速率、心排血量及左心室作功等指标。麦冬总皂苷能提高受损心肌细胞的活性和搏动频率，改善心肌细胞能量代谢。此外，麦冬皂苷 D 可减少阿霉素诱导的心肌细胞 ROS 累积，发挥心肌保护作用。

（2）抗心肌缺血：麦冬注射液、麦冬总皂苷和麦冬多糖均可显著降低冠脉结扎和异丙肾上腺素诱导的心肌缺血大鼠 ST 段抬高和心脏指数，降低血清中 AST、ALT、CK 的水平，升高血清和心肌中 SOD、CAT 的活性，降低 MDA 的水平。麦冬注射液可使急性心肌梗死模型家兔 cAMP/

—•笔记栏•—

cGMP 比值下降恢复平衡，麦冬皂苷和多糖可增加小鼠心肌营养血流，并改善缺氧再复氧诱导的心肌细胞损伤。麦冬多糖还可促进心肌缺血再灌注大鼠内皮祖细胞的增殖和分化，降低血中缺血修饰白蛋白含量，改善心肌缺血。

（3）抗心律失常：麦冬总皂苷可显著抑制三氯甲烷、肾上腺素和氯化钡所诱导的大鼠心律失常，并对结扎冠状动脉所致心肌缺氧诱导的室性心律失常也有显著改善作用。麦冬总皂苷能作用于心肌细胞的钠、钙通道，减少细胞外 Na^+、Ca^{2+} 的内流，降低心肌自律性，降低传导速度，有利于单向阻滞变成双向阻滞而消除折返激动。

（4）抗血栓与改善微循环：麦冬乙醇提取物对下腔静脉结扎诱导的小鼠和大鼠深静脉血栓形成具有明显抑制作用，还可显著缩短角叉莱胶诱导的小鼠尾部血栓长度，并抑制大鼠动静脉血栓形成，麦冬皂苷 D、鲁斯可皂苷元为麦冬抗血栓活性的有效成分。进一步研究显示，麦冬皂苷类成分通过干预血管内皮细胞中非肌肉肌球蛋白重链ⅡA（non-muscular myosin heavy chain ⅡA, NMMHC ⅡA）与肿瘤坏死因子受体 2（tumor necrosis factor receptor Ⅱ, TNFR2）的相互作用，调节 PI3K/Akt/NF－κB 通路，下调内皮细胞组织因子（tissue factor, TF）表达，抑制小鼠深静脉血栓形成。麦冬水、醇、石油醚提取物均可显著扩张小鼠微静脉和微动脉，改善微循环，加快血流速度，改善其血液流态；并可降低大鼠血小板聚集率，显示出滋阴活血的功效。

（5）血管内皮保护作用：麦冬乙醇提取物可改善缺氧诱导的血管内皮细胞损伤。麦冬药物血清可减少内毒素诱导的人脐静脉内皮细胞（human umbilic vein endothelial cell, HUVEC）凋亡，麦冬皂苷 D 可抑制 H_2O_2 诱导的 NF－κB 通路和 ERK 通路的激活，抑制 HUVEC 氧化应激和炎症反应，稳定线粒体膜电位，减少血管内皮细胞凋亡。麦冬皂苷心血管保护的作用途径参见图 23－8。

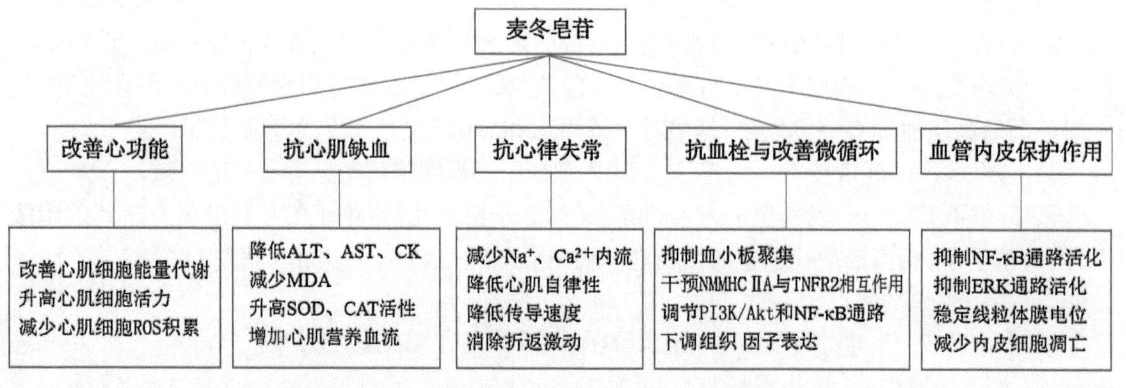

图 23－8　麦冬皂苷心血管保护作用及作用途径

2. 降血糖　麦冬多糖具有广泛的降血糖作用。麦冬多糖对正常小鼠血糖无明显影响，但能降低自发性高血糖小鼠血糖及升高血清胰岛素，降低 STZ 诱发高血糖大鼠的血糖及糖化血红蛋白，增加模型大鼠体内 GLP－1 水平，增加血清胰岛素水平，改善受损的口服葡萄糖耐量，并减少餐后葡萄糖吸收；并明显改善胰岛素敏感性，使周围组织对胰岛素抵抗降低。麦冬多糖激活 KKAy 小鼠 PI3K/AKT 途径，上调 PI3K－P85 亚基、胰岛素受体（insulin receptor, InsR）、胰岛素受体底物和葡糖转运体－4（glucose transporter 4, Glut－4）的表达，下调 GSK－3β 的表达，发挥降血糖作用。麦冬总皂苷可减弱四氧嘧啶对胰岛 β 细胞的损伤，抑制糖原分解，并拮抗肾上腺素的升血糖作用。此外，麦冬多糖可减轻糖尿病小鼠的肾小球系膜扩张和肾小管间质纤维化，改善糖尿病小鼠肾脏病变。

3. 改善免疫功能　麦冬有免疫促进作用，能显著增加小鼠的脾脏和胸腺的质量提升脏器指数。麦冬多糖能提高小鼠碳粒廓清能力，刺激小鼠血清溶血素抗体的产生，对抗 CTX 和 $^{60}Co\gamma$ 射线照射引起的小鼠白细胞数下降。麦冬多糖能通过调节 MAO－B、IL－2、TNF－α、IL－6、IFN－γ 的 mRNA 的表达，增强免疫功能。

4. 平喘、镇咳　麦冬多糖能拮抗 ACh 和组胺混合液刺激引起的正常豚鼠和卵白蛋白引起

—•笔记栏•—

的致敏豚鼠的支气管平滑肌收缩,具有平喘作用。麦冬皂苷D通过抑制大鼠气管旁神经节神经元中ACh的去极化作用,选择性激活K^+通道并降低副交感神经对气道功能的控制,从而发挥镇咳作用。

5. 抗炎、改善肺损伤　麦冬乙醇提取物可抑制二甲苯、角叉菜胶、酵母多糖等多种因素诱导的炎症反应。麦冬配方颗粒可抑制博来霉素诱导肺纤维化大鼠肺组织中MMP-9的合成和分泌,提高BMP-4平,发挥抗肺纤维化作用。麦冬可通过抑制血浆或肺组织中IL-6、TNF-α、TGF-β1、MDA、MMP-2的表达,显著减轻放射引起的小鼠肺部炎症反应。麦冬活性成分鲁斯可皂苷元能降低LPS诱导的小鼠肺损伤,改善肺部组织病理学变化,与抑制肺组织NF-κB p65活化和组织因子及iNOS的表达有关;并减轻野百合碱诱导的大鼠肺动脉高压,改善血流动力学和肺血管重构。

6. 抗衰老、抗氧化　麦冬水提物可提高*D*-半乳糖致衰老大鼠SOD、GSH-Px活性,降低MDA含量。麦冬注射液腹腔注射可使氟哌啶醇致痴呆大鼠脑组织SOD、GSH-PX活性增加。麦冬多糖能显著增加亚急性衰老小鼠皮肤组织中SOD活性及羟脯氨酸含量,并降低MDA含量,提示麦冬多糖可能具有延缓皮肤衰老的作用。麦冬中的一种甾体皂苷Nolinospiroside F能显著延长K6001酵母的寿命,增加氧化应激条件下酵母的生存率,显示出抗衰老效应。

二、其他药理作用

1. 抗肿瘤　麦冬的多种有效部位及成分均具有抗肿瘤作用,延长荷瘤小鼠生存时间。麦冬多糖和麦冬皂苷DT-13对S180肉瘤和艾氏腹水瘤有显著的抑瘤活性。麦冬皂苷B具有一定抑制胃癌迁移作用。

2. 保护胃黏膜　麦冬多糖能够抑制胃酸、胃蛋白酶活性,增加胃蛋白酶原合成,增强胃黏膜屏障,对乙醇和吲哚美辛引起的胃黏膜损伤有保护作用。同时,麦冬多糖可改善胃黏膜的血液循环,抑制炎症反应,治疗萎缩性胃炎。

3. 改善脑缺血　鲁斯可皂苷元可改善大脑中动脉结扎诱导的小鼠脑缺血,抑制脑水肿,抑制炎症小体形成,改善脑微血管内皮功能障碍。

综上所述,麦冬具有广泛的药理作用,为临床治疗心、脑血管系统疾病,糖尿病,呼吸系统疾病及肿瘤防治相关疾病提供药理学依据。

三、中药药动学

大鼠灌胃麦冬提取物后,血浆中甲基麦冬黄酮A、甲基麦冬黄酮B在90 min(T_{max})达到C_{max},分别为36.1、56.7 ng/mL。甲基麦冬黄酮A、甲基麦冬黄酮B的$t_{1/2}$分别为673.8、390.5 min。麦冬皂苷D的$t_{1/2}$为724.8 min,C_{max}为14.3 ng/mL,研究提示分子量较大(>500 Da)、氢结合能力较强和分子柔性高可能是麦冬皂苷D口服吸收差的主要原因。

四、不良反应与安全性评价

小鼠腹腔注射1∶1麦冬注射液LD_{50}为20.61±7.08 g/kg。大叶麦冬注射液小鼠腹腔注射LD_{50}为134.34±12.50 g/kg。麦冬水煎液口服不良反应少,但部分患者口服初期有腹胀、嗳气、大便增多等消化道症状,一般在两周后可自行消失。

五、现代应用

1. 糖尿病　麦冬多糖胶囊可降低糖尿病患者空腹血糖和餐后血糖,降低周围组织对胰岛素的抵抗。

2. 急性心肌梗死　参麦注射液配合硝酸甘油静滴能有效地治疗急性心肌梗死,并对心律失常、心绞痛、心衰和休克也有较好的治疗作用。

3. 干燥综合征　用麦冬汤治疗干燥综合征取得一定的效果,特别是对病发初期的患者,效果更好。

麦冬活性成分改善肺损伤的研究进展

—•笔记栏•—

4. 慢性咽炎、咳喘　麦冬泡水服用可治疗慢性咽炎，对阴虚肺燥、咳嗽痰多、久咳不愈等也有一定治疗效果。

石斛(Shihu, DENDROBII CAULIS)

石斛为兰科植物金钗石斛 *Dendrobium nobile* Lindl.、霍山石斛 *Dendrobium huoshanense* C. Z. Tang et S. J. Cheng、鼓槌石斛 *Dendrobium chrysotoxum* Lindl. 或流苏石斛 *Dendrobium fimbriatum* Hook. 的栽培品及其同属植物近似种的新鲜或干燥茎。石斛含有多糖类、生物碱类、黄酮类、酚类、萜类、氨基酸类等成分。石斛性甘，微寒，归胃、肾经。具有益胃生津、滋阴清热的功效。用于热病津伤，口干烦渴，胃阴不足，食少干呕，病后虚热不退，阴虚火旺，骨蒸劳热，目暗不明，筋骨痿软。

一、与功效相关的药理作用

1. 调节消化功能　石斛煎剂口服，能促进胃液分泌而助消化，对正常人的胃排空无明显作用，致肠道蠕动亢进而通便；但若用量增大，反使肠肌麻痹。石斛对正常人的血浆促胃液素水平及胃基本电节律均无明显影响。小鼠灌胃给予石斛可降低胃肠推进运动。不同品种的石斛对胃肠功能的影响不同，金钗石斛、细叶石斛、重唇石斛能兴奋肠管；铁皮石斛、流苏石斛、细茎石斛先使肠道抑制，几分钟后恢复至给药前水平；钩状石斛使肠管收缩幅度稍降低，束花石斛能明显抑制肠管的活动。

2. 改善内分泌功能　石斛具有滋阴清热功效，主要表现在对相对亢进的下丘脑-垂体-甲状腺轴功能的纠正。霍山石斛能降低肾阴虚模型小鼠血清三碘甲状腺原氨酸(3,5,3′-triiodothyronine, T_3)和甲状腺素(thyroxine, T_4)水平，通过调节阴虚状态下小鼠激素水平紊乱，降低能量代谢酶的含量，减慢能量消耗速率，延长供能时间，加快代谢产物清除，延缓疲劳的产生，进而提高机体的运动耐力。铁皮石斛和霍山石斛能明显缓解甲状腺素诱导的肾阴虚小鼠的阴虚状态，降低血清 T_3、T_4 及乳酸水平，增强肾阴虚小鼠的运动能力。

3. 降血糖　石斛养阴生津止渴、清肺胃虚热，是治疗消渴证的要药。糖尿病属于中医消渴证范畴。铁皮石斛、金钗石斛、霍山石斛、鼓槌石斛等的提取物和提取部位，能降低多种糖尿病模型动物的空腹血糖、糖化血红蛋白及糖化血清蛋白，改善糖尿病症状。石斛提取物可调节PI3K/Akt 介导的糖原合成和葡萄糖代谢而降低血糖，改善肝功能和胰岛素抵抗，调节糖尿病大鼠肝脏糖异生；抑制 TNF-α 和 Fas/FasL 依赖性细胞凋亡途径，增强支链氨基酸降解、脂肪酸降解和 PPAR 信号传导途径基因的表达水平，减轻糖尿病胰腺的炎症，防止胰岛 β 细胞凋亡，改善糖尿病肝脏的能量代谢。

4. 增强免疫功能　石斛具有增强免疫的作用，主要有效成分为石斛多糖。石斛对非特异性免疫和特异性免疫均有增强作用。铁皮石斛多糖可增强巨噬细胞和 NK 细胞等活性，抵消 CTX 引起的外周白细胞数剧烈下降；金钗石斛水煎剂对孤儿病毒(ECHO11)所致的细胞病变有延缓作用，能明显促进小鼠腹腔巨噬细胞的吞噬功能；鼓槌石斛多糖能促进 BALB/C 小鼠的脾细胞增殖。铁皮石斛多糖可显著促进小鼠 T 细胞和 B 细胞增殖；平衡结肠癌小鼠脾脏 T 细胞亚群间的比例，下调血清中 IgG 和 IgM 水平；调节 IL-2、IL-6、IFN-γ、TNF-α 等细胞因子的水平和活化 NF-κB。

5. 抗氧化、延缓衰老　石斛能显著提高 SOD 水平，减少 LPO 的生成。铁皮石斛粉末水性悬液、粗多糖、纯多糖能够使小鼠血清、胸腺和肝脏中 SOD、GSH-Px、CAT 活性升高，MDA 水平降低。铁皮石斛多糖能够较好地清除 DPPH 自由基，对羟基自由基表现出高清除活性，金属螯合活性也高；可以通过抑制 NF-κB 和 p53/Bcl-2 介导的信号通路保护自然衰老小鼠卵巢中的线粒体，减轻卵巢衰老损伤。从脑单胺类神经介质水平的调节角度来看，作用类似 MAOI 能起到抗衰老作用。

—•笔记栏•—

二、其他药理作用

1. 抗白内障　石斛夜光丸由石斛、人参等中药组成，对白内障等有较好疗效。石斛对半乳糖性白内障有延缓作用，也能阻止或纠正晶状体总脂类与 TC 的比例失调。金钗石斛所含的生物碱具有防治白内障作用，可改变晶状体蛋白表达水平，减轻白内障大鼠模型晶状体混浊度；并且可通过抑制 *iNOS* 基因表达而抑制 NOS 活性，减少 NO 的产生，对糖尿病性白内障具有较好的治疗作用。

2. 抗肿瘤　石斛抗肿瘤活性物质主要为多糖类。铁皮石斛多糖可通过 Wnt/β－catenin 途径抑制 1－甲基－2－硝基－1－亚硝基胍诱导的大鼠胃癌癌前病变的效率。霍山石斛中多糖可通过调节外周血 $CD8^+$T 细胞的数量及影响细胞因子 IFN－γ 的分泌，抑制荷宫颈癌小鼠肿瘤组织的生长。铁皮石斛甲醇提取物可抑制结肠癌 HCT－116 细胞的生长，诱导细胞凋亡，上调 Bax、Caspase－9、Caspase－3 和下调 Bcl－2、iNOS、NF－κB 及 COX－2 表达。

3. 扩张血管　石斛有扩张血管作用，能明显对抗去氧肾上腺素收缩大鼠肠系膜动脉血管，降低去氧肾上腺素、5－HT 灌流压；与异丙肾上腺素一样可扩张肠系膜血管，其作用机制可能与异丙肾上腺素相似。石斛流浸膏对离体蟾蜍心脏不论浓度高低均有抑制作用。

4. 抗疲劳　铁皮石斛能明显增长阴虚小鼠的力竭游泳时长，可能与其延长供能时长、降低代谢速率有关。紫皮石斛具有抗疲劳作用，能降低小鼠游泳后的血清尿素氮、血清乳酸的含量，延长负重游泳力竭时间。霍山石斛水提物能提高肾阴虚证小鼠的抗疲劳作用。

此外，石斛还有保肝、抗炎、降血压、调血脂、抗血小板凝集、保护神经系统等作用。

三、中药药动学

SD 大鼠经灌胃给予金钗石斛细粉，给药后血浆中石斛碱浓度平均 T_{max} 为 11. 71 min，平均 C_{max} 为 212. 17 μg/L，平均 $t_{1/2}$ 为 351. 95 min。SD 大鼠灌胃给予石斛碱，浓度在 0. 5～50 ng/mL 范围内线性关系良好；给药后药-时曲线符合二室模型，$t_{1/2\beta}$ 为 51. 27 min，T_{max} 为 10. 00 min，C_{max} 为 0. 12 mg/L，*AUC* 为 7. 91 mg/L · min。

四、不良反应与安全性评价

过量服用石斛可导致胃肠不适、食欲不振、腹胀腹泻等。虚而无火、湿热苔腻、腹胀饱满者忌服。

五、现代应用

1. 糖尿病　石斛与其他中药配伍用于糖尿病的治疗，如石斛合剂（由石斛、黄芪、枸杞子、五味子组成）能降低血糖。石斛合剂与盐酸二甲双胍合用治疗 2 型糖尿病，可显著改善患者胰岛素抵抗，降低患者的血糖水平。

铁皮石斛多糖的免疫调节活性研究进展

2. 慢性萎缩性胃炎　铁皮枫斗颗粒（胶囊）治疗慢性萎缩性胃炎，其中铁皮枫斗颗粒改善症状的总有效率为 98. 6%，铁皮枫斗胶囊总有效率为 98. 7%。

3. 咽炎　石斛与鱼腥草合用，水泡代茶饮，治疗咽炎效果较好。

4. 恶性肿瘤　在恶性肿瘤放疗、化疗时结合铁皮枫斗制剂治疗，可显著改善患者症状，减轻放化疗的不良反应。

第三节　常用方剂

玉屏风散

玉屏风散出自南宋《究原方》，录自《医方类聚》，由黄芪、白术、防风组成。具有益气固表止汗

—·笔记栏·—

的功效。主治表虚自汗,汗出恶风,面色㿠白,舌淡苔薄白,脉浮虚;亦治虚人腠理不固,易感风邪。

一、与功效相关的药理作用

1. 增强免疫功能 玉屏风散及其中黄酮、色原酮、皂苷及多糖类成分有增强免疫功能的作用。玉屏风散水提物对肺气虚大鼠、寒热交替刺激造模大鼠、免疫功能低下大小鼠,可提高巨噬细胞、NK 细胞等的杀伤活性及吞噬功能,调控 DC 表面分子 CD40、CD86 等的表达与 DC 的成熟及抗原提呈能力,以及 T、B 细胞等特异性免疫细胞功能;对卫气虚大鼠胸腺代谢谱有调节作用;改善地塞米松造成的 NK 细胞及细胞免疫的损伤;可显著促进小鼠脾淋巴细胞增殖和 ConA 诱导的脾淋巴细胞转化,以及促进小鼠腹腔巨噬细胞活化吞噬能力。还可通过激活黏膜免疫防御机制,促进呼吸道保护性抗体 SIgA 和 IgG 抗体的形成,发挥抗病毒作用。

2. 抗过敏 玉屏风散水提物、醇提物可减轻大小鼠过敏性鼻炎、哮喘、变应性皮炎等的过敏性炎症反应及病理表现。玉屏风散提取物可调节辅助性 T 细胞(Th)及其亚群的数量及分化,维持 $CD4^+/CD8^+$、Th1/Th2 比值的平衡,调控 IFN-γ、IL-4、IL-5、IL-13 等细胞因子的分泌水平;影响 Treg 细胞比例和功能,提高 IL-10 水平,降低 IL-17 水平,调节 Th17/Treg 平衡;恢复调节性 B 细胞(Breg)的免疫抑制功能;可调控肥大细胞脱颗粒及 IL-3 的水平。该方可通过调节淋巴细胞水平以改善过敏性紫癜;亦可通过调节 IL-6、TNF-α 水平以影响慢性荨麻疹的反复发作。方中的黄芪甲苷、毛蕊异黄酮、芒柄花素、防风多糖等成分均有抗过敏效应。

3. 抗炎 本方可改善慢性阻塞性肺疾病的气道炎症,抑制 NF-κB 信号转导,进而抑制炎症因子 IL-8、TNF-α 等的水平;玉屏风散水提物可改善 PM2.5、烟等吸入细颗粒致大鼠肺组织损伤,减少巨噬细胞的数量,降低 IL-8、IL-17 含量,升高 IL-10 水平,减轻炎症。苍术酮及白术内酯Ⅰ、Ⅱ、Ⅲ和防风中酸性多糖均具有抗炎作用。

4. 增强黏膜屏障功能 玉屏风散水煎液对免疫低下小鼠呼吸道黏膜屏障有保护作用;玉屏风散水提物、醇提物及方中毛蕊异黄酮、芒柄花素、升麻素等成分对过敏或炎症性疾病的黏膜损伤有修复作用,如改善鼻黏膜上皮、支气管及肺上皮或皮肤角质形成细胞的损伤,上调上皮细胞紧密连接蛋白及黏附连接蛋白的表达与分布,修复上皮屏障结构完整性;同时通过降低上皮细胞关键促过敏因子胸腺基质淋巴细胞生成素(thymic stromal lymphopoietin, TSLP)、IL-33、IL-25 的释放,抑制促过敏微环境的形成;也能调控上呼吸道菌群密集度与多样性及黏膜免疫分子 SIgA 的分泌,维持呼吸道黏膜生物屏障。

二、其他药理作用

1. 抗氧化 本方能够提高老龄小鼠脾淋巴细胞 SOD、降低 MDA 活性和细胞内 ROS 水平,发挥抗氧化作用,从而延缓细胞衰老。

2. 抗光老化 本方可直接促进细胞生长和增殖,改善衰老大鼠的免疫功能,增强衰老大鼠对 UV 辐射的抵抗能力,抗皮肤角质形成细胞和皮肤成纤维细胞光老化。

3. 调节激素水平 本方具有改善性腺功能,延缓性腺衰老的作用,服用加味玉屏风散后的老龄小鼠的卵巢可见多个卵泡及处于不同发育阶段生长卵泡,雄性小鼠睾丸的曲细精管结构完整,有较多的不同发育阶段的各级精母细胞并可见成熟精子。

4. 抗肿瘤、减轻化疗损伤 本方对原发性肝癌、胰腺癌具有一定抑制作用,可诱导肿瘤细胞凋亡,抑制肿瘤微环境中的血管生成。玉屏风散水提物可减轻顺铂所致肝癌小鼠的氧化损伤,能抑制小鼠 Lewis 肺癌的生长。

三、现代应用

1. 呼吸系统疾病 玉屏风散现代临床常用于预防和治疗反复性呼吸道感染(尤其是在小儿患者中应用广泛)、流感、顽固性慢性支气管炎、慢性阻塞性肺疾病、慢性咳嗽等的治疗。

—•笔记栏•—

2. 过敏性疾病　玉屏风散及其制剂常用于过敏性鼻炎、支气管哮喘、荨麻疹、过敏性皮炎、过敏性紫癜、食物过敏等过敏性疾病的治疗。

此外,本方对慢性肾小球肾炎、肾病综合征、类风湿性关节炎、银屑病、胃下垂、病毒性心肌炎、肺癌等均有一定的临床应用。

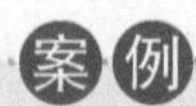

玉屏风散配伍以补气固表药为主,配合少量祛风解表之品,使补中寓散,外可固表驱邪,内可大补脾肺之气。该方三药合用,使卫气来源充足,“卫气者,所以温分肉,充皮肤,肥腠理”,卫气充足,则体表得固。基于此功效,玉屏风制剂对防治小儿反复呼吸道感染具有良好的临床疗效。目前临床常见的玉屏风制剂主要有:颗粒剂、口服液、胶囊剂、丸剂等。

问题:

玉屏风制剂治疗反复呼吸道感染的药理学基础是什么?

玉屏风散缓解过敏性疾病复发的研究

四君子汤

四君子汤出自《太平惠民和剂局方》,由人参、白术、茯苓,甘草组成,具有益气健脾的功效,为治疗气虚证的基础方,主治脾胃气虚,胃纳不佳,食少便溏等证。

一、与功效相关的药理作用

1. 调节消化系统功能

(1) 调节胃肠道运动:四君子汤对胃肠道运动具有双向调节作用。一方面,四君子汤抑制正常大鼠的胃肠推进功能,尤其对注射利血平和新斯的明诱导大鼠胃肠推进运动增加的抑制作用更为显著。另一方面,对于脾虚模型大鼠,胃排空率、胃运动指数、胃肠肌电慢波节律及振幅均下降,四君子汤干预治疗可使上述指标接近或恢复正常,呈现出促进胃肠运动的作用。四君子汤中人参对家兔自发活动起抑制作用,可拮抗 ACh、氯化钡及肾上腺素诱导的自发活动;茯苓仅有拮抗肾上腺素的作用,炙甘草虽有较强的拮抗 ACh、氯化钡的作用,但对肾上腺素无作用。所以当肠管处于不同状态时,四君子汤可表现出不同的调节肠管运动的作用。四君子汤可使大剂量灌胃给予大黄水煎液制备的脾虚证模型大鼠的胃排空能力增强,可能通过调节钙调蛋白(CaM)/肌球蛋白轻链激酶(MLCK)信号通路,舒缓胃平滑肌高张力而间接促进胃肠动力。

(2) 抗胃黏膜损伤:四君子汤可明显改善脾虚大鼠胃黏膜细胞形态受损,增强胃肠道黏膜屏障,其主要环节包括:① 增加脾虚动物胃肠细胞表面黏液糖蛋白含量,而增强胃肠黏膜屏障作用;② 提高肠上皮细胞有丝分裂指数,促进肠上皮细胞更新,维持黏膜的完整性;③ 促进脾虚动物肠上皮细胞微绒毛生长,增加吸收营养物质;④ 增加胃肠黏膜血流量,扩张肠系膜微动脉,增加毛细血管开放数,增加营养物质供给;⑤ 清除胃肠黏膜自由基损害;⑥ 增强肠道黏膜免疫力等。

(3) 改善肠道菌群失调:大剂量灌胃给予大黄水煎液制作的脾虚模型会导致小鼠肠道菌群失调,双歧杆菌、乳酸杆菌、脆弱拟杆菌及大肠埃希菌数量明显增多,细菌定植力下降,四君子汤可使其细菌数量呈下降趋势,细菌定植力趋于正常,且高剂量作用更明显。四君子汤可增加克林霉素诱导肠道菌群失调小鼠肠道双歧杆菌及乳酸杆菌菌落数量,使肠球菌显著减少,且不提高肠杆菌菌量;对利血平诱导脾虚大鼠肠道菌群减少有抑制作用,恢复其菌群多样性,减少肠道中的拟杆菌属比例,增加乳杆菌属比例。四君子汤对腹腔注射 D-氨基半乳糖诱导的小鼠肝损模型出现的胃肠道微生态失衡的调整,与其减少内毒素的产生和吸收的作用密切相关。

—·笔记栏·—

(4) 促进消化和吸收：四君子汤可保护胃黏膜细胞，调整胃肠激素分泌，促进胃肠道对营养物的吸收。改善利血平、大黄、饥饿等多种方法致脾虚模型动物的症状，增加脾虚小鼠胃主细胞内酶原颗粒的含量，升高脾虚大鼠血清 D-木糖和血浆促胃液素含量，促进脾虚动物上皮细胞微绒毛生长，使脾虚模型家兔代偿性升高的胰高血糖素含量下降至正常水平，从而改善消化吸收功能，调节机体的能量代谢状况。四君子汤可提高利血平造成脾虚模型大鼠的血浆和小肠胃动素(motilin, MTL)含量，增强胃肠蠕动，同时又降低大肠中增高的 PGE_2 水平，抑制亢进的大肠运动，促进食物在肠道的消化吸收。四君子汤还可促进脾虚大鼠的血浆中的促胃液素和 MTL 含量，改善消化功能及胃肠动力学，改善脾虚大鼠的消化吸收功能紊乱状态。

2. 增强免疫功能　四君子汤能促进营养不良小鼠萎缩胸腺的恢复及增加胸腺组织中 DNA、RNA 合成；明显提升大黄致脾虚小鼠腹腔巨噬细胞的吞噬功能。四君子汤对正常小鼠外周血 T 细胞数及非特异性酯酶阳性淋巴细胞比率无显著影响，但能促进 CTX 致 T 细胞转化率或地塞米松引起小鼠外周血 T 细胞数量下降的恢复，对抗氢化可的松抑制体外淋巴细胞的增殖，增强 ^{60}Co 照射大鼠的迟发型超敏反应，促进辐射损伤大鼠脾脏 T 细胞的增殖。四君子汤对不同免疫状态机体的体液免疫产生不同的效应，对正常小鼠血清 SRBC 抗体产生水平没有明显影响，可提高 CTX 模型小鼠抗体水平。此外，四君子汤煎剂能显著提高小鼠脾细胞抗体依赖的细胞介导的细胞毒性(antibody-dependent cell-mediated cytotoxicity, ADCC)作用，但对正常小鼠 NK 细胞活性无明显影响，能明显拮抗 CTX 对小鼠脾细胞 ADCC 和 NK 活性的抑制作用。

3. 增强造血功能　四君子汤可提高贫血大鼠红细胞、血红蛋白含量并增加血清中微量元素的含量；明显提高 CTX 诱导脾虚兼血小板减少动物模型的血小板数，缩短出血时间；四君子汤可使 γ 射线所致的小鼠骨髓嗜多染红细胞微核发生率显著降低，提高造血功能。

4. 促进代谢　四君子汤可升高大鼠血清白蛋白及总蛋白水平，增加大鼠、小鼠肝糖原储量，促进脾虚大鼠肌糖原的恢复；对限制饲料小鼠的肝重、肝脏系数及肝脏 RNA 含量下降有改善作用。四君子汤可明显改善小承气汤合并半量饮食制备的消化功能紊乱小鼠的小肠糖吸收功能低下、体重下降、自主活动能力减弱、肝细胞能荷值降低等指标，调节能量代谢。对线粒体及氧化酶减少及无氧酵解酶活性异常升高的变化有明显纠正作用；还可提高利血平致脾虚小鼠的能量代谢率。

5. 抗氧化　四君子汤能降低红细胞膜荧光偏振度，即提高红细胞膜的流动性，减少血清 LPO 和肝脏中脂褐素的含量。对小鼠吸入臭氧诱发的自由基反应，四君子汤有促进自由基清除，增强 SOD 活性，抑制和降低 MAO－B 和血浆、脑、肝 LPO 形成的作用；四君子汤可通过改善衰老模型大鼠机体组织 SOD、GSH－Px 和 MDA 相关指标，增强抗氧化功能，发挥延缓动物衰老作用。

二、其他药理作用

1. 保肝　四君子汤可提高小鼠肝糖原含量，对控制饲料造成肝脏组织萎缩(脾虚型肝损伤)所引起的肝脏组织的重量、肝脏系数及肝脏 RNA 含量下降有改善作用；四君子汤可修复运动过劳+猪油灌胃诱导饮食不节模型大鼠受损的肝脏线粒体，使线粒体嵴数增多，并且结构清晰、排列整齐。

2. 抗肿瘤　四君子汤水煎液对小鼠 S180 肉瘤和 SRS－82 瘤株荷瘤小鼠有明显的抑瘤作用。四君子汤联合小剂量丝裂霉素 C 可以有效抑制小鼠膀胱瘤生长，对膀胱癌化疗具有增效减毒的作用。

三、现代应用

1. 慢性胃炎　本方加枳壳、鸡内金、黄芪治疗慢性浅表性胃炎；本方合丁香柿蒂汤临床治疗胆汁反流性胃炎效果较好。

四君子汤改善溃疡性结肠炎的网络药理学研究

2. 消化性溃疡　四君子汤加减可治疗脾胃气虚型胃脘痛、胃及十二指肠溃疡、胃黏膜脱落。

3. 结肠炎　以本方加黄芪、当归、元胡、木香等制成健脾灵片剂，治疗慢性溃疡性结肠炎、胃肠易激综合征效果明显。

4. 慢性肝炎　以本方加柴胡、当归、白芍、治疗慢性肝炎，用本方加黄芪为基础方，治疗慢性活动性肝炎有一定疗效。

此外，四君子汤还可用于治疗心律失常、脂肪瘤、子宫肌瘤、贫血等。

四物汤

四物汤出自宋代《太平惠民和剂局方》，由熟地黄、当归、白芍、川芎组成。具有补血和血，调经化瘀的功效。用于冲任虚损，经血不调所致的妇女痛经，月经不调、崩漏，胎动不安等妇科、产科疾病，还用于治疗血管神经性头痛，自主神经功能失调等。

一、与功效相关的药理作用

1. 促进骨髓造血　四物汤对眼底静脉丛放血、CTX 损伤、^{60}Co－γ 射线照射等造成的血虚证模型，可通过调节细胞周期并促进造血干细胞增殖、分化进而直接或者间接促进造血。口服四物汤可使放血及饲喂缺铁饲料制成的贫血大鼠红细胞数、血红蛋白含量明显增加；对青蒿琥酯所致网织红细胞的降低亦有防治效果；还能增强免疫介导的再生障碍性贫血模型小鼠骨髓培养基质细胞的分化增殖，降低细胞的凋亡率，促进培养细胞 VCAM－1 的表达。四物汤富含维生素 B_{12}、叶酸、多种氨基酸及微量元素，可促进小肠对铁、铜、锌等元素的吸收，为红细胞和血红蛋白生成提供必需的原料，故而对溶血性贫血、失血性贫血有一定的补血作用。

2. 改善血液流变性、改善微循环　四物汤对 ADP 诱导家兔的血小板聚集有抑制作用。将四物汤加入人血中，可使体外血栓形成的长度、湿重、干重均显著下降。四物汤水提部位对血虚模型大鼠肺、肾、肝等重要组织的缺血、瘀血和出血均具有缓解作用，而乙酸乙酯部位可显著延长凝血酶时间、凝血酶原时间及活化部分凝血活酶时间，降低血浆中纤维蛋白原和血栓烷素 B_2（TXB_2）含量，同时显著降低全血黏度和血浆黏度。四物汤经整体给药能使小鼠耳郭、肠系膜的血管明显扩张；并可拮抗 NA 的缩血管作用，与妥拉唑林的扩血管作用有一定协同。

3. 保肝　中医有“肝藏血”之说，认为肝脏贮血不足会导致血液亏虚。四物汤灌胃对血虚所致的肝损伤有保护作用，可下调肝细胞促凋亡基因 *Bax* 和 *Fas* 的表达，抑制 Caspase－3 和 Caspase－8 蛋白的激活，降低肝细胞的凋亡。对于非酒精性脂肪性肝病动物模型，四物汤能升高 GSH－Px、SOD 活性，降低 MDA、FFA，调节小鼠血脂水平，改善脂质代谢紊乱，提高肝脏抗氧化能力，从而起到控制非酒精性脂肪性肝病进展及其恶化程度的作用。对于酒精性脂肪肝动物模型，四物汤能显著提高模型小鼠的体重，改善肝脏组织外观，降低血清中的 ALT、AST 和 TG 含量，并且呈剂量依赖性。

4. 增强免疫功能　四物汤能提高正常小鼠的脾脏和胸腺指数；对^{60}Co 照射小鼠的免疫功能下降也有明显的保护作用，还可促进电离辐射损伤小鼠的红细胞免疫功能及骨髓干细胞增殖能力的恢复；四物汤能对抗辐射和 CTX 致动物脾脏和胸腺重量降低，升高小鼠的抗体滴度、T 细胞酯酶染色阳性率和腹腔巨噬细胞吞噬百分率；促进 ConA 诱导的小鼠脾细胞数，增强 T 细胞功能；促进 LPS 激活巨噬细胞产生 IL－1 的活性，增加小鼠脾细胞产生 IL－2、IL－6 及提高淋巴细胞中 IL－6 mRNA 的表达水平。

5. 雌激素样作用　四物汤能增加子宫重量和指数，在整体动物水平表现出雌激素样效应。其雌激素样作用间接表明了四物汤对卵巢功能的保护作用，从而促进卵巢雌激素的分泌。研究表明，该方可能是通过 G 蛋白偶联雌激素受体（G protein coupled estrogen receptor, GPER）

—•笔记栏•—

介导的PI3K/AKT通路表达,从而发挥雌激素样效应。

6. 调节子宫平滑肌 四物汤对子宫的作用取决于子宫的状态,对兴奋的子宫表现抑制作用,对于抑制状态的子宫表现兴奋作用。

二、其他药理作用

1. 改善学习记忆能力 四物汤可明显上调血清EPO水平,调节海马AChE含量,提高血虚小鼠T型迷宫实验的空间学习记忆能力。还可升高海马区的BDNF、TrkB、CaMKⅡα和CREB-1表达,提高缺铁性贫血幼鼠的学习记忆能力。

2. 抗氧化 连续灌胃给予四物汤水提液40、20、10 g/kg 15天,能提高脑缺血再灌注小鼠脑组织中SOD、GSH-Px的活性,发挥抗氧化作用,保护海马神经细胞。

四物汤抗癌作用的研究

三、中药药动学

四物汤给大鼠1.6 g/kg灌胃给药后,芍药苷和芍药内酯苷的 C_{max} 分别为169.8±45.2、11.55±1.29 μg/L; $t_{1/2}$ 分别为1.19±0.49、1.53±0.48 h,*AUC* 分别为440.9±127.4、32.39±6.92 μg/L·h。

四、现代应用

1. 贫血 四物汤用于治疗各类贫血,包括恶性肿瘤放化疗后的贫血、慢性再生障碍性贫血等。

2. 妇科疾病 四物汤用于治疗各种妇科疾病,包括围绝经期综合征、功能性子宫出血、月经不调、痛经、不孕症等。

此外,四物汤还用于骨折、恶性肿瘤、血管神经性头痛及坐骨神经痛等方面治疗。

肾气丸

肾气丸出自张仲景的《金匮要略》,又名金匮肾气丸、崔氏八味丸,为温补肾阳的代表方。由附子(制)、肉桂、熟地黄、山药、山茱萸、泽泻、茯苓、牡丹皮组成。具有温补肾阳功效。临床用于肾阳不足,腰膝酸冷,肢体水肿,小便不利或反多,痰饮喘咳,消渴。

一、与功效相关的药理作用

1. 增强神经内分泌功能 肾阳虚证患者下丘脑-垂体-肾上腺皮质轴出现不同部位、不同程度的功能紊乱,并累及甲状腺轴和性腺轴。肾气丸可增强肾上腺皮质轴、甲状腺轴及性腺轴的功能而发挥温补肾阳作用。

(1) 增强下丘脑-垂体-肾上腺皮质轴功能:肾气丸对肾阳虚证患者下丘脑-垂体-肾上腺皮质轴表现出兴奋作用,使其功能增强。肾气丸可升高腺嘌呤致肾阳虚模型大鼠下丘脑促肾上腺皮质激素释放激素(corticotropin releasing hormone, CRH)、血清ACTH、皮质醇(corticosterone, CORT)及尿17-羟皮质类固醇(17-hydroxycorticosteroids, 17-OHCS)的含量,上调垂体ACTH mRNA的水平;促进肾上腺皮质激素合成与分泌。

(2) 增强下丘脑-垂体-甲状腺轴功能:肾气丸能改善氢化可的松诱导的肾阳虚证模型大鼠下丘脑-垂体-甲状腺轴的功能紊乱状况,升高下丘脑促甲状腺素释放激素(thyrotropin-releasing hormone, TRH)、血清 T_3 和 T_4、血清促甲状腺激素(thyroid stimulating hormone, TSH)含量。

(3) 增强下丘脑-垂体-性腺轴功能:用羟基脲制备肾阳虚动物模型,出现动情周期紊乱,生殖器官萎缩,血清卵泡刺激素(follicle-stimulating hormone, FSH)、雌二醇(estradiol, E2)水平下降;子宫腺体数目减少,卵巢次级和成熟卵泡数减少,生育能力下降。用肾气汤喂饲后,症状得到明显改善。此外,肾气丸能明显提高老年雌性大鼠血清 E_2 水平,老年雄性大鼠血清睾酮(testosterone, T)水平及增加睾丸重量。

2. 延缓衰老　肾气丸可抑制老年前期小鼠 LPO 和脑组织 MAO,增加血液和脑组织中 SOD 含量,增加免疫器官的重量。本方促进老年小鼠淋巴细胞 DNA 损伤后的修复,提高其抗辐射损伤能力,对抗 CTX 致小鼠 DNA 损伤;降低老年小鼠肾上腺和脑垂体细胞凋亡率。此外,肾气丸能改善脂质代谢,对食饵性高脂血症鹌鹑的高胆固醇和高甘油三酯血症的形成有一定的抑制作用,降低血清脂质氧化反应。

3. 调节免疫功能　肾气丸具有一定的免疫调节作用,可抑制免疫器官萎缩,调节免疫细胞及 Ig 水平,从而保证机体的正常免疫功能。肾气丸对自身免疫系统疾病也能发挥一定治疗作用,可下调系统性红斑狼疮患者血清单核细胞趋化蛋白-4(monocyte chemoattractant protein-4, MCP-4)及 IL-4 水平,减少蛋白尿,降低病情活动度,改善临床症状。肾气丸还可升高随增龄而降低的 $CD4^+/CD8^+$、IgM 水平,调节随增龄出现的 Ig 的改变,增强阳虚体质老年人的免疫功能,改善其生活质量。

二、其他药理作用

1. 调节物质代谢　肾气丸可改善糖尿病患者的胰岛素分泌和糖尿病控制情况,给药后 6 个月、12 个月尿中胰岛素分泌指标 C 肽上升,停药后有下降趋势,但空腹血糖、果糖胺及体重未见变化;肾气丸可改善老年大鼠糖同化功能和胰岛素分泌功能,可使大鼠灌服或静脉注射葡萄糖后,血糖峰值呈轻度降低。肾气丸提取物可降低高糖饮食大鼠血清 TG,升高血清 HDL;肾气丸可降低高脂血症鹌鹑血清 TC、TG 及过氧化脂质含量;可减轻高脂家兔肝脏损害程度,减小主动脉弓内膜粥样硬化斑块厚度;长期服用有防止动脉硬化的作用,可减轻喂以高脂饲料的自发糖尿病大鼠肾脏 Ch 沉积。

2. 抗纤维化　肾气丸能降低肾阳虚证大鼠血清尿素氮、血清肌酐、尿蛋白含量,提高肾组织 E-cadherin 蛋白表达,降低 Vimentin 蛋白表达,并能显著抑制 TGF-β1 诱导 HK-2 细胞转分化过程,延缓肾阳虚证大鼠的肾纤维化进程;也可降低肺纤维化模型大鼠肺组织中 TGF-β1 的表达,抑制肺纤维化进程。

3. 抗骨质疏松　肾气丸能增加骨质疏松大鼠的股骨重量、胫骨骨小梁面积和骨小梁宽度;促进成骨细胞增殖,并能明显减少骨吸收陷窝数。肾气丸能加速家兔实验性骨折后胶原的合成与分泌,促进钙盐沉积,加快骨折局部凝血块的吸收。

三、中药药动学

肾气丸中桂皮醛在机体内代谢、消除较快,维持有效血药浓度的时间较短。家兔灌服肾气丸 1 周后,桂皮醛经 1.72 h 可达最大吸收峰,C_{max} 为 6.26 mg/L, $t_{1/2}$ 为 0.446 h,以 AUC 最小值为参考,桂皮醛在家兔体内的药动学过程符合一室模型。另有报道,新西兰兔经灌服肾气丸后测定体内药动学过程,桂皮酸的线性范围为 0.06~15 μg/mL(r=0.9997),最低检测浓度为 0.054 μg/mL,桂皮酸在新西兰兔体内的药动学过程符合二室模型。

四、现代应用

1. 肾炎、肾病　肾气丸与西药合用治疗狼疮性肾炎效果较好,能有效降低自身抗体水平,抑制炎症反应,改善患者肾功能及临床症状;肾气丸加真武汤可改善脾肾阳虚型慢性肾衰竭患者的肾功能。

2. 前列腺疾病　肾气丸治疗前列腺肥大、前列腺炎等有效,可改善排尿困难、尿频及夜尿多症状。

3. 糖尿病、糖尿病肾病　本方加人参对糖尿病患者有明显疗效,可减少胰岛素用量;加味

—•笔记栏•—

配合西药治疗阴阳两虚型糖尿病肾病,疗效显著。

4. 哮喘　肾气丸化裁联合六君子汤等可改善哮喘慢性持续期脾肾气虚患儿的 C－ACT 评分、哮喘控制水平、呼出气 NO 测定水平。肾气丸辨证治疗支气管哮喘缓解期患者,具有显著疗效。

5. 更年期综合征　肾气丸加龙骨牡蛎加减治疗女性更年期综合征,3 个月经周期为 1 个疗程,治疗 3~6 个疗程,有效率为 96%。

6. 其他　对骨质疏松、风湿性关节炎、腰痛、慢性支气管炎、痛风等患者,本方加减有一定疗效。

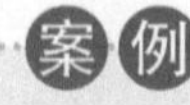

肾气丸与水通道蛋白

案例

肾气丸具有补肾助阳、化生肾气的功效,临床上常用于慢性肾功能衰竭患者,能显著改善肾阳虚证的临床症状。

问题:

临床上应用肾气丸治疗慢性肾功能衰竭的药理学依据是什么?

六味地黄丸

六味地黄丸原名地黄丸,出自宋代钱乙所著的《小儿药证直诀》,由熟地黄、山药、山茱萸、牡丹皮、茯苓、泽泻组成。具有滋阴补肾的功效。主治肾阴虚证,症见腰膝酸软、头晕目眩、耳聋耳鸣、盗汗、遗精、消渴、骨蒸潮热、手足心热、舌燥咽痛、牙齿动摇、足跟作痛及小儿囟门不合、舌红少苔、脉沉细数等。

一、与功效相关的药理作用

1. 调节神经内分泌功能　肾阴虚证常见下丘脑-垂体-肾上腺皮质轴、甲状腺轴、性腺轴的功能失调等。六味地黄丸能降低甲状腺素致肾阴虚证大鼠下丘脑 TRH、血浆 ACTH、血清 CORT、TSH 的含量;降低甲状腺素致肾阴虚小鼠血清 T_3、T_4、FT_3、FT_4 水平,降低肾脏 Na^+,K^+－ATP 酶活性,减少机体耗氧量,调节基础代谢;增加幼年雌鼠卵巢、子宫重量,增加雄鼠睾丸、附睾及前列腺与体重之比,提高附睾精子数量;增加更年期综合征患者白细胞雌激素受体(estrogen receptor, ER)含量及血浆 E_2 水平,增加男性不育患者精子数量、精子活动率及血清中 LH 和血清睾酮水平。

2. 增强免疫功能　六味地黄丸不仅能提高骨髓造血干细胞、胸腺、脾脏等免疫器官的功能,而且对细胞免疫和体液免疫也有增强作用,能促进抗体和细胞因子的生成,调节免疫相关基因的表达。六味地黄丸能够显著增加试验小鼠脾脏、胸腺和肾上腺的重量,提高老年小鼠骨髓中造血干细胞的数量和增殖能力;可增强荷瘤小鼠单核-吞噬系统的吞噬功能,促进骨髓干细胞和淋巴细胞增生;明显提高正常大鼠腹腔巨噬细胞表面Ia 抗原表达的阳性率,促进巨噬细胞发挥抗体依赖细胞介导的细胞毒性作用。六味地黄丸可明显改善试验小鼠 $CD4^+T/CD8^+T$ 比值和 NK 细胞水平。

3. 延缓衰老　六味地黄丸可以改善自然衰老大鼠的学习记忆能力;改善肾虚型老年痴呆小鼠的逃避潜伏期及游出率,提高血清 SOD 的含量,降低 LPO 的含量;增强 *D*－半乳糖所致亚急性衰老大鼠的血清和肾组织 SOD 活性和升高 GSH－Px 含量,降低 MDA 含量,降低 Bax、Caspase－3 及增强 Bcl－2 的表达,减少脂褐素沉积,减轻脑组织损伤。

4. 保护肾脏功能　对服用六味地黄丸的大鼠肾近曲小管上皮细胞采用透射电镜技术、电脑图像分析技术和立体学方法定量计算溶酶体的形态参数,发现服用六味地黄丸后细胞生成溶酶体的速度明显加快,溶酶体的个数比对照组增多 57%,单位细胞体积内溶酶体的表面积比增大,使溶酶体在胞质内的个体密度及表面积增加,从而提高了细胞的解毒速度并改善了肾功能。

—•笔记栏•—

二、其他药理作用

1. 降血糖　六味地黄丸可降低糖尿病大鼠血糖、尿素氮和TG、血钾和尿中酮体水平，升高血钠和蛋白质水平，增加小鼠肝糖原的含量；能降低2型糖尿病大鼠血清FFA水平，改善胰岛素敏感性指数，增加胰岛β细胞数量，使细胞内分泌颗粒丰富，胰岛α细胞数量相对较少，改善胰岛结构；可提高链脲佐菌素腹腔注射诱导的2型糖尿病伴胰岛素抵抗大鼠的血清SOD活性，减少MDA的生成，减轻机体氧化应激损伤及改善胰岛素抵抗，使其坐骨神经传导速度、坐骨神经组织AR活性和Na^+,K^+-ATP酶活性提高；可降低链脲佐菌素腹腔注射诱导的糖尿病肾病大鼠血糖和尿素氮水平。

2. 增强记忆功能　六味地黄丸可提高自然衰老大鼠空间学习记忆能力，对因肾虚而智力迟缓小鼠的智力水平具有良好的改善作用；可改善肾虚老年痴呆小鼠的体重增长、自主活动、水迷宫上台潜伏期及游出率、跑步力竭时间、胸腺和脾指数、脾细胞刺激指数等。六味地黄丸还能改善房事不节所致肾虚大鼠的空间学习记忆能力；通过调节中枢糖代谢改善慢性应激联合LPS共处理诱导的大鼠学习记忆损伤。

3. 抗炎　六味地黄丸能有效降低OVA和氢氧化铝凝胶为佐剂注射致敏所致哮喘大鼠肺泡灌洗液中层粘连蛋白、Ⅲ型胶原的生成，且能协同地塞米松或布地奈德降低Ⅲ型胶原的生成，协同地塞米松可减轻肺组织的炎症反应，改善气道炎症，并可抑制其肺组织中NOS的合成和释放。六味地黄丸对糖尿病伴牙周炎大鼠的牙周组织炎症有明显抑制作用。

4. 保肝　六味地黄丸可降低非酒精性脂肪性肝病大鼠血清ALT、AST水平和肝脏TG、TC、MDA水平，升高肝脏SOD活性，改善肝脏病理状态；能显著降低CCl_4、硫代乙酰胺和泼尼松引起的血清ALT活性升高，促进CCl_4中毒小鼠对溴磺酞钠的排泄，对实验性小鼠肝损伤有明显保护作用。六味地黄丸中熟地黄、山萸肉及山药为“三补”，泽泻、牡丹皮、茯苓为“三泻”，拆方研究显示“三补”或“三泻”单用，均无明显的保肝作用。

5. 抗肿瘤　六味地黄丸可以抑制肿瘤细胞的增殖、组织浸润和转移及持续的血管生成从而抑制肿瘤，对化疗药物具有增效减毒的作用。能减少诱发癌症相关炎症因子的生成，抑制多种化学诱变剂的诱瘤作用；可通过抑制原癌基因、*TGF-β/p-ERK*基因和增强抗癌基因的表达抑制肿瘤的生长；能增强器官清除自由基的能力，还能通过拮抗免疫抑制而发挥抗肿瘤作用。

三、中药药动学

大鼠灌胃给予六味地黄丸后，血中可检测到丹皮酚、莫诺苷、马钱苷、芍药苷、茯苓酸和去氢茯苓酸6种原形成分和9种代谢产物，其中马钱苷、丹皮酚的药动学过程符合二室模型，T_{max}分别约为1、0.5 h，$t_{1/2\alpha}$分别约为0.5、1 h，$t_{1/2\beta}$分别约为5、24 h。莫诺苷的T_{max}约为1 h，$t_{1/2}$为8 h。与马钱苷和莫诺苷混合物相比，六味地黄丸中莫诺苷的*AUC*增加，$t_{1/2}$延长。

四、不良反应与安全性评价

六味地黄制剂有腹泻、腹痛、腹胀、恶心、呕吐、胃肠不适、食欲不振、便秘、瘙痒、皮疹、头痛、心悸、过敏等不良反应报告。

五、现代应用

1. 肾病　六味地黄丸治疗慢性肾炎具有明显疗效；用本汤剂治疗慢性肾衰，可改善症状，延长生存期。

2. 糖尿病　六味地黄丸治疗2型糖尿病有一定疗效，可明显改善临床症状。

3. 不孕症　以六味地黄汤为基础方加减治疗女性不孕症，效果较好。

4. 更年期综合征　用本方加味治疗证属肝肾阴虚、冲任失调，月经紊乱并精神神经症状

六味地黄丸调节肠道菌群的作用研究

—•笔记栏•—

为主的更年期综合征有效。

5. 促进骨折愈合　服用六味地黄丸,骨折患者一般情况明显改善,促进骨折愈合。

生脉散

生脉散首载于金代张元素《医学起源》,由人参、麦冬及五味子三味药组成。生脉散中主要含有人参皂苷 Rb_1、Rg_1 等二醇型和三醇型人参皂苷类、五味子醇甲等木脂素类及麦冬皂苷、多糖等活性成分。具有益气复脉,养阴生津的功效。临床用于心肺气阴两虚证,症见心悸不寐,气短懒言,神疲乏力,脉微自汗。

一、与功效相关的药理作用

1. 保护心血管

(1) 改善心功能：生脉散及其制剂在多种实验动物模型中呈现出正性肌力作用,增强心肌收缩力和收缩幅度,增强心脏泵血功能,其机制与抑制心肌细胞膜 Na^+,K^+-ATP 酶活性,增加 Ca^{2+} 内流,促使钙收缩蛋白接触浓度增加,产生强心苷样作用相关。生脉注射液对腹主动脉狭窄致慢性压力过负荷引起的肌浆网钙泵功能紊乱的大鼠模型有防治作用。生脉注射液能提高心肌缺血大鼠、小型猪的左室收缩压(left ventricular systolic pressure, LVSP),降低左室舒张末压(left ventricular end diastolic pressure, LVEDP)从而减轻心脏负荷,提高左室内压最大上升和下降速率($\pm dp/dt_{max}$)而改善心肌收缩、舒张功能,对抗心室重构引起的血流动力学变化。生脉散还可减轻慢性间歇性缺氧诱导的气阴两虚模型小鼠心脏的收缩功能障碍和心肌结构损伤。

(2) 抗心肌缺血、降低心肌耗氧量：生脉注射液可减轻多种实验动物心肌缺血再灌注模型及心肌细胞缺氧再复氧模型损伤,改善心肌细胞的超微结构损伤,抑制 TNF-α、IL-1β、IL-6 等炎症介质的释放,降低心肌 MDA 含量,升高 SOD 活性及 NO 水平。基于生脉散研发出的注射用益气复脉(冻干),可改善多种因素导致的动物心肌缺血,其作用机制包括：激活腺苷酸活化蛋白激酶(AMP-activated protein kinase, AMPK)信号通路,上调心肌缺血模型大鼠的 Bcl-2 蛋白表达,下调 Bax、Caspase-3 表达,平衡线粒体膜电位和提高 ATP 的含量,改善线粒体功能异常,减少缺血心肌细胞凋亡等。生脉散还能提高小鼠在常压和低压缺氧环境中的耐受性,延长动物在缺氧状态下的存活时间,降低死亡率。

(3) 抗心衰：生脉散提取物及注射用益气复脉(冻干)可明显改善冠脉结扎诱导的小鼠慢性心衰,抑制模型动物心肌细胞的凋亡与心肌纤维化程度;改善腹主动脉缩窄法诱导的大鼠慢性心衰心肌细胞外基质重构的程度,缓解大鼠慢性心衰症状。注射用益气复脉(冻干)改善心衰的作用机制包括：调节钙调磷酸酶介导的线粒体发动蛋白相关蛋白 1(dynamin-related protein 1, DRP1)信号通路,抑制线粒体介导的心肌细胞凋亡;抑制肾素-血管紧张素-醛固酮系统激活作用;调节 MAPK 信号通路抑制脂肪组织和心肌细胞之间的交联反应相关。

(4) 抗心律失常：生脉制剂(包括生脉散口服液、生脉注射液、生脉胶囊等)对电刺激、氯化钙等诱导的家兔、小鼠、大鼠等多种心律失常,具有明显的拮抗作用,其作用机制与调控心肌传导功能,改善心肌电活动,抑制心肌 Ca^{2+},Mg^{2+}-ATP 酶活性等相关。

(5) 调节血压、抗休克：生脉散具有调节血压、抗休克作用。生脉散制剂[包括生脉注射液、注射用益气复脉(冻干)、参麦注射液等]对心源性休克、感染源性休克、失血性休克、过敏性休克、内毒素致休克等多种原因引起的休克均具有治疗作用,能够双向调节血压,其作用机制与其改善微循环及提高组织氧代谢密切相关。生脉注射液对急性有机磷农药中毒性休克具有辅助治疗作用,可明显降低病死率。

(6) 改善血液流变性、抗血栓：生脉散口服液能改善高脂血症大鼠的血脂异常及血液流速缓慢,其作用机制与抑制血小板的聚集,调节血脂代谢,改善其血流状态相关。生脉散注射液通过降低全血比黏度及血球积压，缩短凝血酶原红细胞电泳时间，升高血小板计数及纤维蛋白原，改善右旋糖苷所致的微循环障碍和弥漫性血管内凝血。

2. 保护神经

（1）改善脑缺血再灌注损伤：生脉散明显减少脑缺血大鼠大脑皮质梗死体积，降低脑缺血再灌注大鼠脑组织 NO 浓度及 ROS、LDH 和 MDA 含量；生脉注射液抑制大脑中动脉结扎诱导的脑缺血再灌注损伤模型小鼠脑组织 NF－κB/Akt 通路活化和组织因子（tissue factor，TF）的异常表达；并可抑制脑组织 AMPK－雷帕霉素靶蛋白（mechanistic target of rapamycins，mTOR）/c－Jun 氨基末端激酶（c－Jun N－terminal kinase，c－JNK）信号通路，减少过度的神经元自噬，改善小鼠脑缺血再灌注损伤。注射用益气复脉（冻干）可明显改善小鼠局灶性脑缺血再灌注损伤，抑制 NF－κB/p65 和 Rho 相关丝氨酸/苏氨酸激酶 1（Rho-associated coiled-coil containing protein kinase 1，ROCK1）/肌球蛋白轻链（myosin light chain，MLC）信号通路，上调紧密连接蛋白表达，改善血脑屏障功能障碍；并可抑制蛋白激酶 Cδ（protein kinase Cδ，PKCδ）活化，抑制内质网应激和线粒体分裂介导的神经细胞凋亡（其主要作用途径参见图 23－9）

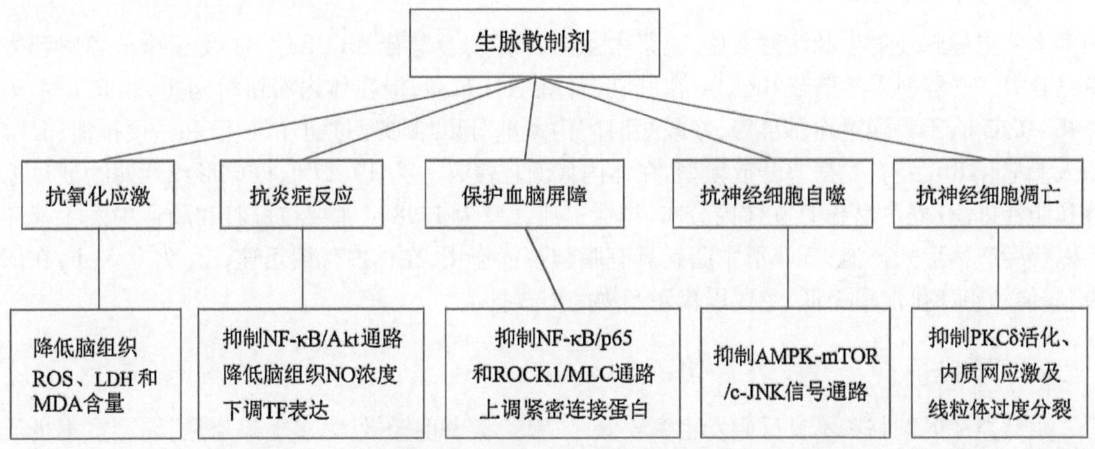

图 23－9　生脉散制剂改善脑缺血再灌注损伤的主要作用途径

（2）抑制脑出血转化：注射用益气复脉（冻干），通过抑制 NF－κB 和 ROCK/MLC 通路，改善脑微血管内皮细胞骨架重排，抑制溶栓药组织型纤溶酶原激活物（tissue plasminogen activator，tPA）诱导的小鼠脑出血转化。

（3）改善学习记忆：生脉散水提物可改善糖尿病脑病模型所致的大鼠学习记忆减退、海马组织锥体细胞坏死和排列紊乱，其作用机制与降低脑内炎症因子，改善海马组织神经元细胞坏死，减轻炎症细胞浸润相关。

3. 促进骨髓造血　生脉注射液可通过与干细胞因子（stem cell factor，SCF）的协同作用，促进人骨髓造血细胞增殖。生脉注射液能促进大鼠骨髓间充质干细胞分泌 GM－CSF 和 SCF 进而促进造血，改善造血微环境，能减轻化疗所导致的骨髓造血功能抑制。

4. 改善肺损伤　生脉散有效改善慢性间歇性缺氧诱导气阴两虚模型小鼠肺损伤。注射用益气复脉（冻干）能显著改善 LPS 气管滴注制备急性肺损伤模型小鼠的肺组织病理损伤，抑制 LPS 诱导的肺水肿，降低 BALF 中炎症因子水平，其机制与抑制 TLR4/MyD88 信号通路的活化有关；也可通过 TLR4 途径，调节 mTOR 通路，抑制过度自噬，改善颗粒物诱导的小鼠肺损伤。生脉注射液能显著改善尘肺病及慢性阻塞性肺疾病患者的肺功能和临床症状，其作用机制可能与改善肌细胞的能量代谢和微循环相关。

二、其他药理作用

1. 改善免疫功能　生脉散醇提物能够显著促进 ConA 诱导的小鼠脾淋巴细胞的增殖转

—•笔记栏•—

化作用，促进 DTH 作用和增强单核-巨噬细胞的炭廓清作用，从而发挥增强机体免疫的功能。注射用益气复脉(冻干)可促进免疫低下小鼠的炭粒廓清功能，增加脾脏指数和骨髓有核细胞数、白细胞数，从而增强免疫功能。

2. 保肝　生脉散水提物能治疗急性肝衰竭，其保肝机制被认为是通过抑制 NF-κB 活化，降低 TNF-α、IL-6、ICAM-1 水平，抑制 iNOS 表达及 NO 的生成而发挥作用。生脉散水提物能通过提高肝脏线粒体的抗氧化应激能力，增加 HSP25/70 蛋白表达发挥对酒精性肝损伤的保护作用。

3. 抗肿瘤　生脉注射液联合化疗能抑制胃癌耐药裸鼠移植瘤生长，增加化疗药物对胃癌细胞的杀伤力，加速诱导肿瘤细胞凋亡。其抗肿瘤作用机制与激活 JNK 信号通路，降低多药耐药基因-1(multidrug resistance-1, MDR-1)表达水平及其编码的具有药物外排作用的 P-gp 的表达有关。

此外，注射用益气复脉(冻干)对化疗药达沙替尼引起的肠道出血有明显改善作用。

三、中药药动学

大鼠尾静脉注射生脉注射液后，血浆中主要含有人参皂苷 Rb_1、Rg_1、Re 及五味子醇甲和麦冬皂苷 D。三醇型人参皂苷 Rg_1、Re 在肝脏、肾脏中分布高，但在体内滞留时间短，表观 $t_{1/2\beta}$ 为 0.46~0.83 h，不易通过血脑屏障，在较短时间内大部分以原形通过胆汁、尿液和粪便排泄；二醇型人参皂苷 Rb_1 符合二房室开放模型，在体内代谢较慢，$t_{1/2}$ 为 19.17 h，以原形或代谢物通过尿液和胆汁排泄；麦冬皂苷 D 在体内分布、排泄迅速，$t_{1/2}$ 为 1.98 h，主要在肝脏和肠道中发生代谢后以代谢产物形式排泄；五味子木脂素具有脂肪蓄积作用，在体内代谢迅速，$t_{1/2}$ 为 0.51 h，在尿液、粪便和胆汁排泄率极低，主要以代谢产物的形式排泄。

四、不良反应与安全性评价

生脉类注射剂临床不良反应发生率较低，临床症状表现轻微，大多能够痊愈，无严重不良反应，个别患者出现不同程度的速发型过敏反应，需警惕过敏性休克。

五、现代应用

1. 心血管疾病　生脉散制剂(包括注射用益气复脉、生脉注射液、生脉散煎剂、生脉饮煎剂、参麦注射液、生脉胶囊等)可以明显改善心衰患者的临床症状、生活质量及远期预后。注射用益气复脉(冻干)和生脉注射液可用于治疗冠心病、心绞痛及急性心肌梗死，缓解患者症状，临床应用安全有效。

2. 脑梗死、脑缺血　注射用益气复脉(冻干)能有效治疗急性脑梗死，改善患者的生活质量，且毒副作用较小。生脉注射液和注射用益气复脉(冻干)也可用于缺血性中风的恢复期阶段，能够降低缺血性中风复发率，临床应用安全性高。

3. 呼吸系统疾病　生脉散煎剂、生脉注射液对慢性支气管炎、支气管哮喘及小儿支气管肺炎有确切疗效，安全性高。生脉注射液还可明显提高慢性阻塞性肺疾病的疗效及生存质量。生脉散煎剂或随症加减化湿、清热的中药可有效缩短新冠肺炎患者恢复期。

4. 休克　生脉散注射液及注射用益气复脉(冻干)对心源性、感染性、失血性、厥脱等休克均具有良好的疗效。

生脉制剂治疗脓毒血症的研究

5. 肿瘤　生脉注射液能联合化疗治疗包括肺癌、胃癌、结肠癌、乳腺癌等多种肿瘤，显著提高患者免疫力和生活质量，降低化疗不良反应。

6. 糖尿病　生脉注射液可促进胰岛素分泌，增加胰岛素的敏感性，改善糖尿病。

此外，生脉散及其制剂还可用于治疗病毒性心肌炎、糖尿病肾病及周围神经病变、缺铁性贫血、失眠、干燥综合征等。

—•笔记栏•—

【小结】

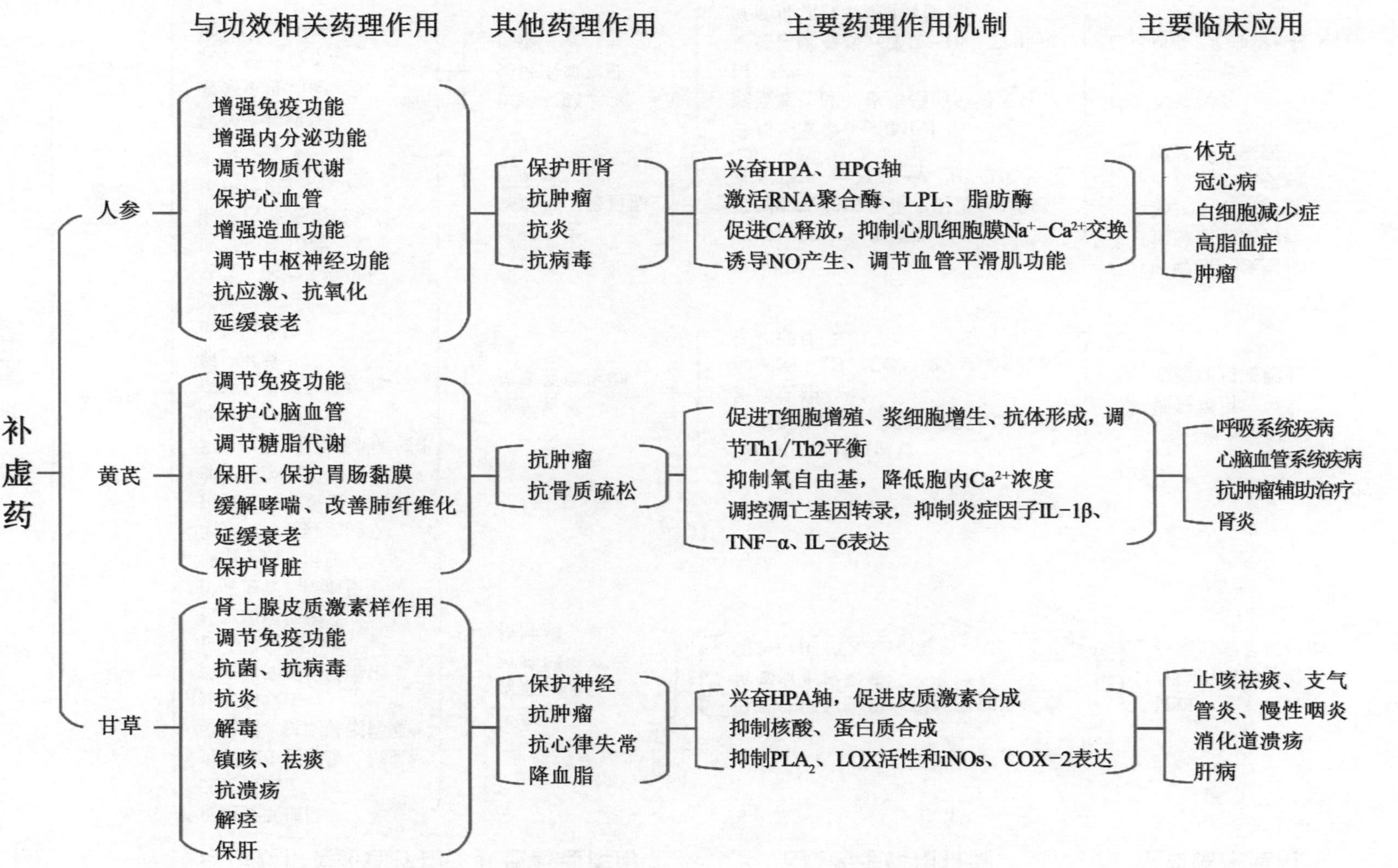
与功效相关药理作用
其他药理作用
主要药理作用机制
主要临床应用
补虚药
人参
增强免疫功能
增强内分泌功能
调节物质代谢
保护心血管
增强造血功能
调节中枢神经功能
抗应激、抗氧化
延缓衰老
保护肝肾
抗肿瘤
抗炎
抗病毒
兴奋HPA、HPG轴
激活RNA聚合酶、LPL、脂肪酶
促进CA释放，抑制心肌细胞膜Na^+-Ca^{2+}交换
诱导NO产生、调节血管平滑肌功能
休克
冠心病
白细胞减少症
高脂血症
肿瘤
黄芪
调节免疫功能
保护心脑血管
调节糖脂代谢
保肝、保护胃肠黏膜
缓解哮喘、改善肺纤维化
延缓衰老
保护肾脏
抗肿瘤
抗骨质疏松
促进T细胞增殖、浆细胞增生、抗体形成，调节Th1/Th2平衡
抑制氧自由基，降低胞内Ca^{2+}浓度
调控凋亡基因转录，抑制炎症因子IL-1β、TNF-α、IL-6表达
呼吸系统疾病
心脑血管系统疾病
抗肿瘤辅助治疗
肾炎
甘草
肾上腺皮质激素样作用
调节免疫功能
抗菌、抗病毒
抗炎
解毒
镇咳、祛痰
抗溃疡
解痉
保肝
保护神经
抗肿瘤
抗心律失常
降血脂
兴奋HPA轴，促进皮质激素合成
抑制核酸、蛋白质合成
抑制PLA_2、LOX活性和iNOs、COX-2表达
止咳祛痰、支气管炎、慢性咽炎
消化道溃疡
肝病

—•笔记栏•—

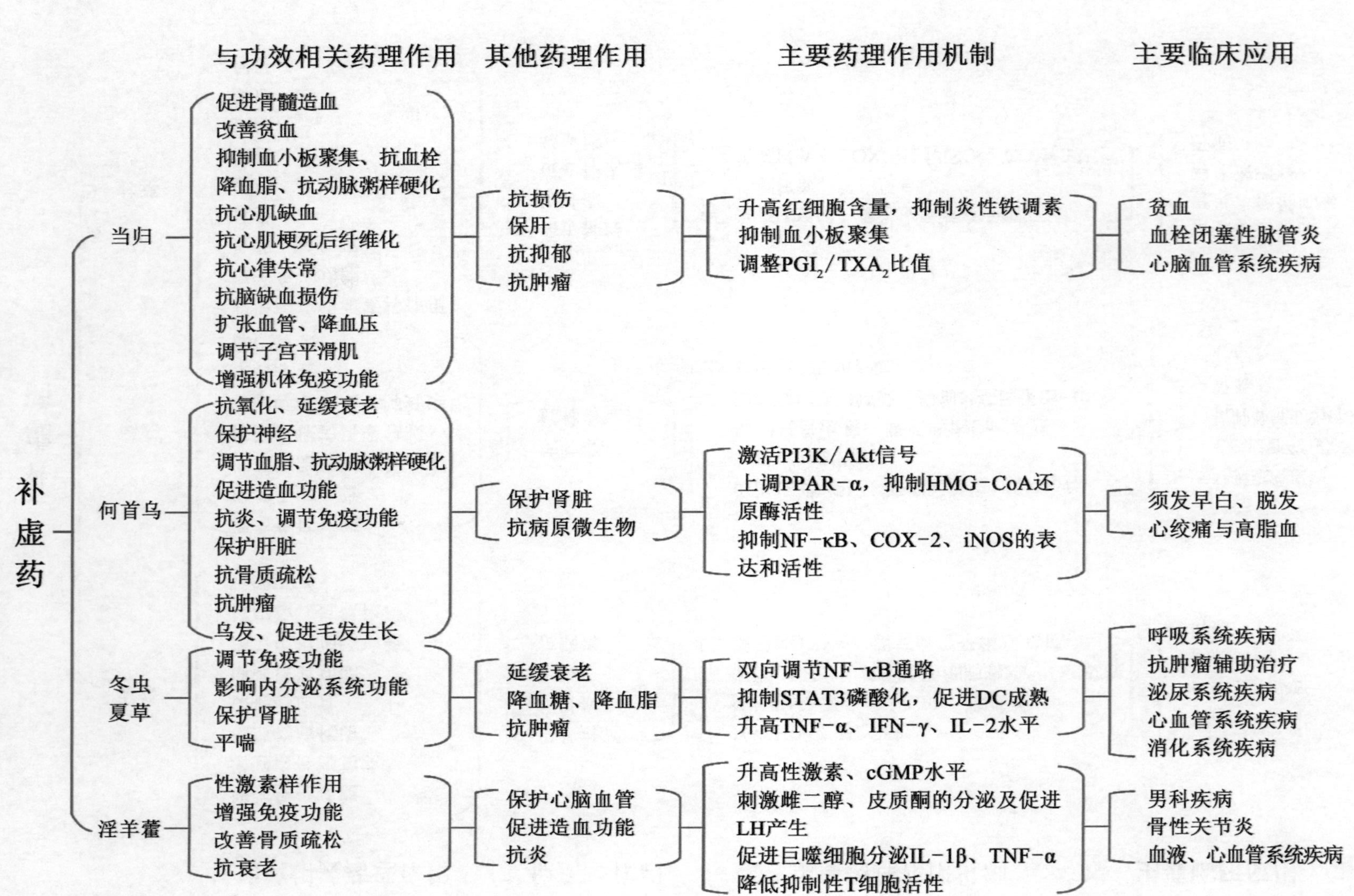
补虚药
与功效相关药理作用
其他药理作用
主要药理作用机制
主要临床应用
当归
促进骨髓造血
改善贫血
抑制血小板聚集、抗血栓
降血脂、抗动脉粥样硬化
抗心肌缺血
抗心肌梗死后纤维化
抗心律失常
抗脑缺血损伤
扩张血管、降血压
调节子宫平滑肌
增强机体免疫功能
抗损伤
保肝
抗抑郁
抗肿瘤
升高红细胞含量，抑制炎性铁调素
抑制血小板聚集
调整PGI_2/TXA_2比值
贫血
血栓闭塞性脉管炎
心脑血管系统疾病
何首乌
抗氧化、延缓衰老
保护神经
调节血脂、抗动脉粥样硬化
促进造血功能
抗炎、调节免疫功能
保护肝脏
抗骨质疏松
抗肿瘤
乌发、促进毛发生长
保护肾脏
抗病原微生物
激活PI3K/Akt信号
上调PPAR-α，抑制HMG-CoA还原酶活性
抑制NF-κB、COX-2、iNOS的表达和活性
须发早白、脱发
心绞痛与高脂血
冬虫夏草
调节免疫功能
影响内分泌系统功能
保护肾脏
平喘
延缓衰老
降血糖、降血脂
抗肿瘤
双向调节NF-κB通路
抑制STAT3磷酸化，促进DC成熟
升高TNF-α、IFN-γ、IL-2水平
呼吸系统疾病
抗肿瘤辅助治疗
泌尿系统疾病
心血管系统疾病
消化系统疾病
淫羊藿
性激素样作用
增强免疫功能
改善骨质疏松
抗衰老
保护心脑血管
促进造血功能
抗炎
升高性激素、cGMP水平
刺激雌二醇、皮质酮的分泌及促进LH产生
促进巨噬细胞分泌IL-1β、TNF-α
降低抑制性T细胞活性
男科疾病
骨性关节炎
血液、心血管系统疾病

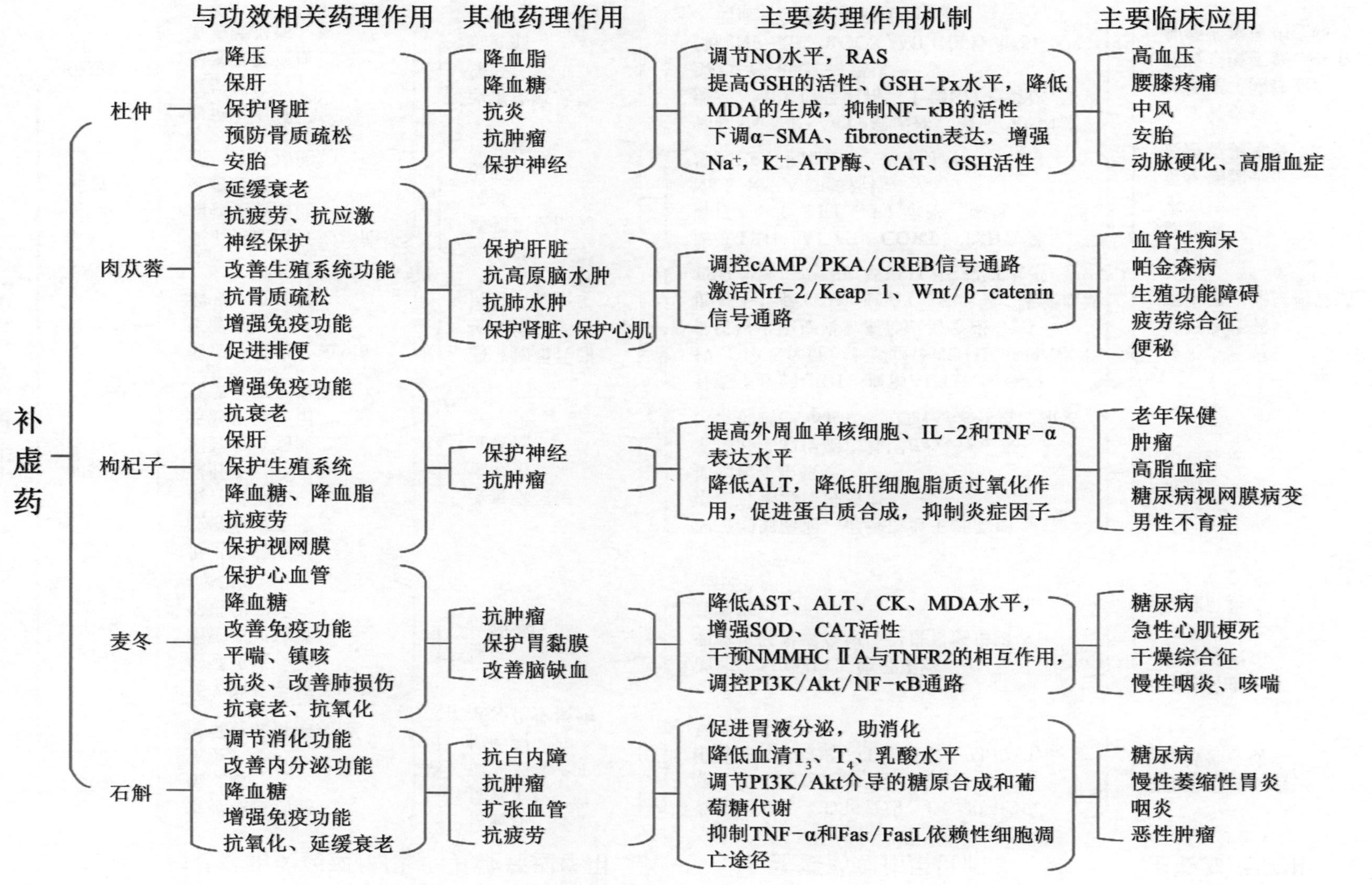
补虚药
与功效相关药理作用
其他药理作用
主要药理作用机制
主要临床应用
杜仲
降压
保肝
保护肾脏
预防骨质疏松
安胎
降血脂
降血糖
抗炎
抗肿瘤
保护神经
调节NO水平，RAS
提高GSH的活性、GSH-Px水平，降低MDA的生成，抑制NF-κB的活性
下调α-SMA、fibronectin表达，增强Na^+，K^+-ATP酶、CAT、GSH活性
高血压
腰膝疼痛
中风
安胎
动脉硬化、高脂血症
肉苁蓉
延缓衰老
抗疲劳、抗应激
神经保护
改善生殖系统功能
抗骨质疏松
增强免疫功能
促进排便
保护肝脏
抗高原脑水肿
抗肺水肿
保护肾脏、保护心肌
调控cAMP/PKA/CREB信号通路
激活Nrf-2/Keap-1、Wnt/β-catenin信号通路
血管性痴呆
帕金森病
生殖功能障碍
疲劳综合征
便秘
枸杞子
增强免疫功能
抗衰老
保肝
保护生殖系统
降血糖、降血脂
抗疲劳
保护视网膜
保护神经
抗肿瘤
提高外周血单核细胞、IL-2和TNF-α表达水平
降低ALT，降低肝细胞脂质过氧化作用，促进蛋白质合成，抑制炎症因子
老年保健
肿瘤
高脂血症
糖尿病视网膜病变
男性不育症
麦冬
保护心血管
降血糖
改善免疫功能
平喘、镇咳
抗炎、改善肺损伤
抗衰老、抗氧化
抗肿瘤
保护胃黏膜
改善脑缺血
降低AST、ALT、CK、MDA水平，
增强SOD、CAT活性
干预NMMHC ⅡA与TNFR2的相互作用，
调控PI3K/Akt/NF-κB通路
糖尿病
急性心肌梗死
干燥综合征
慢性咽炎、咳喘
石斛
调节消化功能
改善内分泌功能
降血糖
增强免疫功能
抗氧化、延缓衰老
抗白内障
抗肿瘤
扩张血管
抗疲劳
促进胃液分泌，助消化
降低血清T_3、T_4、乳酸水平
调节PI3K/Akt介导的糖原合成和葡萄糖代谢
抑制TNF-α和Fas/FasL依赖性细胞凋亡途径
糖尿病
慢性萎缩性胃炎
咽炎
恶性肿瘤

—•笔记栏•—

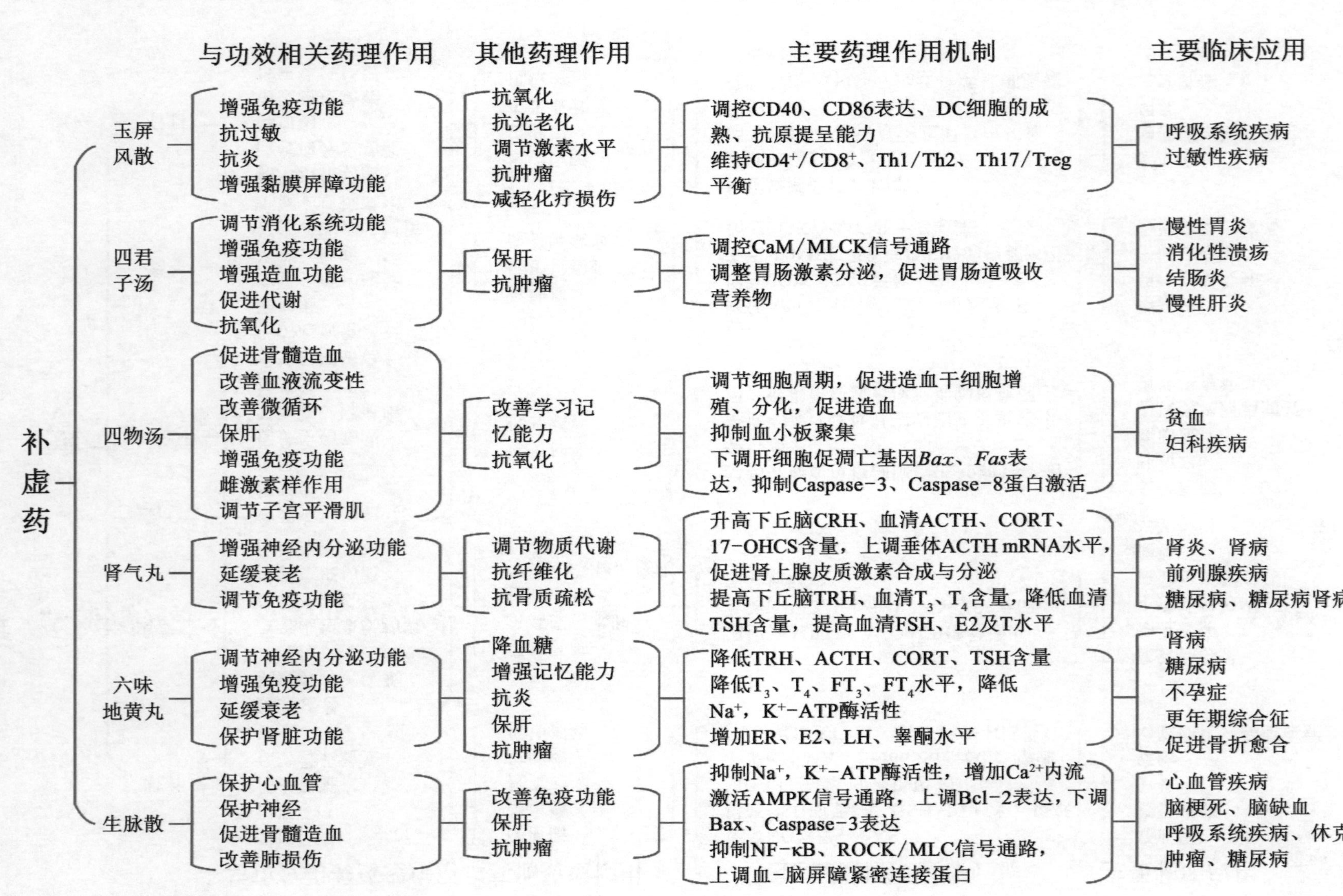
补虚药
与功效相关药理作用
其他药理作用
主要药理作用机制
主要临床应用
玉屏风散
增强免疫功能
抗过敏
抗炎
增强黏膜屏障功能
抗氧化
抗光老化
调节激素水平
抗肿瘤
减轻化疗损伤
调控CD40、CD86表达、DC细胞的成熟、抗原提呈能力
维持CD4+/CD8+、Th1/Th2、Th17/Treg平衡
呼吸系统疾病
过敏性疾病
四君子汤
调节消化系统功能
增强免疫功能
增强造血功能
促进代谢
抗氧化
保肝
抗肿瘤
调控CaM/MLCK信号通路
调整胃肠激素分泌，促进胃肠道吸收营养物
慢性胃炎
消化性溃疡
结肠炎
慢性肝炎
四物汤
促进骨髓造血
改善血液流变性
改善微循环
保肝
增强免疫功能
雌激素样作用
调节子宫平滑肌
改善学习记忆能力
抗氧化
调节细胞周期，促进造血干细胞增殖、分化，促进造血
抑制血小板聚集
下调肝细胞促凋亡基因Bax、Fas表达，抑制Caspase-3、Caspase-8蛋白激活
贫血
妇科疾病
肾气丸
增强神经内分泌功能
延缓衰老
调节免疫功能
调节物质代谢
抗纤维化
抗骨质疏松
升高下丘脑CRH、血清ACTH、CORT、17-OHCS含量，上调垂体ACTH mRNA水平，促进肾上腺皮质激素合成与分泌
提高下丘脑TRH、血清T3、T4含量，降低血清TSH含量，提高血清FSH、E2及T水平
肾炎、肾病
前列腺疾病
糖尿病、糖尿病肾病
六味地黄丸
调节神经内分泌功能
增强免疫功能
延缓衰老
保护肾脏功能
降血糖
增强记忆能力
抗炎
保肝
抗肿瘤
降低TRH、ACTH、CORT、TSH含量
降低T3、T4、FT3、FT4水平，降低Na+，K+-ATP酶活性
增加ER、E2、LH、睾酮水平
肾病
糖尿病
不孕症
更年期综合征
促进骨折愈合
生脉散
保护心血管
保护神经
促进骨髓造血
改善肺损伤
改善免疫功能
保肝
抗肿瘤
抑制Na+，K+-ATP酶活性，增加Ca2+内流
激活AMPK信号通路，上调Bcl-2表达，下调Bax、Caspase-3表达
抑制NF-κB、ROCK/MLC信号通路，上调血-脑屏障紧密连接蛋白
心血管疾病
脑梗死、脑缺血
呼吸系统疾病、休克
肿瘤、糖尿病

第二十四章 收涩药

第一节 概述

—•笔记栏•—

第二十四章习题

以收敛固涩为主要功效，用于滑脱证的药物称为收涩药，又称固涩药。本类药物味多酸涩，性温或平，归肺、脾、肾、大肠经，具有敛汗止泻，固精缩尿，止血止带及止咳等功效，适用于久病体虚、元气不固所致的自汗、盗汗、久泻久痢脱肛、久咳虚喘、尿频尿急、遗精滑精、崩漏带下及各种出血等气血精津滑脱耗散之证。

收涩药根据其功效侧重不同，可分为以下几类：① 固表止汗药，如麻黄根、牡蛎等；② 敛肺止咳药，如五味子、乌梅、罂粟壳、九仙散等；③ 涩肠固脱药，如诃子、肉豆蔻、赤石脂、四神丸等；④ 涩精止遗药，如桑螵蛸、芡实、缩泉丸、金锁固精丸等；⑤ 收敛止血、止带药，如黑荆芥、完带汤等。

一、对主治病证的认识

中医认为，气血精津是营养人体的重要物质，既不断被消耗，又不断得到补充，维持相对的平衡状态，以保证人体功能正常。滑脱证主要是因久病或体虚使得正气不固、脏腑功能衰退所致。如气虚自汗，阴虚盗汗，脾肾阳虚致久泻，肾虚致遗精、滑精、遗尿、尿频，冲任不固致崩漏下血，肺肾虚损则久咳虚喘。滑脱不禁者可致脏腑失调、正气亏虚，严重者可危及生命，故需及时固脱，收敛耗散。

现代医学认为，滑脱证是多种临床疾病的伴随现象，临床可见多汗、腹泻、痢疾、遗精、遗尿、尿频、宫血、咳喘等病理反应，涉及呼吸系统、消化系统、血液系统、泌尿系统及生殖系统等不同系统的疾病。滑脱证不同症状的产生，主要与各器官、系统的功能衰退、相关平滑肌张力异常等有关。

二、主要研究模型与方法

目前本类药物的药理研究多从其基本功效出发。由于滑脱证候的病因和发病部位的不同，表现出自汗、盗汗、肺虚久咳、遗精滑泄、小便失禁、久泻久痢和崩漏带下等不同证候。但目前对于止汗、止遗、止带等方面的药理研究开展尚少，而且还未建立相应成熟的动物模型，止泻药物的研究多结合现代医学疾病模型如慢性结肠炎、肠易激综合征、克罗恩病等；缩尿药物的研究多结合现代医学疾病模型如膀胱过度活动症、尿失禁、糖尿病膀胱病等。

鉴于固涩药主要用于体质虚弱而致滑脱证者，对这一类方药研究时可考虑在虚症动物模型基础上再复制某种病症动物模型以评价药物作用。例如，出汗有自汗和盗汗之分，自汗者属阳虚为主，盗汗者属阴虚为主。研究固表止汗作用，可在选用阳虚证或阴虚证动物模型的基础上，应用拟胆碱毛果芸香碱等兴奋汗腺，使汗腺分泌量增加或影响汗腺上皮细胞形态变化，观察固表止汗药的拮抗作用。

三、主要药理作用

收敛药的适应证广，其药理作用涉及机体多种功能，其主要药理作用如下。

1. 收敛　收敛药中多数味酸、涩，如五味子、乌梅、五倍子、椿皮、石榴皮、诃子、赤石脂、禹余粮、罂粟壳、莲子、莲须、莲房、荷叶、芡实、山茱萸、金樱子、覆盆子、乌贼骨等。《儒门事亲》记

—•笔记栏•—

载："凡酸味亦同夫涩者，收敛之意也。"中药化学研究表明，收涩药中多数药物含有鞣质和有机酸，鞣质具有涩味，故收涩药的涩味大多由此而来。而酸味大多来源于有机酸。鞣质又称单宁或鞣酸，是一类分子比较大可与蛋白质结合成不溶于水沉淀的多元酚类衍生物的总称。研究表明，当鞣质、有机酸等物质与烧伤表面、局部出血组织、胃肠黏膜、胃溃疡面等部位接触后，能与组织蛋白质结合生成不溶于水的化合物（鞣酸蛋白）沉淀或凝固于组织表面形成致密的保护层，有助于局部创面止血、促进创面愈合、保护局部创面受伤组织免受刺激。此外，鞣质和有机酸等还能收缩微小血管，使血液中蛋白质凝固，堵塞小血管破损处，故其具有止血、止泻、治烧伤等作用。明矾、赤石脂、禹余粮所含的铝、铁、锰、钙等无机盐也有明显的收涩作用。鞣质与汗腺、消化腺等分泌细胞中的蛋白质结合，使腺体表面细胞蛋白质变性或凝固而改变细胞功能，使腺体分泌减少，则能达到止汗，减少消化液分泌等目的。

2. 止泻　罂粟壳、诃子、肉豆蔻、金樱子、赤石脂、禹余粮等有较明显的止泻作用，可减轻肠内容物对神经丛的刺激，使肠蠕动减慢。赤石脂、禹余粮等口服后能吸附于肠胃黏膜起保护作用，还能吸附细菌、毒素及其代谢产物，减少刺激。罂粟壳可抑制小肠及结肠的蠕动。石榴皮、乌梅、诃子、金樱子、肉豆蔻、赤石脂、禹余粮等含有大量鞣质，可使肠黏膜的蛋白质凝固而在肠黏膜表面形成保护层，减轻肠内有害物质对肠壁神经丛的刺激，使肠蠕动减弱，有利于止泻。

3. 镇咳　五倍子、五味子、罂粟壳等均具有止咳功效。罂粟壳所含生物碱能抑制咳嗽中枢和咳嗽中枢和咳嗽反射而止咳。五味子还有一定的祛痰作用。

4. 抑菌　五味子、山茱萸、五倍子、石榴皮、乌梅等对金黄色葡萄球菌、链球菌、伤寒沙门菌、志贺菌属、铜绿假单胞菌、真菌或部分寄生虫等有抑制或杀灭作用。诃子水煎液除对各种志贺菌属有效外，对铜绿假单胞菌、白喉棒状杆菌、金黄色葡萄球菌、大肠埃希菌、肺炎球菌、溶血性链球菌、变形杆菌、伤寒沙门菌亦有抑制作用。诃子的乙醇提取物还具有抗真菌作用。

5. 其他　部分收敛药还具有止血、保肝、缩尿等药理作用。例如，五味子、诃子、乌梅等具有保肝作用；山茱萸对子宫出血、月经过多，五倍子对便血痔血，均具有较好的止血作用；而桑螵蛸、益智等具有抗利尿及改善尿频、尿失禁等作用。

综上所述，收涩药的止泻、止血、固精、敛汗、止带、止咳等功效主要与其保护创面和黏膜、抗菌、止泻和止咳等药理作用有关。

常用收涩药的主要药理作用见表 24－1。

表 24－1　常用收涩药的主要药理作用

药物	收敛	止泻	抗菌	其他作用
五味子	+	+	+	保护脑组织、镇静、抗惊厥、改善学习记忆、保肝、抗溃疡、改善心功能、抗氧化、延缓衰老、促进免疫、兴奋呼吸、祛痰、抗炎、抗肿瘤
山茱萸	+		+	强心、抗休克、抗心律失常、抑制血小板聚集、增加血红蛋白含量、抗疲劳、抗缺氧、延缓衰老、改善学习记忆、调节免疫功能、降血脂、降血糖、抗炎
乌梅	+	+	+	抗过敏、收缩胆囊、驱虫、抗肿瘤、抗氧化、抗疲劳
罂粟壳	+	+		抑制腺体分泌、镇痛、镇静、镇咳、抑制呼吸
覆盆子	+	+	+	改善学习记忆、抗衰老、增强免疫

第二节　常用中药

五味子（Wuweizi，SCHISADRA CHINENSIS FRUCTUS）

五味子为木兰科植物五味子 *Schisandra chinensis*（Turcz.）Baill. 的干燥成熟果实，习称"北五

—•笔记栏•—

味子”。五味子含有木脂素、挥发油、有机酸、维生素、脂肪油、氨基酸、鞣质及多糖等多种化学成分,其中,木脂素主要含有五味子素、五味子甲素、五味子乙素、五味子丙素、五味子醇甲、五味子酚和五味子酮等。五味子,味酸、甘,性温。归肺、心、肾经。具有收敛固涩,益气生津,补肾宁心的功效。用于久嗽虚喘,梦遗滑精,遗尿尿频,久泻不止,自汗盗汗,津伤口渴,内热消渴,心悸失眠等。

一、与功效相关的药理作用

1. 对中枢神经系统的作用

(1) 镇静：五味子乙醇、水提取物均能延长戊巴比妥钠对小鼠的睡眠作用,减少小鼠自发活动,对抗苯丙胺中枢兴奋作用,可协同氯丙嗪及利血平抑制自主活动。五味子甲素、乙素、丙素、醇乙、酯乙能减少小鼠自主活动。

(2) 催眠：五味子水煎液、五味子果实挥发油及其有效成分五味子甲素、丙素、醇乙等均可增加阈下睡眠剂量戊巴比妥钠致小鼠睡眠发生率,延长阈上睡眠剂量戊巴比妥钠致小鼠睡眠时间。五味子水煎液能延长大鼠睡眠时相总睡眠时间,但对快波睡眠无影响。

(3) 抗惊厥：五味子醇提取物可拮抗电休克及烟碱、戊四氮、咖啡因等所致的强直性惊厥。

(4) 保护脑神经细胞：五味子醇提取液对 *D*-半乳糖致小鼠脑神经细胞的衰老具有保护作用,机制与增强 SOD 活性、降低 MDA 含量、增强脑神经细胞 DNA 损伤的修复能力有关。五味子酚具有抗氧化作用,对 H_2O_2 引起神经细胞凋亡有保护作用,还能抑制 Fe^{2+} 引起的大鼠脑线粒体和突触体脂质过氧化产物 MDA 的生成增加,在体外能够保护大鼠脑线粒体和突触体免受氧自由基损伤。

(5) 改善学习记忆：五味子可使小鼠跳台实验的错误次数减少,可促进小鼠脑内 DNA 和 RNA 的生物合成,90%醇提取物可提高小鼠脑内蛋白质的含量。五味子醇提取物可调节 *D*-半乳糖所致脑老化模型中小鼠中枢神经递质的含量,提高脑 NA、DA、5-HT 水平,并能降低脑 AChE 活性。五味子能使大脑皮层兴奋过程和抑制过程趋于平衡,促进神经功能恢复正常,能提高工作效率,改善注意力、精细动作协调能力。

2. 保肝　五味子醇提取物对 CCl_4、硫代乙酰胺、对乙酰氨基酚等引起的动物肝脏细胞损伤有保护作用,可不同程度地降低血清转氨酶的活性,减轻肝细胞的坏死,防止肝脂肪性变,抗肝纤维化。五味子及其主要成分五味子甲素、乙素、丙素、醇甲、醇乙及五味子酚均有保肝降酶作用,其作用机制涉及以下多个环节：① 抗脂质过氧化,五味子酚和五味子甲素、乙素、丙素等可增强肝组织 SOD、CAT、$GSH-P_X$ 活性,减少肝细胞中 MDA 的生成,抑制由于脂质过氧化反应导致的肝细胞膜破裂,稳定生物膜,提高肝细胞的存活率;② 保护肝细胞,五味子乙素可诱导肝脏 HSP27 和 HSP70 的表达,提高肝细胞在应激调节下的生存能力,稳定细胞内环境;③ 促进肝细胞修复与再生,五味子能促进肝细胞内蛋白质的修复与再生;④ 增强肝脏解毒功能,五味子中多种成分能促进肝药酶的合成,从而增强肝脏解毒功能;⑤ 促进肾上腺皮质功能,五味子具有肾上腺皮质激素样作用,能减轻肝细胞的炎症反应;⑥ 促进胆汁分泌,五味子粗多糖可促进胆汁分泌,加速肝内有毒物质的排泄,有利于保护肝脏。

3. 抗心肌缺血　五味子能扩张冠状动脉,增加冠脉血流量,能减轻垂体后叶素引起的急性心肌缺血,抑制心电图 T 波缺血变化,改善左前降支结扎引起心肌梗死后的心肌重塑,改善心脏功能,减少梗死面积。对心肌缺血再灌注损伤小鼠心肌损害均有保护作用。总木脂素和五味子酚是其主要物质基础,机制涉及抗氧化、抗炎、抑制钙超载、保护血管内皮功能、抗血小板聚集等多方面。五味子丙素、丁素和戈米辛等是五味子扩张血管的有效成分,其机制可能与阻滞血管平滑肌细胞膜上的电压依赖性钙通道有关。

4. 增强免疫功能　五味子能增加小鼠胸腺和脾脏重量,提高腹腔巨噬细胞的吞噬百分

—•笔记栏•—

率和吞噬指数，促进溶血素及溶血空斑形成，促进淋巴细胞转化。五味子酚能保护脾淋巴细胞免受氧自由基的损伤。五味子多糖是五味子增强免疫作用的物质基础，其通过网状内皮系统调节机体淋巴细胞、巨噬细胞的免疫功能，并对溶血素和溶血空斑的形成有明显的促进作用。

5. 止咳　五味子乙醇提取物可增强慢性支气管炎小鼠支气管上皮细胞功能，具有止咳作用。镇咳及祛痰活性部位可能为五味子挥发油、五味子水提取液、五味子总酸。

6. 延缓衰老　五味子可延缓衰老小鼠胸腺和脾脏的萎缩，增加胸腺皮质细胞数及脾淋巴细胞数，促进衰老小鼠神经细胞的发育，延缓衰老小鼠脑线粒体能量代谢的改变及神经元超微结构的改变。五味子酚可对抗由氧自由基引起的大鼠心肌线粒体损伤。五味子水提取液能恢复 D-半乳糖损伤的乳鼠大脑培养神经的超微结构，提高神经细胞内琥珀酸脱氢酶含量，降低酸性磷酸酶含量；还能抑制衰老鼠肝脏的脂质过氧化反应，降低 MDA 含量，升高肝细胞膜 Na^+，K^+-ATP 酶、Mn-SOD 含量。

二、其他药理作用

1. 抗应激　有实验表明五味子有抗应激作用，它具有与人参相似的适应原样作用，能增强机体对非特异性刺激的防御能力及明显延长小鼠游泳耗竭时间。

2. 促进性功能　五味子 90%醇提取物对性功能有一定的促进作用，可使动物睾丸重量和睾丸指数增加。五味子水提取液可使成年小鼠曲细精管直径增加，光镜下显示生精细胞的层数和精子数量增加。五味子多糖对 CTX 所致大鼠生精障碍具有一定的治疗作用，可通过调控大鼠下丘脑-垂体-性腺轴，使激素分泌正常，提高精子数量和质量。

三、中药药动学

大鼠灌服五味子提取物，在血浆中检测到五味子甲素、乙素、醇甲和酯甲等，以五味子醇甲浓度最高。4 种成分均符合一级动力学消除，吸收较慢，T_{max} 为 6~8 h，五味子甲素的 $t_{1/2}$ 为 13 h，五味子乙素、醇甲和酯甲 $t_{1/2}$ 为 4~6 h。五味子醇甲胃肠道吸收快而完全，组织分布广，肺浓度最高，其次为肝、心、脑、肾、肠、脾，脑内分布以下丘脑、纹状体、海马浓度最高，代谢与排泄均较快，静脉给药的药-时曲线呈开放型二室模型。

四、现代应用

1. 肝炎　五味子及与其他中药组方用于治疗急性、慢性及迁延性肝炎。

2. 神经衰弱、失眠　临床上用五味子丸、五味子片、五味子糖浆、五味子颗粒、五味子胶囊等治疗神经衰弱、失眠等症取得较满意疗效，可改善头晕耳鸣、心悸多梦、自汗盗汗等。

3. 冠心病、心绞痛　临床上用参芪五味子片治疗冠心病、心绞痛。

此外，五味子传统用于肺肾两虚咳喘，可治疗慢性支气管炎、阻塞性肺气肿；用于津伤口渴，可治疗糖尿病。用于久泻不止，可治疗慢性结肠炎、过敏性结肠炎。

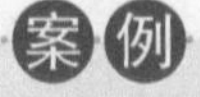

从 20 世纪 50 年代开始，国内外一些学者对五味子展开现代药理学研究。到了 70~80 年代，国内学者对合成五味子丙素的中间体进行了降 ALT 作用的筛选，发现中间体之一——联苯双酯对多种化学性肝损伤动物模型有保护作用，后经临床试验肯定联苯双酯对病毒性肝炎患者有降 ALT 作用及改善主要症状的效果。后来，我国正式批准生产联苯双酯，从五味子研究中获得的联苯双酯成为我国首创的一种治疗肝炎的新药。联苯双酯的优点是降酶效应迅速，应用方便，罕有不良反应，因而在临床上一直沿用至今。从五味子的研究到联苯双

—•笔记栏•—

五味子调节CYP酶的研究进展

酯的发现,说明在开展中草药研究时多学科紧密配合的重要性,同时也提示中医药学是一个伟大的宝库,值得努力发掘、传承、创新。

问题:

1. 五味子保肝作用的主要成分是什么?
2. 五味子保肝作用的机制有哪些?

山茱萸(Shanzhuyu,CORNI FRUCTUS)

本品为山茱萸科植物山茱萸 *Cornus officinalis* Sieb. et Zucc. 的成熟果肉。山茱萸中含有山茱萸苷(cornin,即马鞭草苷,verbenalin)、莫诺苷(morroniside)、马钱苷(loganin)、獐牙菜苷(sweroside)、山茱萸新苷(cornuside)、鞣质、熊果酸(ursolic acid)、没食子酸(galic acid)、苹果酸(malic acid)、酒石酸(tartaric acid)及维生素 A 等成分。山茱萸,味酸、涩,性微温,归肝、肾经。具有补益肝肾,涩精固脱的功效。临床用于眩晕耳鸣,腰膝酸痛,阳痿遗精,遗尿尿频,崩漏带下,大汗虚脱,内热消渴。

一、与功效相关的药理作用

1. 保肝　山茱萸有保护肝脏的作用,其发挥保护肝脏作用的成分为山茱萸总苷。山茱萸苷可降低急性肝损伤动物肝组织匀浆中 TNF-α、IFN-γ、IL-1 和 IL-6 含量,增加 SOD 含量,抑制小鼠血清中 ALT、AST 和鸟氨酸氨甲酰基转移酶(ornithine carbamyl transferase, OTC)含量的升高。其保肝机制可能与清除自由基能力和抗氧化的增强、抑制炎症因子的表达及免疫调节有关。山茱萸环烯醚萜苷对 D-GalN/TNF-α 诱导的肝细胞损伤具有保护作用,其作用机制与提高受损细胞的活性,降低内质网应激造成的损伤,降低相关凋亡基因的表达有关。

2. 抗炎　山茱萸具有抗炎作用,其抗炎成分主要为山茱萸总苷及山茱萸多糖。研究表明,山茱萸总苷及多糖可降低急性心肌梗死大鼠心肌组织中炎症因子 IL-6 的表达,山茱萸多糖对抗炎因子 IL-10 的促进作用更加显著。山茱萸通过调节促炎因子和抗炎因子的平衡,降低梗死心肌组织中的炎症细胞浸润,抑制炎症反应。

3. 抑菌　山茱萸具有抑菌作用,其抑菌作用活性成分为山茱萸环烯醚萜苷、酚酸类和总皂苷类。山茱萸环烯醚萜苷对金黄色葡萄球菌、铜绿假单胞、白菜软腐病菌有较明显的抑制作用,对酵母菌、霉菌抑制作用较弱;山茱萸酚酸类化合物对金黄色葡萄球菌和金芽孢杆菌有良好的抑菌活性,山茱萸总皂苷类化合物对细菌尤其是金黄色葡萄球菌的抑制效果明显,对酵母菌和霉菌的抑制效果较差。

4. 抗氧化　山茱萸具有抗氧化作用,其抗氧化成分为多酚类、熊果酸。山茱萸果核多酚对 DPPH 自由基、亚硝酸盐自由基、羟基自由基均具有清除作用,且还原能力较强。山茱萸熊果酸能使小鼠血清 SOD 活性显著升高、MDA 含量明显降低。

5. 降血糖　山茱萸具有降血糖作用,其降血糖的成分为山茱萸总萜、总皂苷和齐墩果酸。山茱萸总萜能促进葡萄糖在机体内的利用,并抑制葡萄糖体内吸收等作用,主要通过非胰岛素依赖途径发挥降糖作用;山茱萸总萜还可以改善血脂代谢紊乱,对高血糖具有持续的控制效果,对机体的糖、脂等代谢过程起到调节作用。山茱茱萸中的马钱苷和 7-*O*-没食子酰-*D*-景天庚酮糖抑制醛糖还原酶,降低血糖。

6. 调节免疫功能　山茱萸有调节免疫功能的作用,其调节免疫功能作用的成分为山茱萸多糖、山茱萸总苷和熊果酸。山茱萸多糖可提高大鼠淋巴细胞转化率,促进溶血空斑形成,激活 NK 细胞,增强巨噬细胞活性,促进 IL-1、IL-2、TNF 和 γ-IFN 的分泌。山茱萸总苷和熊果苷

—•笔记栏•—

能明显抑制T细胞增殖、转化,抑制淋巴因子激活的杀伤细胞生成和IL-2的产生,对器官移植产生的排斥反应有明显的对抗作用。同时,体内外实验显示,山茱萸总苷抑制淋巴细胞转化,抑制LAK增殖和IL-2产生,能对抗动物器官移植后产生的排斥反应。

二、其他药理作用

1. 调节骨代谢　山茱萸具有调节骨代谢的作用,其调节骨代谢的成分为山茱萸总苷。山茱萸总苷主要通过调控骨组织中TRPV6、TRPV5通道蛋白表达情况,优化TRPV6/TRPV5倍比关系,改变成骨细胞、破骨细胞的增殖分化行为,使机体骨重建中成骨功能高于破骨功能,最终达到提高骨密度、防治骨质疏松作用。

2. 保护心脑血管　山茱萸有保护心脑血管系统的作用,山茱萸环烯醚萜苷类成分和苹果酸、琥珀酸和柠檬酸混合后能显著抑制ADP、AA、PAF诱导的血小板聚集,尤对ADP导致的血小板聚集体现出最强的抑制作用。山茱萸有神经保护作用,其神经保护作用成分为环烯醚萜苷。山茱萸环烯醚萜苷能促进VEGF及其血管内皮生长因子受体(FLK-1)的表达,明显改善局灶性脑缺血大鼠的神经功能。环烯醚萜苷能够减少APP/PS1/Tau三转基因(3×Tg)模型小鼠Aβ在脑内的沉积,同时增加拟痴呆小鼠脑内BDNF的表达,抑制Tau蛋白的异常过度磷酸化,从而达到提高神经细胞合成蛋白质功能,减少神经元损伤,保护神经细胞元的作用。

3. 抗肿瘤　山茱萸还具有抗肿瘤的作用,其抗肿瘤的成分为莫诺苷和山茱萸多糖。山茱萸多糖对肉瘤(S180)有明显的抑制作用,可以使S180小鼠外周血$CD4^+$T细胞表达增加,$CD8^+$T细胞表达降低,能提高IL-2水平、降低IL-4水平,可以通过调节荷瘤小鼠异常的免疫状态而发挥抗肿瘤作用。不同剂量的山茱萸提取物均可抑制C57BL小鼠体内肿瘤的生长,高剂量组可明显减少肿瘤小鼠的转移灶数,使C57BL小鼠体内瘤重量、肺转移病灶数均明显下降,抑瘤率上升,血清中癌胚抗原含量显著下降。

三、中药药动学

山茱萸中的成分莫诺苷在体内吸收和分布较快。莫诺苷入血后在各组织、器官中分布较广,消除较快,在组织中无蓄积趋势,灌胃6 h后可分布于小肠、肾脏、胃、脾脏、肺、肝脏和心脏等组织器官。灌胃给药后莫诺苷主要经粪便排泄,原形药物的总排泄量占给药量的30%以上,原形尿排泄总量小于给药量的5%。马钱苷吸收差,大鼠灌服绝对生物利用度为19%,分布较广,具有特定的吸收部位,在肾中浓度最高,其次是胃、肺、小肠等,脑组织中含量最低。

四、不良反应与安全性评价

山茱萸毒性很低,果肉、果核水煎液口服的LD_{50}分别为53.5、90.8 g/kg。

五、现代应用

山茱萸降血糖机制的研究进展

1. 糖尿病　由山茱萸和其他中药组成的复方(如六味地黄丸,由熟地黄、山茱萸、山药、泽泻、丹皮、茯苓组成),用于糖尿病的辅助治疗,可改善患者症状,减轻周围神经炎、肾病等并发症。

2. 恶性肿瘤　减轻肿瘤化疗的不良反应,辅助治疗原发性非小细胞肺癌。

此外,山茱萸还用于遗精遗尿、小便频数、虚汗症及功能性子宫出血。

第三节　常用方剂

四神丸

四神丸出自《证治准绳》,由肉豆蔻、补骨脂、五味子、吴茱萸、生姜、大枣组成,具有温补脾

—•笔记栏•—

肾，涩肠止泻的功效。主治肾阳不足所致的泄泻，症见肠鸣腹胀、五更泄泻、不思饮食、食少不化、久泻不止、腹痛肢冷、舌淡苔白、脉沉迟无力。临床用于慢性结肠炎，过敏性结肠炎，溃疡性结肠炎，慢性腹泻，肠结核，肠易激综合征等属脾虚肾寒的久泻等。

一、与功效相关的药理作用

1. 调节胃肠运动　　四神丸可抑制胃肠道平滑肌运动，使肠管紧张性下降，收缩幅度减小，频率减慢，还可对抗大黄、蓖麻油所致小鼠腹泻，减轻腹泻程度。四神丸可抗 ACh 所致的回肠痉挛性收缩和氯化钡所致的肠管痉挛，还可以拮抗溴吡斯的明所致小鼠小肠推进功能亢进。四神丸可通过降低脊髓中兴奋性脑肠肽如胃促生长素（ghrelin）及胃促生长素受体（GHSR）的表达，调节脑肠轴，调节腹泻型肠易激综合征模型大鼠胃肠运动。另外，四神丸还可以升高胃动素含量。

2. 保护肠黏膜　　四神丸能保护肠黏膜的完整性，防止上皮细胞凋亡过度、促进肠上皮细胞增殖，其机制可能是通过调控结肠组织中的闭合蛋白（occludin）和密封蛋白 1（claudin1）的表达，保护肠黏膜屏障；通过增加 sIgA 等黏膜表面 Ig，保护肠道免疫屏障；通过上调 IL－2 水平以提高 CTL、NK 细胞的活性，进而加强机体免疫功能，保护肠道免疫屏障；通过调节腹泻型肠易激综合征大鼠肠道菌群，下调组变形菌门和支原体属，恢复肠杆菌、肠球菌、双歧杆菌、类杆菌、乳酸杆菌数量，重建肠道微生物平衡，保护肠黏膜；通过升高促胃液素，增加黏膜血流量，促进胃肠道黏膜生长。

二、其他药理作用

1. 调节免疫功能、抗炎　　四神丸可升高实验动物的胸腺、脾脏指数，升高 IgA、IL－2 含量。四神丸通过降低脾肾阳虚型腹泻型肠易激征（irritable bowel syndrome with diarrhea，IBS－D）大鼠模型血清促炎因子 IL－6、IL－1β 和 TNF－α 水平，同时增加抑炎因子 IL－10 水平，抑制炎症反应。四神丸可以通过下调肠上皮 TLR 中 *TLR2* 和 *TLR4* 基因表达，抑制 TLR 信号通路的过度活化，发挥其负性调控，防止过度的炎症反应。

2. 调节肠道菌群　　四神丸可能通过下调 IBS－D 大鼠变形菌门和支原体属，调节肠道菌群，改善慢性腹泻。

综上所述，四神丸的涩肠止泻功效主要与其抑制胃肠道平滑肌运动、保护肠黏膜等作用有关，为临床上治疗五更溏泻、食少不化、久泻不止提供药理学依据。

三、中药药动学

四神丸君药为补骨脂，补骨脂的主要入血成分为补骨脂素和异补骨脂素，SD 大鼠一次性灌胃给予四神丸水煎液，补骨脂素、异补骨脂素经 8.25±0.71 h 可达最大吸收峰，$t_{1/2}$ 分别为 4.28±0.68、4.97±1.25 h。

四、现代应用

1. 慢性腹泻　　四神丸联合参苓白术散治疗慢性腹泻有一定效果。

2. 结肠炎　　四神丸合理中汤加味治疗溃疡性结肠炎，能很好改善腹痛、腹泻、里急后重等临床症状。联合柳氮磺吡啶治疗该病有效。四神丸颗粒保留灌肠，直接作用于病灶，起效快。四神丸联合香砂六君子汤，治疗慢性结肠炎临床有效。

3. 肠易激综合征　　附子理中汤合四神丸可有效改善脾肾阳虚型腹泻型肠易激综合征。

四神丸改善溃疡性结肠炎作用机制研究

—•笔记栏•—

【小结】

收涩药

药物	与功效相关药理作用	其他药理作用	主要药理作用机制	主要临床应用
五味子	镇静、催眠、抗惊厥 保护脑神经细胞 改善学习记忆 保肝 抗心肌缺血 增强免疫功能 止咳 延缓衰老	抗应激 促进性功能	抗氧化、抗炎、抑制钙超载、保护血管内皮功能、抗血小板聚集 增强肝组织SOD、CAT、GSH-Px活性，减少肝细胞中MDA生成 诱导肝脏HSP27、HSP70表达	神经衰弱、失眠 冠心病、心绞痛 肝炎
山茱萸	保肝 抗炎 抑菌 抗氧化 降血糖 调节免疫功能	调节骨代谢 保护心脑血管 抗肿瘤	增强清除自由基和抗氧化能力 抑制炎症因子表达及免疫调节	糖尿病 恶性肿瘤
四神丸	调节胃肠运动 保护肠黏膜	调节免疫功能、抗炎 抗病原微生物	降低脊髓中兴奋性脑肠肽如ghrelin、GHSR表达，调节脑肠轴 调控结肠组织中occludin、claudin1表达，增加sIgA，上调IL-2水平	慢性腹泻 结肠炎 肠易激综合征

第二十五章 其他中药

第一节 概述

—•笔记栏•—

第二十五章习题

中药的药理学研究内容十分丰富,有的中药药理作用很广泛,目前尚不能按照传统中药分类恰当的归入本书某章节,如马钱子、蛇床子、熊胆粉、蟾酥等,这些方药通过近代研究,阐明了其药理作用、作用机制,而且发现了许多新作用和新用途,涉及心血管系统、呼吸系统、神经系统、免疫系统及抗肿瘤等诸多方面,故均归入其他中药。

一、对主治病证的认识

本章药物一般具有解毒、消肿、止痛等功效,现代研究表明该类药物具有抗菌、抗炎、抗肿瘤等作用,以往多用于疮痈肿痛等症。近年来,本章药物的研究取得了一些进展,临床应用范围也得到了拓展。

二、主要研究模型与方法

本章主要是外用药,多用于疮痈肿痛等症,故常使用寄生虫模型及创伤模型进行研究。

此外,现代药理研究主要涉及抗菌、抗炎、抗肿瘤、心血管疾病等方面,一般通过肺炎模型、肿瘤模型及心肌细胞损伤模型研究药物对炎症、肿瘤及心血管系统的影响。

三、主要药理作用

1. 抗病原微生物　本章部分药物具有抗菌、抗病毒的作用,如熊胆粉对金黄色葡萄球菌、大肠埃希菌及腺病毒、疱疹病毒等具有抑制作用,大蒜对多种致病革兰氏阳性菌、革兰氏阴性菌均有抑菌、杀菌的作用。

2. 抗炎　马钱子、蛇床子、熊胆粉均能抑制角叉菜胶等所致的实验性炎症。马钱子的抗炎作用机制与抑制外周炎症组织中的炎症因子 IL－1、TNF－α 等的生成,降低血管渗透性,减少血中 5－HT 等炎症介质的含量有关;蛇床子的抗炎机制与花椒毒酚抑制 PG 合成有关,蛇床子素还可通过抗过敏反应发挥抗炎作用。

3. 抗肿瘤　马钱子可通过细胞毒作用,诱导肿瘤细胞凋亡、阻滞细胞周期、抑制癌细胞的侵袭和转移等;大蒜可通过诱导肿瘤细胞凋亡发挥抗肿瘤作用;熊胆粉可抑制癌细胞的侵袭、转移及肿瘤血管的形成。

4. 对心血管系统的影响　蟾酥毒及蟾毒配基类化合物能够通过抑制 Na^+,K^+－ATP 酶,使心肌细胞内 Ca^{2+} 增多,从而加强心肌收缩力;马钱子碱能够保护心肌细胞,还可激动心肌细胞上的 T 型、L 型、B 型钙通道的单通道活动,延长其开放时间;蛇床子总香豆素可通过阻断 β 受体而抗心律失常;大蒜能够通过干扰脂质的合成及胆汁酸的循环发挥降血脂作用。

5. 对呼吸系统的影响　熊胆粉中的胆酸、去氧胆酸与鹅去氧胆酸钠均有镇咳作用;蟾酥能够作用于脑干,兴奋呼吸中枢。

6. 对神经系统的影响　马钱子中的士的宁和马钱子碱具有兴奋脊髓的作用;蛇床子素可改善焦虑动物的行为异常。

7. 对免疫系统的影响　马钱子碱对细胞免疫具有一定抑制作用;蛇床子素可抑制细胞被

—•笔记栏•—

动过敏反应。

综上所述,本章药物的解毒、消肿、止痛等功效主要与抗菌、抗炎、抗肿瘤等药理作用有关(表25-1)。

表25-1 其他药的主要药理作用

药理作用	药物
抗病原微生物	熊胆粉、大蒜
抗炎	马钱子、蛇床子、熊胆粉、大蒜
抗肿瘤	马钱子、熊胆粉
调节心血管系统的功能	蟾酥、马钱子、蛇床子
调节呼吸系统的功能	蟾酥、熊胆粉
调节神经系统的功能	马钱子、蛇床子
调节免疫系统的功能	马钱子、蛇床子

第二节 常用中药

马钱子(Maqianzi, STRYCHNI SEMEN)

本品为马钱科植物马钱 *Strychnos nux-vomica* L. 的干燥成熟种子。马钱子中生物碱为其主要化学成分,主要包括士的宁(strychnine,即番木鳖碱)、马钱子碱(brucine)、马钱子碱氮氧化物(brucine - *N* - oxide)、伪番木鳖碱(pseudostrychnine)、番木鳖次碱(vomicine)、异番木鳖碱(isostrychnine)、异马钱子碱(isobrucine)、伪马钱子碱(pseudobrucine)等成分,此外,还含有萜类、甾体及其苷类、有机酸等化合物。马钱子,性温,味苦,有大毒,归肝、脾经。具有通络止痛,散结消肿的功效。临床主要用于跌打损伤,骨折肿痛,风湿顽痹,麻木瘫痪,痈疽疮毒,咽喉肿痛等。

一、与功效相关的药理作用

1. 镇痛　马钱子生品及其炮制品在小鼠醋酸扭体法、热板法、电刺激法及热水甩尾法等镇痛实验中,均显示出镇痛作用,其中主要有效成分为马钱子碱和马钱子碱氮氧化物。马钱子碱的中枢镇痛作用强于士的宁,不仅能增强吗啡镇痛作用,延长镇痛时间,还能推迟吗啡镇痛耐受时间,且马钱子碱不具有成瘾性。其中枢镇痛机制可能与增加脑部单胺类神经递质与脑啡肽含量、兴奋中枢M胆碱能神经系统有关。外周镇痛作用机制与抑制PG合成、改善微循环、麻痹感觉神经末梢等有关。

2. 抗炎　马钱子生品及其炮制品、总生物碱、马钱子碱及其氮氧化物对弗氏完全佐剂诱发的大鼠免疫性关节炎及巴豆油、角叉莱胶所致实验性炎症均有抑制作用。此外,马钱子可抑制原发型过敏反应和继发型过敏反应。其抗炎作用机制与降低NO、NOS及抑制外周炎症组织中炎症因子IL-1、IL-6、PGE_2、TNF-α的生成,降低血管渗透性,减少血中5-HT、6-keto-$PGF_{1\alpha}$等炎症介质的含量有关。

3. 兴奋或抑制中枢　士的宁和马钱子碱具有兴奋脊髓的作用。士的宁对中枢神经系统的作用表现为兴奋作用,首先提高脊髓兴奋功能,使神经冲动在脊髓内容易传导,缩短脊髓的反射时间,增强反射强度;其次,提高延髓内血管运动中枢、呼吸中枢、咳嗽中枢的兴奋性,使血压升高，呼吸加深加快；士的宁还可使迷走神经产生兴奋。小剂量士的宁能加强皮层的兴奋过程，解除昏迷患者的抑制状态，但大剂量士的宁在短暂的提高兴奋过程后即发生超限抑制现象，因此临床应用需要谨慎观察适宜用量。马钱子碱可兴奋中枢神经系统，但对感觉神经末梢有麻痹作用；极大剂量时，可阻断神经肌肉传导，呈现箭毒样作用。

4. 抗肿瘤　马钱子水提取物和马钱子碱对多种肿瘤具有显著抑制作用，如结肠癌、肺癌、肝癌、乳腺癌及其骨转移、白血病等。其作用机制主要通过抑制肿瘤细胞增殖、诱导肿瘤细胞凋亡、阻止肿瘤细胞侵袭和转移及抑制肿瘤血管生成，并与用药剂量和时间呈依赖作用。

二、其他药理作用

1. 抗心律失常　马钱子碱能激动心肌细胞上 T 型、L 型、B 型钙通道的单通道活动，使其开放时间延长，关闭时间缩短，开放概率增加。马钱子碱可对抗各种心律失常模型，马钱子碱可减慢房室结的传导速度、降低窦房结自律性，从而减慢心率；马钱子碱对三氯甲烷、氯化钙引起的小鼠室颤有保护作用；能缩短乌头碱诱发心律失常的持续时间，延长肾上腺素诱发家兔心律失常的潜伏期，缩短其持续期。马钱子碱及其氮氧化物对心肌细胞具有保护作用，可对抗由黄嘌呤-黄嘌呤氧化酶引起的心肌细胞肌丝和线粒体的损害。

2. 改善微循环、抗血栓　马钱子碱及其氮氧化物能改善微循环，增加器官血流量，抑制血小板聚集及抗血栓形成。在一定浓度下马钱子碱及其氮氧化物对 ADP 及胶原诱导的血小板聚集有抑制作用。

3. 抑制免疫　马钱子碱对小鼠迟发型超敏反应有明显的抑制作用，可抑制 T 细胞的增殖，减弱耳肿胀程度，而对脾脏和胸腺指数无明显影响，表明马钱子碱选择性的抑制细胞免疫，抑制机体对免疫复合物的超敏反应。炙马钱子可降低 ACh 受体抗体（AChRAb）、TGF－β1、IL－4、IL－6 的含量，维持机体免疫激活与免疫抑制之间的动态平衡。

4. 抗菌　马钱子的水煎液在体外对革兰氏黄癣菌、奥杜盎小芽孢癣菌有不同程度的抑制作用。马前子碱体外能抑制流感嗜血杆菌、肺炎球菌、甲型链球菌和卡他球菌的生长。

三、中药药动学

士的宁、马钱子碱、士的宁氮氧化物和马钱子碱氮氧化物等马钱子生物碱均为被动扩散吸收。大鼠静脉注射马钱子炮制品中生物碱后，上述生物碱均符合二室开放模型。士的宁和马钱子碱的大鼠血浆蛋白结合率约为 60%，士的宁分布浓度最高的组织为心脏，主要代谢产物为葡萄糖醛酸结合物，马钱子碱在体内分布较广，分布浓度最高的组织为肝脏和肾脏，且可透过血脑屏障，主要代谢途径为甲基化。

四、不良反应与安全性评价

马钱子毒性较大，生马钱子属于国家规定的毒性中药管理品种，马钱子经过炮制，毒性降低，需经过炮制入药。

马钱子所含生物碱如士的宁和马钱子碱既是有效成分，又是毒性成分。成人 1 次服用 5～10 mg 士的宁可致中毒，30 mg 可致死。士的宁可引起强直性痉挛、惊厥、角弓反张，严重者可因呼吸肌强直性收缩而引起窒息死亡，大剂量时可阻断神经肌肉传导，呈现箭毒样肌松作用。士的宁还能抑制胆碱酯酶，使肠蠕动加强，导致腹痛、腹泻；也可损害肾小管上皮细胞，导致急性肾衰竭、尿毒症。马钱子不宜与麝香或延胡索配伍使用，体虚者慎服，孕妇禁用。

五、现代应用

1. 癌症疼痛　以马钱子为主的中药复方，如癌痛散，能缓解临床上各类癌症疼痛。

—·笔记栏·—

2. 风湿性疾病　含马钱子的风痛散口服治疗风湿性关节炎、类风湿性关节炎、骨关节炎等,可缓解肌肉酸痛、胀麻、寒冷等症。

3. 神经系统疾病、肌无力疾病　马钱子及其复方制剂对面神经麻痹、多发性神经炎、原发性坐骨神经痛和三叉神经痛的治疗均有较好疗效,也可以口服治疗重症肌无力和格林-巴利综合征。

马钱子生物碱的镇痛机制与中毒机制研究

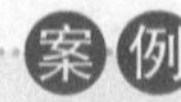

马钱子始载于《本草纲目》,原名番木鳖。马钱子对各种关节炎疼痛如风湿性关节炎、类风湿性关节炎、骨关节炎、坐骨神经痛、骨质增生、痛风、腰肌劳损等疾病疗效显著。但由于其毒性是其临床应用的瓶颈,临床含马钱子中成药多为复方口服制剂或外用制剂。

问题:

1. 马钱子抗炎镇痛的主要活性成分是什么?
2. 对于像马钱子这样的中药,其有效成分又是其有毒成分,应如何加以应用?

蛇床子(Shechuangzi, CNIDII FRUCTUS)

本品为伞形科植物蛇床 *Cnidium monnieri* (L.)Cuss. 的干燥成熟果实。蛇床子主要含香豆素类化合物,另外还含有挥发油、倍半萜及糖类等成分,其中蛇床子素(osthole)、欧芹属素乙(ammidin)为香豆素中的主要成分。此外,还含有佛手柑内酯(bergapten)、异虎耳草素(isoimpinellin)、花椒毒酚(xanthotoxol)、花椒毒素(xanthotoxin)等香豆素类成分。蛇床子,性温,味辛、苦,有小毒,归肾经。具有燥湿祛风,杀虫止痒,温肾壮阳的功效。用于阴痒带下,湿疹瘙痒,湿痹腰痛,肾虚阳痿,宫冷不孕。

一、与功效相关的药理作用

1. 抗菌、止痒　蛇床子甲醇提取物可抑制须毛癣菌。蛇床子有效成分中以蛇床子素作用最强。花椒毒酚具有显著的抗霉菌作用。蛇床子挥发油通过抗组胺和抑制肥大细胞脱颗粒而具有明显的抗瘙痒作用。

2. 抗炎　蛇床子素和花椒毒酚可抑制由二甲苯引起的耳郭肿胀、醋酸引起的腹腔毛细血管通透性增高,抑制实验性肉芽肿,并对角叉菜胶所致足肿胀也有抑制作用。花椒毒酚的抗炎机制与其抑制 PG 合成有关。蛇床子素对过敏反应性炎症也有抑制作用。

3. 调节免疫功能　蛇床子素可增强"肾阳虚"动物的免疫功能,提高其腹腔巨噬细胞吞噬百分率和吞噬指数、血清溶血素水平、脾淋巴细胞 ^3H-TdR 掺入数。同时,蛇床子素能抑制皮肤被动过敏反应,抑制迟发型超敏反应。

4. 抗骨质疏松　蛇床子总香豆素对去卵巢、维 A 酸诱导和糖皮质激素所致骨质疏松均有明显的预防作用,能促进骨形成而抑制骨吸收,抑制破骨细胞的活性,阻止骨质丢失。蛇床子素能促进新生大鼠成骨细胞增殖,促进细胞胶原蛋白及碱性磷酸酶的合成,从而促进骨的生成。

二、其他药理作用

1. 抗心律失常　花椒毒酚对氯仿诱发的小鼠室颤和氯化钙诱发的大鼠室颤有明显的预防作用,对乌头碱诱发的大鼠心律失常有显著的治疗作用;花椒毒酚对蟾蜍离体坐骨神经动作电位的影响研究表明,花椒毒酚对钠通道有一定阻断作用。蛇床子具有预防和治疗心律失常的双重作用，其主要机制可能与抑制 Na^{+}、Ca^{2+} 内流有关。总香豆素还可能通过阻断 β 受体而抗心律失常。

2. 抑制心脏、扩张血管　蛇床子素的钙通道阻滞作用使其对离体心肌呈剂量依赖性负性肌力和负性频率作用，并非竞争性地拮抗异丙肾上腺素的正性肌力作用。蛇床子素有扩张血管作用，使 NA、$CaCl_2$ 和高钾去极化所致的主动脉收缩的量-效反应曲线右移，最大反应降低。

3. 降血压　蛇床子素具有舒张血管、降低血压、保护心脏及循环系统的作用，其舒张血管和降低血压的作用可能是通过拮抗钙通道及上调血管平滑 cGMP 的水平来实现的。

4. 镇静、抗焦虑、镇痛　蛇床子总香豆素对中枢神经系统有一定的抑制作用，蛇床子可增强戊巴比妥钠的催眠作用。蛇床子素可改善焦虑动物的行为异常。蛇床子素、花椒毒酚还有一定的镇痛作用。

5. 改善学习记忆　蛇床子素有促进学习记忆的作用，能改善记忆获得、巩固及方向辨别障碍，其作用机制与抑制脑内胆碱酯酶活性有关。

6. 抗诱变　蛇床子素、欧芹属素乙、佛手柑内酯、异虎耳草素、花椒毒酚、花椒毒素具有抑制黄曲霉素 B_1 致诱变的作用；蛇床子素、佛手柑内酯、异虎耳草素和欧芹属素乙抑制 CTX 诱发的骨髓细胞染色体畸变，对嗜多染红细胞微核抑制实验也具有活性，而其本身无致诱变性。

7. 抗肿瘤　蛇床子水提液具有较强的抗肿瘤作用，能抑制肿瘤生长。蛇床子素体外和体内对实验肿瘤均有明显抗肿瘤活性。

三、中药药动学

家兔灌胃给予蛇床子水煎剂后，蛇床子素吸收迅速，T_{max} 为 0.75 h，$t_{1/2Ka}$ 为 0.11 h，但消除比较慢。给大鼠静脉注射蛇床子素，$t_{1/2\alpha}$ 为 3.59 min，$t_{1/2\beta}$ 为 41.13 min。

四、不良反应与安全性评价

服用蛇床子总香豆素后，少数患者会有轻微口干、嗜睡、胃部轻度不适，停药后症状自行消失。蛇床子过量使用可导致恶心、呕吐、舌麻。蛇床子素的急性毒性表现为对肝脏和肺脏的损伤。

五、现代应用

1. 阴道炎、外阴瘙痒　蛇床子配伍苦参等，水煎液先熏后洗，治疗滴虫、念珠菌性阴痒有良效。

2. 足癣、荨麻疹　蛇床子配伍密陀僧、白矾、大黄等外敷治疗湿疹有效；蛇床子配伍黄柏、防风等，取煎液浸泡患足治疗足癣有效；蛇床子注射液治疗荨麻疹患者有效。

蛇床子提取物防治骨质疏松的研究

熊胆粉（Xiongdanfen，PULVIS FELLIS URSI）

本品为脊椎动物熊科棕熊 *Ursus arctos* Linnaeus、黑熊 *Selenarctos thibetanus*（Cuvier）的干燥胆汁。熊胆粉中主要成分为胆汁酸类，包括熊去氧胆酸（ursodeoxycholic acid）、鹅去氧胆酸（chenodeoxycholic acid）、去氧胆酸（deoxycholic aicd）、牛黄熊脱氧胆酸（tauroursodeoxycholic acid）、牛黄鹅脱氧胆酸（taurochenodeoxycholic acid）、牛黄胆酸（cholyltaurine）等成分，此外，还含有 Ch、胆红素、无机盐、脂肪、磷脂及多种氨基酸等。引流熊胆化学成分与天然熊胆基本一致。熊胆粉，性寒，味苦，归肝、胆、心经。具有清热解毒，息风止痉，清肝明目的功效。用于热毒疮痈，痔疮，咽喉肿痛，热极生风，惊痫抽搐，肝热目赤，目生翳膜等。

一、与功效相关的药理作用

1. 解热、抗炎、镇痛　熊胆粉具有解热作用，能显著降低2,4-二硝基苯酚所致的体温升高。熊胆粉具有明显的抗炎作用，对角叉菜胶所致大鼠足跖肿胀、二甲苯所致小鼠耳肿胀、小鼠棉球肉芽肿及大鼠佐剂性关节炎的足跖肿胀均有抑制作用。对热板及醋酸引起的疼痛有明显的镇痛作用。

2. 抗菌　熊胆粉对金黄色葡萄球菌、大肠埃希菌、肺炎球菌、枯草芽孢杆菌、铜绿假单胞菌及蜡样芽孢杆菌有抑制作用，抑菌作用范围较广；对感染大肠埃希菌和金黄色葡萄球菌的动物具有保护作用。

3. 抗病毒　熊胆粉有抗病毒作用，对腺病毒、疱疹病毒、柯萨奇B族病毒Ⅳ型和副流感病毒Ⅰ型有抑制作用，能降低流感病毒感染小鼠的死亡率及肺指数。

4. 镇静、抗惊厥　熊胆粉可以明显抑制小鼠的自主活动，具有显著的镇静作用；熊胆粉可以抑制士的宁所致的小鼠惊厥。熊胆粉的抗惊厥作用与其所含胆汁酸，特别是熊去氧胆酸有关。熊去氧胆酸钠、鹅去氧胆酸钠与胆酸钠合用时抗惊厥效果更好。

5. 保肝、利胆　① 保肝：熊胆粉对CCl_4诱导的肝功能损伤及脂肪肝具有保护作用，能有效降低AST和ALT水平，改善血脂。熊胆粉还具有抑制DMN诱发大鼠肝纤维化的作用，其机制可能与抑制库普弗细胞，减少细胞因子的分泌，进而抑制HSC的激活、转化，减少胶原纤维合成和分泌有关。② 利胆：熊胆粉所含胆汁酸盐有利胆作用，可显著增加胆汁分泌量。能降低胆汁中Ch、黏液含量，增加总胆汁酸含量的作用，改善成石胆汁成分。熊胆粉能降低家兔食饵性胆固醇胆结石的发生率，降低胆汁中游离Ch的含量，增加总胆汁酸的含量。熊去氧胆酸可使胆汁中Ch非饱和化，阻止Ch结石形成，并可促进其重新溶解，其机制可能是熊去氧胆酸及其结合物能够形成特有液晶状的、混浊的中间相，使Ch超过平衡溶解度进而继续溶解。

二、其他药理作用

1. 改善微循环　熊胆粉可使微血管血流速度加快，微血管流态改善，由粒缓流或粒流变为线粒流及线流，微血管口径舒张，微血管活动数增加，促进微循环。

2. 强心　熊胆粉能增加冠脉流量，降低心肌耗氧量，降低冠脉阻力，能明显增加心输出量，使心肌收缩力增强，心率减慢。

3. 抗血栓　熊胆粉可明显抑制体内外血栓的形成，降低血液黏度，改善血液流变性，抑制血小板聚集；降低血小板黏附性，改善血栓性缺血脑组织病变程度，降低毛细血管通透性。注射用熊胆粉对脑缺血有保护和治疗作用。

4. 镇咳、祛痰、平喘　熊胆粉具有平喘、祛痰及镇咳作用。熊胆粉能减少氨水所致小鼠咳嗽次数，延长咳嗽潜伏期，增加小鼠呼吸道酚红排泌量。熊胆粉中的胆酸、去氧胆酸与鹅去氧胆酸钠都有明显镇咳作用，其中胆酸钠能直接扩张支气管，作用缓慢而持久，对抗组胺和毛果芸香碱引起的支气管痉挛。

5. 抗肿瘤　熊胆粉对体外肝癌、骨髓瘤、白血病等多种癌细胞具有抑制作用。熊胆粉可抑制癌细胞的侵袭、转移及肿瘤血管的生成。体内研究证实，熊胆粉有抑制肿瘤细胞生长、延长生存期、增强免疫功能的作用。

6. 降血糖　口服熊去氧胆酸，能明显降低四氧嘧啶引起的血糖升高，并可降低糖尿病患者的血糖和尿糖值，无论单独使用或是胰岛素合用治疗糖尿病有效。

7. 抗疲劳　熊胆粉能抑制体内乳酸类物质生成，并能加速疲劳物质代谢，有抗疲劳作用。

三、中药药动学

家兔灌胃熊胆粉后，熊去氧胆酸在肝脏有50%～70%被摄取并分泌进入胆汁，并在肠道内被重新吸收回肝脏，然后再进入胆汁，即存在肝肠循环。熊胆粉中主要有效成分熊去氧胆酸在体内主要是以牛磺酸或甘氨酸相结合的形式存在于胆汁中，其在健康受试者体内 T_{max} 为 2.80 h，$t_{1/2}$ 为 1.56 h，在大鼠体内 T_{max} 为 0.92 h，$t_{1/2}$ 为 1.63 h，在家兔血浆、房水、玻璃体中的 T_{max} 分别为 5.98、4.27、6.13 h，$t_{1/2}$ 分别为 5.96、4.65、4.65 h。

四、现代应用

1. 肝胆疾病　　熊胆粉及以熊胆粉为主的复方制剂广泛应用于治疗肝胆管结石、胆囊结石、胆囊炎及慢性乙型肝炎等肝胆疾病。

名贵中药材的人工替代品：人工熊胆

2. 支气管肺炎　　痰热清注射液（黄芩、熊胆粉、山羊角、金银花和连翘）加抗生素联合治疗，可用于治疗支气管肺炎疗效显著。

3. 冠心病、心绞痛　　熊胆救心丸主要应用于冠心病、心绞痛等心血管疾病的治疗。

4. 眼科疾病　　如急性细菌性结膜炎、眼睑疱疹等。

蟾酥（Chansu，BUFONIS VENENUM）

蟾酥为蟾蜍科动物中华大蟾蜍 *Bufo bufo gargarizans*（Cantor）或黑眶蟾蜍 *B. melanosuctus*（Schneider）的耳后腺和皮肤腺体的干燥分泌物。蟾酥的主要化学成分包括：蟾蜍甾二烯类，如蟾毒灵活（bufalin）、远华蟾毒精（telocinobufagin）、蟾毒它灵（bufotalin）、脂蟾毒精（resibufagin）；吲哚碱类，如 5 - 羟色胺（serotonin）、蟾蜍色胺（bufotenine）等；甾醇类，如胆甾醇（cholesterol）、7α - 羟基胆甾醇（7α - hydroxycholesterol）、麦角甾醇（ergosterol）等。蟾酥，性温、味辛、有毒，归肝、肾经。具有清热解毒，消肿止痛，攻毒杀虫，止痒的功效。临床用于治疗痈疽疮疡，咽喉肿痛，中暑晕厥，小儿疳积等证。

一、与功效相关的药理作用

1. 抗肿瘤　　蟾酥能够抑制肿瘤细胞增殖、诱导其分化和凋亡，可提高化疗药的敏感性，降低其对机体的毒副作用，其抗癌有效成分主包括蟾毒灵、华蟾毒精和酯蟾毒配基。蟾酥及其有效成分可通过细胞外和细胞内信号转导途径，诱导细胞凋亡；通过抑制拓扑异构酶Ⅱ、PKA 和 PKC 的活性，抑制酪蛋白激酶 2（casein kinase 2，CK2）活性等诱导肿瘤细胞分化，也可通过抑制细胞膜上 Na^+，K^+ - ATP 酶诱导肿瘤细胞分化；通过增加抑癌基因的表达抑制细胞增殖，诱导细胞分化。

2. 镇痛、麻醉　　蟾酥具有良好的止痛作用，内服或外用于手术前局部麻醉。蟾酥能直接抑制神经纤维动作电位的形成、传导，产生神经阻滞麻醉作用。蟾酥内含有作用较强的局麻成分酯蟾毒配基类物质，其中蟾毒灵的表面麻醉效力接近可卡因的 90 倍。

3. 抗菌、抗炎　　蟾酥对柠檬色葡萄球菌、志贺菌属、大肠埃希菌等具有一定的抑菌作用。蟾酥注射液能阻止金黄色葡球菌、甲型溶血型链球菌感染的扩散，使周围红肿消退。蟾酥制剂可通过抑制毛细血管通透性而减少炎性渗出，激活巨噬细胞，提高其吞噬能力，直接杀死细菌或抑制细菌生长。

4. 增强免疫功能　　蟾酥具有一定的免疫增强作用。华蟾毒精能以剂量依赖方式上调小鼠 DC 分泌 IL - 12 p70 和 IL - 1β 水平，下调 IL - 10 的分泌水平，表明其通过调控 DC 分泌 Th1、Th2 型细胞因子，诱导 Th1 型细胞免疫应答。华蟾毒精可抑制细胞内 HBV 的复制；蟾酥缓释注射液耳根穴注射能够显著提高 OVA 诱导免疫小鼠的血清特异性抗体 IgG 水平及脾淋巴细胞刺激指数，表明蟾酥能增强 OVA 诱导的体液免疫和细胞免疫应答，起到免疫佐剂的作用。

二、其他药理作用

1. 收缩平滑肌　　蟾酥能兴奋肠道平滑肌，使其收缩振幅增大，频率加快；蟾酥水提液对支

—•笔记栏•—

气管平滑肌具有收缩作用；蟾酥特尼定可引起离体大鼠及豚鼠子宫收缩。

2. 镇咳、平喘　蟾酥水提液对二氧化硫所致小白鼠的咳嗽具有镇咳作用；蟾蜍色胺对5-羟色胺喷雾引起的气管痉挛有明显的保护作用。

3. 强心　蟾酥中的蟾毒配基类和蟾蜍毒素类化合物有强心作用，属于强心甾类化合物，但蟾毒配基类化合物作用更强，能直接增强心肌收缩力，其正性心力作用与洋地黄相似但无蓄积作用。蟾酥对人心肌细胞的 Na^+, K^+-ATP 酶有抑制作用，从而使心肌细胞内 Na^+ 的浓度相对增高，Ca^{2+} 则通过 Na^+-Ca^{2+} 交换而进入心肌细胞，进而启动心肌兴奋-收缩偶联机制，增强心肌收缩力。低浓度的蟾酥具有明显的强心作用，该作用的产生除了其抑制心肌 Na^+, K^+-ATP 酶外，尚能直接改变心肌细胞内钙的贮存，从而直接或间接地改变了 Ca^{2+} 浓度。

4. 抗心肌缺血　蟾酥可延长纤维蛋白原液的凝集时间，其作用与尿激酶的抗凝血作用类似，能活化纤维蛋白溶酶，从而增加冠状动脉灌流量。同时蟾酥可增加心肌营养性血流量、改善微循环和心肌供氧，对因冠状动脉血管狭窄而引起的心肌梗死等缺血性心脏病有一定的疗效。蟾酥也可以抑制脂质过氧化过程，并提高内源性抗氧化酶活性，减轻氧自由基的损伤起到心肌保护作用。

5. 升高血压　蟾酥的升压作用主要由于外周血管的收缩，部分由于其强心作用而致。有研究表明，蟾毒配基和蟾毒素能使心肌收缩力加强，心输出量增加而升高血压；蟾蜍它灵可使脑中游离的 ACh 含量显著增加，起到 M 样作用或 N 样作用，间接影响血压的变化。

6. 抗休克　蟾酥对内毒素所致的休克有较好疗效，能明显影响内毒素休克犬的血浆纤维素与总补体含量；蟾酥提取物还可减少内毒素休克犬补体的消耗，这也有利于抗休克治疗；蟾酥抗休克作用与强心、升压和抑制血小板聚集等作用有关。

三、中药药动学

比格犬股静脉注射蟾酥提取物 0.18 mg/kg 后，血浆中蟾毒灵、华蟾酥毒基及酯蟾毒配在犬体内代谢较为迅速，静脉给药 90 min 时，血浆中几乎检测不到，该类成分在多种动物体内代谢均较为迅速。

四、不良反应与安全性评价

蟾酥毒性和副作用较强，半数致死量为 0.359 mg/kg，一般其药用内服量为每天 3~5 mg，最大不能超过每天 135 mg。过量服用的症状为舌头发麻、恶心、呕吐、胸部不适、心中烦躁不安、心跳加速并伴有抽搐等现象，严重者可导致心律失常甚至死亡。

五、现代应用

1. 恶性肿瘤　蟾酥中蟾毒灵、华蟾毒精和酯蟾毒配基等成分，用于多种癌症治疗，如肝癌、肺癌、肠癌、胃癌、妇科肿瘤、胰腺癌等。

2. 上呼吸道炎症　六神丸、六应丸、喉症丸、六灵解毒丸等含有蟾酥的口服丸剂，用于治疗咽喉肿痛、咽炎、喉炎、扁桃体炎及一般疮疖等。

3. 心绞痛　含有蟾酥的麝香保心丸、救心丸等品种，常用于瘀血痹阻所致胸闷、胸痹、心痛、心肌缺血所致心绞痛等。

4. 口腔溃疡　含有蟾酥成分的方剂梅花点舌丹，可用于治疗复发性口腔溃疡，可使局部组织恢复正常机制，促进溃疡愈合、修复组织。

5. 慢性乙型肝炎　华蟾素片、华蟾素胶囊除了能抑制肿瘤细胞增殖外具有增强免疫功能的功效，可用于慢性乙型肝炎的治疗。

—•笔记栏•—

【小结】

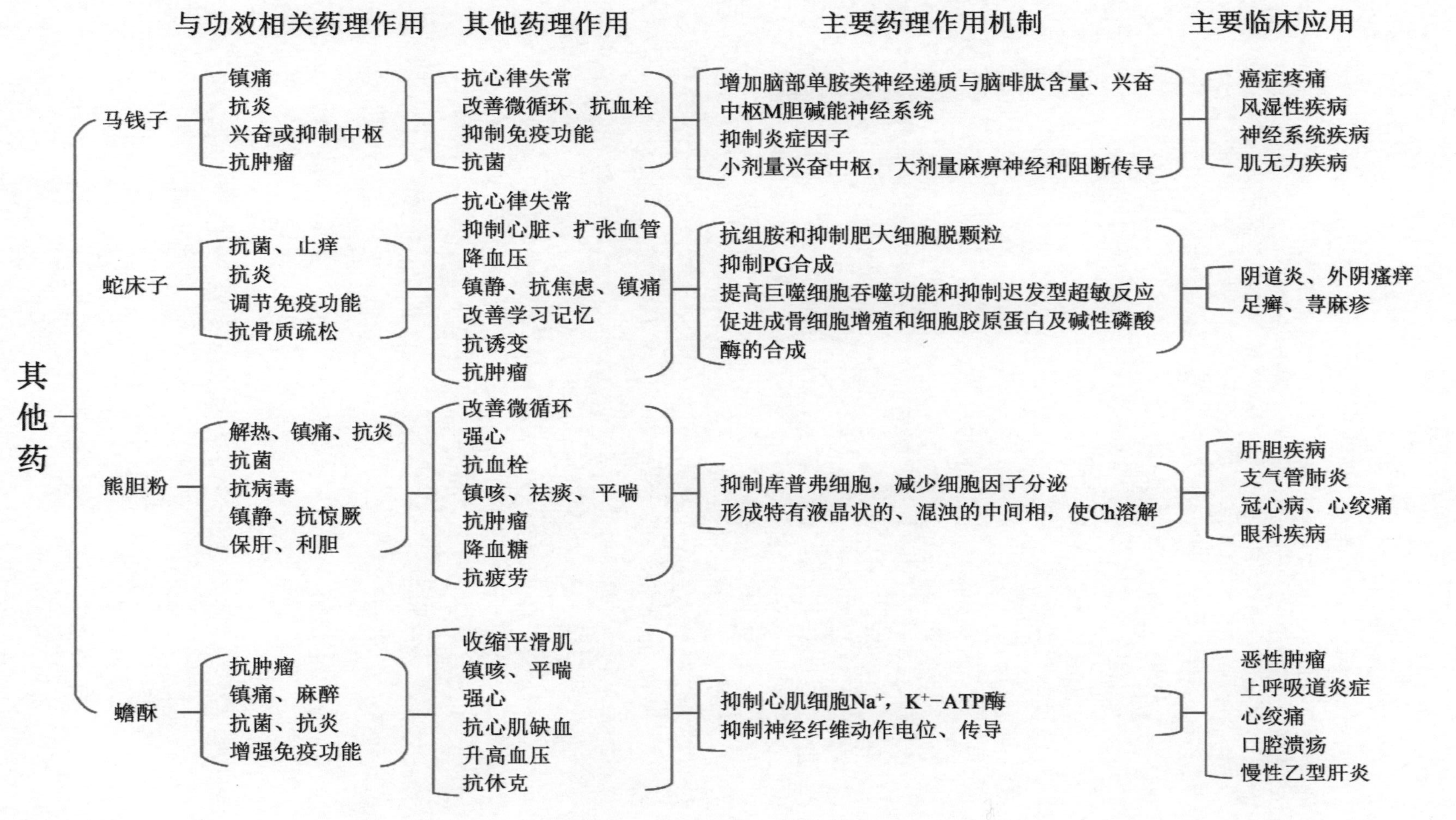
与功效相关药理作用
其他药理作用
主要药理作用机制
主要临床应用
其他药
马钱子
镇痛
抗炎
兴奋或抑制中枢
抗肿瘤
抗心律失常
改善微循环、抗血栓
抑制免疫功能
抗菌
增加脑部单胺类神经递质与脑啡肽含量、兴奋
中枢M胆碱能神经系统
抑制炎症因子
小剂量兴奋中枢，大剂量麻痹神经和阻断传导
癌症疼痛
风湿性疾病
神经系统疾病
肌无力疾病
蛇床子
抗菌、止痒
抗炎
调节免疫功能
抗骨质疏松
抗心律失常
抑制心脏、扩张血管
降血压
镇静、抗焦虑、镇痛
改善学习记忆
抗诱变
抗肿瘤
抗组胺和抑制肥大细胞脱颗粒
抑制PG合成
提高巨噬细胞吞噬功能和抑制迟发型超敏反应
促进成骨细胞增殖和细胞胶原蛋白及碱性磷酸
酶的合成
阴道炎、外阴瘙痒
足癣、荨麻疹
熊胆粉
解热、镇痛、抗炎
抗菌
抗病毒
镇静、抗惊厥
保肝、利胆
改善微循环
强心
抗血栓
镇咳、祛痰、平喘
抗肿瘤
降血糖
抗疲劳
抑制库普弗细胞，减少细胞因子分泌
形成特有液晶状的、混浊的中间相，使Ch溶解
肝胆疾病
支气管肺炎
冠心病、心绞痛
眼科疾病
蟾酥
抗肿瘤
镇痛、麻醉
抗菌、抗炎
增强免疫功能
收缩平滑肌
镇咳、平喘
强心
抗心肌缺血
升高血压
抗休克
抑制心肌细胞Na+，K+-ATP酶
抑制神经纤维动作电位、传导
恶性肿瘤
上呼吸道炎症
心绞痛
口腔溃疡
慢性乙型肝炎